临床外科疾病护理

卢磊红 杜 娟 栗先芝
窦清泉 陈艳梅 郎晓川 ◎ 主编

中国出版集团公司
世界图书出版公司
广州 · 上海 · 西安 · 北京

图书在版编目（CIP）数据

临床外科疾病护理 / 卢磊红等主编. -- 广州：世界图书出版广东有限公司，2022.8
ISBN 978-7-5192-9856-2

Ⅰ. ①临… Ⅱ. ①卢… Ⅲ. ①外科学-护理学 Ⅳ. ①R473.6

中国版本图书馆CIP数据核字(2022)第155701号

书　　名	临床外科疾病护理 LINCHUANG WAIKE JIBING HULI
主　　编	卢磊红　杜　娟　栗先芝　窦清泉　陈艳梅　郎晓川
责任编辑	曹桔方
责任技编	刘上锦
出版发行	世界图书出版有限公司　世界图书出版广东有限公司
地　　址	广州市海珠区新港西路大江冲25号
邮　　编	510300
电　　话	020-84460408
网　　址	http//www.gdst.com.cn
邮　　箱	wpc_gdst@163.com
经　　销	各地新华书店
印　　刷	广州小明数码快印有限公司
开　　本	787mm × 1092mm　1/16
印　　张	23.25
字　　数	583千字
版　　次	2022年8月第1版　2022年8月第1次印刷
国际书号	ISBN 978-7-5192-9856-2
定　　价	80.00元

咨询、投稿：020-84460408　gdstcjf@126.com

编　委　会

主　编

卢磊红　　临沂市人民医院

杜　娟　　酒泉市人民医院

栗先芝　　台儿庄区中医院

窦清泉　　潍坊脑科医院

陈艳梅　　泰安市第一人民医院

郎晓川　　中国人民解放军陆军第八十集团军医院

副主编

郭津津　　重庆医科大学附属第一医院

于　翠　　山东黄河河务局山东黄河医院

高珍珍　　山东省巨野县人民医院

胡小宁　　山东省立第三医院

于潇潇　　山东省立第三医院

前　言

随着生活水平的不断提高,人民群众对健康和卫生保健的需求日益增长,对护理学科的地位有了新的认识,这也推动了护理工作向专、深、细、精方向发展。外科临床护理工作具有与其他学科不同的特点:急诊多,抢救工作强度大,复合性损伤涉及多个脏器或学科,病情复杂多变等。另外,外科疾病因为创伤、麻醉及手术的影响,病情严重,演变迅速。针对外科疾病的这些特殊性,外科护士只有具备良好的素质才能适应现代护理工作的需要。因此,我们组织具有丰富临床经验的护理人员编写了此书。

本书从临床实用角度出发,首先介绍了护理学理论、门诊护理技术及重症监护技术;然后系统全面地针对心胸外科、神经外科、泌尿外科、普外科、骨外科的常见病,论述了其临床表现、护理措施及健康指导等。本书内容紧密结合临床实际,以要点形式逐条叙述,力求内容全面精练、资料丰富、重点突出、通俗易懂、实用性强。

由于时间紧、涉及面广、编写人员知识水平有限,本书若存在不足之处,望各位读者给予指正。

编　者

目　录

第一章 护理学理论

第一节 需要层次理论

一、需要概述

每个人都有一些基本的需要，包括生理的、心理的和社会的。这些需要的满足使人类得以生存和繁衍。

（一）需要的概念

需要是人脑对生理与社会要求的反应。人类的基本需要具有共性，在不同年代、不同地区或不同人群，为了自身与社会的生存与发展，人类必须对一定的事物产生需求，如食物、睡眠、情爱、交往等，这些需求反映在个体的头脑中，就形成了他的需要。当个体的需要得到满足时，个体就处于一种平衡状态，这种平衡状态有助于保持健康。反之，当个体的需要得不到满足时，个体则可能陷入紧张、焦虑、愤怒等负性情绪中，严重者可导致疾病的发生。

（二）需要的特征

1.需要的对象性

人的任何需要都是指向一定对象的。这种对象既可以是物质性的，也可以是精神性的。无论是物质性的还是精神性的需要，都必须有一定的外部物质条件才可获得满足。

2.需要的发展性

需要是个体生存发展的必要条件，如婴儿期的主要需要是生理需要，少年期则产生了尊重的需要。

3.需要的无限性

需要不会因暂时满足而终止，当某些需要满足后，还可产生新的需要，新的需要就会促使人们去从事新的满足需要的活动。

4.需要的社会历史制约性

人的各种需要的产生及满足均可受到所处环境条件与社会发展水平的制约。

5.需要的独特性

人与人之间的需要既有相同，也有不同，其需要的独特性由个体的遗传因素、环境因素决定。在临床工作中，护理人员应细心观察患者需要的独特性，及时给予合理的满足。

（三）需要的分类

常见的分类有两种。

1.按需要的起源分类

需要可分生理性需要与社会化需要。生理性需要，如饮食、排泄等；社会性需要，如劳动、娱乐、交往等。生理性需要的主要作用是维持机体代谢平衡，社会性需要的主要作用是维持个体心理与精神的平衡。

2.按需要的对象分类

需要可分为物质需要与精神需要。物质需要,如衣、食、住、行等;精神需要,如认识的需要、交往的需要等。物质需要既包括生理性需要,也包括社会性需要;精神需要是指个体对精神文化方面的要求。

(四)需要的作用

需要是个体从事活动的基本动力,是个体行为积极性的源泉。根据需要的作用,护理人员在护理患者时,既要满足患者的基本需要,又要激发患者依靠自己的力量恢复健康的需要。

二、需要层次理论

许多哲学家和心理学家试图将人的需要这一概念发展成理论,并用以解释人的行为。美国著名心理学家亚伯拉罕·马斯洛(Abraham Maslow,以下简称“马斯洛”)于1943年提出了人类基本需要层次论,这一理论已被广泛应用于心理学、社会学和护理学等许多学科领域。

(一)需要层次论的主要内容

马斯洛将人类的基本需要分为5个层次,并按照先后次序,由低向高依次排列,包括生理的需要、安全的需要、爱与归属的需要、尊敬的需要和自我实现的需要。

1.生理的需要

生理的需要是人类最基本的需要,包括食物、空气、水、温度(衣服和住所)、排泄、休息和避免疼痛。

2.安全的需要

人需要一个安全、有秩序、可预知、有组织的世界,以使其感到有所依靠,不被意外的、危险的事情所困扰,即安全有保障、受到保护,以及没有焦虑和恐惧。

3.爱与归属的需要

人渴望归属于某一群体并参与群体的活动和交往,希望在群体或家庭中有一个适当的位置,并与他人有深厚的情感,即爱他人、被爱和有所归属,免受遗弃、拒绝、举目无亲等痛苦。

4.尊敬的需要

尊敬的需要是个体对自己的尊严和价值的追求,包括自尊和被尊两方面。尊敬需要的满足可使人感到自己有价值、有能力、有力量和必不可少,使人产生自信心。

5.自我实现的需要

自我实现的需要是指一个人要充分发挥自己才能与潜力的要求,是力求实现自己可能之事的要求。

马斯洛在晚年时,又把人的需要概括为3大层次:基本需要、心理需要和自我实现需要。

(二)各需要层次之间的关系

马斯洛不仅将人的需要按照不同层次进行了划分,而且十分强调各层次之间的关系。他指出如下几点:①必须先满足较低层次的需要,然后再考虑满足较高层次的需要。生理需求是最低层次的,也是最重要的,人在最基本的生理需要满足后,才得以维持生命。②通常一个层次的需要被满足后,更高一层的需要才会出现,并逐渐明显和强烈。例如,人的生理需要得到满足后,会争取满足安全的需要;同样,在安全的需要满足之后,才会提出爱和更高层次的需要。但是，有些人在追求满足不同层次的需要时会出现重叠，甚至颠倒。例如，有的科研工作者为探求科学真理（自我实现），不顾试验场所可能存在危害生命的因素（安全的需要），仍坚持科研；有的运动员为夺冠军，为祖国争光（自我实现），不考虑自己可能会受伤，甚至致残（生理和安全的需要），也要勇往直前。③维持生存所必需的低层次需要是要求立即和持续予以满足的，如氧气。越高层次的需要越可能延后，如性的需要、尊敬的需要等。但是，这些可被暂时延缓或在不同时期有所变化的需要是始终存在的，不可被忽视。④人们满足较低层次需要的活动基本相同，如对氧的需要，都是通过呼吸运动来满足的。而越是高层次的需要，越为人类所特有，人们采用的满足方式越具有差异性，如满足自我实现的需要时，作家从事写作、科学家做研究、运动员参加竞赛等。同时，低层次需要比高层次需要更易确认、更易观测、更有限度，如人只吃有限的食物，而友爱、尊重和自我实现需要的满足则是无限的。⑤随着需要层次向高层次移动，各种需要满足的意义对每个人来说越来越具有差异性。这是由个人的愿望、社会文化背景，以及身心发展水平决定的。例如，有的人对有一个稳定的职业、受他人尊敬的职位就很满意了，而有的人还要继续学习，获得更高的学位，不断改革和创新。⑥各需要层次之间可相互影响。例如，有些较高层次需要并非生存所必需，但它能促进生理功能更旺盛，使人的健康状态更佳、生活质量更高，如果不被满足，就会引起焦虑、恐惧、抑郁等情绪，导致疾病发生，甚至危及生命。⑦人的需要满足程度与健康成正比。当所有的需要被满足后，就可达到最佳的健康状态。反之，基本需要的满足遭受破坏，会导致疾病。人若生活在高层次需要被满足的基础上，就意味着有更好的食欲和睡眠、更少的疾病、更好的心理健康和更长的寿命。

（三）需要层次论对护理学的意义

需要层次论为护理学提供了理论框架，是护理程序的理论基础，可指导护理实践有效进行。①帮助护理人员识别患者未满足的需要的性质，以及对患者造成的影响。②帮助护理人员根据需要层次，确定需要优先解决的健康问题。③帮助护理人员观察、判断患者未感觉到或未意识到的需要，并给予满足，以达到预防疾病的目的。④帮助护理人员对患者的需要进行科学指导，合理调整需要间的关系，消除焦虑与压力。

三、影响需要满足的因素

当人的需要大部分被满足时，人就能处于一种相对平衡的健康状态。反之，会造成机体环境的失衡，导致疾病的发生。因此，了解可能引起人的需要满足的障碍因素十分必要。

（一）生理的障碍

生理的障碍包括生病、疲劳、疼痛、躯体活动有障碍等，如因腹泻而影响水、电解质的平衡及食物摄入的需要。

（二）心理的障碍

人处于焦虑、恐惧、愤怒、兴奋或抑郁等状态时会影响基本需要的满足，如引起食欲改变、失眠、精力不集中等。

（三）认知的障碍和知识缺乏

人要满足自身的基本需要是要具备相关知识的，如营养知识、体育锻炼知识和安全知识等。人的认知水平较低时会影响对有关信息的接受、理解和应用。

(四)能力障碍

一个人具备多方面能力，如交往能力、动手能力、创造能力等。当个体某方面能力较差时，就会导致相应的需要难以满足。

(五)性格障碍

一个人的性格与其需要的产生和满足有密切的关系。

(六)环境的障碍

环境的障碍，如空气污染、光线不足、通风不良、温度不适宜、噪声等都会影响某些需要的满足。

(七)社会的障碍

缺乏有效的沟通技巧、社交能力差、人际关系紧张、与亲人分离等会导致缺乏归属感和爱，也可影响其他需要的满足。

(八)物质的障碍

需要的满足应具备一定的物质条件，当物质条件不具备时，以这些条件为支撑的需要就无法满足。例如，生理需要的满足需要食物、水；自我实现的满足需要书籍、实验设备等。

(九)文化的障碍

文化的障碍，如地域习俗的影响，信仰、观念的不同，教育的差别等，都会影响某些需要的满足。

四、患者的基本需要

一个人在健康状态下能够由自己来满足各类需要，但在患病时，情况就发生了变化，许多需要不能自行满足。这就需要护理人员作为一种外在的支持力量，帮助患者满足需要。

(一)生理的需要

1.氧气

缺氧、呼吸道阻塞、呼吸道感染等。

2.水

脱水、水肿、电解质紊乱、酸碱失衡。

3.营养

肥胖、消瘦、各种营养缺乏、不同疾病（如糖尿病、肾脏疾病）的特殊饮食需要。

4.体温

过高、过低、失调。

5.排泄

便秘、腹泻、大小便失禁等。

6.休息和睡眠

疲劳、各种睡眠形态紊乱。

7.避免疼痛

各种类型的疼痛。

(二)刺激的需要

患者在患病的急性期，对刺激的需要往往不明显，当处于恢复期时，此需要的满足日趋重要。如果长期卧床的患者心理上刺激的需要、生活上活动的需要得不到满足，那就意味着其心理上、生理上都在退化。因此，卧床患者需要翻身、肢体活动，以减轻或避免皮肤受损、肌肉萎缩等，并加强对患者的心理疏导和精神安慰。

长期单调的生活不但引起体力衰退、情绪低落，智力也会受到影响。故应注意环境的美化，如布置优美、舒适的住院环境；安排适当的社交和娱乐活动，增加病友之间的交流和娱乐等。

（三）安全的需要

患病时由于环境的变化、舒适感的改变，安全感会明显降低，如担心自己的健康没有保障，寂寞和无助感，怕被人遗忘和得不到良好的治疗和护理，对各种检查和治疗产生恐惧和疑虑，对医护人员的技术不信任，担心经济负担问题，等等。具体护理内容包括以下两点。

1.避免身体伤害

应注意防止发生意外，如地板过滑、床位过高或没有护栏、病室内噪声等均会对患者造成伤害。

2.避免心理威胁

应进行入院介绍和健康指导，增强患者自信心和安全感，使患者对医护人员产生信任感和可信赖感，促进治疗和康复。

（四）爱与归属的需要

患病住院期间，由于与亲人的分离和生活方式的变化，对爱与归属的需要就变得更加强烈，患者常常希望得到亲人、朋友和周围人的亲切关怀、理解和支持。护理人员要通过细微、全面的护理，与患者建立良好的护患关系，允许家属探视，鼓励亲人参与护理患者的活动，帮助患者之间建立友谊。

（五）自尊与被尊敬的需要

在爱和归属的需要被满足后，患者也会感到被尊敬和被重视，因而这两种需要是相关的。患病会影响自尊需要的满足，患者会觉得因生病而失去自身价值或成为他人的负担，护理人员在与患者交往中，要始终保持尊重的态度和礼貌的举止。

注意帮助患者感到自己是重要的、是被他人接受的，如礼貌称呼患者的名字，而不是床号；初次与患者见面时，护士应介绍自己的名字；重视、听取患者的意见；让患者做力所能及的事，使患者感到自身的价值。

在进行护理操作时，应注意尊重患者的隐私，如减少暴露；为患者保密；理解和尊重患者的个人习惯、价值观、宗教信仰等，不要把护士自己的观念强加给患者，以增加其自尊和被尊感。

（六）自我实现的需要

个体在患病期间最受影响而且最难满足的需要是自我实现的需要。特别是有严重的能力丧失时，如失明、耳聋、失语、瘫痪、截肢等对人的打击更大。但是，疾病也会对某些人的成长起到促进作用，从而对自我实现有所帮助。此需要的满足因人而异，护理的功能是切实保证低层次需要的满足，使患者意识到自己有能力、有潜力，并加强学习，为自我实现创造条件。

五、满足患者需要的方式

护理人员满足患者需要的方式有 3 种。

(一)直接满足患者的需要

对于暂时或永久丧失自我满足某方面需要能力的患者,护理人员应采取有效措施来满足患者的基本需要,以减轻痛苦,维持生存。

(二)协助患者满足需要

对于具有一定自我满足需要能力的患者,护理人员应有针对性地给予必要的帮助和支持,提高患者自护能力,促进早日康复。

(三)间接满足患者的需要

可通过卫生宣教、健康咨询等多种形式为护理对象提供卫生保健知识,避免健康问题的发生或恶化。

第二节　系统化整体理论

一、系统理论的产生

系统作为一种思想,早在古代就已萌芽,但作为科学术语使用还是在现代。系统论的观点起源于20世纪20年代,由美籍奥地利理论生物学家路德维希·冯·贝塔朗菲(Ludwig Von Bertalanffy)提出,1932—1934年,他先后发表了《理论生物学》和《现代发展理论》,提出用数学和模型来研究生物学的方法和机体系统论概念,可视为系统论的萌芽。1937年,贝塔朗菲第一次提出一般系统论的概念。1954年,以贝塔朗菲为首的科学家创办了"一般系统论学会"。1968年,贝塔朗菲发表了《一般系统论:基础、发展与应用》。系统论主要解释了事物整体及其组成部分间的关系,以及这些组成部分在整体中的相互作用。其理论框架被广泛应用到许多科学领域,如物理、工程、管理及护理等,并日益发挥重大而深远的影响。

二、系统的基本概念

(一)系统的概念

系统是由相互联系、相互依赖、相互制约、相互作用的事物和过程组成的,是具有整体功能和综合行为的统一体。各种系统,尽管它的要素有多有少,具体构成千差万别,但总有两部分组成:一部分是要素的集合;另一部分是各要素间相互关系的集合。

(二)系统的基本属性

系统是多种多样的,但都具有共同的属性。

1.整体性

组成系统的每个部分都具有各自独特的功能,但这些组成部分不具有或不能代表系统总体的特性。系统整体并不是由各组成部分简单罗列和相加构成的,各部分必须相互作用、相互融合才能构成系统整体。因此,系统整体的功能大于并且不等于各组成部分的总和。

2.相关性

系统的各个要素之间都是相互联系、相互制约的,若任何要素的性质或行为发生变化,都会影响其他要素,甚至系统整体的性质或行为。如人是一个系统,作为一个有机体,由生理、心理、社会文化等各部分组成,其整体生理功能又由血液循环、呼吸、消化、泌尿、神经肌肉和内分泌等不同系统和组织器官组成。当一个人神经系统受到干扰时，就会影响他的消化系统、心血管系统的功能。

3.层次性

对一个系统来说，它既由某些要素组成，同时，它自身又是组成更大系统的一个要素。系统的层次间存在着支配与服从的关系。高层次支配低层次，并决定系统的性质，低层次往往是基础结构。

4.动态性

系统随时间的变化而变化。系统进行活动，必须通过内部各要素的相互作用，能量、信息、物质的转换，内部结构的不断调整以达到最佳功能状态。此外，系统为适应环境，维持自身的生存与发展，需要与环境进行物质、能量、信息的交流。

5.预决性

系统具有自我组织、自我调节能力，可通过反馈适应环境，保持系统稳定，这样就呈现某种预决性。预决性程度标志系统组织水平高低。

三、系统的分类

自然界或人类社会可存在千差万别的系统，可从不同角度对它们进行分类。分类方法如下。

（一）按组成系统的要素性质分类

系统可分成自然系统与人造系统。自然系统，如生态系统、人体系统等；人造系统，如机械系统、计算机软件系统等。自然系统与人造系统的结合，称复合系统，如医疗系统、教育系统。

（二）按组成系统的内容分类

系统可分为物质系统与概念系统。物质系统，如动物、仪器等；概念系统，如科学理论系统、计算机程序软件等。多数情况下，实物系统与概念系统是相互结合、密不可分的。

（三）按系统与环境的关系分类

系统可分为开放系统与封闭系统。封闭系统是指与环境间不发生相互作用的系统，即与环境没有物质、信息或能量的交换，事实上绝对的封闭系统是不存在的。与封闭系统相反，开放系统是指通过与环境间的持续相互作用，不断进行物质、能量和信息交流的系统，如生命系统、医院系统等。在开放系统中，按系统有无反馈可分为开环系统与闭环系统。没有反馈的系统称开环系统，有反馈的系统称闭环系统。

（四）按系统运动的属性分类

系统可分为动态系统与静态系统。动态系统如生物系统、生态系统；静态系统如一个建筑群、基因分析图谱等。

四、系统理论的基本原则及在护理实践中的应用

（一）整体性原则

整体性原则是系统理论最基本的原则，也是系统理论的核心。

1.从整体出发,认识、研究和处理问题

护理人员在处理患者健康问题时,要以整体为基本出发点,深入了解、把握整体,找出解决问题的有效方法。

2.注重整体与部分、部分与部分之间的相互关系

从整体着眼,从部分入手,把护理工作的重点放在系统要素的各种联系上。如医院的护理系统从护理部到病区护士,任何一个要素薄弱,都会影响医院护理的整体效应。

3.注重整体与环境的关系

整体性原则要求护理人员在护理患者时,要考虑系统对环境的适应性,通过调整人体系统内部结构,使其适应周围环境,或是改变周围环境,使其适应系统发展的需要。

(二)优化原则

系统的优化原则是通过系统的组织和调节活动,达到系统在一定环境下最佳状态,发挥最好功能。

1.局部效应应服从整体效应

系统的优化是与系统整体性紧密联系的,当系统的整体效应与局部效应不一致时,局部效应需服从整体效应。护理人员在实施计划护理中,要善于抓主要矛盾,追求整体效应,实现护理质量、效率的最优化。

2.坚持多极优化

优化应贯穿系统运动全过程。护理人员在护理患者时,为追求最佳护理活动效果,从确定患者健康问题、确定护理目标、制定护理措施、实施护理计划、建立评价标准等都要进行优化抉择。

3.优化的绝对性与相对性相结合

优化本身的“优”是绝对的,但优化的程度是相对的。护理人员在工作中选择优化方案时,应从实际出发、科学分析、择优而从,如工作中常会遇到一些病情复杂的患者或复杂问题,往往会出现这方面问题解决较好,而那方面问题却未能很好解决,且难以找到完善的方案。这就要在相互矛盾的需求之中,选择一个各方面都较满意的相对优化方案。

(三)模型化原则

预先设计一个与真实系统相似的模型,通过对模型的研究来描述和掌握真实系统的特征和规律,这种方法称为模型化。在模型化过程中需遵循的原则称为模型化原则。护理研究领域应用的模型有多种,如从形态上可分为具体模型与抽象模型,从性质上可分为结构模型与功能模型。在设计模型进行护理研究时,必须遵循模型化原则。模型化原则有以下 3 个方面。

1.相似性原则

模型必须与原型相似,这样建立的模型才能真正反映原型的某些属性、特征和运动规律。

2.简化原则

模型既应真实,又应是原型的简化,如无简化性,模型就失去它存在的意义。

3.客观性原则

任何模型总是真实系统某一方面的属性、特征、规律的模仿，因此建模时，要以原型作为检验模型真实性的客观依据。

第三节　应激与适应理论

一、应激及其相关内容

(一)应激

应激，又称压力或紧张，是指内、外环境中的刺激物作用于个体而使个体产生的一种身心紧张状态。应激可降低个体的抵抗力、判断力和决策力，如面对突如其来的意外事件或长期处于应激状态，可影响个体的健康甚至致病；但应激也可促使个体积极寻找应对方法、解决问题，如面临高考时紧张复习、护士护理患者时遇到疑难问题设法查阅资料和请教他人等。人在生活中随时会受到各种刺激物的影响，所以应激贯穿人的一生。

(二)应激原

应激原，又称压力原或紧张原，任何对个体内环境的平衡造成威胁的因素都称为应激原。应激原可引起应激反应，但并非所有的应激原对人体均产生同样程度的反应。常见的应激原分为以下3类。

1.一般性的应激原

(1)生物性：各种细菌、病毒、寄生虫等。

(2)物理性：温度、空气、声、光、电、外力、放射线等。

(3)化学性：酸、碱、化学药品等。

2.生理病理性的应激原

(1)正常的生理功能变化：如月经期、妊娠期、更年期，或基本需要没有得到满足，如饮食、性欲、活动等。

(2)病理性变化：各种疾病引起的改变，如缺氧、疼痛、电解质紊乱、乏力等，以及手术、外伤等。

3.心理和社会性的应激原

(1)一般性社会因素：如生离死别、搬迁、旅行、人际关系纠葛，以及角色改变，如结婚、生育、毕业等。

(2)灾难性社会因素：如地震、水灾、战争、社会动荡等。

(3)心理因素：如应付考试、参加竞赛，理想自我与现实自我冲突等。

(三)应激反应

应激反应是对应激原的反应，可分为两大类。

1.生理反应

应激状态下身体主要器官系统产生的反应包括心率加快、血压增高、呼吸深快、恶心、呕吐、腹泻、尿频、血糖增加、伤口愈合延迟等。

2.心理反应

心理反应如焦虑、抑郁、使用否认和压抑等心理防卫机制等。

一般来说，生理和心理反应经常是同时出现的，因为身心是持续互相作用的。应激状态下出现的应激反应常具有以下规律：①一个应激原可引起多种应激反应的出现，如当贵重物品被窃后，个体可能出现心悸、头晕，同时感觉愤怒、绝望，此时，头脑混乱无法做出正确决定。②多种应激原可引起同一种应激反应。③对极端的应激原，如灾难性事件，大部分人都会以类似的方式反应。

二、有关应激学说

汉斯·塞尔耶(Hans Selye)是加拿大的生理学家和内分泌学家，也是很早研究应激的学者之一。早在1950年，塞尔耶在《应激》一书中就阐述了他的应激学说。他的一般理论对全世界的应激研究产生了影响。他认为应激是身体对任何需要做出的非特异性反应。例如，个人处于精神紧张、外伤、感染、冷热、X线侵害等任何情况下，身体都要发生反应，而这些反应是非特异性的。

塞尔耶还认为，当个体面对威胁时，无论是什么性质的威胁，体内都会产生相同的反应群，他称之为一般适应综合征(general adaptation syndrome，GAS)，并提出这些症状都是通过神经内分泌途径产生的(图1-1)。

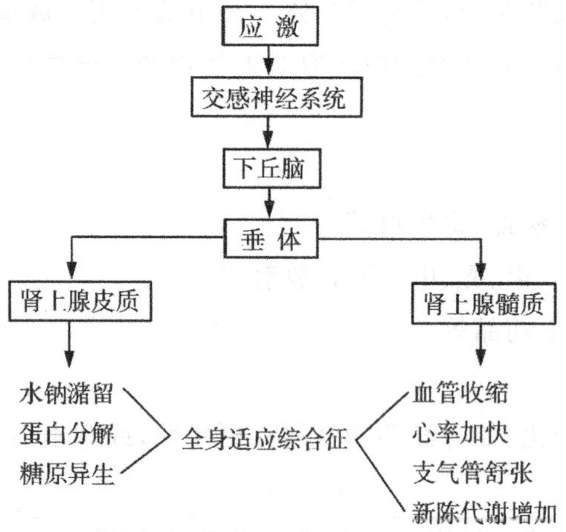

图1-1 应激反应的神经内分泌途径

一般适应综合征解释了为什么不同的应激原可以产生相同的应激反应，尤其是生理应激的反应。此外，塞尔耶还提出了局部适应综合征(local adaptation syndrome，LAS)的概念，即机体对应激原产生的局部反应。这些反应常发生在某一器官或区域，如局部的炎症、血小板聚集、组织修复等。

无论GAS还是LAS，塞尔耶认为其都可以分为3个独立的阶段(图1-2)。

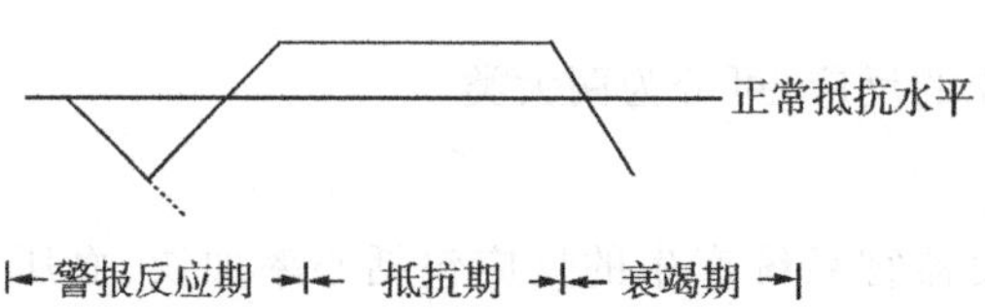

图1-2 应激反应分期

(一)警报反应期

这是应激原作用于身体的直接反应。应激原作用于人体，抵抗力开始下降，如果应激原过强，可致抵抗力进一步下降而引起死亡。但绝大多数情况下，机体开始防御，如激活体内复杂的神经内分泌系统功能，使抵抗水平上升，并常常高于机体正常抵抗水平。

(二)抵抗期

若应激原仍然存在，机体将保持高于正常的抵抗水平与应激原抗衡。此时机体也处于对应激适应的阶段。当机体成功地适应了应激之后，GAS将在此期结束，机体的抵抗力也将由原有的水平有所提高。相反则由此期进入衰竭期。

(三)衰竭期

在应激原强烈或长期存在时，机体所有的适应性资源和能力被消耗殆尽，抵抗水平下降。表现为体重减轻，肾上腺增大，随后衰竭，淋巴结肿大，淋巴系统功能紊乱，激素分泌先增加后衰竭。这时若没有外部力量，如治疗、护理的帮助，机体将产生疾病甚至死亡。

由此可见，为防止应激原作用于机体产生衰竭期的后果，运用内部或外部力量及时去除应激原、调整应激原的作用强度，保护和提高机体的抵抗水平是非常重要的。

塞尔耶认为，不仅GAS分为以上三期，代谢综合征(metabolic syndrome，MS)也具有这样三期的特点，只是当LAS的衰竭期发生时，一般适应综合征的反应才开始被激活和唤起。

三、适应与应对

(一)适应

适应是指应激原作用于机体后，机体为保持内环境的平衡而做出改变的过程。适应是生物体区别于非生物体的特征之一，而人类的适应又比其他生物更为复杂。适应是生物体调整自己以适应环境的能力，或促使生物体更能适于生存的一个过程。适应性是生命的卓越特性，是内环境平衡和对抗应激的基础。

(二)应对

应对是个体对抗应激原的手段。它具有两方面的功能：一方面是改变个体行为或环境条件来对抗应激原；另一方面是通过应对调节自身的情绪情感来维持内环境的稳定。

(三)适应的层次

人的适应层次不同于其他生物体，除生理层次的适应外，还有心理、社会文化、知识技术层次的适应。

1.生理层次

生理适应是指发生在体内的代偿性变化。如一个从事脑力劳动的人进行跑步锻炼，开始会感到肌肉酸痛、心跳加快，但坚持一段时间后，这些感觉就会逐渐消失，这是由于体内的器官慢慢地增加了强度和功效，适应了跑步对身体所增加的需求。

2.心理层次

心理适应是指当人们经受心理应激时，如何调整自己的态度去认识情况和处理情况。如癌症患者平静地接受自己的病情，并积极配合治疗。

3.社会文化层次

社会适应是调整个人的行为，使之与各种不同群体，如家庭、专业集体、社会集团等信念、习俗及规范相协调。如遵守家规、校规、院规。

4.知识技术层次

知识技术是指对日常生活或工作中涉及的知识及使用的设备、技术的适应。例如,电脑时代年轻人应学会使用电脑,护士能够掌握使用先进监护设备、护理技术的方法,等等。

(四)适应的特性

所有的适应机制,无论是生理的、心理的、文化的或技术的,都有共同特性。①所有的适应机制都是为了维持最佳的身心状态,即内环境的平衡和稳定。②适应是一种全身性的反应过程,可同时包括生理、心理、社会文化,甚至技术各个层次。如护理专业的学生在病房实习时,不仅要有充足的体力和心理上的准备,还应掌握足够的专业知识和操作技能,遵守医院、病房的规章制度,并与医师、护士、患者和其他同学做好沟通工作。③适应是有一定限度的,这个限度是由个体的遗传因素如身体条件、才智及情绪的稳定性决定的。如人对冷热不可能无限制地耐受。④适应与时间有关,应激原来得越突然,个体越难以适应;相反,时间越充分,个体越有可能调动更多的应对资源抵抗应激原,适应得就越好,如急性失血时,易发生休克,而慢性失血则可以适应,一般不发生休克。⑤适应能力有个体差异,这与个人的性格、素质、经历、防卫功能的使用有关。比较灵活和有经验的人,能及时对应激原做出反应,也会应用多种防卫机制,因而比较容易适应环境而生存。⑥适应功能本身也具有应激性。如许多药物在帮助个体对付原有疾病时,药物产生的不良反应又成为新的应激原给个体带来危害。

(五)应对方式

面对应激原个体所使用的应对方式、策略或技巧是多种多样的。常用的应对方式如下。

1.去除应激原

避免机体与应激原的接触,如避免食用引起过敏反应的食物,远离过热、过吵及不良气味的地方等。

2.增加对应激的抵抗力

适当的营养、运动、休息、睡眠,戒烟、酒,接受免疫接种,定期做疾病筛查等,以便更有效地抵抗应激原。

3.运用心理防卫功能

心理上的防卫能力决定于过去的经验、所受的教育、社会支持系统、智力水平、生活方式、经济状况,以及出现焦虑的倾向等。此外,坚强度也应作为对抗应激原的一种人格特征。因为一个坚强而刻苦耐劳的人相信:人生是有意义的,人可以影响环境,变化是一种挑战。这种人在任何困境下都能知难而上,尽快适应。人的一生都在学习新的应对方法,以对抗和征服应激原。

4.采用缓解紧张的方法

缓解紧张的方法包括:①身体运动,可使注意力从担心的事情上分散开来而减轻焦虑;②按摩;③松弛术;④幽默。

5.寻求支持系统的帮助

一个人的支持系统是由那些能给予他物质上或精神上帮助的人组成的,常包括其家人、朋友、同事、邻居等,此外,曾有过与其相似经历并很好应对过的人,也是支持系统中的重要成员。

当个体处于应激状态时，非常需要有人与他一起分担困难和忧愁，共同讨论解决问题的良策，支持系统在对应激的抵抗中起到了强有力的缓冲剂的作用。

6.寻求专业性帮助

寻求专业性帮助包括医师、护士、理疗师、心理医师等专业人员的帮助。人一旦患有身心疾病，就必须及时寻找医护人员的帮助。由医护人员提供针对性的治疗和护理，如药物治疗、心理治疗、物理疗法等，并给予必要的健康咨询和教育来提高患者的应对能力，以利于疾病的痊愈。

四、应激与适应在护理中的应用

应激原作用于个体，使其处于应激状态时，个体会选择和采取一系列的应对方法对应激进行适应。若适应成功，则机体达到内环境的平衡；适应失败，会导致机体产生疾病。为帮助患者提高应对能力，维持身心平衡，护理人员应协助住院患者减轻应激反应，措施如下。

（1）评估患者所受应激的程度、持续时间、过去个体应激的经验等。

（2）分析患者的具体情况，协助患者找出应激原。

（3）安排适宜的住院环境。减少不良环境因素对患者的影响。

（4）协助患者适应实际的健康状况，应对可能出现的心理问题。

（5）协助患者建立良好的人际关系，并与家属合作减轻患者的陌生、孤独感。

第二章 护理基础知识

第一节 静脉输液基本知识

一、人体解剖生理及机体的防御机制

皮肤、神经系统、呼吸系统的解剖生理知识对保障静脉输液的安全，提高静脉输液护理的质量是非常重要的。恰当的静脉输液可使药物发挥疗效，促进患者的康复；但不恰当的静脉输液可对机体造成损伤或影响机体功能的发挥。学习与静脉输液相关的解剖生理知识，可对静脉治疗中存在的风险进行管理，保证静脉输液的安全、有效。

护士在进行静脉输液治疗时，应该了解血管的解剖结构及生理作用，这样可帮助其正确选择穿刺的部位，判断导管尖端的位置；并根据输注液体、药物的不同 pH 以及渗透压和药物性质，选择适当大小及足够流速、容量的血管，减少各种与输液治疗有关的并发症的发生。输液的量和速度，要根据患者的心血管功能状态、水、电解质的平衡状态等因素进行综合判断。

(一)皮肤

在进行任何输液治疗时，首先受影响的是皮肤。皮肤是防止微生物入侵和防止辐射伤害的第一道屏障，具有接收感觉，调节体温，协助维持水、电解质平衡等功能。皮肤受损以后会增加感染的危险，而消毒剂、膏剂和敷料的使用有可能对皮肤的正常菌群、油脂和出汗造成影响。衰老、慢性疾病、环境等因素都可能对皮肤造成不良影响。

1.皮肤的结构

皮肤是人体的一个重要器官，它覆盖在人体表面，在消化、呼吸、泌尿生殖等系统器官与外界相通的孔裂处(如口唇、肛门和阴唇)和黏膜相连。一般成年人的全身皮肤约为 1.7 m^2。皮肤除保护机体、抵御外界侵害外，还有感觉等多种功能，对保障人体健康具有重要作用。皮肤由表皮和真皮组成。真皮下面是由脂肪组织构成的皮下组织，皮下组织作为缓冲层保护其下面的结构，还作为身体保温的绝缘层。

(1)表皮：表皮为角质化的复层鳞状上皮，其角质无生命，不透水，有防止组织液外流和外界物质侵入的功能。长时间暴露于日光下或日常的摩擦、压力可使角蛋白层增厚。这就是体力劳动者、长期在日照下工作的人在进行穿刺时会遇到较大的阻力的原因。

在表皮和真皮之间是一层基膜，它包含的黏性蛋白物质使表皮和真皮紧密结合。基膜具有支持、连接、固定等作用，它是一层半透膜，利于上皮细胞和深部结缔组织进行物质交换；一些细胞活动，如抗原抗体反应也是在基膜上进行的；基膜还能引导上皮细胞移动，影响细胞的增殖和分化。

(2)真皮：真皮为致密结缔组织。含有丰富的胶原纤维、弹性纤维、网状纤维和各型结缔组织细胞。真皮又分为乳头状层和网状层。真皮的浅部向表皮深面突出形成真皮乳头，与表皮

紧密相连，乳头内含有丰富的小血管网和感觉神经末梢。真皮深部的网状层与皮下组织，也即浅筋膜相连，二者间无明显界限。真皮内的纤维排列有一定的方向，一般与关节运动的张力方向一致。故当刀切口与纤维方向垂直时，切断后的皮肤可由于纤维的弹性而形成张口状。真皮中含有血管、淋巴管和神经，还有汗腺、毛囊和皮脂腺。

(3)皮下组织：皮下组织由疏松结缔组织和大量脂肪组织组成，使皮肤具有保湿和缓冲压力的作用。皮下组织的厚薄因性别、年龄、部位和个人而不同，眼睑的皮下组织中无脂肪，而臀部和足跖等处具有大量弹性脂肪。脂肪组织可作为机体的保温层和能量的储备。皮下组织中通常有皮静脉、皮神经和血管网，为皮下注射和静脉注射的位置。皮下组织的深面是深筋膜和肌肉，皮肤有胶原纤维束，与深筋膜相连。皮下组织有防御细胞，输液的外周浅静脉也位于皮下层。

2.皮肤的功能

(1)感觉：皮肤是一个接受感觉的器官，全身的皮肤为广大的感受面。来自脑、脊神经，分布于皮下组织的感觉神经被称为皮神经。皮神经为有髓神经，其末梢有的形成游离神经末梢，分布于表面；有的形成触觉小体，分布于真皮乳头内；有的形成终球或环层小体等，分布于真皮及皮下组织，分别接受痛、触、压觉和温度刺激。分布于毛根的神经末梢则构成神经丛。另外，还有来自交感神经的无髓神经，分布于血管、腺体及平滑肌，控制腺体的分泌和平滑肌收缩。

触、压觉：给皮肤施以触、压等机械刺激所引起的感觉，分别称为触觉和压觉。由于二者在性质上类似，可统称为触、压觉。触、压觉感受器在皮肤表面的分布密度和该部位对触、压觉的敏感程度呈正比，如鼻、口唇、指尖感受器的密度最高，腹、胸部次之，手腕、足等处最低；触、压觉的阈值也是在鼻、口唇和指尖处最低，腕、足部最高。触、压觉的两点辨别阈在手指处最低，口唇、足趾、足背、腹、胸、背等处依次增高。

温度感觉：冷觉和热觉合称温度感觉，分别由冷热两种感受器的兴奋所引起。皮肤分布着冷点和热点，其分布密度远比触、压点低。皮肤的温度感觉受皮肤的基础温度、温度的变化适度以及被刺激皮肤的范围等因素影响。在 25～40 ℃时，皮肤温度越高，热觉的阈值越低；皮肤温度越低，冷觉的阈值越低。另外，某些化学物质亦可引起温度感觉，如在皮肤上涂抹薄荷，脑会产生清凉感觉。

痛觉：痛觉主要由伤害性刺激引起，伤害性知觉感受器是游离神经末梢，位于皮肤和其他部位（如角膜、牙髓、肌肉、关节、呼吸系统、心血管系统、消化系统、泌尿系统、脑和脑膜），皮肤伤害性知觉感受器位于表皮基底层，无髓鞘包裹。

2.防御功能

机械屏障：健康完整的皮肤与黏膜是机体防御病原微生物感染的第一道防线。皮肤表面的角化层和皮下结缔组织含有黏稠度较高的透明质酸，可阻止外界异物的入侵及扩散。呼吸道的上皮细胞表面有纤毛，能定向地向喉部摆动，将被黏膜分泌物所黏附的异物颗粒向外排出，这些都是皮肤黏膜的机械阻挡作用。

化学屏障：皮肤的汗腺分泌乳酸，使汗液呈酸性（pH 为 5.2～5.8），皮脂腺分泌的脂肪酸都有抑制或杀灭病原微生物的作用。皮肤屏障作用被破坏，会降低机体抗感染免疫力，容易引起感染。

防御细胞：防御细胞出现在皮下层。防御细胞包括成纤维细胞、巨噬细胞、淋巴细胞和肥大细胞。①成纤维细胞是疏松结缔组织中最主要的细胞，常附着在胶原纤维上。在创伤等情况下，纤维细胞可转变为成纤维细胞，并向受损部位迁移，形成新的细胞外基质成分。此时，原本少分裂的成纤维细胞（于成年人）也可进入增生状态，参与创伤组织修复。②巨噬细胞，在疏松结缔组织内固定的巨噬细胞又称为组织细胞，常沿胶原纤维散在分布。当巨噬细胞周围出现细菌的产物、炎症变性蛋白等物质时，巨噬细胞受刺激伸出伪足，沿这些化学物质的浓度梯度朝浓度高的部位定向移动，通过吞噬作用、抗原递呈作用、分泌功能参与免疫应答。

除皮肤的防御功能外，皮肤的营养状态和皮肤的完整性也是皮肤抗感染的重要因素，因此，要注意保持表皮的完整。

(3)体温调节：皮肤血液循环的其中一个作用是体温调节，流经皮肤的血液流量是皮肤营养需要量的10倍。为了身体的保温或降温，皮肤的血供量可以是正常的20倍。寒冷刺激可令血管在短期内收缩，使静脉穿刺困难；热可使血管扩张。

3.皮肤损伤的愈合

任何输液治疗均会对机体造成一定的损伤，因此，必须对机体组织的愈合过程进行了解。

(1)炎症反应：损伤发生时，最早的反应就是炎症反应。创伤局部出现红肿，小血管扩张充血，有浆液和白细胞（主要是中性粒细胞及巨噬细胞）从血管中渗出，伤口中的血液和渗出液中的纤维蛋白很快转变为固体状态的纤维蛋白，结成网状，使伤口内的血液和渗出液凝固，形成凝块。伤口由凝块覆盖加以保护。

(2)伤口收缩：数天后，伤口边缘的整层皮肤及皮下组织向中心移动，于是伤口缩小。

(3)肉芽组织增生和瘢痕形成：大约从第3天开始，伤口底部长出肉芽组织，并向伤口中的血凝块内伸入，机化血凝块，填平伤口。肉芽组织由新生的毛细血管及纤维母细胞组成，毛细血管以每天延长0.1～0.6 mm的速度生长，并同其他毛细血管吻合。其生长方向大都垂直伸向创面，并呈袢状弯曲，向创面突出。肉芽组织中开始不含神经纤维，故无感觉。在毛细血管新生的同时纤维母细胞也开始增生，与毛细血管一起侵入血凝块。从第5～6天起，纤维母细胞开始产生胶原纤维，其后1周内胶原纤维形成最为活跃，然而增长的速度逐渐缓慢下来。随着胶原纤维的增多与成熟，纤维母细胞转化为纤维细胞，许多毛细血管闭合、退化、消失，这样肉芽组织就逐渐转化成瘢痕组织。

瘢痕可使创缘比较牢固地结合起来，至3个月左右抗拉力强度达到顶点，但这时仍然只达到正常皮肤强度的70%～80%。

(4)表皮及其他组织再生：上皮受损后，缺损周围上皮断端的基底层细胞首先开始向创面移动，覆盖在伤口的裸露面或凝块的表面。大约在损伤后数小时，上皮细胞即开始分裂增生分化，在皮肤上出现上皮的角化。

(5)影响伤口愈合的因素。①年龄：青少年的组织再生能力强，愈合快；老年人则相反，组织再生能力差，愈合慢。②营养：一般情况下，营养对再生的影响不大，但严重的蛋白质、维生素C、维生素A、锌的缺乏可使组织再生缓慢和不完全。如维生素C缺乏使合成胶原的功能发生障碍，蛋氨酸的缺乏使纤维母细胞不能成熟为纤维细胞，胶原纤维形成也减少。③肾上腺皮质激素：大剂量的肾上腺皮质激素能抑制炎症渗出、毛细血管形成、纤维母细胞的增生及胶原合成,并加速胶原纤维的分解,影响伤口的愈合。④患者的基础疾病:如糖尿病,也影响伤口的愈合。⑤感染与异物:感染对再生修复的妨碍甚大。许多化脓菌产生一些毒素和酶,能引起组织坏死、基质或胶原纤维溶解,这不仅会加重局部组织损伤,也妨碍愈合。坏死组织及其他异物会妨碍伤口愈合,并有利于感染的发展。⑥局部血液循环:局部血液循环,一方面保证组织再生所需的氧和营养,另一方面对坏死物质的吸收及控制局部感染起重要作用。因此局部血液供应良好,则再生修复好。相反,如下肢有动脉粥样硬化或静脉曲张等因素使局部血液循环不良时,则该处伤口愈合迟缓。临床用某些药物湿敷、热敷和服用活血化瘀的中药等,都有促进局部血液循环、促进愈合的作用。⑦神经支配:完整的神经支配对组织的再生有一定作用。例如,麻风病引起的溃疡不易愈合,是因为神经受累的缘故。自主神经的损伤,使局部血液供应发生变化,对组织再生的影响更明显。⑧电离辐射:能破坏细胞,损伤小血管,抑制组织再生。

(二)神经系统

人类神经系统的活动就像是信息的循环活动,当机体的感受器感觉到环境的变化时,信息被传送到大脑,大脑根据传入的信息及已经掌握的其他信息进行综合,然后做出反应,以控制机体的活动。

1.神经系统的解剖结构

(1)中枢神经系统:中枢神经系统包括脑和脊髓。脑和脊髓的外面都包有3层被膜,由外向内依次为硬膜、蛛网膜和软膜,有保护、支持脑和脊髓的作用。

脑:脑位于颅腔内,可分为端脑、间脑、中脑、后脑(包括脑桥和小脑)以及延髓5个部分,延髓向下经枕骨大孔连接脊髓,中脑、脑桥和延髓一起合称为脑干。

脊髓:脊髓位于椎管内,呈圆柱形,前后稍扁,外包被膜,它与脊柱的弯曲一致。脊髓的上端在平对枕骨大孔处与延髓连接;下端平齐第一腰椎下缘,长约45 cm。脊髓的末端变细,称为脊髓圆锥,脊髓圆锥向下延为细长的终丝。脊髓可根据每对脊神经根的出入范围划分为31节:8个颈节,12个胸节,5个腰节,5个骶节,1个尾节。

脊髓的被膜。①硬脊膜:硬脊膜厚而坚韧,松弛地包裹着脊髓。硬脊膜的上端附于枕骨大孔边缘,与硬脑膜延续;下部在第2骶椎水平以下变细,包裹终丝,末端附于尾骨。硬脊膜与椎管内面的骨膜之间有硬膜外腔,内含淋巴管、大量的脂肪组织和静脉丛,此腔向上并不通入颅内,略呈负压,有脊神经根通过。临床进行硬膜外麻醉和术后镇痛时就是将药物注入此腔,阻滞脊神经的传导作用。②脊髓蛛网膜:脊髓蛛网膜薄而透明,与脑蛛网膜直接延续。脊髓蛛网膜与软脊膜之间是宽阔的蛛网膜下隙,两层间有许多结缔组织小梁相连,腔内允满透明的脑脊液。蛛网膜下隙的下部,自脊髓下端至第2骶椎水平特别扩大,称为终池,池内只有马尾,因此,临床上常在此处进行腰椎穿刺,以抽取脑脊液或注入药物,而不致损伤脊髓。脊髓蛛网膜下隙向上经枕骨大孔与脑的蛛网膜下隙相交通。③软脊膜:薄而富含血管,紧贴脊髓表面,并深入脊髓的沟裂之中,至脊髓下端向下构成终丝。软脊膜上的血管分支进入脊髓。

(2)外周神经系统:由12对脑神经和31对脊神经组成,脑神经有运动、本体感觉、特殊感觉和副交感等功能。与静脉治疗关系密切的外周神经有以下几种。

迷走神经:迷走神经为混合性神经,是脑神经中行程最长、分布范围最广的神经。它有4

种纤维成分。①内脏运动(副交感)纤维是迷走神经的重要成分,主要分布至胸、腹腔脏器。控制心肌及各脏器平滑肌和腺体的活动。②躯体运动纤维,支配软腭和咽喉肌。③内脏感觉纤维,主要分布至胸、腹腔脏器,支配内脏感觉。④躯体感觉纤维,分布于硬脑膜、耳郭及外耳道的皮肤。迷走神经有6根分支支配心脏衰弱,恶心、呕吐可使迷走神经兴奋,从而抑制心脏活动,引起心动过缓和血压下降,这种现象被称为迷走血管综合征。迷走血管综合征还可由疼痛、害怕疼痛、精神压力等因素诱发。

臂丛神经:臂丛神经是由第5至第8颈神经前支和第1胸神经前支大部分纤维组成。它自前、中斜角肌间走出,行于锁骨下动脉后上方,然后经锁骨后方进入腋窝。臂丛神经分布于胸上肢肌、上肢带肌、背浅部肌(斜方肌除外)以及臂,前臂、手部的肌肉和皮肤。臂丛各神经在锁骨中点后方比较集中,位置浅表,容易摸到,此点是常做臂丛阻滞麻醉的部位。因臂丛神经的分支与锁骨下静脉相邻,进行锁骨下静脉穿刺时要避免损伤臂丛神经。①正中神经:由臂丛神经的外侧束和内侧束两根合成,在臂部正中神经由外向内旋绕下降至肘窝。从肘窝向下达腕部,经腕管到达手掌,分成终支,正中神经支配绝大部分前臂屈肌和鱼际肌的运动以及手掌面皮肤的感觉。前臂下段掌面的静脉较显露,易于穿刺,但因神经分布较密集,穿刺引起的疼痛较明显。在肘窝上部进行贵要静脉穿刺时,有损伤正中神经的风险。②尺神经:发自臂丛内侧束,支配除肱桡肌和正中神经支配的肌肉以外的所有前臂屈肌及手肌的运动;支配掌面尺侧一个半手指及相应手掌的皮肤和背面两个半手指及相应手背皮肤的感觉。③桡神经:发自臂丛后束,神经较粗大,桡神经发出支配臂后面皮肤和前臂背面皮肤的皮支及支配肱三头肌、肱桡肌、桡侧腕长伸肌的肌支。

腓总神经:沿股二头肌内侧缘走向外下,绕腓骨颈穿腓骨长肌达小腿前面,分为腓浅和腓深神经。腓总神经的分布范围是小腿前、外侧群肌肉和小腿外侧、足背和趾背的皮肤。在为下肢静脉输液的小儿进行固定时,固定不当造成压迫易损伤腓总神经,特别在腓骨颈处,腓总神经位置浅,易受损伤。受损伤后的主要表现是足不能背屈,足下垂,并有内翻,趾不能伸。因为足尖下垂,患者必须用力使髋、膝关节高度弯曲以提高下肢抬起足尖,才能行走,因呈跨阈步态。感觉障碍在小腿外侧面和足背较为明显。

2.神经系统的感受器

感受器广泛地分布于人体各部,有的感受器结构很简单,如皮肤内与痛觉有关的游离神经末梢;有的较复杂,除感觉神经末梢外,还有一些细胞或数层结构共同形成一个末梢器官,如接受触压等刺激的触觉小体;有的更加复杂,除末梢器官外,还有很多附属器,如视器。

(1)感受器的分类:感受器种类繁多,形态功能各异。有接触外界环境的皮肤内的触觉、痛觉、温度觉和压觉等感受器,也有位于身体内部的内脏和血管壁内的感受器;有接受物理刺激,如光波、声波的视觉、听觉感受器,也有接受化学刺激的嗅觉、味觉等感受器。根据感受器所在部位和所接受刺激的来源把感受器分为3类。①外感受器:分布在皮肤、黏膜、视器及听器等处,接受来自外界环境的刺激。②内感受器:分布在内脏和血管等处,接受加于这些器官的物理或化学刺激。③本体感受器:分布在肌肉、肌腱、关节和内耳位觉器等处,接受机体运动和平衡时产生的刺激。

(2)感受器与静脉治疗护理的关系:几乎所有的感受器都与静脉治疗护理相关。扎止血带时间过长或止血带扎得过紧会使患者感觉紧张、不适，甚至影响动脉供血，从而影响穿刺静脉的扩张；温度过低可使外周血管收缩，增加静脉穿刺的困难。须对不同的外来刺激进行恰当的处理。痛觉对静脉治疗护理的影响最为明显。痛觉可分为快痛和慢痛。快痛是指在受到伤害刺激 0.1 秒内感觉到的疼痛；慢痛是指在受到伤害刺激数秒甚至数分钟后才感觉到的疼痛。痛觉接收器是游离的神经末梢，分布于皮肤、皮下组织、血管壁等部位。快痛与皮肤被穿刺、切割电击有关，慢痛与组织破坏有关。

3.自主神经系统的功能

自主神经系统也称内脏神经系统，其主要功能是调节内脏活动。自主神经包括交感神经和副交感神经。它们分布于内脏、心血管和腺体，可调节这些器官的功能。自主神经系统的调节是非常迅速的，如心率可在数秒内成倍变化、血压可在数秒内发生致命性下降。

(1)自主神经系统的功能：自主神经系统的功能主要在于调节心肌、平滑肌和腺体(消化腺、汗腺、部分内分泌腺)的活动，其调节功能是通过不同的递质和受体系统实现的。交感和副交感神经的主要递质和受体是乙酸胆碱和去甲肾上腺素及其相应的受体。

(2)自主神经系统的功能特征。①紧张性支配：自主神经对效应器的支配一般表现为紧张性作用。例如，切断心迷走神经后，心率即加快；切断心交感神经后，心率则减慢。②对同一效应器的双重支配：许多组织器官都受交感和副交感神经的双重支配，二者的作用往往相互拮抗。例如心交感神经能加强心脏活动，而心迷走神经则起相反作用。交感神经兴奋可引起血管收缩，尤其是皮肤和末梢的血管收缩，可增加外周静脉穿刺的困难。③自主神经的外周性作用与效应器本身的功能状态有关，如胃幽门处于收缩状态时，刺激迷走神经能使之舒张，而幽门处于舒张状态时，刺激迷走神经则能使之收缩。④对整体生理功能调节的意义：在环境急骤变化的情况下，交感神经系统可以带动机体许多器官的潜在功能以适应环境的急剧变化。例如，在肌肉剧烈运动、窒息、失血或寒冷环境情况下，机体会出现心率加速、皮肤与腹腔内脏血管收缩、血液储存库排出血液以增加循环血量、红细胞计数增加、支气管平滑肌扩张、肝糖原分解加速以及血糖浓度上升、肾上腺素分泌增加的现象。

(3)内脏活动的调节中枢：内脏活动的调节中枢包括脊髓、低位脑干、下丘脑，其中较高级的内脏活动调节中枢是下丘脑。刺激下丘脑能产生自主神经反应，但多半为复杂的生理活动(如体温调节、摄食行为、水平衡、情绪活动、生物节律)的一些组成部分。下丘脑的一些主要功能如下。

体温调节：视前区下丘脑前部存在着温度敏感神经元，它们既能感受所在部位的温度变化，也能对传入的温度信息进行整合。当该处温度超过或低于体温调定点(正常时约为 36.5 ℃)水平时，即可通过调节散热和产热活动，使体温保持稳定。

水平衡调节：下丘脑能调节水的摄入与排出，从而维持机体的水平衡。下丘脑通过控制视上核和室旁核合成和释放血管升压素对肾排水进行调节。下丘脑前部存在脑渗透压感受器，它能按血液中的渗透压变化来调节血管升压素的分泌。

(三)胸腔和呼吸系统

静脉导管插入部位的选择、导管尖端位置的确定等都需要借助胸廓的边界和胸廓的骨性标志进行判断；另外，中心静脉导管及输注的液体、药物也会对心脏和肺造成一定的影响。因此，静脉输液护士必须对胸廓的骨性结构、呼吸系统、心血管系统的解剖生理有所了解。

1.胸腔的骨性结构

胸腔是由12个胸椎、12对肋骨、1块胸骨和它们之间的连接共同组成的笼状支架。胸廓具有一定的弹性和活动性，起着支持、保护胸腹器官的作用，并参与呼吸运动。

(1)胸骨：胸骨是位于胸前壁正中的扁骨，从上而下可分为胸骨柄、胸骨体、剑突三部分。两侧接上位的7对肋。胸骨柄呈四边形，上部宽厚，下部稍薄窄。柄上缘的中部为颈静脉切迹；两侧为锁骨切迹，与锁骨相连，柄外侧缘上方接第1肋。柄和体连接处，形成微向前突的角，称为胸骨角，可在体表扪及。与胸骨角侧方连接的是第2肋软骨，所以胸骨角是计算肋的重要标志，胸骨体是长方形的骨板，其侧缘接第2～7肋软骨。

(2)肋：肋共12对，由肋骨和肋软骨构成，第1～7肋的前端都与胸骨相连接，称为真肋。第8～12肋不与胸骨直接连接，称为假肋。中心静脉导管前端一般停留在上腔静脉与心房交界处，其体表位于第3肋间隙。

第1肋骨，上下扁宽而短，在内缘的前端有前斜角肌结节，为前斜角肌的附着处，结节的前方和后方各有一横过上面的浅沟，分别为锁骨下静脉和动脉经过的压迹。锁骨位于第1肋的前方，与胸骨相连，且锁骨与第1肋骨交叉成剪刀状，锁骨活动时可挤压锁骨下静脉，经锁骨下静脉的中心静脉导管，如外周置入中心静脉导管、输液港，可被锁骨与第1肋骨挤压造成输液不畅甚至断裂。

2.呼吸系统

(1)肺的解剖。①肺的位置：肺位于胸腔内，左、右两肺分居纵隔两侧，横膈以上。②肺的形状：肺略呈圆锥形，具有一尖一底。肺尖呈钝圆形，向上由胸廓上口突出到颈根部，可超出锁骨内侧1/3上方2～3 cm。进行锁骨下静脉穿刺或颈内静脉穿刺时，要注意避免伤及肺尖部。

(2)胸膜、胸膜腔。①胸膜：胸膜是分别覆盖于左、右肺表面，胸壁内表面以及隔上面等的浆膜。胸膜被覆于肺表面的部分，称为脏胸膜或胸膜脏层；覆盖在胸壁内表面、隔上面及纵隔侧面的部分，称为壁胸膜或胸膜壁层。胸膜的两侧均起自锁骨内侧1/3上方2.5 cm处的胸膜顶。同样，进行锁骨静脉穿刺或颈内静脉穿刺时，要注意避免伤及肺尖部的胸膜。②胸膜腔：胸膜的脏、壁两部分在肺根处互相延续，在两肺周围分别形成两个完全封闭的胸膜腔，胸膜腔内压比大气压力低，为负压。腔内仅含有少量浆液，可减少呼吸时的摩擦。胸膜腔的负压以及浆液的吸附作用，使脏、壁胸膜紧密地贴附在一起，所以胸膜腔实际上是两个潜在的腔隙。因胸腔存在负压，进行中心静脉插管输液、更换输液管道时，要注意防止空气进入血管内形成气栓；拔除中心静脉插管时，要及时按压、封闭局部伤口，避免空气经插管窦道进入血管内形成栓塞。

(3)微粒对肺造成的影响：静脉液体中包含各种微粒，它们来源于未溶解的药物、不同的药物混合产生反应形成的沉淀物、安瓿的玻璃微粒、液体容器或瓶盖的胶粒、输液管道的胶粒等。这些粒经静脉输液进入血液循环，最后到达的部位多为肺。肺毛细血管的平均直径为5 μm，即使是红细胞也需要变形才能通过，因此，来自输液的微粒多数被截留下来。被截留下来的微粒可引起肺微循环栓塞、毛细血管内皮损伤、肉芽肿和血栓形成。因此，在药物的生产、储存和使用过程中要注意减少或避免微粒污染。输液管道终端过滤器的使用，也可减少或消除静脉药液中的微粒，减少输液微粒对肺造成的不良影响，从而提高输液护理的质量。

(4)呼吸的生理：机体与外界环境之间的气体交换过程称为呼吸。呼吸是维持机体生命活动所必需的基本生理过程之一。人通过呼吸使机体从外界环境中摄取新陈代谢所需的氧气，并排出代谢过程中产生的二氧化碳。因此，一旦呼吸停止，生命便将终结。

(四)机体的防御机制

进行输液治疗时，皮肤是被破坏的机体防御机制的第一道防线。人体防御的第二道防线是炎症反应。炎症反应可清除人体有害的化学物质、异物、微生物等。损伤发生数秒内，机体的数种细胞和血浆蛋白即参与炎症反应。炎症反应是机体的非特异性防御反应。机体防御机制的第三道防线是免疫反应。参与免疫反应的是免疫球蛋白和淋巴细胞，免疫系统具有免疫记忆性，可以给机体提供长期的甚至是终身的保护。

1.炎症反应

细胞损伤后，机体最早的反应是炎症反应。所有的输液治疗都伴随着细胞的损伤。静脉的穿刺会刺破皮肤、皮下组织、血管壁。输液治疗对机体细胞造成损伤的程度取决于静脉穿刺的技术和静脉内置入导管的大小、长度及导管的材质。敷料或胶布的使用、硬管对皮肤的压迫、导管的置入和拔除、消毒剂的使用等均可对皮肤造成损伤；通过血流量小的小血管大量输入高渗透压或 pH 过高或过低的液体可对血管壁造成损伤。损伤的存在使微生物进入体内成为可能，温度的改变、缺氧、营养不良等因素可加重细胞的损伤。炎症是各种病原因子对机体的损害作用所诱发的以防御为主的局部组织反应。

(1)炎症的原因：任何能够引起组织损伤的因素都可以成为炎症的原因，如生物性因子(细菌、病毒、寄生虫、螺旋体、支原体)，免疫反应(变态反应)，物理因子(温度、放射线、切割、挤压)，化学因子(外源性的强酸强碱、尿酸)。

(2)炎症局部的病理变化：任何原因引起的，以及发生在任何组织的炎症，都包括了不同程度的组织变质、血管反应和局部组织的增生性反应。这是炎症的基本病理变化。这些病理变化是按一定序列发生的，又往往是综合出现的。作为一种以防御为主的局部反应的炎症过程，其核心是血管反应所带来的细胞和血浆成分的渗出的变化。因此，通常将炎症的基本病理变化概括为局部组织的变质、渗出和增生。一般来说，变质属于损害过程，而渗出和增生则属于抗损害过程。

(3)炎症的局部表现：炎症局部可出现红、肿、热、痛，严重者发生功能障碍。①红：由于炎症病灶内充血所致。最初由于动脉性充血，局部氧合血红蛋白增多，故局部呈鲜红色。以后由于局部血流缓慢，氧合血红蛋白减少，还原血红蛋白增多，故呈暗红色。②肿：主要由于渗出物的浸润，特别是炎性水肿所致。③热：由于充血、流经炎症灶的血量增多和血流速度加快的缘故。在正常情况下，由于血液流经体表时散热较多，故体表的组织温度比内脏组织低。当体表出现炎症时，一方面由于局部的血流量增多，另一方面由于血流加快，会造成炎症病灶的温度比邻近组织的温度高。④痛：炎症局部疼痛与多种因素有关。局部病灶内钾离子、氢离子的积聚，尤其是炎症介质如前列腺素、5-羟色胺、缓激肽的刺激等都是导致疼痛的原因。炎症病灶的组织张力升高，压迫神经末梢也可引起疼痛。⑤功能障碍：引起炎症器官功能障碍的原因很多，如炎症灶内实质细胞变性、坏死，代谢功能的异常，炎症渗出物所造成的机械性阻塞、压迫等。疼痛也可以影响肢体的活动功能。

(4)炎症的全身反应:较严重的炎症可引起发热、白细胞计数增多等全身反应。

2.人体的免疫系统

传统认为,免疫是机体对病原微生物的防御能力。它不仅在抗传染免疫中发挥重要作用而且在排除进入体内的各种抗原异物、清除自体变性死亡的组织细胞和杀灭突变细胞中都起着积极的作用。

(1)免疫系统的组成:免疫系统中各器官、组织、细胞及体液成分,有的参与非特异性免疫反应,有的参与特异性免疫反应,有的在两种免疫反应中均可发挥作用。免疫淋巴器官按其功能不同分为中枢免疫淋巴器官与周围免疫淋巴器官。

中枢免疫淋巴器官:中枢免疫淋巴器官有胸腺、腔上囊或类囊组织。造血干细胞是多潜能细胞,它在骨髓内除能分化为单核细胞、各种粒细胞、红细胞及血小板外,也能分化为淋巴细胞。这种淋巴细胞没有免疫功能,对抗原刺激无反应,称为淋巴干细胞。中枢免疫淋巴器官能分泌激素,能诱导淋巴干细胞分化为具有免疫活性的胸腺依赖淋巴细胞(简称 T 细胞)。腔上囊或类囊组织诱导分化的免疫活性细胞称作 B 淋巴细胞。B 淋巴细胞是产生体液免疫的免疫活性细胞,接受抗原刺激后可分化为产生抗体的浆细胞。

周围免疫淋巴器官包括脾及全身淋巴结:经中枢免疫器官诱导分化的 T 淋巴细胞与 B 淋巴细胞,在周围免疫淋巴器官中继续分化、分裂与储存。T 淋巴细胞与 B 淋巴细胞也可以在周围免疫淋巴器官内接受抗原刺激,并在其中转变为免疫效应细胞或浆细胞。

(2)免疫系统的功能。①抗感染免疫:抗感染免疫是指防止病原微生物侵入机体,抑制其在体内生长、繁殖、扩散以及从体内清除病原微生物及其代谢产物,从而保护机体生存的功能。②自身稳定:机体免疫系统参与体内组织的细胞更新,不断清除体内损伤或衰老的细胞,维护机体生理平衡,防止形成自身免疫性疾病的功能。③免疫监视:机体生活在自然环境中,由于感染某种病毒或受到某些理化因素的影响,可引起体细胞突变。有些突变细胞具有恶性遗传信息,如不清除,可发展为恶性肿瘤。免疫监视是指免疫系统识别、杀伤与清除体内突变细胞,防止发生肿瘤的功能。

3.抗感染免疫

抗感染免疫是指机体抵抗病原生物及其有害产物,以维持生理稳定的功能。抗感染能力的强弱,除与遗传因素、年龄、机体的营养状况等有关外,还与机体的免疫功能有关。

(1)抗感染免疫的分类:抗感染免疫包括非特异性免疫和特异性免疫两大类。①非特异性免疫又称天然免疫,是机体在种系发育过程中形成的,经遗传而获得。其作用并非针对某一种病原体,故称为非特异性免疫。非特异性免疫由屏障结构、吞噬细胞、正常体液和组织的免疫成分等组成。②特异性免疫又称获得性免疫,是个体出生后,在生活过程中与病原体及其产物等抗原分子接触后产生的一系列免疫防御功能。其特点是针对性强,只对引发免疫的相同抗原有作用,对其他种类抗原无效;具有免疫记忆性,并因再次接受相同的抗原刺激而使免疫效应明显增强。特异性免疫包括体液免疫和细胞免疫两大类,分别由 B 淋巴细胞和 T 淋巴细胞所介导。在抗感染免疫过程中,首先由非特异性的天然免疫执行防御功能并启动特异性免疫。特异性免疫形成后发挥效应的同时,又可显著增强非特异性免疫功能,二者互相配合,扩大作用。

(2)非特异性免疫机制。

屏障结构。①皮肤与黏膜的屏障作用:健康完整的皮肤和黏膜有阻挡和排除病原微生物的作用。体表上皮细胞的脱落与更新,可清除黏膜上的微生物。呼吸道黏膜上皮的纤毛运动、口腔吞咽和肠蠕动等,使病原体难以定居而被及时排出。当皮肤受损或黏膜屏障削弱时,就易受病原体的感染。皮肤和黏膜可分泌多种杀菌物质。例如,皮肤汗腺分泌的乳酸使汗液呈酸性(pH 为 5.2～5.8)不利于细菌生长。皮脂腺分泌的脂肪酸有杀细菌和真菌的作用。不同部位的黏膜能分泌溶菌酶、抗菌肽、胃酸、蛋白酶等多种杀菌物质。寄居在皮肤和黏膜表面的正常菌群有拮抗作用,构成了微生物屏障。它们可通过与病原体竞争受体和营养物质以及产生抗菌物质等方式,阻止病原体在上皮细胞表面的黏附和生长。②血-脑屏障:一般认为由软脑膜、脉络丛、脑毛细血管和星状胶质细胞等组成。其主要通过脑毛细血管内皮细胞层的紧密连接和微弱的吞饮作用,阻挡病原体及其毒性产物从血流进入脑组织或脑脊液,从而保护中枢神经系统。婴幼儿因血-脑屏障发育不完善,故易发生中枢神经系统感染。③胎盘屏障:由母体子宫内膜的基蜕膜和胎儿绒毛膜共同组成。此屏障可防止母体内的病原微生物进入胎儿体内,保护胎儿免受感染。在妊娠 3 个月内,胎盘屏障尚未发育完善,病原体则有可能通过胎盘侵犯胎儿,药物也可通过不完善的胎盘影响胎儿。

自然杀伤细胞:自然杀伤细胞是抗感染免疫中较早出现的一种非特异性免疫细胞。自然杀伤细胞可直接杀伤病毒感染的靶细胞和肿瘤细胞,在早期抗感染免疫和免疫监视中起重要作用。

体液因素:机体正常组织和体液中存在多种抗菌物质,常配合其他杀菌因素发挥作用。①补体:补体是存在于正常体液中的一组球蛋白,由巨噬细胞、肠上皮细胞、肝和脾细胞等产生。补体系统的激活主要通过经典途径和旁路途径。补体系统活化后产生多种生物活性分子,通过不同的机制发挥抗感染免疫作用。②溶菌酶:为一种碱性蛋白,主要来源于吞噬细胞,广泛分布于血清、唾液、泪液、乳汁和黏膜分泌液中。溶菌酶作用于革兰阳性菌的胞壁肽聚糖,使之裂解而溶菌。革兰阴性菌对溶菌酶不敏感,但在特异性抗体的参与下,溶菌酶也可破坏革兰阴性菌。③防御素:为一类富含精氨酸的小分子多肽,主要存在于中性粒细胞的嗜天青颗粒中,人的肠细胞中亦有。防御素主要作用于胞外菌,其杀菌机制主要是指破坏细菌细胞膜的完整性,使细菌溶解死亡。

(3)特异性免疫效应机制。

体液免疫:体液免疫应答主要由 B 细胞介导,Th2 细胞能分泌细胞因子白细胞介素-4、白细胞介素-5、白细胞介素-6、白细胞介素-10,在白细胞介素-2 的参与下诱导 B 淋巴细胞产生特异性抗体,形成体液免疫,抗细胞外寄生菌的感染。体液免疫的效应分子是抗体(Ab)。效应作用主要表现在以下几方面。①抑制病原体黏附:黏附于上皮细胞是许多病原体感染发生的第一步。血液中 IgG,尤其是黏膜表面的分泌型 IgA(SIgA),可发挥阻断细菌黏附以及中和细胞外病毒的重要作用。②调理吞噬作用:抗体和补体可增强吞噬细胞吞噬、杀灭病原体的作用。③中和细菌外毒素:抗毒素能中和细菌外毒素,阻断外毒素与靶细胞上特异性受体结合,或封闭外毒素的活性部位,使外毒素失去毒性作用。④抗体和补体的联合溶菌作用:抗体

(IgG、IgM)与相应病原体或受病原体感染的细胞结合后，通过经典途径激活补体，最终由补体的攻膜复合体将某些细菌、包膜病毒和病毒感染的靶细胞溶解。⑤抗体依赖性细胞介导的细胞毒作用：IgG 的 Fc 段与自然杀伤细胞上 Fc 段受体结合，促进 NK 细胞的细胞毒作用，裂解微生物寄生的靶细胞。

细胞免疫：细胞免疫的效应细胞包括细胞毒性 T 细胞和辅助性 T 细胞。在抗感染免疫，尤其是抗细胞内寄生菌、病毒和真菌感染中，特异性细胞免疫反应起重要作用。

黏膜免疫：人体与外界接触的黏膜表面，是病原微生物侵入的主要门户。分布在消化道、呼吸道及其他部位黏膜下的淋巴样组织，构成了机体局部黏膜防御系统，称为黏膜免疫系统。黏膜免疫是机体整体免疫防御机制的重要组成部分，既与机体整体免疫功能密切相关，也具有一些独特的功能或作用。例如，肠道中的肠壁淋巴结在诱导黏膜免疫应答中起重要作用；位于黏膜上皮中的 M 细胞是一种重要的抗原转运细胞，它可将抗原内吞，再将其转运到黏膜上皮下方的集合淋巴结中，由 T、B 淋巴细胞产生特异性免疫应答。

二、外周置入中心静脉导管尖端 X 线定位及超声影像基础知识

(一)外周置入中心静脉导管尖端 X 线定位的基础知识

1.外周置入中心静脉导管末端位置

X 线定位是临床护理人员深静脉置管后判定导管正确位置的重要方法。国内常规标准是导管尖端理想位置位于上腔静脉的中、下 1/3 段，即上腔静脉与右心房交汇处上方 2～3 cm。而国外最新标准是导管尖端理想位置位于上腔静脉与右心房交汇处。因为上腔静脉的直径为 2～3 cm，血流量可达到 200～3000 mL/min，能够迅速稀释药物且导管有充分的空间，使导管移位等风险大大降低。

2.外周置入中心静脉导管尖端 X 线定位方法

外周置入中心静脉导管体外 X 线定位的方法有以下几种。

(1)数胸椎法：沿着后肋数，平第 5～7 胸椎的位置。

(2)观察心影法：不超过心影左侧最高膨出水平。

(3)看气管分叉：气管分叉下两横指的位置。

(4)看肺门：平肺门水平右上肺静脉和右下肺动脉(右肺门角)。

(二)超声影像基础知识

1.超声影像学基本概念

声波为一种机械波，频率范围为 10^{-4}～10^{14} Hz。根据声源振动频率不同，声波可被分为次声波、可听声波和超声波。人耳能够听到的是可听声波，其频率范围一般为 20～20 000 Hz。超声波是指频率超过 20 000 Hz(即超过人耳听觉范围)的一种声波。超声属于声波，具有声波的共同物理特性，如必须通过弹性介质进行传播。超声能在液体和实质中很好地进行传播，其最好的传播介质是水。超声波穿过空气时产生反射，因此，不适用于含气丰富的组织检查(如肺部检查)。超声是一种高频机械振动波，无电磁辐射或放射性。

超声探头的选择原则是在保证超声穿透能力的前提下，尽量选用频率较高的探头以提高超声显像的分辨力。一般外周血管超声探头频率为 7～10 MHz。越表浅的血管所需要的频率越高，超声下外周置入中心静脉导管的探头选择为高频探头。

增益主要针对回波信号的幅度进行调节，为后处理过程，用于改变图像亮度(回声强度)。增益的调节因人、因部位而异，也会受到环境亮度的影响，在检查过程中需随时调节。例如，检查颈内动脉的增益较颈总动脉增益一般要高一些。

2.不同密度物体成像

(1)超声成像原理：探头发射超声波—遇到组织不同的物理界面—产生反射、散射、折射和吸收衰减的信号一接收、放大和信息处理显示各种可供诊断的图像。

(2)多普勒效应：该效应是指入射超声遇到活动界面时，反射声波的频率发生改变，即多普勒频移。频移的大小与活动体的速度呈正相关。

液体密度最低，在荧光屏上图像呈现黑色；器官密度高，呈灰色；骨骼密度最高，呈白色。血管的轮廓在荧光屏上显示清晰，神经的横切面呈蜂窝状，静脉瓣的成像为一横线，其他组织在荧光屏上介于黑白之间。空气密度为 0.000 4，图像显示黑色；脂肪密度为1.38；水密度为1.54，血液密度为 1.61，肌肉密度为1.70，骨骼密度为 7.80，图像显示白色。当形成静脉血栓(急性、亚急性、慢性血栓)时，超声图像表现为血栓形成处静脉不能压扁，静脉腔内可见活动的光点，静脉管径明显增宽，完全闭塞时未见血流。肢体动脉硬化时，动脉内膜增厚、毛糙，管壁内附有许多大小不等的强回声斑块。

3.血管超声的应用

静脉回流障碍可由静脉腔内血栓形成或腔外压迫引起，临床上以静脉血栓形成最常见。静脉回流障碍的无创性检查包括双功超声、多普勒超声和谷量描记。使用便携式多普勒超声检查时，正常的静脉信号具有自发性和周期性，即随呼吸周期而增强和减弱，并随被检静脉远端肢体的挤压而增强。静脉因腔内血栓形成或腔外压迫而出现回流受阻时，静脉信号失去其自发性或周期性。静脉完全闭塞时，挤压其远端肢体也不能探测到静脉信号。

近年来医护人员越来越认识到外周置入中心静脉导管的重要性。以往置管人员只能凭经验进行“盲穿”，多数患者年纪较大、血管条件差等因素影响了置管的成功率，甚至出现过将导管送至颈静脉等情况，既增加了患者的痛苦又增加了其经济负担。由于 B 超可以清晰地辨别血管的结构，一些研究者发现 B 超引导中心静脉穿刺置管术是一种简便、安全且有效的方法。

超声常见的扫查方法：平行扫查、立体扇形扫查、十字交叉扫查、对比加压扫查。超声引导下外周置入中心静脉导管可增加穿刺成功率，减少并发症。通过超声影像技术可选择最佳的血管进行穿刺，选择弹性好的粗大静脉；还可在置管后检查导管有无移位颈静脉，并及时做调整。

首先，明确血管的解剖走行，确定扫查范围，探头涂超声耦合剂，先横向平面扫查，确定血管位置，观察横断面；再纵/横向扫查，检查整个血管有无病变。在超声下，动脉的特征是圆形横断面、加压不变形，有同心率一致的搏动，呈动脉搏动频率。静脉的特征是椭圆形横断面，加压时变瘪，搏动随呼吸的变化，呈平滑静脉频谱。在超声下配合采用塞丁格尔穿刺针行外周置入中心静脉导管静脉穿刺的优点：使用彩超定位，配合使用塞丁格尔技术穿刺，可以清晰地看到血管及穿刺针的走向，穿刺针能准确地直入血管；可以避开静脉瓣，减少血管内膜的损伤，减少血栓形成的风险；减少血管周围组织损伤，提高了一次穿刺的成功率，避免了因反复穿刺，形成机械性静脉炎的风险；操作简便、交全、有效，可行性高。

4.超声仪使用注意事项

确认安装的电源电压和线路容量符合超声仪说明书上规定的要求,应在合适的室内温度和相对湿度环境中使用,保持空气洁净,减少不良影响。防止仪器在工作过程中因电源被碰掉而发生突然断电的情况,避免造成超声仪硬件的损坏。

先确认电源开关在"OFF"位置后才可将电源插入插座。使用时应先开稳压器,待 220 V 交流电稳定后再开启超声仪器电源。关机时,先关超声仪器,再关稳压电源。每天使用干净的刷子或小型吸尘器对操作面板进行清洁,不要让水或其他液体流到仪器或面板内部。

使用前,先检查探头表面是否有裂缝以及探头的电缆线是否有破损,如有应及时维修。每次检查结束后,应将探头表面的耦合剂用软纸或软布擦拭干净后,再放回探头架上。探头容易因机械冲击而受损,尤其是与身体接触的一面特别易磨损,因此,应特别注意不要掉落或碰撞。切勿使整个探头浸在水或其他液体中,不得用力弯曲或拉扯探头电缆线,拆装探头应切断电源或冻结图像后进行,防止用力过猛或强行拉扯。探头消毒应使用不会引起损伤的消毒剂,切忌使用高温消毒,否则会损坏探头内部的压电陶瓷。

第二节　静脉输液药学知识

一、静脉输液常用的溶液、药物及其作用

(一)药物的渗透压

1.渗透作用和渗透压

当存在只允许水分子或小分子物质透过的半透膜时,如在半透膜的一侧置入溶质,即见水分子由半透膜另一侧向该侧转移,这种现象称为渗透。转移的水分子将溶质分子包裹形成水合壳。当所有溶质分子均形成水合壳时,水分子即停止转移,此时置入溶质侧的液平面即高于另一侧,高出的液柱形成的静水压,称为渗透压。渗透压大小与单位溶剂中含有的溶质分子颗粒数成正比。在 1 kg 纯水中,1 mOsm 溶质分子与水分子形成水离子或水化分子时产生的渗透压为 2.57 kPa(19.3 mmHg)。例如,血浆渗透浓度 280 mOsm/kg 的渗透压为 280×19.3 720.5 kPa(5 404 mmHg)。浓度是指单位容积中含有的溶质分子数;渗透压是指溶质粒子形成水化分子或水化离子后产生的静水压。

2.渗透浓度(mOsm/L)及其计量单位

以毫克分子为计量单位计算每千克纯水中或每升溶液中含有的能产生渗透压的溶质分子颗粒数,称为渗透浓度。

3.晶体渗透压和胶体渗透压

血浆渗透压浓度是采用超冻原理测定的,其测定结果包括晶体和胶体渗透浓度总和。晶体渗透压计算:先计算血浆蛋白形成的血浆胶体渗透浓度和胶体渗透压中的占有量,从总血浆渗透浓度中减去血浆胶体渗透压占有量,即得晶体渗透浓度值,将此值乘以 19.3 即为晶体渗透压。例如,测得血浆渗透压浓度为 280 mOsm/kg,血浆清蛋白为 40 g/L,则血浆胶体渗透压为(40×5.44)+(25×1.43)=3 379 kPa(253.4 mmHg)(此式中的 5.44 为 1 g 清蛋白中产生

的渗透压,1.43 为 1 g 球蛋白产生的渗透压)。血浆胶体渗透浓度中的占有量为 253.4÷19.3=13.13 mOsm/kg。晶体渗透压为 266.87~280.13 mOsm/kg,26.87 mOsm/kg×19.3=686.75 kPa(5 151 mmHg)

根据药物化学成分利用稀释剂,药物的摩尔渗透压浓度是可以改变的。可将最终摩尔渗透压浓度稀释为等渗溶液。护士要慎重使用稀释剂。与药剂师合作可降低化学性静脉炎的危险。如果不能改变最终摩尔渗透压浓度,应缓慢给药,增加血液的稀释。如果必须反复给药或摩尔渗透压浓度保持在 500~600 mOsm/L,建议采用中心静脉通道。

(二)药物的 pH

溶液和药物的 pH 能刺激静脉。输注物 pH 应保持在 6~8,尽量减少对静脉内膜的破坏。pH 低于4.1 时,静脉内膜可出现严重组织学改变。pH 高于 8 和低于 6 时,静脉炎的发生增多。改变药物 pH 而不影响药物效果是困难的。药物成分不同,则 pH 范围可变化。当药物 pH 超过人体 pH(7.35~7.45)时,血液能将药物的 pH 缓冲到正常范围内。输注越慢,缓冲效果越好。如果需要按常规给予碱性或碱性药物时,采用腔静脉给药,以增加血液稀释,防止外周血管损伤。常用溶液的 pH 如表 2-1 所示。

表 2-1 常用溶液的 pH

药物名称	pH 范围	备注
葡萄糖注射液	3.2~5.5	
葡萄糖氯化钠注射液	3	
0.9%氯化钠注射液	4.5~7.0	
复方氯化钠注射液	4.5~7.5	含 Ca^{2+}
乳酸钠林格注射液	6.0~7.5	含 Ca^{2+}
复方乳酸钠葡萄糖注射液	3.6~6.5	含 Ca^{2+}
灭菌注射用水	5.0~7.0	

二、药物的分类及不良反应

(一)药物的分类

1.抗感染类药物

(1)抗生素药物:青霉素钠、青霉素钾、苯唑西林钠、氨苄西林-舒巴坦、氨苄西林-氯唑西林钠、舒他林哌拉西林钠、阿莫西林-克拉维酸钾、头孢曲松钠、头孢唑林钠、头孢拉定、头孢呋辛钠、头孢噻肟钠、头孢哌酮钠、硫酸卡那霉素、硫酸庆大霉索、阿奇霉素、盐酸四环素、盐酸克林霉素、盐酸万古霉素等。

(2)磺胺类药物:磺胺嘧啶钠等。

(3)抗结核药(异烟肼、利福霉素钠)、抗真菌药(咪康唑、氟康唑)、抗病毒药(利巴韦林、阿昔洛韦钠、更昔洛韦钠)等。

2.中枢神经系统类药物

(1)中枢兴奋药:咖啡因、尼可刹米、三梗菜碱、二甲弗林等。

(2)抗抑郁药:丙米嗪、交非他酮等。

(3)催眠、镇静药:苯二氮䓬类、巴比妥类等。

(4)抗癫痫药:卡马西平、苯妥英钠、苯巴比妥、地西泮、氯硝西泮等。

(5)抗精神失常药:氯丙嗪、奋乃静等。

(6)镇痛类药:吗啡、芬太尼、可待因、丁丙诺啡等。

3.循环系统类药物

(1)强心药:地高辛、去乙酰毛花苷、毒毛花苷丙等。

(2)抗心律失常药:利多卡因、奎尼丁、普罗帕酮、普萘洛尔、胺碘酮、维拉帕米等。

(3)抗高血压药:卡托普利、氢氯噻嗪、氯沙坦、普萘洛尔、硝苯地平、可乐定、利血平及周围血管扩张药(硝普钠、肼屈嗪)等。

(4)降血脂药(洛伐他丁、辛伐他丁、普伐他丁)等。

4.呼吸、消化系统药物

(1)祛痰镇咳药:可待因、右美沙芬、喷托维林、氯化铵、溴己新等。

(2)平喘药:酮替芬、沙丁胺醇、异丙肾上腺素、肾上腺素、麻黄碱、茶碱等。

(3)助消化药(胃蛋白酶、乳酶生)及胃肠解痉药(苯海拉明、东莨菪碱、甲氧氯普胺、昂丹司琼)。

(4)抗酸药、治溃疡病药:氢氧化铝、奥美拉唑等。

(5)导泻及止泻药:硫酸镁、乳果糖、甘油等。

5.泌尿系统、抗变态反应类药物

(1)利尿药:呋塞米、氢氯噻嗪等。

(2)脱水药:甘露醇、山梨醇等。

(3)抗过敏药:盐酸异丙嗪、盐酸苯海拉明等。

(4)自主神经系统类药物:盐酸山莨菪碱、硫酸阿托品、氢溴酸东莨菪碱、氢溴酸山莨菪碱、盐酸肾上腺素、甲基硫酸新斯的明、重酒石酸间羟胺、盐酸麻黄碱、甲磺酸酚妥拉明、盐酸多巴酚丁胺、盐酸多巴胺等。

7.影响血液类、激素类、降血糖的药物

(1)抗凝血药:肝素、华法林、枸橼酸钠等。

(2)抗血小板药:阿司匹林等。

(3)止血药:维生素K、冻干人纤维蛋白原、氨基己酸、酚磺乙酸、氨甲环酸、凝血酶等。

(4)抗贫血药:硫酸亚铁、叶酸、维生素 B_2、红细胞生成素等。

(5)生殖类药物:缩宫素、前列腺素、麦角生物碱等。

(6)激素类药物:皮质激素、性激素、同化激素等。

(7)甲状腺激素、抗甲状腺及降血糖药:甲状腺激素、硫脲类、丙硫氧嘧啶及胰岛素、磺酰脲类、双胍类等。

8.调节水、电解质、酸碱平衡的药物

氯化钠、复方氯化钠、葡萄糖-氯化钠、复方醋酸钠、氯化钾、氯化钙、葡萄糖酸钙、乳酸钠、3∶2∶1液、乳酸钠林格注射液、碳酸氢钠等。

9.解毒、抗肿瘤类的药物

碘解磷定、盐酸纳洛酮、环磷酰胺、异环磷酰胺、盐酸阿糖胞苷、氟尿嘧啶、噻替哌、硫酸长春新碱、门冬酐胺酶、顺铂等。

10 中药及相关类的药物

清开灵、双黄连、香丹等。

(二)药物的不良反应

1.抗感染类药物不良反应

(1)变态反应:抗生素引起的变态反应最为常见。①过敏性休克:此类反应属Ⅰ型变态反应,所有的给药途径均可引起。例如青霉素类、氨基糖苷类、头孢菌素类可引起此类反应,头孢菌素类与青霉素类之间还可发生交叉变态反应。因此,在使用此类药物前一定要先做皮试。②溶血性贫血:属于Ⅱ型变态反应,其表现为各种血细胞计数减少。例如头孢噻吩和氯霉素可引起血小板计数减少,青霉素类和头孢菌素类可引起溶血性贫血。③血清病、药物热:属于Ⅲ型变态反应,症状为给药第 7～14 d 出现荨麻疹、血管神经性水肿、关节痛伴关节周围水肿及发热、胃肠道黏膜溃疡和肠局部坏死。例如青霉素类、头孢菌素类、林可霉素和链霉素均可引起以上反应。头孢菌素类、氯霉素等抗菌药物还可引起药物热。④皮疹:常见为荨麻疹、血管神经性水肿、日光性皮炎、红皮病、固定性红斑、多形性渗出性红斑、重症大疱型红斑、中毒性表皮坏死松解症,多见于青霉素类、四环素类、链霉素、林可霉素等;内脏病变,包括急慢性间质性肺炎、支气管哮喘、过敏性肝炎、弥散性过敏性肾炎,常见于青霉素类、链霉素等。

(2)毒性反应:抗生素药物的毒性反应是药物对人体各器官或组织的直接损害,造成机体生理及生化功能的病理变化,通常与给药剂量及持续时间相关。

(3)特异性反应:特异性反应是少数患者使用药物后发生与药物作用完全不同的反应。其反应与患者的遗传性酶系统的缺乏有关。氯霉素和两性霉素 B 进入体内后,可经红细胞膜进入红细胞,使血红蛋白转变为变性血红蛋白。对于该酶系统正常者,使用上述药物时无影响但对于具有遗传性变性血红蛋白血症者,机体对上述药物的敏感性增强,即使使用小剂量药物,也可导致变性血红蛋白血症。

(4)二重感染:在正常情况下,人体表面和腔道黏膜表面有许多细菌及真菌寄生。它们的存在使机体微生态系统在相互制约下保持平衡状态。当大剂量或长期使用抗菌药物后,正常寄生敏感菌被杀死,不敏感菌和耐药菌增殖成为优势菌,外来菌也可乘机侵入。当这类菌为致病菌时,即可引起二重感染。常见二重感染的临床症状有消化道感染、呼吸道感染、尿路感染和败血症。

(5)抗菌药物与其他药物合用时可引发或加重不良反应:在临床治疗过程中,多数情况下是需要联合用药的,如一些慢性病(糖尿病、肿瘤等)的合并感染,合并手术预防用药,严重感染时,伴器官反应症状,需要对症治疗等。

2.中枢神经系统药物的不良反应

(1)一般不良反应:嗜睡、淡漠、无力、注意力分散、恶心呕吐、直立性低血压.

(2)长期用药会出现药物依赖性。

(3)急性中毒。

3.循环类药物的不良反应

(1)出现心动过缓、期前收缩、阵发性心动过速、心室纤维性颤动、房室传导阻滞等不良反应。

(2)诱发充血性心力衰竭。可引发疲劳、传导障碍和肢端发凉。

(3)外周血管扩张而致直立性低血压、眩晕,甚至昏厥。

(4)加速加重动脉硬化。

4.呼吸系统药物的不良反应

(1)心率加快,心悸、肌震颤,耐受性中枢兴奋,快速耐受性。

(2)胃肠道不良反应,兴奋失眠。

(3)可诱发口腔真菌感染。

(4)味觉异常。

(5)转氨酶升高。

5.消化系统药物的不良反应

(1)可发生溃疡、出血、穿孔等,抑制前列腺素的合成,影响受损胃黏膜的修复。

(2)引起黄疸、腹痛、腹泻、肝功能障碍、有关酶学指标升高;重症者可出现急性重型肝炎出血以及坏死性胰腺炎,并伴有发热、皮疹等过敏症状。

(3)可引起菌群失调而致某些维生素缺乏和二重感染。

(4)引起肝损害或引起周围神经炎。

(5)致癌作用。

6.抗变态反应药物不良反应

不良反应较少,安全性较大,偶有便秘、腹泻、腹胀、头痛、头晕、皮疹、瘙痒等。

7.泌尿系统药物的不良反应

(1)水、电解质紊乱。

(2)耳毒性。

(3)高尿酸血症。

(4)胃肠道反应,恶心、呕吐及腹泻

(5)少数白细胞、血小板计数减少

8.自主神经类药物的不良反应

(1)口干、视力模糊、心动过速、皮肤潮红。

(2)心率加快、心悸。

(3)剂量大时可出现心律失常,甚至引起心动过速及心室纤颤。

9.血液类药物的不良反应

(1)各种黏膜出血、关节积血及伤口出血,偶见胃肠道反应、变态反应,致畸。

(2)可出现溶血及高铁血红蛋白血症。

(3)血容量扩张剂:偶见变态反应,如发热、胸闷、呼吸困难,少数人出现过敏性休克,大量输入可发生出血倾向。

10.生殖类药物的不良反应

(1)恶心、呕吐。

(2)心率加快,收缩压升高,舒张压下降,脉压增大。

(3)偶见变态反应,可出现呼吸困难、血压下降。

11.激素类药物的不良反应

(1)容易导致体态改变:大多激素治疗的患者可发生体态的改变,以致影响患者的情绪和精神,长期应用激素可使脂肪重新分布,患者会出现满月脸、水牛背、躯干肥胖、四肢瘦小、向心性肥胖等体态改变,还可能出现痤疮、多毛、皮肤紫纹等,对外观形象造成很大的影响。

(2)感染:激素类药物可以抑制机体对炎症的反应,而使机体抗感染的能力下降。表浅的或轻微的感染可能演变为全身性感染,静止期感染可能转变为活动性感染,能使潜在的病灶如化脓性病灶、结核活动和扩散。所以,平时应注意预防感染,细心观察病情,必要时应及时减量甚至停用。当有急性感染中毒发生时,必须与足量、有效的抗菌药物配合应用,合并结核者与足量的抗结核药同用。

(3)糖尿病:激素类药物会增高肝糖原,升高血糖,诱发糖尿病。应用大量皮质激素时应注意观察血糖、尿糖变化。发生高血糖则应给予降糖药治疗,必要时可应用胰岛素治疗,但随着激素用量的减少,降糖药或胰岛素用量是可以减少的。

(4)消化性溃疡:大量使用激素会刺激胃酸、胃蛋白酶分泌,过多的消化液常可造成胃炎、胃及十二指肠溃疡,甚至穿孔出血。患者如出现消化道症状,在服用激素时应与制酸剂同服以保护胃黏膜免受损伤,临床常用的有雷尼替丁等,可作为口服激素药的协同用药常规使用。

(5)电解质紊乱和高血压:使用激素过多时很可能导致水钠潴留而引起水肿,很多患者出现高血压。由于钾排泄增多,患者常有低钾发生。充血性心力衰竭或明显的周围性水肿患者应选用对水盐代谢影响小的激素类药物,应定期检查患者的电解质平衡状况。激素类药物治疗常并发高血压,尤其是狼疮肾的患者。此时,一方面尽量减少激素用量,另一方面使用合适的抗高血压药物,如硝苯地平、卡托普利。尽管有些抗高血压药物可能会对狼疮体质带来不良反应,但在权衡利弊之后仍需果断使用。

(6)其他:大量应用皮质类固醇时患者很容易兴奋、易激惹,常伴有欣快感、神经过敏、失眠等表现,也会出现抑郁症或精神病。长期大量应用激素可出现肌无力、肌萎缩甚至肌炎,眼压增高甚至青光眼,皮质腺功能减退及股骨头坏死。

12.调节水、电解质、酸碱平衡类药物的不良反应

(1)出现疲乏、肌张力降低、反射消失、周围循环衰竭、心率减慢甚至心脏停搏。

(2)引起各种神经毒性反应,如嗜睡、神经错乱和幻觉、惊厥、蛛网膜炎、昏迷及致死性脑病。

13.抗肿瘤药物的不良反应

(1)骨髓抑制:绝大多数抗肿瘤药物对造血系统都有不同程度的毒性作用。

(2)消化道:临床主要表现为恶心、呕吐、厌食、急性胃炎、腹泻、便秘等,严重时出现胃肠道出血、肠梗阻、肠坏死,还有不同程度的肝损伤。

(3)变态反应:一般变态反应临床主要表现为皮疹、血管性水肿、呼吸困难、低血压、过敏性

休克等。

(4)神经系统反应:临床主要表现为外周神经反应,包括肢体麻木和感觉异常、可逆性末梢神经炎、深腱反应消失、下肢无力。中枢神经反应,包括短暂语言障碍、意识混乱、昏睡,罕见惊厥和意识丧失。自主神经反应,包括小肠麻痹引起的便秘、腹胀。听神经反应,包括耳鸣、耳聋、头晕,严重者有高频听力丧失。

(5)心血管系统:临床主要表现为心电图改变、心律失常、非特异性 ST-T 异常,少数患者可出现延迟性进行性心肌病变。

(6)呼吸系统:临床主要表现为肺毒性,包括间质性肺炎、肺水肿、肺纤维化、急性呼吸衰竭等。

(7)泌尿系统:临床主要表现为肾损害,包括肾功能异常,血清肌酐升高或蛋白尿,甚至少尿、无尿,急性肾衰竭。化学性膀胱炎包括尿频、尿急、尿痛、血尿及膀胱纤维化。

(8)局部组织刺激反应:给药部位静脉炎。静脉滴注时漏出血管外造成疼痛,引起局部皮肤组织溃疡,甚至坏死。

(9)其他:脱发(常见,通常为可逆性)、低钠(镁、钾)血症、高钙血症、刺激性结膜炎、视神经病、视网膜色素沉着、致盲、性腺功能失常,还可导致白血病、肾癌、膀胱癌。

14.中药的不良反应

(1)多发性和普遍性。①几乎所有的中药注射剂,在进行肌内注射和静脉滴注时均出现过不良反应。绝大多数由静脉给药引起。②清热解毒和活血化瘀类多于扶正补益类,不良反应的出现与使用频率相关。③注射剂发生药物不良反应的例次比口服制剂、外用药多而且重。

(2)临床表现的多样性。①涉及多系统、多器官。②报道较多:心血管系统、血液系统、呼吸系统、消化系统、皮肤黏膜和神经系统损害。

(3)变态反应多见。①2/3 以上为变态反应,表现形式多样,可发生于任何系统和器官。多表现为典型的Ⅰ型变态反应,具有突发突止的特点。②出现发热、寒战、大汗淋漓、恶心、呕吐、烦躁、口唇发绀、呼吸急促、血压降低等表现,出现皮疹(荨麻疹、大疱性红斑样药疹、猩红热样皮疹、剥脱性皮炎等)、全身瘙痒。④其他变态反应涉及呼吸系统、循环系统、消化系统以及泌尿系统等。例如引起肝功损害导致转氨酶、胆红素升高等。

(4)多发生于首次用药时。①双黄连不良反应:多发生于首次用药时(占 81%),其中 50%发生于首次用药后 5～30 min 内。②清开灵不良反应:78%的患者在第一次用药的过程中发生不良反应,其中 50%发生在用药 30 min 内。

三、药物的配伍禁忌

(一)静脉药物配制的要求

输液是特殊的注射剂,其特点是使用量大且直接进入血液循环,因此,对浓度、澄明度、pH 等要求均很严格。一般单糖、盐、高分子化合物溶液输液都比较稳定。静脉配制药物的相容性和稳定性的影响就更为复杂,不仅要考虑药物本身的性质、添加药物的配伍禁忌,还要考虑制剂中的附加剂以及它们之间或它们与配伍药物之间可能出现的配伍变化。静脉配制药物稳定性的影响因素如下。

1.溶媒组成的改变

当某些含非水溶剂的制剂与输液配伍时,溶剂的改变会使药物析出。有关资料显示,现临床上应用注射用头孢哌酮钠舒巴坦钠的过程中会出现双硫仑样反应,故对 12 h 内有饮酒史者或使用含乙醇成分的药物或食物者,宜暂缓使用。举例如下。

(1)地西泮注射液含 40%丙二醇、10%乙醇,当与 5%葡萄糖或 0.9%氯化钠或乳酸钠注射液配伍时容易析出沉淀。

(2)间羟胺加至葡萄糖生理盐水中,一般情况下无变化,但当间羟胺浓度加至 200 mg/L 时,可产生沉淀。

(3)青霉素类用酸性输液葡萄糖注射液稀释,易导致药物稳定性下降。

(4)克林霉素 1.2～2.4 g 仅用 100 mL 输液稀释,浓度超过规定的 1～3 倍,不但容易发生静脉炎,而且给药速度过快易致心律失常甚至心搏骤停。

2.pH 的改变

pH 对药物稳定性影响极大,是注射的一个重要质控指标,不适当的 pH 会加速药物分解或产生沉淀。两药配制,一般两者 pH 差距越大,发生配伍变化的可能性也就越大。pH 变化可以引起颜色的改变。输液本身的 pH 范围也是配伍变化的重要因素。各种输液药物都规定了不同的 pH 范围,且范围差异较大。例如,乳酸环丙沙星 pH 为 3.5～4.5,在碱性条件下会析出环丙沙星结晶,而头孢拉定溶液 pH 为 8.0～9.6,二者混合会因 pH 产生变化而析出环丙沙星结晶。临床中已知氟喹诺酮类药物与多种碱性药物配伍后,均产生沉淀。因此,建议临床需要先后接瓶滴注时,应更换输液管或在两种药物之间用输液间瓶冲管,以免药物在墨菲滴管内混合而产生沉淀。举例如下。

(1)25%葡萄糖液(pH 为 3.2～5.5)与硫喷妥钠(pH 为 10.0～11.0)配伍时可产生混浊。

(2)红霉素在 pH 为 4 以下时效价迅速降低,故与 pH 偏低的药液配伍时,其效力呈逐步降低的趋势。当红霉素与生理盐水或林格液配伍时,放置 3.5 h 后效价不变;当与 pH 为 4.5 的葡萄糖液配伍时,放置 3.5 小时后则减效 15%。

3.缓冲剂

有些药物会在含有缓冲剂的注射液中或具有缓冲能力的弱酸溶液中析出沉淀,如注射头孢哌酮钠舒巴坦钠与酸制剂、含胺、胺碱制剂配伍会发生沉淀。

4.离子作用

离子能加速药物的水解反应。通常阳离子药物和阴离子药物配伍时较易发生变化,氨茶碱、氯丙嗪、四环素等阳离子型药物与碱性较强或只有较大缓冲容量的弱碱性溶液配伍时,可发生沉淀或结晶。而阴、阳离子型药物与非离子型药物(葡萄糖液、右旋糖酐等)配伍时,则很少发生变化。

5.直接反应

药物可直接与输液中的一种成分反应。一般在两种药物混合时产生新的化学物,如氯化钙注射液与碳酸氢钠注射液混合后,可生成难溶性碳酸钙沉淀。

6.盐析作用

盐析作用主要指胶体溶液的药物(两性霉素 B)中不宜加入盐类药物,否则会发生沉淀。

通常可用葡萄糖溶液稀释后静脉滴注。

7.配制量

配制量的多少会影响浓度，药物在一定的浓度下才出现沉淀。

8.混合顺序

药物制剂配伍时的混合次序极为重要，可用改变混合顺序的方法来克服有些药物配伍时产生沉淀的现象。输液中同时加入两种药物，如氨茶碱与四环素，采取先加入氨茶碱，经摇匀后再加入四环素时，可避免因 pH 大幅度改变所发生的沉淀。

9.反应时间

许多药物在溶液中反应很慢，个别注射液混合几小时才出现沉淀，故在短时间内使用是完全可以的。注射用头孢哌酮钠舒巴坦钠分别与安泰乐(羟嗪)、普鲁卡因胺、氨茶碱、丙氯拉嗪细胞色素 C、喷他佐辛、抑肽酶混合后 6 h 发生外观变化。但也有例外的，已知临床在使用的奥美拉唑钠在室温下必须现配现用，否则溶解后药物会出现红色的改变。

10.O_2的影响

有些药物制备时，需排除 O_2 防止药物被氧化。

11.光敏感性

有些药物对光敏感，如注射用水溶性维生素(V 佳林、水乐维他)、依诺沙星注射液(诺佳依诺沙星)、硫辛酸注射液、注射用顺铂、盐酸吡柔比星、两性霉素 B。再如，硫辛酸不能与葡萄糖溶液、林格溶液及所有可能与硫基或二硫键起反应的溶液配伍使用。由于其活性成分对光敏感，故应在使用前才将安瓿从盒内取出，配好的输液需要避光，6 h 内可保持稳定。

12.成分的纯度

制剂在配伍时发生的异常现象，并不是由于成分本身而是由于成分的纯度不够而引起的。

(二)产生配伍禁忌的一般规律

药物相互配伍应用，因受许多因素的影响，会产生物理或化学的配伍禁忌。此类情况虽复杂多样，但一般说来也有其大体的规律。

(1)静脉注射的非解离性药物常见的是一些糖类，主要是单糖，如葡萄糖。这些药物很少产生配伍禁忌，但应注意其溶液的 pH。

(2)无机离子中的 Ca^{2+} 和 Mg^{2+}，常常会形成难溶性物质而沉淀。阴离子不能与生物碱配伍。已知临床中使用的头孢曲松钠与含钙盐会生成颗粒状的沉淀物。

(3)阴离子型的有机化合物，如芳香有机酸、巴比妥酸类、青霉素类的盐，其游离酸溶解度均比较小，与 pH 较低的溶液或具有较大缓冲容量的弱酸性溶液配合时会产生沉淀。

(4)阳离子型的有机化合物，如生物碱类、拟肾上腺素类、盐基性抗组胺药类、盐基性抗生素类、局部麻醉药，其游离基溶解度均较小，如与 pH 值高的溶液或具有大缓冲容量的弱碱性溶液配伍时可能产生沉淀。

(5)阴离子型有机化合物与阳离子型有机化合物的溶液配合时，也可能出现沉淀。

(6)两种高分子化合物配伍可能形成不溶性化合物，常见的如两种电荷相反的高分子化合物溶液相遇时会产生沉淀。例如，抗生素类、水解蛋白、胰岛素、肝素。

(7)使用某些抗生素时要注意溶液的 pH 值，如青霉素类、红霉素溶液的 pH 值应与这些抗生素的稳定 pH 值相近，差距越大，分解失效越快。

(8)不要忽略换药时输液管中的配伍禁忌，已知临床使用中奥硝唑注射剂与头孢菌素类注射液前后接瓶滴注，发生颜色变化。例如，临床序贯配伍给药时须在两种药物溶液转接过程中，接用一定量的隔离液或生理盐水，将输液器中原药液冲洗干净后才进行更换。

第三节　静脉输液护理知识

一、护理评估和输液计划的制订

应根据患者输液的目的、药物性质、血管情况、皮肤情况等系列检查结果进行输液前评估，从而制订输液方案。

(一)护理评估

1.病史

静脉输液前应评估患者的病史，询问患者过去和现在的用药情况，包括诊断、病情、目前情况、危险因素、年龄、过敏史、输液史、药物治疗史、手术史、深静脉穿刺史等。

2.临床评估

(1)生理评估：根据体格检查、身高、体重、水和电解质平衡、生长发育、营养状况、出入量、皮肤、外周血管支血压、临床症状、主诉等资料进行评估。

(2)心理评估：根据患者的文化背景(对疾病和输液知识的了解程度)及焦虑、恐惧等进行评估。

(3)临床检验结果评估：根据出凝血指标、电解质、血清清蛋白、肝肾功能、其他的相关实验室指标及X线检查等进行评估。

(4)输液治疗方案评估：根据患者的病情、年龄、药物特性、用药方式、既往输液史、患者的皮肤、静脉状况、心理准备、特殊药物的使用方法、治疗方案及疗程等进行评估。

(5)社会及经济状况评估：根据经济收入、工种、宗教信仰、生活习惯、文化水平、家庭情况等进行评估。

3.静脉输液过程中的监测

静脉输液要求快捷、准确、安全、有效。因此，静脉输液过程中应做好各项指标的监测。

(1)精神状态：烦躁、嗜睡、乏力等症状。

(2)脱水征象：口干、皮肤缺乏弹性、眼窝内陷等。

(3)生命体征：体温、血压、心率、呼吸等监测。

(4)有创压力指标的监测：右心房压、肺动脉压、肺动脉楔压、每搏心排血量、心脏指数、中心静脉压等监测。

(5)其他：尿量、末梢循环、血及尿生化等监测，准确记录每小时出入量。

(二)制订输液计划

根据医嘱开出的输液量、输液种类、输液方法、输液时间、输液顺序制订输液计划。护士在临床输液过程中，根据患者的病情、年龄、所用的药物等情况调节输液速度和输液顺序，并做好相应的观察记录，为医师制订输液方案提供依据，从而达到应有的输液治疗效果。

1.输液量

输液量包括生理需要量、已丢失体液量、继续丢失量。

(1)生理需要量：即人体正常代谢所需要的液体量。一般成年人需 2 000～2 500 mL/d，儿童需 80～100(mL/kg·d)。一般可用 5%或 10%葡萄糖溶液、生理盐水、5%葡萄糖盐溶液等补充。

(2)已丢失体液量(或累积损失量)：即从发病到就诊已经累积损失的体液量，纠正患者现存的脱水、缺盐、酸中毒等需要的水分和电解质含量，临床上根据患者的脱水程度来判断。

(3)继续丢失量(或额外损失量)：即治疗过程中继续丢失的体液量，临床上应按实际丢失量来补充，临床上要做到具体问题具体分析，根据实际情况补充上述液体量。明确输液目的，输液不足达不到治疗目的，输液过多会增加患者心脏的负担。一般来说，应该遵循“缺多少补多少”“量出为入”的原则，这对有明显外源性丢失的患者尤为适用。

液体量补足的临床观察指标：患者精神好转；皮肤弹性恢复，血管充盈；舌面由干燥变成湿润；血压趋向正常，脉搏有力，呼吸均匀；尿量增加至正常范围。

2.输液的顺序和原则

遵循先晶后胶，先盐后糖，定时定量，计划输液的输液原则。但是，随着患者的病理生理的演变和病情的不断变化，要具体问题具体分析，不能一成不变地使用这些原则。

(1)输液顺序。①先晶后胶：无论治疗何种脱水，只要患者存在血容量不足，首先必须迅速恢复血容量，改善周围循环和肾功能；其次是纠正电解质及酸碱平衡。一般是先输入一定量的晶体液进行扩容，既可改善血液浓缩状态，又有利于微循环。常首选平衡盐溶液，然后输入适量胶体液(羧甲淀粉、成分血)等，以维持血浆的胶体渗透压，稳定血容量。对于大失血所致的低血容量休克，在抢救时尽早地补给胶体液，如成分血。护士应根据病情按医嘱输液。②先盐后糖：一般先输入无机盐溶液再输葡萄糖溶液，因为糖进入体内迅速被细胞利用，对维持体液渗透压意义不大。先输入盐类则有利于稳定细胞外液渗透压和恢复细胞外液容量。

(2)输液快慢的原则。①补充已丢失体液量：包括抢救休克所用的液体量在内，在 6～8 h 内补完。休克患者，为迅速补充血容量，恢复有效循环，小儿开始按体重计算(30 mL/kg)，成年人可给 500～1 000 mL 的溶液，快速静脉滴注，于 30～60 min 内输完，如病情好转，继续输液以补足已丢失的体液量。这就是所谓的“先快后慢”的原则。为快速补充血容量，临床上常采用加压输液法或同时开通多条静脉输液通路，但“先快”这一原则对心力衰竭、肺水肿、脑水肿患者不适用。②生理需要量和继续丢失液体量：在补充完已丢失量之后的 16 h 内以一般速度补完。只需要补充生理需要液体的患者，或需要由静脉滴入某种药物的输液，可以用均匀的速度在 8～12 h 内输完。

(3)补钾四不宜原则。①补钾不宜过早：即临床上所说的“见尿补钾”。钾的主要排泄器官是肾，而且排泄特点是“入多多排，入少少排，不入也排”。在没有尿排出的情况下补钾，有导致高钾血症的危险，因此，无尿时一般不宜补钾。当患者补液后，有尿排出时，钾亦随之排出，此时如不注意补钾，可能会出现低钾血症。患者尿量每小时 20～40 mL 才补钾，否则有高血钾及急性肾衰竭的危险。②补钾量不宜过浓：即指浓度不超过 0.3%。这一浓度仅对一般缺钾而言,对严重缺钾者而言,在监测下钾盐的浓度可提高到0.5%~1%,待病情稳定后再按0.1%~0.3%浓度滴注。③补钾量不宜过多:即指每天补钾量成年人一般不超过6 g;小儿不超过4 g。④补钾速度不宜过快:钾离子输入人体后,约需15 h才能与细胞内达到平衡。如补钾速度过快,可引起细胞外液钾浓度急剧升高,导致高血钾的危险。所谓速度不宜过快,是指每小时滴注的氯化钾不超过1 g。但对周期性瘫痪和特发性低钾血症等严重缺钾的患者而言,钾的滴入速度达2 g/h,仍然是安全的。

二、各种血管通路建立的操作流程及护理

输液部位从最初的皮下输液、周围静脉输液开始,到中心静脉导管(颈外静脉穿刺置管、颈内静脉穿刺置管、锁骨下静脉穿刺置管、股静脉穿刺置管)、外周置入中心静脉导管、隧道式输液、输液港输液、骨髓腔输液等。静脉输液通路的选择,临床上根据患者的病情、年龄、患者的皮肤、静脉状况、特殊药物的使用、药物特性、用药方式、既往输液史及静脉输液疗程等选择不同的血管通路。

(一)头皮针静脉输液

皮针通常用于单次输液、抽血管等。

1.护理目标

遵医嘱准确为患者静脉输液,操作规范,确保患者安全并将不适感降低到最低限度。

2.操作重点步骤

(1)严格遵循查对制度、无菌技术操作原则、标准预防原则、安全注射和安全给药原则。

(2)评估患者过敏史、用药史、家族史以及注射部位静脉和皮肤等情况。

(3)告知用药相关知识。

(4)在静脉配制中心或配剂室进行配药,配制化疗和毒性药物时应在安全的环境下配制。药物要现配现用,注意配伍禁忌。

(5)选择合适的静脉。选择直、粗的血管,尽量避开关节、静脉瓣、瘢痕、红肿、炎症和皮肤溃烂处。避开手指、足背、腕、踝关节等皮下组织少的部位。掌握穿刺技巧。

(6)调节滴速。根据病情、年龄、药物性质等进行调节,一般成年人每分钟40~60滴,小儿每分钟20~40滴。老年体弱,心、肺、肾功能不良者、婴幼儿或者输注刺激性较强的药物时速度宜慢;严重脱水、血容量不足的、心肺功能良好者速度可适当加快。

(7)做好输液巡视:观察输液部位的情况、药物的疗效及不良反应,及时处理药液的渗漏及输液故障。

(8)及时准确记录输液开始时间和结束时间,如有无不良反应及处理。

3.头皮针静脉输液操作流程及要点说明

(1)核对医嘱、患者、药物:①严格执行查对制度;②有疑问应及时与医师沟通;③对光检查药液有无混浊、沉淀和絮状物。

(2)评估:①患者年龄、病情、意识、用药史、过敏史、不良反应史等。②患者对输液的心理反应、合作程度。③患者的外周血管及局部皮肤的状况。④用药目的及药物性质。

(3)告知:①遵医行为的重要性,输液期间的注意事项。②输注药物的作用,可能出现的药物不良反应及表现。③嘱患者不要擅自调节输液速度。

(4)准备。①操作者:洗手、戴口罩、做好职业防护,配好药物。②环境:符合无菌操作、职业防护要求。③物品:注射器、消毒用物,按医嘱备药。④患者:按需大小便,取舒适体位。

(5)实施:①协助患者取舒适体位,选择静脉。②排尽空气。③消毒穿刺部位皮肤后穿刺。④穿刺成功后,妥善固定头皮针。⑤根据病情、药物性质调节滴速。⑥交代注意事项。⑦输液卡上记录输液时间、输液速度、操作者签名。⑧整理床单位,用物分类处理。⑨输液完毕拔针后按压穿刺部位片刻。

(6)观察与记录:①观察穿刺部位、肢体、药物疗效及不良反应等。②若出现不良反应,暂停此药,通知医师处理,并做好记录。

4.头皮针静脉输液拔针法

静脉输液由于进针角度、皮肤脂肪厚度和护士个人操作习惯的不同,并非所有的穿刺在进入皮肤的同时进入血管,有的穿刺在进入皮肤后,在血管上方平行移动一段距离后再进入血管。这使得皮肤针眼和血管针眼往往不在同一位点,且有一定的距离,最长的距离为 2.5 cm 左右。因此,静脉输液拔针后,要采取大面积按压法,防止穿刺局部出现淤血或瘀斑。

大面积按压法:静脉输液完毕,拔出头皮针后(不能带针按压,防止针尖割伤血管),即用示指、中指和无名指 3 指并排横向按压,先用示指用力按压在针眼上方,随即用中指按压在针眼上,用无名指靠拢中指横向按压,调整按压的力量,以指尖按压变苍白又没变苍白的力量为宜,面积为针眼上、下 1～3 cm 全都压住,时间为 3～5 min。采取大面积按压法,按压皮肤针眼与血管针眼可以全部顾及,减少了不当按压所造成的血管出血、淤血、静脉闭集、表浅静脉的缺失、患者紧张、焦虑等并发症的发生。

(二)浅静脉留置针置入术

留置针通常用于<1 周的输液治疗。

1.护理目标

正确使用留置针建立静脉通道,减少患者反复穿刺的痛苦。

2.操作重点步骤

(1)严格遵循查对制度、安全注射及无菌技术操作原则。

(2)评估患者的病情、治疗、用药及外周血管状况。

静脉选择的原则:选择四肢静脉或头皮静脉中粗、直、血流量丰富的血管,避开静脉瓣及关节部位,成年人不建议选择下肢进行静脉输液。

(3)穿刺前准备。①用物准备:治疗车上层,静脉留置针、肝素帽、透明敷料、封管液、皮肤消毒用物、手套、手消毒液、胶布、止血带等;治疗车下层为污物收集小桶;治疗车旁为锐器回收盒。②护士准备:评估病情及血管,向患者及其家属做好解释工作。③患者准备:排空大小便、取舒适体位、保暖。

(4)选择血管。

(5)消毒穿刺局部皮肤:以穿刺点为中心,直径 8 cm。

(6)输液器连接套管针、排气、摆放稳妥,扎止血带。

(7)松动套管针套管:右手拇指、示指持针翼(针翼多点面向外),左手示指和中指夹住肝素帽,拇指和无名指 360°转动针芯。

(8)在消毒范围内1/2或2/3处,夹紧双翼以15°～30°角进针。

(9)回血后压低角度为5°～15°,再进约0.2 cm。

(10)退针芯:松开两翼并用示指、中指固定,另一手退针芯0.5～1 cm,将软管全部送入血管。

(11)出针芯:左手拇(中)指、示指固定两翼,右手将针芯全部拔出。

(12)松开止血带,打开输液器调节器。

(13)固定:透明敷料以穿刺点为中心固定,延长管与穿刺血管呈U形固定,注意Y形接口勿压迫穿刺的血管;粘贴透明敷贴要采用无张力方法。

(14)冲封管。①冲封管目的:预防药物间的配伍禁忌;防止血液回流造成堵塞,保持畅通的静脉输液通路。②冲管。冲管液:生理盐水,成年人、不限水盐患者,生理盐水5～10 mL;儿科患者或限制水盐患者,生理盐水3～5 mL。冲管时机:输注两种配伍禁忌药物之间;停止输液后每隔6～8 h冲管1次。冲管方法:脉冲式冲管。③封管。封管液的种类:生理盐水或稀释肝素溶液。稀释的肝素溶液,每毫升盐水含50～100 U肝素,用量2～3 mL(成年人);儿科患者或使用肝素禁忌的患者用生理盐水封管。每毫升盐水含50 U肝素稀释方法:每支2 mL肝素1.25万U加入250 mL盐水中;每毫升盐水含50 U肝素稀释方法:0.8 mL肝素加入100 mL盐水中。封管方法:正压封管,即将针尖斜面留在肝素帽内,脉冲式冲管后余0.5 mL封管液边推边拔针。

(15)严密观察留置针有无脱出、断裂,局部有无红、肿、热、痛等静脉炎表现,及时处理置管相关并发症。

(16)患者的健康指导:①留置期间患者穿刺侧手臂可适度活动,避免剧烈运动、用力过度,以防回血堵管。②睡眠时,注意不要压迫穿刺的血管。③更衣时,不要将导管勾出或拔出。④洗澡时注意防水,穿刺部位如有水渗入,应及时告知护士。

(17)浅静脉留置针置入术操作技巧。转动针芯:右手示指、拇指持针翼,左手示指、拇指持Y形口直接转动;穿刺时Y形接口置于上面,穿刺成功后针芯退出0.5～1 cm时连针带管送入血管;或穿刺成功后,右手持针翼,左手送管;拔针芯后,后座是完全封闭的,无须加肝素帽,白色隔离塞不能再次穿刺。

3.浅静脉留置针置入术操作流程及要点说明

(1)核对:①医嘱、患者。②注意:严格执行查对制度。

(2)评估:①患者的病情、年龄、周围血管及皮肤情况。②患者对使用留置针的认识及合作程度。③药物的性质及量等。

(3)告知:①留置针的作用、注意事项。②保留的时间和必要的个人防护。③可能发生的不良反应。

(4)准备。①操作者:洗手、戴口罩、配好药物。②环境:符合无菌操作、职业防护要求。③物品:静脉穿刺用物、留置针。④患者:按需大小便,取舒适体位。

(5)实施:①选择静脉、消毒皮肤、扎止血带。②将套管针接输液器并排气。③以15°～30°角进针刺入血管。④送套管:见回血后,针芯退出0.5 cm,连针带管送入血管中。⑤打开调节器,观察液体流速。⑥撤出针芯,做好固定。⑦在敷料上注明留置的日期、时间、操作者签名。

⑧输液完毕,用正确的方法冲封管,关闭导管夹,妥善固定导管远部。⑨按医疗废物处理条例处理用物。

(6)观察与记录:①随时观察穿刺部位皮肤、血管情况。②导管回血是否明显、输液是否通畅。③有异常情况做好护理记录。

4.留置针穿刺失败的原因

(1)操作者技术原因:①穿刺技术不熟练。②进针力量和进针速度掌握不当。③对判断回血有误。④进针时深度不够,针体未完全置入血管内,或操作者持针不稳、松解止血带过猛,而使针头脱出血管腔。⑤见回血后,送针前没有回退针芯或回退针芯过多。⑥套管未进入血管便急于回退针芯。

(2)患者静脉本身的原因或静脉血管选择不当。

(3)操作者精神心理因素影响。

5.护理

(1)严格执行无菌技术操作,防止感染。穿刺前要严格检查留置针的包装及有效期,破损或过期者禁用。选用有效的皮肤消毒液,穿刺局部消毒范围为 8 cm×8 cm,皮肤消毒液待干后穿刺,消毒及穿刺过程必须遵循无菌原则。

(2)及时更换敷料,保持穿刺部位清洁干燥:纱布敷料每天更换,透明敷料 2～3 d 更换 1 次,不黏或污染随时更换。使用透明敷贴覆盖固定留置针,具有固定牢固、易于观察、防水透气的优点。

(3)固定牢固,防止管道扭曲、脱节及管针脱出。输液管道长短适宜,管道过长易引起扭曲,过短患者活动时易发生脱节及管针脱出。

(4)置管期间要经常观察穿刺部位的情况,注意有无渗血、渗液、肿胀及局部炎症等发生,发现问题应及时处理,以防并发症的发生。

(5)使用正确的冲封管方法,保持管道通畅。

(6)加强患者宣传教育,做好解释工作。

(7)根据使用的药物及穿刺局部情况更换穿刺点。留置针一般保留 3～5 d,建议不超过 1 周。更换穿刺点时首选对侧手臂或不同静脉。

(三)中心静脉穿刺置管

中心静脉置管术是监测中心静脉压、建立有效输液给药途径的方法,主要经颈内静脉和锁骨下静脉穿刺,将静脉导管置入腔静脉,适用于危重患者、大手术患者、静脉内营养、周围静脉穿刺困难、需要长期输液及使用血管刺激性药物的患者。中心静脉置管术是一种医疗行为。留置中心静脉导管期间,应做好相关并发症的预防,尤其是 CRBSI 的预防,若中心静脉导管无相关并发症发生,可一直使用。

1.中心静脉置管术常用穿刺置管途径

常用穿刺置管途径:锁骨下静脉、颈内静脉和股静脉。因右锁骨下静脉与上腔静脉间行径短且直,不易发生导管移位,故锁骨下静脉、颈内静脉置入中心静脉导管一般选择在患者的右侧进行。

置管物品准备:弯盘(内有碘酒及乙醇棉球)、镊子、无菌纱布、无菌无粉手套、生理盐水

10 mL、利多卡因 5 mL、注射器、铺巾、中心静脉导管穿刺包(探针、导丝、中心静脉导管、扩皮器)、薄膜敷贴等。

(1)锁骨下静脉穿刺:穿刺进路有锁骨下路和锁骨上路两种。

穿刺点的选择:锁骨下路是临床应用最广泛的一种方式。穿刺部位为锁骨下方胸壁,该处较为平坦,可以进行满意的消毒准备;穿刺导管易于固定,敷料不跨越关节,易于清洁和更换;不影响患者颈部和上肢的活动,利于患者舒适和置管后护理。①锁骨下路穿刺点选择:如选右锁骨下静脉穿刺,穿刺点为锁骨与第 1 肋骨相交处,即锁骨中 1/3 段与外 1/3 交界处,锁骨下缘 1～2 cm 处,也可由锁骨中点附近进行穿刺。选左锁骨下静脉穿刺,穿刺点可较右侧稍偏内,可于左侧锁骨内 1/4～1/3 处,沿锁骨下缘进针。②锁骨上路穿刺点选择:在胸锁乳突肌锁骨头束的外侧缘,锁骨上缘约 1 cm 处进针。以选择右侧穿刺为宜,因在左侧穿刺容易损伤胸导管。

锁骨下路置管操作步骤。①体位:去枕平卧位,头转向穿刺对侧,必要时肩后垫高。头低位 15°～30°角,以使静脉充盈,保证静脉内的压力高于大气压,使插管时发生空气栓塞的危险降低,但对重症患者不宜勉强。在两肩胛骨之间放一小枕,使双肩下垂,锁骨中段抬高,使锁骨下静脉与肺尖分开,避免穿刺损伤胸膜或肺。患者头部略偏向术者,借以减小锁骨下静脉与颈内静脉的夹角,使导管易于向中心方向送入,而不致误入颈内静脉。②严格遵循无菌操作原则,操作者戴无粉手套,局部皮肤常规消毒后,铺无菌巾。③局部麻醉后用注射器小号针头做试探性穿刺,使针头与皮肤呈 15°～30°角向内向上穿刺,针头保持朝向胸骨上窝的方向,紧靠锁骨内下缘徐徐推进。这样可避免穿破胸膜及肺组织,边进针边抽动针筒使管内形成负压,一般进针 4 cm 可抽到回血(深度与患者的体形有关)。如果以此方向进针已达 4～5 cm 时仍不见回血,不要再向前推进,以免误伤锁骨下动脉。应慢慢向后撤针并边退边抽回血,抽出回血说明已穿透锁骨下静脉。在撤针过程中仍无回血,可将针尖撤至皮下后改变进针方向,使针尖指向甲状软骨,以同样的方法徐徐进针并回抽注射器。④试穿确定锁骨下静脉的位置后,即可换用导针穿刺置管,导针的穿刺方向与试探性穿刺相同,一旦进入锁骨下静脉后即可抽得大量回血,此时再轻轻推进 0.1～0.2 cm,使导针的整个斜面在静脉腔内,并保持斜面向下,以利导管或导丝推进。⑤让患者吸气后屏息,取下注射器,以一只手固定导针并以手指轻抵针尾插孔,以免空气进入发生气栓或失血。⑥将导管或导丝自导针尾部插孔缓缓送入,使管端达上腔静脉,退出导针。如用导丝,则将导管引入中心静脉后再退出导丝。⑦抽吸与导管连接的注射器,如回血通畅,说明管端位于静脉内。⑧取下注射器将导管与输液器连接,打开输液器调节开关,放低输液袋检查回血,先滴入少量等渗液体。⑨清洁局部,妥善固定导管,第一天用纱布加透明敷贴覆盖穿刺部位,24 小时或局部出现渗血时更换敷料。⑩导管放置后需常规行胸部 X 线检出,以确定导管的位置。插管深度,左侧不宜超过 15 cm,右侧不宜超过 12 cm,以能进入上腔静脉为宜。

锁骨上路置管操作要点。①体位、基本操作同锁骨下路。②进针方法:穿刺针与身体正中线呈 45°角,与冠状面保持水平或稍向前呈 15°角,针尖指向胸锁关节,缓慢向前推进,且边进针边回抽,一般进针 2～3 cm 即可进入锁骨下静脉,直到有暗红色回血为止。然后,导针由原来的方向变为水平,以使导针与静脉的走向一致。

(2)颈内静脉穿刺:颈内静脉起源于颅底,颈内静脉全程均被胸锁乳突肌覆盖,上部位于胸锁乳突肌的前缘内侧，中部位于胸锁乳突肌锁骨头束前缘的下面和颈总动脉的后外侧，下行至胸锁关节处与锁骨下静脉汇合成无名静脉，继续下行与对侧的无名静脉汇合成上腔静脉进入右心房。一般选用右侧颈内静脉穿刺置管更为方便，因右侧无胸导管，右颈内静脉至无名静脉入上腔静脉几乎为一直线，且右侧胸膜顶部较左侧低。置管深度为右侧 10 cm，左侧 13～15 cm。根据颈内静脉与胸锁乳突肌的关系，可分为前路、中路、后路。

前路穿刺。①体位：去枕平卧，头后仰并转向穿刺对侧，必要时肩后垫一薄枕，头低位15°～30°角，使颈部充分伸展。②常规消毒铺巾，用 1% 普鲁卡因或利多卡因局部麻醉。③穿刺点及进针：操作者以左手示指和中指在中线旁开 3 cm，于胸锁乳突肌的中点前缘相当于甲状软骨上缘水平触及颈总动脉搏动，并向内侧推开颈总动脉，在颈总动脉外缘约 0.5 cm 处进针，针干与皮肤呈 30°～40°角，针尖指向同侧乳头或锁骨的中、内 1/3 交界处。此路径进针造成气胸的机会不多，但易误入颈总动脉。④进针深度一般为3.5～4.5 cm，以针尖不超过锁骨为度。边进针边抽回血，抽到静脉血即表示针尖位于颈内静脉。如穿入较深，针尖已穿破颈内静脉，则可慢慢退出，边退针边回抽，抽到静脉血后，减少穿刺针与额平面的角度(约 30°)，当血液回抽和注入十分通畅时，固定好穿刺针的位置。⑤旋转取下注射器，从穿刺针内插入导丝，插入时不能遇到阻力，有阻力时应调整穿刺位置，包括角度、斜面方向和深浅等。插入导丝约 8 cm 后退出穿刺针，压迫穿刺点，同时擦净钢丝上的血迹。需要静脉扩张器的导管，可插入静脉扩张器扩张皮下或静脉。⑥将导管套在导丝外面，导管尖端接近穿刺点，导丝必须伸出导管尾端，用手抓住，右手将导管与导丝一起部分插入，待导管进入颈内静脉后，边退导丝，边插导管。一般成年人从穿刺点到上腔静脉右心房开口处约 10 cm，退出钢丝，回抽血流通畅，用肝素盐水冲洗 1 次，即可接上中心静脉压测压装置或输液器进行测压或输液。输液前常规检查回血。⑦用缝合翼固定导管位置，缝合翼缝于皮下，覆盖透明敷料或其他敷料。

中路穿刺。①体位：同前路。②穿刺点与进针：锁骨与胸锁乳突肌锁骨束和锁骨头束所形成的三角区的顶点，颈内静脉正好位于此三角形的中心位置，该点距锁骨上缘 3～5 cm，进针时针干与皮肤呈 30°角，与中线平行直接指向足端。如果穿刺未成功，将针尖退至皮下，再向外倾斜 10°左右，指向胸锁乳突肌锁骨头束内侧后缘，常能成功。一般选用中路穿刺。因为此点可直接触及颈总动脉，可以避开颈总动脉，误伤动脉的机会较少。另外，此处颈内静脉较浅，穿刺成功率高。

后路穿刺。①体位：同前路，穿刺时头部尽量转向对侧。②穿刺点与进针：在胸锁乳突肌的后外缘中、下 1/3 的交点或在锁骨上缘 3～5 cm 处作为进针点。在此处，颈内静脉位于胸锁乳突肌的下面略偏外侧，针干一般保持水平，在胸锁乳突肌的深部指向锁骨上窝方向。针尖不宜过分向内侧深入，以免损伤颈总动脉，甚至穿入气管内。

(3)股静脉：在腹股沟韧带的下方，髂前上棘和耻骨联合连线的中点即股动脉，其内侧为股静脉，外侧为股神经。

体位：取平卧位。

穿刺点与进针：以左手示指和中指摸准股动脉的确切位置，在股动脉内侧 2～3 mm 处进针，针尖指向头侧，针下与皮肤呈 30°角。

置管方法：一般较容易成功，置管方法与锁骨下静脉穿刺相同。

缺点:①由于距下腔静脉较远,置管的位置不易达到中心静脉,所测得的压力受腹腔内压力的影响,往往高于实际中心静脉压。②导管在血管内的行程长,留置时间久时,易引起血栓性静脉炎。③处于会阴部,易被污染。④发生局部水肿。⑤置管后管理困难。导管相关感染发生率高,一般很少采用。

置管深度:约 40 cm,如仅用于输液,置管深度以进入股静脉为宜。

2.置管注意事项

严格无菌操作,严防感染。选用合适的消毒液及足够的消毒范围,使用足够大的无菌屏障,如穿无菌手术衣、戴无菌无粉手套、大铺巾、外科洗手、在手术室或专用的置管室置管。

熟练掌握各种进针穿刺技术,避免在同一部位反复多次穿刺,以免造成局部组织的创伤和血肿。

对于低血容量的患者,有时穿透静脉也未抽到回血,这时可缓慢退针,并边退边回抽,往往在退针过程中可抽得回血。

穿刺过程中,若需改变穿刺方间,必须将针尖退至皮下,以免增加血管的损伤。

锁骨下静脉穿刺如操作不当,可发生气胸、血胸、气栓、血肿等并发症,故操作者应熟悉该静脉周围解剖关系。一般来说,右侧穿刺较左侧易成功。

应选择合适的导管,导管材质不可太硬,插入深度以导管顶端插至上腔静脉与右心房交界处即可,不宜过深,以免发生大血管及心脏损伤。

穿刺成功后应立即缓慢推注生理盐水,以免血液有导管内凝固,阻塞管腔。导管固定要牢固,以防脱出。

冲洗干净导管内的血液,清洗穿刺局部的血迹。

3.中心静脉穿刺置管后的护理

(1)生命体征观察:严密察患者的体温、心率、血压等情况。

(2)局部伤口观察:密切观察穿刺局部有无血肿、红肿、疼痛、脓性分泌物等,注意检查固定导线的缝线是否松动、脱落。如发现固定导管的缝线松动,应及时拔除,并重新固定。如进皮点有炎症反应要及时处理,发生导管相关性全身感染时,要拔除导管。

(3)输液速度的观察:液体经中心静脉管的重力滴速可达每分钟 80 滴以上,如果发现重力滴速很慢应仔细检查导管固定是否恰当,有无打折或移动。如经导管不能顺利抽得回血,可能是导管自静脉内脱出,或发生导管堵塞,应及时处理。如应用输液泵输液,则每天至少 1 次将输液管道脱离输液泵,检查重力滴速是否正常,以便及时发现脱管或堵管。

(4)液体渗漏:当导管老化、折断或自静脉内脱出后,可造成液体自导管的破损处或进皮点渗漏。如发现上述情况,可进行原位换管。

(5)敷料及输液管的更换:穿刺部位的敷料应根据敷料性质更换,有污染或潮湿随时更换。更换敷料时要严格遵循无菌和标准预防的原则。操作手法应轻,切勿在去除旧敷料及胶布时将导管拔出。穿刺部位皮肤应常规消毒,必要时先用丙酮去除局部皮肤油脂及遗留在皮肤上的胶布印痕。

(6)更换输液管:输液管每 24 h 更换 1 次。

(7)有条件者应使用输液终端滤器:输液终端滤器可以阻止微生物的侵入,减少导管败血症的发生,延长导管留置时间。

(8)封管及冲管方法:为防止导管堵塞,输液完毕应进行脉冲式冲管并止压封管,每次输完黏性高的药液后用生理盐水脉冲式冲管。

4.中心静脉穿刺置管并发症与处理

中心静脉插管的并发症:一种是与操作时误伤其邻近的重要器官、组织有关,其发生率与操作者的经验成反比。因此,无论选用哪一种途径行中心静脉插管,都要熟悉该区域的解剖关系,严格按照操作要求进行,以减少这类并发症的发生。另一种则与导管感染有关,所以插管前、中、后均应严格遵守无菌操作原则,减少导管相关感染的发生。

(1)置管时并发症。

肺与胸膜损伤。①气胸:气胸是锁骨下静脉置管常见的并发症之一,偶可发生张力性气胸或血胸。插管后常规X线检查,可及时发现有无气胸存在。少量气胸一般无明显临床症状,气胸压迫肺$<20\%$可不做处理,但应每天做胸部X线检查并注意观察病情。如气胸进一步发展,则应及时放置胸腔闭式引流。如患者于插管后迅速出现呼吸困难、胸痛或发绀,应警惕张力性气胸的可能,一旦明确诊断,即应用粗针行胸腔穿刺减压或置胸腔闭式引流管排气。如气胸经一般处理得到控制,且导管位置正常,则无须拔除导管。血胸往往因穿刺针太深误伤动脉并穿破胸膜所引起。血胸严重时须开胸止血。②胸腔积液:穿刺针穿透静脉进入胸腔后,大量液体输入胸腔内可形成液胸。胸腔内输入高渗液体后,可引起胸痛、呼吸困难甚至休克。液胸的表现为测量中心静脉压时出现负值;输液通路通畅但抽不出回血。出现此现象时应立即拔出导管,必要时行胸穿抽液。

动脉及静脉损伤:锁骨下动脉损伤及锁骨下静脉撕裂伤,可致穿刺局部出血,应立即拔除导针或导管,局部升压5～15 min。如果血肿较大,必要时行血肿清除术。如导管质地较硬可穿破静脉及胸膜,导管头端进入胸膜腔。

神经损伤:常见臂丛神经损伤,患者可出现同侧桡神经、尺神经或正中神经刺激症状。若患者主诉有放射到同侧手臂的触电感或麻刺感,应立即退出穿刺针或导管。

胸导管损伤:左侧锁骨下静脉插管可损伤胸导管,穿刺点可有清亮淋巴液渗出。此时应拔除导管,如出现乳糜胸则应放置胸腔引流管引流。

纵隔损伤:纵隔损伤可引起纵隔血肿或纵隔积液,严重者可造成上腔静脉压迫。此时应拔除导管并行急诊手术,清除血肿,解除上腔静脉压迫。

空气栓塞:空气栓塞常发生于放置导管时,在移去导针上的注射器,将要由导针放入导管的瞬间。预防方法:放置导管前嘱患者屏气,以防深吸气造成胸腔内负压增加,中心静脉压低于大气压,空气由穿刺针进入血管。

导管栓子:导管栓子是由于回拔导管时导针未同时退出,致使导管断裂,导管断端滞留于静脉内形成的。导管栓子一般需在介入室用捉捕器取出。

导管位置异常:最常见的导管移位是指导管进入同侧颈内静脉或对侧无名静脉。置管后应常规行X线导管定位检查。发现导管移位后,即应在X线透视下重新调整导管位置,如不能纠正,则应将导管拔除,再在对侧重新穿刺置管。

心律失常和心肌穿孔:如导管插入过深,进入右心房或右心室内,可发生心律失常;如导管质地较硬,还可造成心肌穿孔,引起心包积液,甚至发生急性心脏压塞。因此,应避免导管插入过深。

(2)留置期并发症。

静脉血栓形成:锁骨下静脉及属支血栓形成可发生于长期肠外营养支持时,常继发于异位导管所致的静脉血栓或血栓性静脉炎。这一并发症常需由导管注入造影剂后方可明确诊断。一旦诊断明确,即应拔除导管,并进行溶栓治疗。此外,静脉血栓形成与导管的材质有关。近年来应用的硅胶导管可明显降低静脉血栓形成的发生率。持续或间断滴入低剂量肝素,对预防静脉血栓形成作用尚不肯定。

空气栓塞:除插管时可发生空气栓塞外,在输液过程中,也可造成空气栓塞。检查所有输液管道的连接是否牢固,并避免液体滴空。在应用缺乏气泡自动报警装置的输液泵时更应注意,如有条件最好使用输液管终端具有阻挡空气通过的输液滤器,这样即使有少量气泡也不致通过滤器进入静脉。另外,在导管拔除同时,空气偶可经皮肤静脉隧道进入静脉,故拔管后,应按压加揉擦进皮点至少 20 min,然后严密包扎 24 h。

导管栓子:多由于导管质量差或患者躁动引发导管折断所致,多在导管根部折断。因此,劣质导管一律不用,要妥善固定好导管,管体应留在皮肤外 2～3 cm,并用胶布加固固定。导管栓子一般需在介入室用捉捕器取出。

导管堵塞:防止导管扭曲、受压;输液结束按正确方法冲封管,输入黏性高的药液后用生理盐水脉冲冲管;注意药物配伍,防止药物相互作用产生沉淀堵塞导管。疑有管腔堵塞时,不能强行冲注,血栓堵塞可进行溶栓再通,否则应拔除导管。

(四)置入式输液港

1.概述

置入式输液港又称为置入式中心静脉导管系统,简称输液港,是一种可以完全置入体内的闭合静脉输液系统,是中心静脉血管通路器材,特别为需要长期及重复输注药物的患者设计。借助于专用的隔膜和导管,不仅可以做药物注射或连续性药物输注,也可输注血制品、营养液并可经此途径抽取血标本。输液港完全埋植于患者皮下,减少了组织的暴露;与其他输液途径比,并发症的发生率低,对患者活动限制少。但如果置管和维护不当,可引起中心静脉导管相关的并发症,甚至给患者带来二次手术的痛苦。因此,要由经专门培训的人员置入和维护,并做好导管的使用和维护,以提高导管使用的安全性。

输液港由导管和注射座两部分组成。注射座大小如一元硬币,外形如听诊器的听诊膜。导管是一种矽质合成品,与人体组织相容性好,可长期在人体中留置。导管的末端有三向瓣膜式和末端开口式两种,且导管有单腔管和双腔管。

(1)适应证:适用于需长期或重复静脉输注药物的患者。可进行输血、采集血标本、输注胃肠外营养液、化疗药物等。

(2)禁忌证:适用于任何确诊或疑似感染、菌血症或败血症的患者,以及对输液港材质过敏的患者。

(3)输液港置入方式和置入部位:输液港可切开置入或经皮穿刺置入,根据治疗方式可大静脉置入、大动脉置入、腹腔内置入。置入的部位要综合比较机械性并发症(如血胸、气胸)和CRBSI的可能性。输液港常用的置入部位有颈内静脉、锁骨下静脉,成年患者首选锁骨下静脉。导管尖端须在右心房与上腔静脉交界处,并经X线检查确认。因为无论何种导管,只要导管尖端的位置不正确,都会增加并发症。

2.静脉输液港的使用和维护操作步骤

(1)评估:①在使用输液港前首先要获得医嘱,并双人核对。②操作前做好解释,获得患者的配合。③评估患者,详细检查输液港周围皮肤有无压痛、肿胀、血肿、感染、浆液脓肿等,同时了解输液港置入侧的肢体活动情况,嘱患者排尿、排便。④护士按照七步洗手法洗手。

(2)物品准备:①换药包1个,内含孔巾1块、弯盘2个、小药杯2个、中纺纱1块、镊子1把、棉球6个。②另外,根据治疗需要准备以下物品:头皮针、20 mL注射器、无损伤针、肝素帽、透明敷料、生理盐水100 mL、无菌手套、胶布、75%乙醇、1%碘伏、无菌剪刀、采血管等。

(3)消毒:①携用物至床旁,暴露输液港穿刺部位,检查穿刺部位,确认注射座的位置。②免洗消毒液洗手,打开换药包,将注射器、无损伤针等物品放入无菌区。③取消毒液。④右手戴无菌手套,持无菌20 mL注射器,左手持生理盐水袋,抽吸20 mL生理盐水。⑤左手戴无菌手套。⑥连接无损伤针,排气,夹闭延长管。⑦行皮肤消毒,先用75%乙醇棉球以输液港注射座为中心,由内向外,顺时针、逆时针交替螺旋状消毒3遍,消毒直径为10~12 cm。⑧再用碘伏棉球重复以上步骤。⑨等待完全干燥。

(4)穿刺:①更换无菌手套,铺孔巾。②用非主力手的拇指、示指和中指固定注射座,将输液港拱起,主力手持无损伤针,自三指中心垂直刺入,穿过隔膜,直达储液槽底部,遇阻力不可强行进针,以免针尖与底部使碰形成倒钩。③穿刺后抽回血,确认针头是否在输液港内及导管是否通畅,用20 mL生理盐水以脉冲方式冲管。④连接肝素帽。

(5)固定:在无损伤针下方垫适宜厚度的纱布,撤孔巾,然后覆盖透明敷料,固定好无损伤针,最后用胶布固定延长管,注明时间。

(6)连续输液及静脉注射。

连续输液:①用药前双人核对医嘱及药物。②用抽吸好10 mL生理盐水的注射器接头皮针、排气。③常规消毒肝素帽后,无损伤蝶翼针刺入肝素帽。④回抽,见回血,确认位置后,以脉冲方式注入10 mL生理盐水,从而冲洗干净导管中的血迹。⑤连接输液系统,打开输液夹,开始输液。⑥输液完毕,常规脉冲冲管、正压封管。

静脉注射:①使用注射器回抽,见回血,确认位置后,以脉冲方式注入10 mL生理盐水,冲洗干净导管中的血迹。②更换抽好药液的注射器,缓慢推注药物,完成静脉注射;推注化疗药物时,须边推注药物边检查回血,以防药物渗出血管外损伤邻近组织。③注射完成,常规脉冲冲管、正压封管。

(7)输液港冲管和封管。冲管时机:①每次使用输液港后。②抽血或输注高黏滞性液体(输血、成分血、TPN、清蛋白、脂肪乳)后,应立即冲干净导管再接其他输液。③两种有配伍禁忌的液体之间。④治疗间歇期每4周冲管1次。

(8)用输液港采血操作步骤:①准备好相关物品。②消毒肝素帽后,用10 mL注射器抽出3~5 mL血液丢弃。③然后接空的20 mL注射器,抽取适量血标本,分别注入试管,以便送检。④最后用 20 mL 生理盐水以脉冲方式冲管并正压封管。

(9)更换敷料。①准备用物:换药包 1 个(弯盘 2 个、小药杯 2 个、中纺纱 1 块、镊子 1 把、棉球 8 个)、透明敷料贴、胶布、清洁手套 1 副、无菌手套 1 副、75%乙醇、1%碘伏。②免洗消毒液洗手,打开换药包。③戴清洁手套,揭除敷贴,观察局部皮肤。④脱手套,再次用免洗消毒液洗手后戴无菌手套。⑤用 75%乙醇棉球以输液港注射座为中心,由内向外,顺时针、逆时针交替螺旋状消毒 3 遍,消毒直径为 10～12 cm,然后消毒无损伤针翼及延长管,再用碘伏棉球重复以上步骤。⑥在无损伤针下方垫适宜厚度的纱布后覆盖透明敷料,固定好无损伤针,最后用胶布固定延长管。⑦注明换药时间。

(10)拔针:无损伤针已使用 7 d 或疗程结束后,应拔除无损伤针。①准备用物:清洁手套、输液贴一块或止血贴、1%碘伏、棉签。②免洗消毒液洗手、戴清洁手套。③撕除敷贴、检查局部皮肤。先用 20 mL 葡萄糖溶液冲管,用肝素盐水 3～5 mL 正压封管,肝素盐水为100 U/mL 肝素。④左手两指固定好输液港注射座,右手拔出针头,用方纱压迫止血 5 分钟。检查拔出的针头是否完整。⑤用碘伏棉签消毒拔针部位。⑥贴输液贴(或止血贴)覆盖穿刺点。

(11)使用输液港患者的健康指导:①保持局部皮肤清洁干燥,观察输液港周围皮肤有无发红、肿胀、灼热感、疼痛等炎性反应。如有异常应及时联络医师或护士。②置入静脉输液港患者不影响从事一般性日常工作,家务劳动,轻松运动。但需避免使用同侧手臂提过重的物品、过度活动等。不用这一侧手臂作引体向上、托举哑铃、打球、游泳等活动度较大的体育锻炼。避免重力撞击、敲打、挤压或用力推拉输液港部位。③治疗间歇期每 4 周对静脉输液港进行冲管、封管等维护 1 次,建议回医院维护。④做 CT、MRI 造影检查时,严禁使用此静脉输液港作高压注射造影剂,防止导管破裂。⑤如肩部、颈部出现疼痛及同侧上肢水肿或疼痛等症状,应及时回医院检查。⑥如出院不能回院维护治疗时,务必在当地找正规医院指定专业人员维持治疗。

(12)护理要点:①操作过程严格无菌操作。②观察置入部位皮肤有无红、肿、热、痛等局部感染症状,有无皮肤坏死、表面溃疡等异常现象发生,并观察有无药液外渗、全身感染、导管堵塞、导管移位(如颈静脉异位在输刺激性药物时可出现头痛、偏头贴肩液体不滴、冲管听到水流声)等表现。③输注过程观察针头是否固定良好,有无漏液。④做好患者健康宣教。输注过程指导患者适当活动,保持输注针头固定,避免药物外漏。⑤做好护理文件记录:包括置入港的资料、置入日期时间、X 线导管尖端位置、穿刺部位情况、并发症及处理措施、导管维护情况、执行者签名等。

(13)并发症及防治。

输液不畅或回抽困难。①原因:导管堵塞、导管夹闭综合征。②预防和处理:按规定及时、正确进行冲封管,避免血液或药物反应沉积造成导管堵塞;疑发生导管血栓或蛋白鞘形成者可进行造影检查确诊并进行溶栓治疗。出现导管夹闭综合征患者,根据夹闭的严重程度,决定保留导管或拔除导管。

药液外渗的预防及处理:使用合适长度的穿刺针,正确穿刺输液港,妥善固定穿刺针和输液装置,必要时通知医师处理。

导管脱落或断裂的预防及处理:使用 10 mL 以上的注射器推注药物或冲封管;禁止经输

液港使用高压泵推注;发生导管断裂或脱落及时通知医师处理。

(五)脐静脉输液

脐静脉输液是指新生儿出生后,在其脐静脉建立一条静脉通路以进行静脉给药或输液的方法。脐静脉输液多用于早产儿。早产儿,尤其是极低出生体重儿,其各个系统发育不成熟,容易产生各种并发症,常因病情重,需要保持静脉通道的通畅,且出生后需要较长时间的静脉营养支持,因此,开放静脉通道就成了一项极其重要的治疗措施。由于早产儿外周静脉非常表浅,血管壁薄,周围静脉留置针难以长期保留。外周置入中心静脉导管可解决这一问题,但刚出生的患儿往往会出现皮肤水肿及周围循环差,易引起外周置入中心静脉导管留置针失败。脐静脉置管技术中的静脉输液技术有很大的优势,其操作简单、不良反应小、可留置较长时间,避免了反复穿刺对患儿造成的疼痛刺激,保证了危重患儿的抢救,提高了早产儿的生存质量并改善了预后。

1.脐静脉插管的适应证

(1)产房复苏或急症患儿,如周围静脉穿刺失败,可利用此途径给药和输液。

(2)休克需监测中心静脉压者。

(3)交换输血。

2.插管的方法

(1)将新生儿置于辐射保温台的无菌区内,仰卧,消毒脐部及周围皮肤,剪断脐残端,暴露脐静脉,脐静脉位于脐带切面的"11:00"~"1:00"处,为脐血管中最大者,蓝色、扁形、壁薄、腔大。

(2)注射器连接三通管并接导管尾部,稀释肝素充满至导管前端,导管缓慢插入脐静脉,当导管插至脐轮部时,可将脐带提起,使脐静脉与新生儿皮肤成20°~30°夹角,左手拇指稍下压脐轮部皮肤,顺势将管插入。为静脉给药或输液插管时,应将管前端插到膈肌下1 cm处。脐静脉插管的长度计算公式:插管长度(cm)=体重(kg)×3+9÷2+1。

(3)适当固定导管位置,摄X线片观察导管位置,要求位于第6~10胸椎;在插管位置未明确前,只能输入等渗液体,如已进入下腔静脉,可输入高渗液体。

(4)固定并保持插管通畅。脐静脉插管在出生后1周内均可进行,其留置时间正常不超过24小时,如有维持生命的适应证者,如持续静脉给药、持续静脉营养支持,脐静脉导管可留置1周或更长时间。

3.脐静脉输液的护理

(1)防止导管脱管:脐静脉插管者病情均较重,需要接受的护理操作多,在频繁的翻身、按摩、吸痰等操作中,很容易将脐静脉导管牵拉脱出或使管道打折。因此,插管后用缝线扎脐带,留尾线固定脐静脉导管,脐带切面荷包缝合系平,并用蝶形胶布固定,可将三通等连接接头用胶布粘在尿布上。护理操作过程中,认真细致、动作轻柔,每项操作后,认真检查脐静脉导管外露长度和厘米标记,检查胶布有无松动脱出。

(2)预防感染:早产儿免疫功能低下,皮肤的屏障功能差,且经脐静脉置管是侵入性操作,导管与外界相通,加之病情危重,对感染的抵抗力弱,容易引起败血症,导致脐静脉插管的继发感染,因此,须做好预防感染的措施。①各项操作严格遵循无菌原则,接触患儿前后均洗手,每天用安尔碘消毒脐部，更换敷料并观察脐部及周围组织有无渗血、渗液等感染迹象。②对脐静脉插管的患儿采用集尿袋留取尿液，以防尿液污染脐部。③患儿采取擦浴的方式，不可盆浴，以免弄湿敷料。④防止尿液及大便浸湿或污染敷料。⑤脐静脉连接的输液管每 24 小时更换 1 次。⑥脐静脉留置期间要严密观察脐周有无红肿、渗液、异味等现象，并观察患儿的反应、体温、血常规、C 反应蛋白等变化，一旦发现异常，及时拔管。拔管前常规做导管培养，如呈阳性，必须根据药敏结果选用敏感药物进行治疗。

(3)防止空气栓塞：严格遵守输液操作规程，接牢连接管，输液时要排净空气，三通管及头皮针管内不能留有空气，一旦出现空气栓塞，即将患儿置左侧卧位，头低足高位，争取抢救的时机。

(4)防止静脉血栓形成：脐静脉插管时，会造成脐静脉血管内膜损伤，使血小板黏附，或因置管时间较长，患儿哭闹时腹压增高，造成血液反流至硅胶管内，血流缓慢，致静脉血栓形成，堵塞导管。因此，应提高脐静脉插管技术，避免反复穿刺；插管时动作要轻，每次输液前后和脐静脉抽血后均用肝素生理盐水封管。

(5)防止急性肺水肿：脐静脉经静脉导管入下腔静脉，静脉管腔大，且患儿体重低、血容量小，若短时间内输入大液体，容易发生急性肺水肿。因此，应用微量输液泵控制输液速度，严格根据患儿的周龄、病情、药物性质调节滴速。

(6)防止导管堵塞：严密观察导管情况，若发现回血，需及时予 1 U/mL 的肝素生理盐水冲管。每次输液完毕后应用 2 mL(1 U/mL)肝素生理盐水正压封管，若为持续静脉输液者，每 12 小时冲管 1 次。

(六)骨髓输液

骨髓输液又称为骨内输液，是儿科应用急救药物的一种有效的静脉替代途径，主要用于儿童及新生儿的急救。Tocantins 于 1941 年首次将骨髓输液用于新生儿的临床急救。20 世纪 80 年代以来，北美儿科复苏工作的报道使人们更加重视骨髓腔输液的应用。目前，已被列入美国心脏病学会生命支持和儿科生命支持的训练课程。

1.骨髓输液的适应证

(1)循环不良状态，不能迅速建立血管通路。

(2)因缺血和缺氧，血管壁通透性增加，外周小静脉不能满足大量快速输液者。

(3)<5 岁小儿，外周静脉穿刺失败 3 次或已反复操作 90 秒仍未成功者。

2.骨髓输液的禁忌证

骨髓输液并无绝对的禁忌证，骨质疏松症及骨质硬化症一度成为骨髓输液的禁忌证，但并不认为二者是骨髓输液的绝对禁忌证。唯一禁止的是在有感染的部位进行骨针穿刺。

3.骨髓输液机制

骨髓输液的机制与骨组织的发生和解剖有关。儿童骨内均有 1～2 条较大的静脉窦，可接横向分布静脉管道的血液，这些血液来自骨髓的毛细血管床(即血管窦)。横向静脉管道可将血液引流入中央静脉窦，中央静脉窦进入骨干营养孔，作为营养静脉将静脉血引流出骨，汇入全身静脉回流系统。另外，骨内血窦具有较大的通透性，骨内静脉通道在外周静脉塌陷时依然保持一定程度的开放，这为骨髓输液和给药提供了解剖基础。

4.骨髓输液的操作方法

(1)准备用物,包括皮肤消毒用物、骨髓穿刺针、10 mL 注射器 2 个(1 个装生理盐水,1 个抽骨髓)、无菌方纱、胶布。

(2)体位:仰卧,两腿稍分开,一腿呈屈曲状。

(3)操作步骤:①常规消毒皮肤,戴无菌手套,铺无菌巾,取 2%利多卡因局部麻醉。②穿刺前先调节针外的活栓,然后旋紧,使之固定于适当的长度。③选择合适的部位,取胫骨粗隆内侧下方 1～2 cm 的平坦处为穿刺点。④术者左手固定穿刺部位,右手持骨穿针与骨干呈 60°～90°角刺向外下方,获突破感或抽出骨髓液确认骨穿针已进入骨髓腔,或连接上输液器后,液体输入通畅,穿刺部位无发硬、肿胀,也可确定在骨髓腔内。局部无菌包扎固定。

5.骨髓输液并发症

骨髓输液并发症不常见。最常见的并发症是穿刺部位以及皮下和骨膜下液体外渗,多见于升压输液或应用时间过长者。此外,偶有发生骨髓炎、输液外渗和浸润而引起局部蜂窝织炎、皮下脓肿、骨髓损伤、误入关节内、局部皮肤感染、骨针松动、骨针断裂、婴儿生长板损伤、脓毒症以及潜在脂肪栓塞等报道。总体来说,骨髓输液并无高比例的严重并发症。

6.穿刺的护理

(1)穿刺前护理:①正确判断建立骨髓腔输液通道的时机,2000 年《国际心肺复苏指南》推荐连续 3 次静脉穿刺不成功或 90 s 内不能建立静脉通路,即推荐使用骨髓输液。②严格掌握骨髓腔穿刺的适应证,对穿刺部位感染及骨折侧肢体患者禁用。③穿刺前应向患儿及其家属讲解穿刺方法、目的、注意事项,以消除紧张情绪,积极配合治疗。

(2)穿刺时护理:①穿刺时严格无菌操作是避免局部感染的关键。②操作准确迅速,用力适宜,避免气体进入,穿刺针达骨髓腔固定后方可接输液器,回抽未见骨髓液时,可用注射器注入生理盐水 5～10 mL,如通畅无阻,局部无肿胀,亦可确定在骨髓腔内。③穿刺成功后,穿刺针周围用无菌纱布包扎,并由专人协助固定,防止穿刺针污染及脱落。

(3)穿刺后护理:①合理掌握输液速度,保持管道通畅。输液不畅时可用含有肝素的氯化钠注射液冲洗以防管腔堵塞。②严密观察病情变化,注意生命体征的改变,做好基础护理。③输液时间 1 次不得>24 h。如必须持续使用时,应另行穿刺,以保安全。一个骨髓可重复使用,但最好每次相隔 1 d 为宜。④拔针后护理:待病情好转,浅表静脉穿刺成功,输液通道建立后,应拔除骨穿针。拔针时应缓慢剥除敷料,拔针后局部加压 3～5 min 以预防出血,消毒后用无菌纱布予以包扎,24 h 后去除敷料并观察局部有无出血、肿胀、感染征象及下肢活动情况等。

第四节 外周置入中心静脉导管护理知识

外周置入中心静脉导管是指由外周静脉(贵要静脉、肘正中静脉、头静脉、肱静脉等)置管,使导管尖端位于上腔静脉中下段的方法。外周置入中心静脉导管于 20 世纪 90 年代被引入我国,因具有留置时间长(留置时间可达 1 年),插管操作并发症少,不会发生血气胸等严重并发症,与其他血管通路器材相比感染的发生率较低(接近0)等优点,已在国内外临床中得以广泛应用。

一、概述

(一)外周置入中心静脉导管的种类

(1)按材质分为聚脲胺脂、硅胶。

(2)按腔道分为单腔、双腔、多腔。

(3)按末端类型分为末端开口及三向瓣膜式。

(4)修剪方式分为置管前修剪、置管后修剪。

(5)置管末端位置判断方法分为X线、心电图定位法。

(6)按压力耐受分为耐高压及普通导管。

(二)外周置入中心静脉导管使用的适应证

其主要用于化疗、刺激性药物的输注及TPN的输注(早产儿),耐高压的单腔、双腔或三腔导管还可用于监测中心静脉压、高压注射等。缺乏血管通道倾向的患者如长期输液的老年患者建议使用外周置入中心静脉导管。

(三)外周置入中心静脉导管使用的禁忌证

(1)绝对禁忌证:上腔静脉压迫综合征(导致静脉管腔完全压迫者)。

(2)相对禁忌证:上腔静脉压迫综合征(静脉管腔部分压迫者);有血栓病史;出凝血时间过长者;乳腺癌术后患侧(特别是有水肿史者);置管部位拟行放疗;置管侧锁骨下静脉穿刺史、置入心脏起搏器;置管侧肢体(导管路径)手术史;确诊或疑似导管相关性感染、菌血症、败血症;确诊或疑似对器材的材质过敏者。穿刺肢体经常接触水的患者,如渔民、游泳运动员不宜置外周置入中心静脉导管,可使用输液港;置管后导管维护不便者要慎重置管。

(四)使用外周置入中心静脉导管的优点

实现“一针完成静脉治疗”;与其他中心静脉、输液港相比更安全,无威胁患者生命的并发症;导管的留置时间可达1年,满足患者长期输液的需要;对困难穿刺的患者可大幅度减少护士每天的工作量。

(五)外周置入中心静脉导管置管血管的选择

选择柔软、粗直、有弹性、充盈、无或少静脉瓣、穿刺局部皮肤完整、非关节部位及容易固定的静脉;首选右侧贵要静脉,次选正中静脉、头静脉,B超导引下可选择肱静脉。早产儿上肢静脉缺乏者可选择头皮静脉、颈内静脉、颈外静脉、股静脉、腋静脉、耳后静脉等。

(1)贵要静脉的特点:上臂最粗、最直的静脉;上臂与身体成90°角时,更容易穿刺;静脉瓣少;在肌肉下穿行,置管后导管不会受肌肉收缩影响。但位置在身体内侧,且只有很短的一段血管能够触摸到;经过腋窝容易造成输液不畅,受使用拐杖影响。

(2)正中静脉特点:肘窝部最粗、最突出的静脉,易于穿刺和护理;但不同人之间解剖差异较大,可汇入头静脉或贵要静脉;静脉瓣较多,放置导管有一定难度。

(3)头静脉特点:血管先粗后细且扭曲;汇入腋静脉时呈一定的角度,可导致导管推进困难,且导管易反折异位进入腋静脉或颈静脉。

(六)导管尖端的位置

经上腔静脉途径置管:导管尖端位于上腔静脉和右心房汇合处上方 2 cm(胸片显示 T_5～T_7间);经下腔静脉途径:导管尖端置于下腔静脉和横膈水平的较高位置或高于横膈水平,且要经 X 线照片证实。

外周置入中心静脉导管置管操作要点:为了保证外周置入中心静脉导管置管的质量,操作者要注意几个问题:最大无菌屏障及无菌技术的落实;选择合适的穿刺部位;导管置入适当的深度(T_5～T_7间);使用超声导引的置管技术;在满足治疗的前提下,尽量使用管径细、管腔少的导管、选择合适的导管等。

二、末端开口式外周置入中心静脉导管置管操作及护理(非 B 超导引下)

(1)根据治疗需要,医师开出外周置入中心静脉导管置管医嘱及 X 线检查单。

(2)护士了解治疗方案及疗程,对穿刺部位静脉及患者全身情况进行评估。

(3)告知患者及其家属留置外周置入中心静脉导管的目的、风险及需要配合的事项,开展穿刺前患者教育,取得理解与配合,签署外周置入中心静脉导管置管知情同意书。

(4)正确洗手,戴圆帽、口罩。

(5)选择合适的外周置入中心静脉导管及置管用物。①外周置入中心静脉导管穿刺包:穿刺针、外周置入中心静脉导管、孔巾 1 块、方巾 2 块、10 mL 注射器 1 个、20 mL 注射器 2 个、无菌隔离衣,无菌手套2 副,皮肤消毒剂(碘伏:有效碘 1%以上)、无菌透明敷贴、胶带、2 cm×2 cm纱布 1 块、4 cm×4 cm 纱布5 块、止血带、纸尺、剪刀、镊子、皮肤保护剂、使用说明。②另备无菌生理盐水、肝素帽等,必要时备稀释的肝素液(建议浓度:肝素 10 U/mL)。

(6)查对、核实医嘱及患者。

(7)向患者及其家属解释置管过程并取得配合。患者戴口罩,防止讲话飞沫污染操作野。

(8)选择合适的血管:首选右手贵要静脉。

(9)体位。协助患者摆好穿刺体位,患者平卧,穿刺侧手臂外展与身体成 90°角。如果患者肢体外展困难达不到 90°角则尽量外展即可,在拟穿刺侧手臂下铺隔水单,避免消毒液弄脏床单。

(10)确定穿刺点,一般在肘窝下两横指处。肘上穿刺置管可避免肘关节活动导致的导管活动及不适,因此,可能时尽量选在肘上穿刺置管。

(11)准确测量置管长度和上臂围。

置管长度的测量:①从穿刺点量起,沿静脉走向至右胸锁关节内缘(在左侧置管同样量至右胸锁关节内缘)向下反折至第 3 肋间。②从穿刺点量起,沿静脉走向至右胸锁关节再到对侧胸锁关节。③从穿刺点量起,沿静脉走向至右胸锁关节+3 cm(右侧置管)或+4 cm(左侧置管)。

上臂围的测量:测量上臂围要在固定的位置,如穿刺点上 10 cm 处或肘窝上 10 cm 处均可测量,但每次测量必须在同一位置,以保证测量数据的可比性。

(12)开包,放入肝素帽。

(13)戴第一副手套。铺巾于手臂下、消毒(先 75%乙醇,乙醇待干,后碘伏,待干,每种至少 3 遍)、以穿刺点为中心消毒,注意不漏缝。消毒范围:穿刺点上下 10～15 cm 整臂消毒(消毒时助手协助患者抬起手臂),铺大孔巾遮盖患者穿刺臂(包括手掌)、身体及头部。

(14)更换无粉手套(手套有粉要冲洗干净手套滑石粉,避免滑石粉沾染导管引发滑石粉性化学性静脉炎),穿无菌隔离衣。20 mL 注射器抽生理盐水、10 mL 注射器抽稀释的肝素液。

(15)生理盐水预冲导管,撤导丝至所需置管长度再撤导丝 1 cm,按置管长度剪去多余导管。注意穿刺针或任何利器始终不要放在导管盒中,以免误伤导管。扎止血带。

(16)取出穿刺针,去除针帽,转动针芯。注意避免按压针心的红色安全按钮。

(17)穿刺:以 20°～40°角进行穿刺,见回血后,即减低角度再进针 0.5 cm,固定针芯,送外套管,松止血带。

(18)右手撤针芯,左手示指和拇指固定套管针、小鱼际轻按套管头端,减少出血,送导管(注意:送导管时,均匀缓慢,镊子不能夹导管过紧)。

(19)当导管送入血管 10～15 cm 时,将套管轻轻退出,撕裂套管,嘱咐患者下巴转向穿刺侧肩膀并尽量贴近胸部(避免导管移位进入颈内静脉),继续送管至所需长度("0"点位置),嘱患者头恢复正常体位。

(20)当导管送至"0"点位置后,抽回血,见回血后用生理盐水冲管。

(21)撤导丝(一次缓缓拉出,导丝不绕圈)、撤孔巾(注意避免污染穿刺野及操作者手套)固定导管(无张力固定)。

(22)换肝素帽,冲封管。

(23)行胸部 X 线定位检查。确定导管尖端位于上腔静脉后进行输液。

(24)穿刺后记录:包括穿刺导管的名称及批号、导管型号及留置长度、上臂围(儿童患者要量双上臂围,以做对比)、所穿刺的静脉、穿刺过程描述、抽回血的情况、固定方法、穿刺日期及穿刺者姓名、胸片结果、患者的主诉等。

(25)观察并及时处理并发症。

(26)外周置入中心静脉导管穿刺置管的注意事项。①穿刺前应了解静脉走向及静脉情况(必要时先用 B 超检查穿刺血管,了解穿刺血管有无血栓、堵塞、狭窄等),避免在瘢痕及静脉瓣处穿刺,避免穿刺有外周置入中心静脉导管置管史并发生静脉炎的血管。②做好解释工作,使患者放松;穿刺臂热敷或给予热饮料,可帮助静脉充盈。③穿刺进针角度为 20°～40°,在皮下潜行 1～2 cm 再直刺血管,可避免或减少局部出血和导管在血管直接进出,减少导管相关感染的发生。④不能大力撤导丝,送管须均匀缓慢。⑤不能用镊子过紧钳夹导管。⑥注意避免穿刺过深损伤神经。⑦注意避免穿刺入动脉。⑧穿刺时避免损伤静脉内膜/外膜,以免发生机械性静脉炎、静脉血栓或渗漏。⑨退出针芯之前,务必先松开止血带,轻压套管尖端后再撤出针芯,以减少出血。⑩有出血倾向的患者可使用吸收性明胶海绵、弹力绷带局部加压止血。

三、三向瓣膜式外周置入中心静脉导管置管操作及护理

(一)评估

(1)患者病情、年龄、意识状态、心肺功能。

(2)患者局部皮肤组织及血管的情况。

(3)患者有无特殊需要(排尿、便等)。

(4)患者的合作程度,如患者不合作,可予以镇静。

(5)患者的心理反应。

(二)患者准备

(1)确认患者。

(2)告知外周置入中心静脉导管置管的目的、意义、可能出现的情况及产生的费用。

(3)解释置管过程,示范配合动作,以取得患者的同意与合作。

(4)告知外周置入中心静脉导管置管期间的护理及注意事项。

(5)签外周置入中心静脉导管置管同意书。准备好X线检查单。

(6)按需大小便,取舒适体位。

(三)环境准备

环境清洁、区域宽敞,操作前给予紫外线消毒30 min。

(四)物品准备

(1)外周置入中心静脉导管穿刺包:纸尺1把、垫布1块、大治疗巾1块、孔巾1块、大单1块、镊子2把、直剪1把、纱布5块、三格的消毒盆内2格各装大棉球各3个、无粉手套2副、3M透明敷料一张(10 cm×12 cm)、无菌胶布2条、止血带1条。

(2)三向瓣膜式外周置入中心静脉导管套。

(3)基础盘上放置以下物品:无菌生理盐水100 mL(建议软袋包装)、20 mL注射器2支、10 mL注射器1支、7%乙醇1瓶、1%碘伏1瓶、3M胶布、棉签。

(4)必要时准备以下物品备用:1 mL注射器1支、2%利多卡因1支、肝素1支、弹力绷带。

(五)选择置管血管

穿刺点最好在肘窝下2横指左右的地方,选择血管优先顺序:贵要静脉,肘正中静脉,头静脉,尽可能选用贵要静脉。穿刺点定位后做标示。

(六)教会患者做配合动作

当置管操作者发出侧头指令时,患者要向穿刺侧转头并低头,下巴尽量贴近肩部;如患者不能配合,让助手协助按压患者的颈静脉,以防送管时导管误入患者的颈静脉。

(七)导管的测量

(1)导管置入长度的测量:患者的手臂与躯干成90°角,测量长度自穿刺点至右胸锁关节,然后反折向下至第3肋间隙(常规身材的患者在实际量度长度的基础上减去2 cm)。

(2)测量臂围:肘窝上或穿刺点上10 cm。以后每次都必须以该处作为测量点并妥善记录。

(八)置管操作

(1)首先应检查穿刺包和手套是否在有效期内,是否有破损、漏气、受潮。

(2)操作者洗手、戴口罩、圆帽,患者戴口罩。

(3)打开无菌穿刺包(在治疗车或床头柜),建立无菌区。

(4)戴第一副无菌手套,嘱咐患者抬高手臂,在手臂下垫垫布。助手分别倒乙醇与碘伏(含1%有效碘)置入消毒盆的两个小格内,把消毒盆移到垫布上。

(5)皮肤消毒:用消毒棉球以穿刺点为中心点上下10~15 cm,整臂擦拭消毒,先乙醇3遍,后碘伏3遍,每遍不漏缝且每遍待干。废弃物放弯盘内,弯盘放入治疗车下层。铺无菌治疗巾在患者消毒臂下并放置无菌止血带。

(6)脱去第一副手套,戴第二副无菌手套,铺无菌治疗孔巾露出穿刺部位。用大单覆盖患者躯体建立最大的无菌区域。

(7)助手以无菌操作方式打开 20 mL、10 mL 注射器置入无菌区内并消毒生理盐水袋口。

(8)如果手套有滑石粉则需要清洗手套。冲洗手套方法:操作者戴好手套后,双手放在承接液体的器皿上方,指尖自然垂下,助手用无菌生理盐水沿手套自上而下冲洗手套,操作者配合盐水流速缓慢搓动双手,使手套表面(特别是指尖部位)得到充分的冲洗,直到指尖流下的盐水澄清为止,拿无菌纱块从指尖自下而上擦干手套上的水渍,不得来回擦拭,每擦 1 次需反折纱布用另一面再擦,最大可能地把手套上的滑石粉去除。去除手套上的滑石粉可有效地防止机械性静脉炎的发生。

(9)操作者在助手的协助下把 20 mL、10 mL 注射器用无菌方法抽吸生理盐水。

(10)以无菌方式取外周置入中心静脉导管:助手打开外包装后,操作者取出外周置入中心静脉导管包并打开,打开时注意防止包内零件弹出无菌区,观察包内套件是否齐全,把有独立包装的穿刺针、思乐扣、皮肤保护剂取出放置无菌区内,外周置入中心静脉导管包装塑料盒内留下需预冲的导管、连接器、减压套筒、肝素帽等,连接器安装肝素帽。不能把刀、剪、针头等锐器与导管混放,以免损伤导管。

(11)操作者应有序摆放穿刺用物。

(12)预冲:用一支 20 mL 注射器预冲导管,注意观察整条导管的完整性(只有导管头端侧壁的三向瓣膜阀有盐水溢出,其他地方没有出水,可表明导管的完整性良好),注射盐水淋洒在外周置入中心静脉导管上浸泡湿润导管(建议用拇指与示指轻捏三向瓣膜阀距导管末端圆头 1 cm 处的导管侧壁,让三向瓣膜阀更快地进入工作状态,有利于置入导管后抽回血),再预冲连接器、减压套筒、肝素帽。

(13)穿刺:结扎止血带,再次检查穿刺血管,打开穿刺套管针包装,操作者以非主力手固定皮肤,主力手持针以 15°～30°角进针,见回血后,减少进针角度,保持钢针的位置,用非主力手的大拇指向前推进插管鞘,松开止血带,在插管鞘下端垫无菌纱布(收插管鞘流出的血液并防止送管时导管把皮肤上的消毒液带入血管),非主力手拇指、示指固定插管鞘、弯曲其余三指按压插管鞘内断血管防止出血过多,主力手撤出钢针,并将钢针放入弯盘内。注意穿刺时不要直刺血管,经皮下进针潜行 1～2 cm 后再入血管可防止穿刺口出血并降低穿刺口发生感染的概率。

(14)置管:自插管鞘处置入外周中心静脉导管 10～15 cm 时,嘱咐患者向穿刺侧转头并低头,或请助手帮助按压同侧锁骨上近胸锁乳突关节端以关闭颈静脉,防止导管移位进入颈静脉。注意送管动作缓慢、匀速,送到预插管长度,撤插管鞘。20 mL 注射器抽回血并冲洗干净回血,撤支撑导丝(撤支撑导丝动作要轻柔、缓慢、匀速)。

(15)纱布盖在穿刺点处压迫片刻止血;盐水纱布清洁穿刺野及导管血污。

(16)修剪导管:保留体外导管 6 cm(如不足 5 cm 导管末端的 1 cm 也必须剪掉),剪刀与导管成 90°角,导管剪成平整的直面,不得剪出斜面或毛茬。

(17)安装连接器:将减压套筒套入导管,将导管套在连接器的金属钠上,一定要推进到底,不留缝隙,但不能过度地推进以免导管起皱褶。将连接器的倒钩和减压套筒的沟槽连接在一起并锁定。锁定后轻轻用力牵拉导管与连接器,确保导管在体外固定牢固。

(18)抽吸和冲洗:用 10 mL 盐水注射器针头穿刺延长管的肝素帽,抽吸至见连接器的透明延长管有回血时即将回血和盐水推注回患者体内,以脉冲方式冲管并正压封管。

(19)固定。

思乐扣固定法。①清洁皮肤:用乙醇棉棒清洁思乐扣预安装部位的皮肤,把表皮的皮屑、油脂、血迹等污渍去除,待干。②涂抹皮肤保护膜:撕开并取出皮肤保护膜湿纱均匀地涂抹在即将粘贴思乐扣部位的皮肤上。不要用来回擦拭的方法涂抹,因为每一涂抹过的地方需要 15 秒才能完全干透形成有效的保护膜层。如果希望膜层加厚,必须均匀涂抹一次待干 15 秒后,再在刚涂抹过的地方再抹遍。一般抹一次足够。③安装思乐扣:把导管连接器固定翼两侧小孔对准思乐扣上的锁闩,让锁门穿过翼孔,一手轻提起思乐扣,示指处于思乐扣与皮肤之间(目的:不让皮肤受压,并保护已经形成的皮肤保护膜层);另一手关上思乐扣至听见“啪”声为止,表明锁扣已经锁定。④黏合皮肤:向外掀除思乐扣黏胶扣座上的背衬包装纸,让黏胶扣座与皮肤黏合,轻按抚平思乐扣扣座,让思乐扣无张力平整地粘贴在预定的位置。⑤覆盖穿刺点:小方纱块折叠成 1 cm×1 cm,覆盖于穿刺点上,导管出皮肤处到思乐扣之间段必须盘绕一小 S 弯(缓冲导管的被动牵拉),将透明敷料用无张力粘贴的方式覆盖粘贴穿刺点方纱、导管蓝色部分、敷料下覆盖思乐扣翼形部分的全部,轻微按压整理粘贴透明敷料,排去敷料下空气,抚平敷料边缘,使导管、思乐扣、纱块、连接器透明延长管四者与皮肤达到整体粘贴的牢固效果。穿刺后第一个 24 小时更换敷料。

白色固定翼固定法:在靠近穿刺点约 0.5 cm 处扣好白色固定护翼。导管出皮肤处逆血管方向摆放 L 形或 U 形弯。使用无菌胶布横向固定白色固定护翼。另一条无菌胶布横向固定连接器翼形部分。穿刺点置纱布止血,1 cm×12 cm 透明敷料无张力粘贴,透明敷料应覆盖到导管和减压套筒所有蓝色部分,排尽敷料下空气,皮肤、导管、敷料三者合一。抗过敏胶布蝶型交叉固定连接器。抗过敏胶布横向固定肝素帽。

(20)整理工作:将置管用物全部移出,合理弃置。脱手套,以胶布蝶型交叉固定连接器,再以胶布横固定导管尾部的连接器部分(胶布上写下置管日期和操作者姓名),置管完毕后,向患者教导注意事项,并嘱咐患者放松,按压小方纱协助患者活动手臂,鼓励患者闲时做些轻握拳的动作减低置管后初期的不适应感觉。视置管患者的情况可使用 3M 自黏弹性绷带或外科弹力网套于穿刺部位加压止血。操作者以七步法洗手。

(21)安排患者做 X 线拍片定位检查,以确认导管头端是否到达预定位置。置入的导管必须拍片确认外周置入中心静脉导管头端到达上腔静脉后才能输液治疗。

(22)记录:记录外周置入中心静脉导管穿刺单、登记置入产品信息、填写《外周置入中心静脉导管长期护理手册》,交患者妥善保管

四、血管超声导引下三向瓣膜式外周置入中心静脉导管置管操作及护理

超声导引下通过改良型塞丁格穿刺工具置入外周置入中心静脉导管技术改变了传统的外周置入中心静脉导管置管部位,置管部位由肘窝以下上移到上臂,减轻了置管损伤,减少了导管相关问题及并发症的发生,减轻了在肘部以下位置置管患者的不适感,提高了患者的生活质量。使用血管超声技术能使操作者很清楚地观察到血管的状态,可以避开血管内的不良因素、静脉瓣及分支静脉,使外周置入中心静脉导管置管成功率提高到 95%,对血管条件差的患者

尤其具有优势。

(一)血管超声引导系统的优势

(1)清晰定位,由传统的盲穿飞跃到可直视血管穿刺;通过B超的显示,极大地提高了静脉穿刺置管的成功率,降低了反复穿刺对血管造成的损伤,有效减少了静脉炎、静脉血栓等并发症的发生。

(2)穿刺部位由传统的肘窝下改为肘窝上,基本上防止了因肘关节伸屈牵拉导管造成的机械性静脉炎及相关并发症的发生,且患者感觉舒适,极大地提高了置管患者的生活质量。

(3)穿刺前可检查预穿刺血管及附近血管情况,避免血管因素导致导管推进闲难、导管移位等问题的发生。

(4)具有记忆功能,可存储图像信息,便于临床资料的收集、存档和整理。

(二)超声影像的相关知识

(1)不同组织的超声影像;组织密度不同,显像也不同。①液体密度最低,在荧光屏上图像呈现黑色。②器官密度高,呈灰色。③骨骼密度最高,呈白色。④血管的轮廓在荧光屏上显示清晰。⑤神经的横切面呈蜂窝状。⑥静脉瓣的成像为一横线。⑦其他组织在荧光屏上介于黑白之间。

(2)穿刺前对血管进行评估和辨认:①辨认贵要静脉、肱静脉、头静脉。②辨认静脉瓣。③辨认静脉炎、静脉血栓、静脉回流障碍。④辨认静脉血管分支、合并。⑤探查血管大小,选择的血管至少大于导管直径的2倍。⑥辨认动脉和静脉:当受到探头的压迫时,动脉血管显示有搏动现象而不会完全被压扁;当受到探头的压迫时静脉血管会完全变扁,且无搏动现象。

(三)血管超声导引下三向瓣膜式外周置入中心静脉导管标准置管流程(使用导针架)

1.患者情况的评估

见本节“三、三向瓣膜式外周置入中心静脉导管置管操作及护理”相关内容。

2.患者准备

见本节“三、三向瓣膜式外周置入中心静脉导管置管操作及护理”相关内容。

3.环境准备

见本节“三、三向瓣膜式外周置入中心静脉导管置管操作及护理”相关内容。

4.用物准备

(1)无菌物品:碘剂(有效碘超过1%)、75%乙醇、一次性治疗巾、100 mL无菌生理盐水、500 mL瓶装生理盐水、20 mL注射器2～3支(儿童10 mL)、无菌手套2副、10 cm×12 cm透明敷料、无菌胶布(可用无菌输液贴)、1 mL注射器1支、2%利多卡因1支、隔离衣1件、无菌大单1块。

(2)外周置入中心静脉导管穿刺包:治疗巾3块、孔巾1块、止血钳2把、直剪1把、纱布5块、大棉球6个、小药杯2个、弯盘2个。

(3)外周置入中心静脉导管穿刺套件、微插管鞘穿刺套件、导针器套件。

(4)其他必需品:皮尺、止血带、胶布、超声探查耦合剂(俗称导电凝胶,非无菌)1支。

(5)视锐5血管超声导引系统1台。

(6)根据需要准备:弹力绷带、肝素1支。

5.操作步骤

(1)获得医嘱,签署置管同意书,准备X线检查单。

(2)七步法洗手,戴圆帽、口罩,备齐用物,携用物至患者床旁,核对床号、姓名。

(3)摆体位,暴露穿刺区域,根据病情,患者可戴口罩、帽子。

(4)血管超声导引系统摆放在操作者的对面,便于操作。

(5)选择静脉及穿刺点:①在预期穿刺部位以上扎止血带。②穿刺点的选择,肘窝上2横指处。③使用血管超声导引系统选择穿刺静脉:先摸到肘窝处的肱动脉搏动,涂抹少量的糊合剂,大概在肘窝上2 cm处先找肱动脉与肱静脉,用探头轻轻压迫,可见其搏动,为肱动脉,与之伴行的可被压扁的为肱静脉。因肱静脉汇合于内侧的贵要静脉,所以将探头向内侧、向上慢慢移动,找到内径较大的血管,用探头压迫,可以压扁,无搏动即为首选的穿刺血管——贵要静脉。在预穿刺点做标记。④松开止血带。

(6)测量定位:①患者平卧位,上臂外展与躯干呈90°角,手臂与身体在同一水平面。②上腔静脉测量法:从预穿刺点沿静脉走向到右胸锁关节,再向下至第3肋间隙。③测臂围:肘窝以上10 cm处(患儿5 cm)。④记录测量数值。⑤在患者臂下铺隔水巾隔湿。

(7)免洗消毒液洗手。

(8)建立无菌区:①打开外周置入中心静脉导管穿刺包,戴无菌手套。②穿刺点的消毒:以穿刺点为中心环形消毒,先以75%乙醇消毒3遍(第一遍顺时针,第二遍逆时针,第三遍顺时针),待干,再以碘剂消毒3遍(方法同75%乙醇),上下直径20 cm,两侧至臂缘,最好以穿刺点为中心,上下各10 cm整臂消毒,待干。患者手臂下铺无菌治疗巾。

(9)脱手套,穿无菌隔离衣,重戴无菌手套,并用生理盐水冲洗干净手套上所有滑石粉,用干纱布擦干。

(10)铺巾、无菌物品的准备。①铺治疗巾、孔巾、无菌大单,只暴露穿刺部位,铺巾遮盖患者全身及穿刺侧手臂。②助手(戴圆帽、口罩)按无菌原则投递注射器、透明敷料、无菌胶布于无菌区内。注射器抽吸满生理盐水。1 mL注射器抽吸2%利多卡因。③按无菌原则打开外周置入中心静脉导管穿刺套件:预冲外周置入中心静脉导管,注意观察导管的完整性;再预冲连接器、减压套筒、肝素帽或正压接头;最后润洗导管外部,令导管浸泡于生理盐水当中。④按无菌原则打开微插管鞘穿刺套件及导针器套件。

(11)安放无菌探头罩:取无菌耦合剂少许涂在探头上,探头上罩上无菌罩,罩和探头之间不可有气泡,用橡胶圈固定牢固(操作者要保持手套无菌)。

(12)助手在消毒区外扎止血带,使静脉充盈。

(13)在穿刺点附近涂抹少许无菌耦合剂。

(14)穿刺前使用超声导引系统再次定位血管,并将选择好的血管影像固定在标记点的中央位置,左手固定好探头,保持探头位置垂直于皮肤。注意:整个探查、操作过程中探头与皮肤必须一直保持90°的垂直角度。

(15)安装导针器:根据血管深度选择导针器规格,并安装在探头上的突起处。

(16)穿刺点处局部麻醉,以2%利多卡因0.1～0.2 mL皮内注射。

(17)右手取穿刺钢针,针尖斜面向上(即向探头一侧)插入导针器沟槽,操作者双眼看着超声显示屏进行静脉穿刺。在超声显示屏上可在血管内看见一白色亮点，血从针尾处缓缓流出即为穿刺针已进入血管。

(18)送导丝：穿刺成功后，固定穿刺针保持不动，小心地移开探头。左手固定好穿刺针，右手取导丝置入穿刺针，导丝入血管后，随即降低进针角度，继续推送导丝，右手松止血带（或由助手协助）。体外导丝保留 10～15 cm。注意一定要始终在体外看见导丝的末端。遇到阻力不可大力推送导丝。如送导丝不成功，导丝与穿刺针必须一起拔出，避免穿刺针针尖将导丝割断导致导丝断裂。

(19)撤除穿刺针，保留导丝在原位。

(20)穿刺点周围可进一步给予麻醉。

(21)扩大穿刺点：解剖刀沿导丝上方，与导丝成平行的角度做皮肤切开以扩大穿刺部位注意不能切割到导丝。

(22)沿导丝送入插管器(扩张器/插管鞘组件)，注意固定好导丝，避免导丝滑入静脉，推进插管鞘时与血管走向保持一致，边旋转插管器边用力持续向前推进，使插管器完全进入血管。

(23)拧开插管器上的锁扣，分离扩张器、插管鞘，左手示指及中指按压插管鞘前端止血，右手将扩张器和导丝一同拔出（注意确保插管鞘不移位），随即用左手大拇指堵住鞘口（手法：右手小拇指与无名指夹住导丝，大拇指与示指捏住扩张器，一同将扩张器与导丝拔出，并检查导丝的完整性）。

(24)置入导管：固定好插管鞘，插管鞘下方垫无菌纱布，将导管自插管鞘内缓慢、短距离、匀速置入。当送入 10 cm 左右时，嘱患者将头转向静脉穿刺侧，并低头使下颌贴近肩部，以防止导管误入颈静脉，由助手用 B 超协助检查导管是否移位颈静脉，及时进行调整。

(25)撤出插管鞘：插管至预定长度后，压迫鞘的末端处止血并固定导管，从血管内撤出插管鞘，使其远离穿刺口，以免撕裂插管鞘。

(26)撤出导管内支撑导丝：校对插管长度后，将导管与支撑导丝的金属柄分离，轻压穿刺点以保持导管的位置，缓慢平直撤出支撑导丝。

(27)修剪导管长度：用生理盐水清洁导管上血渍后修剪导管，保留体外导管 5 cm，用无菌剪刀与导管保持直角剪断导管，注意不要剪出斜面或毛碴（即使导管长度不足 5 cm，导管的最后 1 cm 一定要剪掉，否则导管与连接器固定不牢）。

(28)安装连接器：将减压套筒安装到导管上，再将导管连接到连接器翼形部分的金属柄上，注意一定要推进到底，导管不能起褶，最后沿直线将翼形部分的倒钩和减压套筒上的沟槽对齐，锁定两部分。

(29)抽回血和冲管：抽回血，见回血推回；再用 20 mL 生理盐水以脉冲方式冲管，在注射最后 0.5 mL 生理盐水时，边推注活塞边撤出注射器，以达到正压封管（生理盐水用量成年人 20 mL，儿童 6 mL）。

(30)安装肝素帽或正压接头，撤除孔巾（保持操作者手套及操作野无菌），清理干净穿刺点及周围皮肤的血渍。

(31)固定导管：以患者感觉舒适，日常活动时导管不受曲折为宜。①思乐扣固定法：用氯己定或乙醇清洁穿刺点及周围皮肤，待干。用皮肤保护剂擦拭固定部位，完全待干 10～15 s；

将导管安放在思乐扣上，将锁扣锁死；导管摆放适当（调整外露导管形状）；思乐扣上箭头指向穿刺点，摆放思乐扣；依次撕除思乐扣的背胶纸，将思乐扣贴放在皮肤上；穿刺点置纱布止血，以 10 cm×12 cm 无菌透明敷料作封闭式粘贴，注意排净贴膜下空气；胶布横向固定贴膜下缘，再用胶布蝶型交叉固定连接器；胶布以“高举平台”形式固定肝素帽或正压接头。②白色固定翼固定法：在靠近穿刺点约 0.5 cm 处扣好白色固定护翼；导管出皮肤处逆血管方向摆放 L 形或 U 形弯曲；使用无菌胶布横向固定白色固定护翼；另一条无菌胶布横向固定连接器翼形部分。穿刺点置纱布止血，10 cm×12 cm 透明敷料无张力粘贴，透明敷料应覆盖到导管和减压套筒所有蓝色部分，注意排净敷料下空气，使皮肤、导管、贴膜三者合一；抗过敏胶布蝶型交叉固定连接器；抗过敏胶布横向固定肝素帽。详见本节“三、三向瓣膜式外周置入中心静脉导管置管操作及护理”相关内容。

(32)整理用物，安置患者体位。

(33)注明穿刺者姓名、穿刺日期和时间，根据需要弹力绷带包扎。

(34)再次查对，向患者交代有关注意事项。

(35)X 线检查确定导管尖端位置。

(36)七步法洗手。

(37)记录外周置入中心静脉导管穿刺单、登记置入产品信息、填写《外周置入中心静脉导管长期护理手册》，交患者妥善保管。

(四)血管超声导引下三向瓣膜式外周置入中心静脉导管置管操作及护理(无导针架)

(1)无导针架的血管超声导引下外周置入中心静脉导管置管，基本步骤与使用导针架进行外周置入中心静脉导管置管相同。

(2)无导针架的血管超声导引下外周置入中心静脉导管置管的不同之处在于穿刺血管的方法：在 B 超下显示目标血管横切面，再显示目标血管的纵切面，用留置针或塞丁格穿刺套件的长针头在 B 超探头与血管长轴垂直面中点对应的皮肤位置以大约 30°角进针穿刺血管，尽量在血管的正上方进针，穿刺成功后（留置针退针芯）置入导丝，其余步骤与血管超声导引下三向瓣膜式外周置入中心静脉导管置管相同。

(3)无导针架进行血管超声导引下外周置入中心静脉导管置管，可选择普通血管 B 超置管，充分利用医院 B 超室的资源，提高血管困难穿刺患者的成功率。

五、、外周置入中心静脉导管置管后护理

中心静脉导管能否安全、长期使用，关键在于置管后的日常维护护理。在中心静脉导管置管后的日常维护护理中要注意以下问题：局部皮肤清洁、消毒彻底，做好皮肤保护并及时处理皮肤问题；做好预防导管相关感染的工作，尽量减少导管接头的操作（输液器连续输液可 96 小时更换，不超过 1 周），严格消毒，保护接头，使用特殊敷料如银离子敷料、CHG 敷料以预防局部感染，使用合适的敷料及导管固定装置保证良好的导管固定，避免导管的移动（脱出及进入）。根据风险利益评估选择使用接头，导管拔除后局部封闭24 小时，并让患者参与中心静脉导管维护护理的全过程。

(1)做好心理护理，向患者说明注意事项。

(2)观察。①外周置入中心静脉导管穿刺点的观察：至少每天观察有无红、肿、热、痛、液体

渗出或硬结。②输液过程观察：注意输液时是否出现局部疼痛、渗漏、输液速度减慢、输液停顿或其他不适。③上臂围的观察：出现局部不适时测量。④全身情况观察：是否有冲管、输液后寒战、发热等与导管相关感染的症状，警惕导管相关感染的发生。

(3)更换敷料：敷料有透明敷料及纱布，导管置入后第一个24小时要更换敷料，纱布敷料至少每48小时更换，透明敷料每周常规更换敷料1～2次，敷料被污染、潮湿、脱落随时更换。为保证穿刺部位皮肤清洁干燥、节省时间和便于观察，外周置入中心静脉导管一般使用无菌透明敷料固定，更换敷料时严格无菌操作并注意不要损伤导管。撕敷贴时应顺着导管的方向水平往上撕脱或水平拉伸撕脱，以免带出导管及损伤敷料粘贴的表皮。置管后立即化疗的患者，建议第一次更换敷料时局部使用吸收性明胶海绵等止血材料，避免因患者凝血机制问题局部出血导致反复更换敷料。

(4)一般情况下肝素帽应每周更换1次；肝素帽损伤、12号针头穿刺后、有血迹、污染、抽血后或任何情况取下肝素帽要更换；输血、输注TPN每24小时更换。

(5)输液管道更换(可根据医院条例有所不同)，一般24小时更换1次。

(6)静脉推药时，普通外周置入中心静脉导管(不耐高压注射)不能使用小于10 mL的注射器或高压注射泵推注，且速度不能过快。

(7)为保证管道通畅，注意正压脉冲冲管和正压封管：药物间有配伍禁忌、输注黏稠药液中和(或)后要进行脉冲冲管；输液停止或导管维护时要进行脉冲冲管和正压封管。

(8)外周置入中心静脉导管的冲封管溶液及用量：成年人或不限制水盐的患者用15～20 mL生理盐水正压脉冲冲管，儿童患者或限水盐患者可用2倍管腔加辅助延长管容量的生理盐水正压脉冲冲管；必要时(末端开口外周置入中心静脉导管或易回血的患者)成年患者无水盐限制者，用15～20 mL生理盐水正压脉冲冲管后，用稀释的肝素液(肝素10～50 U/mL生理盐水)，每次2～5 mL，正压封管。封管时，手臂放直、放平；封管的速度应稍慢。①正确的冲管与封管技术能保证导管通畅和导管的完整性。②<5 mL的注射器可产生较大的压力，如遇导管阻塞可致导管破裂，在测定导管压力前，严禁使用小规格注射器推注药物或冲封管。③封管液浓度：可据医院的规定有所不同，一般每毫升生理盐水中含肝素10～50 U。④冲封管方式(SASH)：生理盐水(S)、药物(A)、生理盐水(S)、肝素溶液(H)。⑤封管方法——正压封管：在封管时必须使用正压封管技术，以防止血液回流入导管尖端，导致导管阻塞。当注射器内还有最后0.5 mL封管液时，以边推注药液边退针的方法拔出针头。在封管后夹闭长管系统以保证管内压力。

(9)导管的拔除：导管的留置时间应根据生产厂商的建议，在没有出现并发症征兆且在有效使用时间范围内。穿刺局部消毒，戴无菌手套，从穿刺点缓慢拔出导管后，用无菌小纱布立即按压局部并用透明敷料封闭局部24小时(按压局部10分钟止血)。测量导管长度，观察导管是否有缺损、损伤或断裂。

六、外周置入中心静脉导管的维护护理

(一)三向瓣膜式外周置入中心静脉导管维护护理

1.评估穿刺局部及导管情况

(1)穿刺点有无发红、肿胀、渗血及渗液。

(2)导管有无移动,是否脱出或进入体内。

(3)敷料有无潮湿、脱落、污染,是否到期(至少每7天冲封管1次)。

2.用物准备

(1)无菌物品:一次性治疗巾、无菌生理盐水、20 mL注射器1支、无菌手套1副、10 cm×12 cm透明敷料、无菌胶布1块、肝素帽、7号头皮针。

(2)外周置入中心静脉导管换药包:弯盘1个、治疗巾1块、无菌镊2把、纱布4块、小药杯2个(各装6个大棉球)。

(3)基础治疗盘:皮肤消毒剂、胶带、免洗手消毒液。

3.操作步骤

(1)洗手,戴口罩。

(2)备齐用物,携用物至患者床旁,核对床号、姓名。

(3)测量臂围并记录。

(4)患者臂下铺一次性治疗巾隔湿,暴露导管穿刺部位,自下而上去除敷料,注意切忌将导管引出体外。查看导管刻度,观察穿刺点有无红、肿或渗出物。

(5)免洗手消毒液洗手,打开外周置入中心静脉导管换药包。

(6)按无菌原则投递透明敷料、无菌胶布、肝素帽、20 mL注射器等无菌物品于换药包内。

(7)右手先戴一只无菌手套,持无菌20 mL注射器,左手持生理盐水瓶(袋),抽吸20 mL生理盐水;然后右手持小药杯,左手持碘伏、乙醇,按无菌原则分别倒于小药杯内;左手再戴无菌手套。

(8)在患者臂下铺无菌巾,建立无菌区,并将用物移至无菌区内。

(9)取下白色固定翼,用乙醇棉球清洁消毒,放置无菌区内待干备用。

(10)以穿刺点为中心环形消毒,上下各10 cm,两侧至臂缘。具体方法如下。①乙醇消毒:用无菌纱布包裹导管外露接头部分轻轻将导管拉直提起,用乙醇棉球消毒距穿刺点1 cm以外皮肤3遍(第一遍顺时针,第二遍逆时针,第三遍顺时针)。②碘伏消毒:碘伏消毒方法及范围同乙醇,待干,纱布弃置。取第二块无菌纱布叠小按压穿刺点,用碘伏棉球正反着力消毒导管、连接器及肝素帽3遍。

(11)用纱布取下原有肝素帽,弃置;用乙醇棉片或乙醇棉球(不可过湿),包裹连接器螺旋部分用力正反摩擦消毒7~12次以上,放置在第三块无菌纱布上,新的肝素帽排气并旋紧。

(12)装有20 mL生理盐水注射器连接头皮针排气,刺入肝素帽内以脉冲方式冲洗导管并正压封管。

(13)固定导管。①白色固定翼法见前所述。②思乐扣固定法:用氯己定、乙醇清洁穿刺点及周围皮肤,待干;用皮肤保护剂擦拭固定部位,完全待干10~15 s;按思乐扣上箭头所示方向(箭头应指向近心端)摆放思乐扣;将导管固定翼上的缝合孔安装在思乐扣的支柱上;固定好思乐扣及导管,将锁扣锁死;依次撕除思乐扣的背胶纸,将思乐扣贴放在皮肤上;10 cm×12 cm透明敷料无张力粘贴,透明敷料中央对准穿刺点;应完全覆盖住思乐扣,排净贴膜下空气皮肤、导管、贴膜三者合一;抗过敏胶布横向固定延长管;抗过敏胶布横向固定肝素帽或正压接头。

(14)整理用物,脱手套。

(15)注明换药者姓名、日期和时间。

(16)交代注意事项,洗手。

(17)填写维护记录单。

(二)末端开口式外周置入中心静脉导管维护

1. 末端开口式外周置入中心静脉导管维护的评估

(1)穿刺点有无发红、肿胀、渗血及渗液。

(2)导管有无移动,是否脱出或进入体内。

(3)敷料有无潮湿、脱落、污染,是否到期(至少每3天冲封管1次)。

2.用物准备

(1)无菌物品:一次性治疗巾、无菌生理盐水、20 mL注射器1支、10 mL注射器1支、无菌手套1副、10 cm×12 cm透明敷料、无菌胶布、肝素帽、7号头皮针、配好肝素盐水。最好使用配套的外周置入中心静脉导管换药包、独立包装的75%乙醇消毒棉棒3支、独立包装的含1%有效碘消毒棉棒3支、无菌治疗巾、无菌手套、透明敷料、3M无菌免缝胶带、乙醇消毒棉片。

(2)基础治疗盘:皮肤消毒剂、胶带。

3.操作步骤

(1)洗手,戴口罩。

(2)备齐用物,携用物至患者床旁,核对床号、姓名。

(3)测量臂围并记录。

(4)患者臂下铺一次性治疗巾,暴露导管穿刺部位,自下而上去除敷料,注意切忌将导管引出体外。查看导管刻度,观察穿刺点有无红、肿或渗出物。

(5)免洗手消毒液洗手,打开外周置入中心静脉导管换药包。

(6)乙醇棉棒清洁外周置入中心静脉导管及周边皮肤。

(7)戴无菌手套。

(8)用含1%有效碘的棉棒消毒穿刺部位周边皮肤3遍。方法:以穿刺点为中心环形消毒,上下各10 cm,两侧至臂缘。

(9)待干,用无菌透明敷料及3条无菌胶带稳妥固定导管。①无菌胶带固定导管圆盘部位,并使体外导管部分呈C形。②粘贴无菌透明敷料。原则:粘贴部位无菌干燥;透明敷料中央对准穿刺点;无张力粘贴(建议单手持膜)。粘贴步骤:捏合导管部分(敷料稳妥固定导管);抚平整块敷料,排出空气;边撕边框边按压(防止卷边的发生)。③无菌胶带交叉加强固定。④无菌胶带横向再次加强固定。

(10)肝素帽需更换者,按无菌操作原则更换肝素帽。20 mL注射器生理盐水连接头皮针排气,刺入肝素帽内以脉冲方式冲洗导管,换10 mL注射器肝素盐水正压封管;或以脉冲方式冲洗导管后连接输液。

(11)肝素帽不需更换者,用乙醇棉片摩擦消毒肝素帽12 s,20 mL注射器连接头皮针排气,刺入肝素帽内以脉冲方式冲洗导管并正压封管;或以脉冲方式冲洗导管后连接输液器。

(12)整理用物,脱手套。免洗手消毒液洗手。

(13)注明换药者姓名、日期和时间。

(14)交代注意事项。

(15)填写维护记录单。

七、外周置入中心静脉导管穿刺置管的并发症及处理

(一)导管推进困难

1.导管推进困难的原因

(1)静脉解剖因素:血管的静脉瓣较多;血管痉挛;静脉屈曲;静脉分支;结构变异;血管管径过细等。

(2)穿刺置管血管有静脉置管、静脉手术或静脉损伤史(如使用刺激性药物)导致的瘢痕或管腔缩窄。

(3)其他因素:疼痛、过度紧张导致静脉痉挛;穿刺鞘脱出静脉,患者体位不当,置管前长度测量有误等。

(4)已经存在的胸腔内或血管内留置器材的影响(心脏起搏器)、肿瘤压迫等。

2.导管推进困难的临床表现

置管过程中患者可出现不适表现;导管未推进到所需位置可没有临床表现;导丝不易撤回或撤回后发现有导丝打折或弯曲;不能抽到回血或不能冲洗导管;输注刺激性药物患者有疼痛、不适表现,冲洗导管时有发胀或发凉的感觉等。

3.导管推进困难的预防和处理

(1)插管前先了解清楚患者的有关信息:如胸腔内是否有肿瘤或肿块,有的血管内留置器材、使用器材的既往史,并发症发生的既往史,手臂、肩膀、胸部的手术外伤史。

(2)选定血管后止血带再向上结扎一下可以了解更多血管情况;有条件或怀疑血管问题者可先进行穿刺血管的B超检查。

(3)在可能的情况下尽量选择贵要静脉穿刺。

(4)固定好穿刺鞘,使之不脱出血管。

(5)协助患者摆好体位。

(6)边推进导管边冲管,推进时动作须轻柔;推进过程遇阻力时可先后退,向前推进导管,因导管可能进入侧支血管。

(7)耐心,并帮助患者保持舒适和放松;适当使用局麻药物。

(8)热敷穿刺肢体。

(9)借用血管扩张器、超声、放射显影等方法置管。

(10)置管后摄胸片可以确认导管是否推进到所需位置,并帮助减少相关并发症。

(二)导管移位

1.导管移位的原因

患者体位不当;患者血管变异;在头静脉穿刺置管;导管置入过浅。置入后有3%~12%的患者可自发移位。置入后导管自发移位的原因包括固定不佳、解剖因素、胸腔内压力增加、血管穿透伤等。

2.导管移位的预防

(1)置管时患者体位正确,穿刺侧肢体与身体成90°角。

(2)强化导管固定,使用胶布、免缝胶带、固定翼、缝合固定等方法,以减少导管的移动。

(3)尽量减少可能导致胸腔内压力增加的活动,如用力大便、提重物。

(4)最初即推送导管到达最佳位置。

(5)注意观察有没有导管移位的临床症状,如输注刺激性药物会出现某个局部的疼痛等,包括全手臂、肩膀、腋下、颈部、后背、胸部、颌面部、耳周。

(6)监测体外部分导管的长度是否发生改变;注意每次测量时的起始点要有效并且固定。

(7)定期做胸片检查。

3.导管移位的处理

(1)摆好患者的体位再行穿刺,当送管至肩部时,患者头转向穿刺侧并使下巴尽量贴近胸部。

(2)发生导管移位,可在导管室影像监测下将导管置入正确位置,但不能在无菌区已被破坏的情况下向患者体内推送导管;通过调整患者体位或活动、快速冲洗导管等方法,血流可能会将导管冲击到正确位置,如导管移位入颈静脉,患者取坐位并用生理盐水冲管可帮助导管复位。

(3)避免在头静脉穿刺置管,头静脉由于解剖原因,容易发生移位。

(4)导管置入足够深,使导管尖端达上腔静脉与心房交界处,避免导管置入后发生自发移位。

(5)导管移位不能纠正时,更换穿刺肢体或穿刺血管。

(三)误穿动脉、损伤神经

因穿刺过深或在同一部位反复穿刺所致。预防及处理:避免穿刺过深或在同一部位反复穿刺;穿刺到动脉时立即拔针并局部升压10～15 min止血,必要时加压包扎止血;穿刺过程注意患者的感觉,如患者出现肢体触电感、麻木或感觉障碍,患者突然肢体抽动等刺中神经的表现,应立即更换穿刺进血管位置或更换穿刺部位,避免损伤神经;B超下置管可通过B超下观察并避开神经组织;神经损伤可给予神经营养药物并进行物理治疗。

(四)心律失常

因导管置入过深刺激心脏传导系统所致。预防及处理:准确测量置管长度,避免置管过深;使用带心电监测的导管,及时纠正置管过深;使用导管尖端显示装置,置管时准确定位导管尖端。如果出现导管置入过深的心律失常,根据X线显示结果拔出导管使导管尖端至上腔静脉与心房交界处。

第三章 重症监护室护理

第一节 监护病房的设置与管理

重症医学是研究危及生命的疾病状态的发生、发展规律及其诊治方法的临床医学学科。重症加强治疗病房(intensive care unit,ICU)是重症医学学科的临床基地,它对因各种原因导致一个或多个器官与系统功能障碍危及生命或具有潜在高危因素的患者及时提供系统的、高质量的医学监护和救治技术,是医院集中监护和救治重症患者的专业科室。ICU应用先进的诊断、监护和治疗设备与技术,对病情进行连续、动态的定性和定量观察,并通过有效的干预措施,为重症患者提供规范的、高质量的生命支持,改善生存质量。重症患者的生命支持技术水平,直接反映医院的综合救治能力,体现医院整体医疗实力,是现代化医院的重要标志。

一、ICU设置

(一)ICU模式

ICU模式主要根据医院的规模及条件决定。目前大致可分为以下几种模式。

1.专科ICU

一般是临床二级科室所设立的ICU,如心内科ICU(CCU)、呼吸内科ICU(RCU)等,是专门为收治某个专业危重患者而设立的,多属某个专业科室管理。对抢救本专业的急危重患者有较丰富的经验。病种单一,不能够接收其他专科危重症患者。

2.部分综合ICU

介于专科ICU与综合ICU之间,即由医院内较大的一级临床科室为基础组成的ICU,如外科、内科、麻醉科ICU等。

3.综合ICU

是一个独立的临床业务科室,受院部直接管辖,收治医院各科室的危重患者。综合ICU抢救水平应该代表全院最高水平。这种体制有利于学科建设,便于充分发挥设备的效益。规模较大的医院,除了设置综合性ICU以外,还应设置专科ICU,如心内科ICU及心外科ICU等。国内ICU发展趋势仍以综合ICU和专科ICU为主。

(二)ICU规模

1.床位设置

ICU床位设置要根据医院规模、总床位数来确定。一般以该科室服务病床数或医院病床总数的2%~8%为宜,可根据实际需要适当增加。从医疗运作角度考虑,每个ICU管理单元以8~12张床位为宜;ICU每张床位占地面积不少于15 m^2,以保证各种抢救措施的实施。室温要求保持在20~22 ℃,相对湿度以50%~60%为宜。

2.监护站设置

中心监护站原则上应该设置在所有病床的中央地区,能够直接观察到所有患者为佳。围绕中心站周围,病床以扇形排列为好。中心站内放置监护及记录仪,电子计算机及其他设备。也可以存放病历夹、医嘱本、治疗本、病情报告本及各种记录表格,是各种监测记录的场所。

3.人员编制

ICU专科医师的固定编制人数与床位数之比为0.8∶1以上。医师组成应包括高级、中级和初级医师,每个管理单元必须至少配备一名具有高级职称的医师全面负责医疗工作。ICU专科护士的固定编制人数与床位数之比为3∶1以上。ICU可以根据需要配备适当数量的医疗辅助人员,有条件的医院可配备相关的技术与维修人员。

4.ICU装备

ICU装备应包括监测设备和治疗设备两种。常用的监测设备有多功能生命体征监测仪、呼吸功能监测装置、血液气体分析仪、心脏血流动力学监测设备、血氧饱和度监测仪、心电图机等。影像学监测设备包括床边X线机、超声设备。常用的治疗设备有输液泵、注射泵、呼吸机、心脏除颤器、临时心脏起搏器、主动脉内球囊反搏装置、血液净化装置及麻醉机等。

5.其他

每个病床床头前应安置氧气、负压吸引、压缩空气等插头装置,并安装多功能电源插座和床头灯,还应设有应急照明灯。同时,还应有紫外线消毒灯。电源的插孔要求是多功能的。每张床位的电源插孔不应少于20个,并配有电源自动转换装置。ICU应使用带有升降功能的输液轨。为减少交叉感染,两床之间最好应配有洗手池;并装备有自动吹干机。自来水开关最好具有自动感应功能。

二、ICU管理

(一)ICU的基本功能

综合性ICU应具备以下功能:①有心肺复苏能力。②有呼吸道管理及氧疗能力。③有持续性生命体征监测和有创血流动力学监测的能力。④有紧急做心脏临时性起搏的能力。⑤有对各种检验结果做出快速反应的能力。⑥有对各个脏器功能较长时间的支持能力。⑦有进行全肠道外静脉营养支持的能力。⑧能够熟练地掌握各种监测技术以及操作技术。⑨在患者转送过程中有生命支持的能力。

(二)规章制度

ICU必须建立健全各项规章制度,制定各类人员的工作职责,规范诊疗常规。除执行政府和医院临床医疗的各种制度外,应该制定以下符合ICU相关工作特征的制度,以保证ICU的工作质量:①医疗质量控制制度。②临床诊疗及医疗护理操作常规。③患者转入、转出ICU制度。④抗生素使用制度。⑤血液与血液制品使用制度。⑥抢救设备操作、管理制度。⑦特殊药品管理制度。⑧院内感染控制制度。⑨不良医疗事件防范与报告制度。⑩疑难重症患者会诊制度。⑪医患沟通制度。⑫突发事件的应急预案、人员紧急召集制度。

(三)ICU的收治范围

(1)急性、可逆、已经危及生命的器官功能不全,经过ICU的严密监护和加强治疗短期内可能得到康复的患者。

(2)存在各种高危因素,具有潜在生命危险,经ICU严密监护和有效治疗死亡风险可能降低的患者。

(3)在慢性器官功能不全的基础上,出现急性加重且危及生命,经过ICU的严密监护和治疗可能恢复到原来状态的患者。

(4)慢性消耗性疾病的终末状态、不可逆性疾病和不能从ICU的监护治疗中获得益处的患者,一般不是ICU的收治范围。

(四)ICU医护人员专业要求

ICU医师应掌握重症患者重要器官、系统功能监测和支持的理论与技能:①复苏。②休克。③呼吸功能衰竭。④心功能不全、严重心律失常。⑤急性肾功能不全。⑥中枢神经系统功能障碍。⑦严重肝功能障碍。⑧胃肠功能障碍与消化道大出血。⑨急性凝血功能障碍。⑩严重内分泌与代谢紊乱。⑪水、电解质与酸碱平衡紊乱。⑫肠内与肠外营养支持。⑬镇静与镇痛。⑭严重感染。⑮多器官功能障碍综合征。⑯免疫功能紊乱。

ICU医师除一般临床监护和治疗技术外,应具备独立完成以下监测与支持技术的能力:①心肺复苏术。②人工气道建立与管理。③机械通气技术。④纤维支气管镜技术。⑤深静脉及动脉置管技术。⑥血流动力学监测技术。⑦胸穿、心包穿刺术及胸腔闭式引流术。⑧电复律与心脏除颤术。⑨床旁临时心脏起搏技术。⑩持续血液净化技术。⑪疾病危重程度评估方法。

ICU护理人员素质是影响ICU护理质量的关键因素。具备良好素质和娴熟护理操作技能的护理人员能保证ICU护理操作的准确性、规范性,并能进行预见性护理,杜绝护理差错,消除影响患者康复的潜在因素。具体来说,ICU护士应具备以下基本素质:①具有各专科基础理论和综合分析能力,经过1～2年基础理论和临床护理训练,并经过了2～3个月ICU强化训练。②身体健康,思路敏捷,适应性强。③勇于钻研和创新,善于发现问题、解决问题、总结经验。④处理问题沉着、果断、迅速。⑤有一定的心理学知识,善于人际交流和沟通。⑥具有团队协作精神,能主动协调各种关系。

ICU护理人员的专业素质是其能胜任重症监护工作的基本保证,具体要求为:①熟练掌握急救复苏技术,如心肺复苏术、电击除颤技术、氧气吸入疗法、呼吸机及辅助通气的应用、各种穿刺技术及急救药品的应用等。②具有专科护理知识和技术,包括循环、呼吸、消化、神经、血液、泌尿等专科护理知识和技能。③熟练掌握各种监护技术,包括心电监测及血压、呼吸、体温、血液生化和常规、血液电解质、血流动力学的监测。④具有娴熟的基础护理技能,包括生理和心理护理、各种护理制度的执行、护理文件的书写、标本留取、注射剂药物疗法等。

(五)组织领导

ICU实行院长领导下的科主任负责制。科主任负责科内全面工作,定期查房、组织会诊和主持抢救任务。ICU实行独立与开放相结合的原则。所谓独立,就是ICU应有自己的队伍,应设有一整套强化治疗手段。所谓开放,就是更多地听取专科医师的意见,把更多的原发病处理(如外伤换药)留给专业医师解决。医师的配备采取固定与轮转相结合的形式。护士长负责监护室的管理工作,包括安排护理人员工作,检查护理质量,监督医嘱执行情况及护理文书书写等情况。护士是ICU的主体,能24 h观察和最直接得到患者第一手临床资料的只有护士，她们承担着监测、护理、治疗等任务，当病情突然改变时，要能在几秒钟、几分钟内准确及时地进行处理。所以，ICU护士应该训练有素，要熟练地掌握各种抢救技术。要有不怕苦、不怕脏的奉献精神，要善于学习、与医师密切配合。

第二节　呼吸功能监测

进行机械通气的患者都存在不同程度的原发性或者继发性呼吸功能损害，呼吸功能状态常常决定着这些患者的病情严重程度和治疗成败，因此治疗过程中需要密切监测呼吸功能。近年来，随着机械通气理论和实践的发展，危重病病理生理的深入研究与电子计算机技术和传感技术的不断融合，导致了呼吸机智能化程度不断增强。临床上，呼吸功能监测的指标可以通过数据、各种波形或者动态趋势图表示，包括呼吸力学监测、肺容积监测、呼吸功监测等，通过分析连续性的监测数据，有利于及时采取相应诊治措施，有利于判断治疗效果和评估预后。

一、压力监测指标

压力监测一般指气道压力监测，气道压力在每一个呼吸周期内不断变化，常用的指标有峰压（P_{peak}）、平台压（P_{plat}）、呼气末气道正压（PEEP）等。P_{peak}指呼吸周期中压力感受器显示的最大压力，其数值过高会造成气压伤，原则上不能超过3.92～4.41 kPa（40～45 cmH_2O）；P_{plat}指吸气末屏气，压力感受器显示的气道压力，实际上反映吸气末最大的肺泡跨壁压，原则上P_{plat}应该控制在2.94 kPa（30 cmH_2O）以下；PEEP指呼气末的气道压力，$PEEP_i$是指PEEP为0时的呼气末肺泡压力，PEEP可以改善气体在肺内的分布，但如果时间过长或者设置过高，会对循环系统造成不利影响。P_{peak}与P_{plat}主要反映气道阻力（包括人工气道和管路），二者差值越大，说明气道阻力越大。P_{plat}与PEEP之差主要反映肺组织弹性阻力，差值越大，阻力越大。P_{peak}下降至P_{plat}的坡度和持续时间反映肺组织的黏性阻力，坡度越大肺组织的黏性阻力越大。

二、流量监测指标

机械通气时吸气相流速的形态可由呼吸机设置，呼气相流速的形态是由系统顺应性和气道阻力决定。临床上常用的吸气流速波形为减速波，气流为减速气流时平均气道压力高、峰压低，且接近呼吸生理，因此减速波得到了广泛应用。

流量－时间曲线可以判断PSV模式的呼气转换水平，PCV或A/C时的吸气时间是否足够，有无屏气时间；判断气流阻塞导致的$PEEP_i$的高低以及气道扩张药的疗效。当呼气末流速未降至0（回到基线），说明存在$PEEP_i$，较高的呼气末流速对应较高的$PEEP_i$。应用支气管扩张剂后呼气峰流速增加，回复基线的时间缩短，提示病情有改善。如果管路中冷凝水积聚、气道内分泌物多以及气道痉挛等，流速曲线出现锯齿样变化。

三、容量监测指标

（一）潮气量和分钟通气量

容量是流量对时间的积分，多数呼吸功能够监测潮气量（V_T），而分钟通气量则是潮气量与呼吸频率的乘积。正常人的V_T一般为5～10 mL/kg，其中一部分进入肺泡内能够有效地进行气体交换即肺泡容量，另一部分则进入传导气道和完全没有血流的肺泡，即无效腔。一般

无效腔占 V_T 的 1/4～1/3，相当于 2～3 mL/kg。正常人的分钟通气量约为 6 L/min。机械通气时应该根据不同疾病和同一疾病的不同阶段选择合适的呼吸频率（RR）和 V_T，例如在严重支气管哮喘和 ARDS 患者均应选择小 V_T，但前者 RR 应较慢，后者 RR 应较快，如果人机对抗，适当应用镇静药抑制自主呼吸。对于肺外疾病导致的呼吸衰竭或者 COPD 患者相对稳定时可选择深慢呼吸，即大 V_T 慢 RR。一般情况下 V_T 的变化与 RR 有关，RR 增快，V_T 变小；反之 V_T 增大，RR 减慢。如果 V_T 增大伴 RR 增快常常提示肺组织严重损伤或者水肿。

定压通气是通过调节吸气压力来改变潮气量的，因而潮气量相对不稳定，可随着患者气道阻力及顺应性的变化而发生变化。定容通气时由于管路的顺应性，患者实际通气潮气量也略低于设定的潮气量。潮气量一时间曲线也可以用来判断回路中有无气体泄漏以及反映呼气阻力。如有漏气，呼气量少于吸气量，潮气量曲线呼气支不能回到基线而开始下一次吸气。如果潮气量曲线呼气支呈线性递减而非指数递减，而且恢复至基线的时间延长，提示呼气阻力增高。

（二）肺活量

正常为 60～80 mL/kg，是反映肺通气储备功能的基本指标。

（三）功能残气量

正常人功能残气量为 40 mL/kg，或者占肺总量的 35%～40%。体位改变会影响功能残气量。

四、气流阻力指标

气流阻力指控制通气时，整个呼吸系统的黏性阻力，包括气道、肺和胸廓的黏性阻力。一般来说，气流阻力主要反映气道阻力的变化。

吸气阻力$(R_i)=(P_{peak}-P_{plat})/(V_T/T_i)$

呼气阻力$(R_e)=(P_{plat}-PEEP)/V_{max}$

V_{max}指呼气初期的流速。阻力增大，说明气道分泌物增加或气道痉挛，也可能是肺组织水肿、肺泡萎陷不张或者胸腔积液。

五、顺应性指标

机械通气时一般测定呼吸系统的总顺应性，分为静态顺应性（C_S）和动态顺应性（C_{dyn}）。C_S 反映气流消失后单位压力变化时 V_T 的变化，其计算公式是：$C_S=V_T/(P_{plat}-PEEP)$，其正常值为 60～100 mL/cmH_2O，CS 主要反映胸肺弹性阻力的变化；C_{dyn}则为呼吸运动时，即气流存在时单位压力变化时 V_T 的变化，其计算公式是：$C_{dyn}=V_T/(P_{peak}-PEEP)$，其正常值为50～80 mL/cm$H_2O$，$C_{dyn}$不仅受胸肺弹性阻力的影响，也受气道阻力和黏性阻力等变化的影响。

六、呼吸中枢驱动能力和呼吸肌力量指标

吸气用力开始 0.1 s 时对抗闭合气道产生的气道压，通常记录开始吸气 0.1 s 时的口腔压力，称为口腔闭合压（$P_{0.1}$），正常人小于 0.2 kPa（2 cmH_2O）。$P_{0.1}$ 可用来评价呼吸中枢的驱动水平。

最大吸气压（P_{Imax}）标准方法是在 FRC 位，用单向活瓣堵塞吸气口，并迅速进行最大努力吸气，用压力表直接或者传感器间接测定，可以反映患者的自主呼吸能力，是呼吸肌和腹肌等辅助呼吸肌力量的综合反映。其正常值为－9.81～－4.90 kPa（－100～－50 cmH_2O）。

$P_{Imax}>-1.96$ kPa(-20 cmH_2O),一般需要机械通气。而机械通气患者,$P_{Imax}<-2.45$ kPa(-25 cmH_2O),撤机较易成功。

$P_{0.1}$和P_{dimax}的监测一般需要留置食管气囊,以食管内压代替胸内压。

最大经膈压(P_{dimax})是反映各肌收缩力量的准确指标,用一条带气囊的双腔管道,分别测定吸气时胃内和食管内的压力,两者的差值即为经膈压。在FRC位做最大努力吸气所测得的经膈压为P_{dimax},正常P_{dimax}为7.85～21.58 kPa(80～220 cmH_2O)。

膈肌肌电图(EMG)常用食管法测定,根据EMG的功率频谱评价膈肌功能,一般应用中位频率(Fc)、高位频率(H,150～250 Hz)与低位频率(L,20～50 Hz)的比值(H/L)表示。正常值范围:Fc为70～120,H/L为0.3～1.9。临床上需要动态观察,较基础值下降20%以上,提示可能有膈肌疲劳。

七、呼吸功指标

克服整个通气阻力(主要是气道阻力和胸肺组织的弹性阻力)所做的功称为呼吸功,因为吸气主动、呼气被动,所以呼吸功一般指吸气功,一般用胸腔压力变化与容积变化的乘积或者P-V曲线的面积来计算呼吸功。但是存在较高通气阻力,尤其是存在$PEEP_i$和较高气流阻力情况时,在吸气初期存在呼吸肌做功但无容量的变化,也就是说患者的触发功增加,因此上述计算方法有时低估了实际做功量。理论上流速触发可以减少触发功,更接近于生理。呼吸功包括呼吸肌和呼吸机做功两部分,原则上应该充分发挥自主呼吸做功,但在呼吸肌疲劳时应尽量减少自主呼吸做功。

八、呼吸形式的监测

呼吸频率(RR)是反映病情变化较敏感的指标,呼吸动力不足或者通气阻力加大均可增加RR。呼吸中枢兴奋性显著下降则RR明显减慢。由于通气模式或者参数调节不当也会影响RR,因此该指标特异性较差。呼吸节律对诊断呼吸中枢的兴奋性有一定的价值,但是焦虑患者常常出现不规则呼吸,高碳酸血症患者可以出现陈-施呼吸。

正常情况下,胸腹式呼吸同步,且以腹式呼吸为主。当呼吸肌疲劳或者胸廓结构变化时可以引起胸腹式呼吸幅度的变化,甚至胸腹矛盾运动。如果辅助呼吸肌如胸锁乳突肌、斜角肌等参与呼吸运动、张口呼吸或者出现吸气"三凹征"(吸气时胸骨上窝、锁骨上窝和肋间隙明显凹陷),则提示呼吸阻力显著增加、通气量不能满足需求或者呼吸肌疲劳。

九、吸、呼气时间比(I/E)和吸气时间分数(T_i/T_{tot})

关于I/E的监测和调节应该根据基础疾病和患者的耐受以及舒适程度进行针对性个体化的调节。气流阻塞性疾病应采用深、慢呼吸,适当延长呼气时间;限制性通气障碍的患者宜选择浅快呼吸,适当延长吸气时间;急性肺组织疾病患者宜采用深快呼吸(以快为主)。

T_i/T_{tot}是吸气时间/呼吸周期时间,一般呼吸肌在吸气时起作用,呼气时则由肺和胸廓的弹性回缩而驱动,正常人的T_i/T_{tot}值约为0.3,一般不超过0.35,如果延长至0.4～0.5,则提示呼吸肌无力。

第三节　循环功能监测

循环功能监测的目的在于能及时、准确发现各种循环功能异常，如容量负荷过重或不足、心律失常、循环阻力增高等，对于及时、合理地指导治疗，防止严重并发症及提高患者的救治成功率有重要的意义。

传统的循环功能监测项目包括观察意识表情、皮肤色泽、皮肤温度、触摸周围动脉搏动的频率和节律、测量动脉血压等，这些都是评估心功能和循环功能极有价值的指标。随着现代急危重症医学的发展，完整而系统的循环功能监测不仅要有以上的一般监测方法，还需要持续心电监护、直接或间接动脉血压监测、无创伤性和创伤性血流动力学监测等方法来共同实现。目前临床上常用的循环功能监测方法如下。

一、一般监测

（一）意识状态

循环系统的功能状态变化可直接引起中枢神经系统的血流灌注量改变从而影响脑功能的表达，因此意识状态是循环功能的直接观察指标。患者如出现意识障碍如嗜睡、意识模糊、谵妄、昏迷，或出现表情异常，如烦躁、焦虑或淡漠、迟钝，甚至意识丧失，在排除了神经系统疾病之后，主要反映循环功能障碍的加重。

（二）心率

正常成人心率 60～100 次/分，监测心率可反映心血管功能状态的变化。心率增快，可能是循环血量丢失的早期征象，这种反应可先于血压及中心静脉压的变化或与两者同时出现。合并感染的患者，机体代谢率增高，需有足够的心输出量才能满足机体代谢的需要。根据 CO（心输出量）＝SV（心搏量）×HR（心率），适当提高心率有利于提高心输出量。当心率大于 150 次/分，心动周期缩短，舒张期充盈不足，CO 明显减少，且增加耗氧量。监测心率可以及时发现心动过速、心动过缓、期前收缩和心搏骤停等心律失常。

（三）呼吸状态

呼吸状态的改变可以间接反映循环功能的改变。例如，急性左心衰竭表现为阵发性呼吸困难，休克、创伤或重症感染的患者早期呼吸多浅快，呈现呼吸性碱中毒，随着病情发展可出现酸中毒，严重时可出现呼吸窘迫。

（四）尿量

心输出量减少，循环功能不良必将导致肾脏血流灌注减少。临床上患者出现少尿或者无尿，尿比重升高时，需观察每小时尿量、尿比重，当每小时尿量小于 30 mL，尿比重增加时，如果排除了肾性和肾后性因素，即表示出现了组织灌注不足或循环衰竭。

（五）颜面、口唇和肢端色泽

当周围小血管收缩及微血管血流减少，如急性失血、创伤或剧痛时，临床上可出现面颊、口唇及皮肤色泽由红润转为苍白，甚至发绀；急性心功能不全发作时表现为面色青灰、口唇发绀；重症感染发展至微循环障碍时可表现为发绀。

(六)毛细血管充盈时间和肢端温度

毛细血管充盈时间延长是微循环灌注不良及血液淤滞的表现，是反映周围循环状态的指标。如果在保暖的状态下，仍然出现四肢末端温度下降四肢冰凉，可以证实周围血管收缩，皮肤血流减少，反映出周围循环血容量不足。

二、心电监护

心电监护是急诊室和重症监护病房最基本的床旁监测项目，临床心电监护的直接目的是及时发现、识别和确诊各种心律失常，最终目的是对各种致命性心律失常进行及时有效的处理，减低心律失常猝死率，提高急危重症患者抢救成功率，同时确保手术、特殊检查与治疗的安全。心电监护具有以下临床意义。

(一)及时发现和诊断致命性心律失常及其先兆

这是心电监护的主要目的，通过动态观察心律失常的发展趋势和规律，可预示致命性心律失常的发生。如某些急性器质性心脏病患者出现进行性增加的高危险性室性期前收缩，应警惕和预防随后可能出现的致命性心律失常。

(二)指导抗心律失常治疗

通过心电监护不仅可及时发现心律失常，初步确定心律失常的类型和程度，还能有效评价各种治疗措施的疗效及不良反应。

(三)监测电解质紊乱

电解质紊乱可影响心脏电生理活动，出现心电图的改变，诱发各种心律失常。通过心电监护可及时发现并对已经处理的患者进行治疗效果评价。

(四)手术监护

对各种手术，特别是心血管手术的术前、术中、术后及各种特殊检查和治疗过程中实行心电监护，以及时发现可能出现的并发症并迅速采取救治措施。

(五)指导其他可能影响心电活动的治疗

当非抗心律失常治疗措施有可能影响到患者的心电活动时，也可进行心电监护以指导治疗。

三、血流动力学监测方法

血流动力学监测是通过监测患者循环系统各部位的压力，同时监测心输出量(CO)、外周血管阻力(SVR)、肺血管阻力(PVR)，结合氧动力学计算氧输送量(DO_2)、氧消耗量(VO_2)等参数，对患者循环功能异常做出判断，同时进行针对性和恰当的治疗。

(一)动脉压监测

分为无创血压监测和创伤性动脉压监测。

无创动脉压监测可采用人工袖套测压法或电子自动测压法，需注意袖带绑缚的位置正确(肘上 2 cm)及松紧度适宜(可伸入一到两指)；电子自动测压时需注意避免频繁测压、测压时间过长或测压间隔太短，有可能发生疼痛、上肢水肿、血栓性静脉炎等。

创伤性动脉压(ABP)监测：通过在周围动脉置入动脉导管，并经由换能器将机械性压力波转变为电子信号，由示波屏直接显示动脉压力波形和相关数值，并可连续监测、记录及分析。适用于各类危重患者、循环不稳定者。

1.置管途径

首选桡动脉,足背动脉及股动脉亦可酌情挑选;尽量避免行肱动脉穿刺置管,以防发生动脉血肿或阻塞引起前臂血供障碍。

2.测压装置

包括换能器、加压冲洗袋、冲洗液及连接管道等。

3.有创动脉压波形

创伤性动脉压监测不仅能连续、实时地获得患者血压的数值,其波形亦带给我们很多信息。正常的动脉压波形分为收缩期和舒张期,主动脉瓣开放和快速射血入主动脉时动脉压波迅速上升至峰顶;而血流从主动脉到周围动脉时波形下降至基线。下降支的重搏切迹是主动脉弹性回缩产生的。

(二)中心静脉压(CVP)监测

中心静脉压(CVP)监测是测定位于胸腔内的上、下腔静脉或右心房内的压力,衡量右心对排出回心血量能力的指标。操作简单方便,不需特殊设备,在临床上应用广泛。

1.建立静脉通路

需经颈内静脉或锁骨下静脉穿刺置入深静脉导管,导管头端的位置以位于上腔静脉内为宜。

2.影响 CVP 测定值的因素

(1)导管位置:头端应位于右心房或近右心房的上、下腔静脉内。

(2)标准零点:以右心房中部水平线为标准零点,在体表的投射位置相当于仰卧位时第四肋间腋中线水平,患者体位发生改变应相应调整零点位置。

(3)胸膜腔内压:行机械通气的患者胸膜腔内压增高,影响测得的 CVP 数值。

3.CVP 数值

正常为 0.49~1.18 kPa(5~12 cmH_2O),通常认为小于 0.25 kPa(2.5 cmH_2O)提示心腔充盈欠佳或血容量不足,大于 1.47 kPa(15 cmH_2O)提示右心功能不全。但 CVP 的个体差异极大,临床上对其绝对数值的参考意义争论较大,通过动态观察其数值变化可能更有利于患者容量情况的判断。

4.CVP 波形分析

正常波形有 a、c、v 3 个正波和 x、y 两个负波,波形与心脏活动和心电图之间有恒定的关系。

(三)肺动脉漂浮导管

该方法又称肺动脉导管法(PAC)。1970 年,Swan-Ganz 气囊漂浮导管应用于临床,为心功能障碍和其他危重患者的血流动力学监测提供了重要的手段,经过不断发展,目前 Swan-Ganz 导管不但能测量传统的参数如 CVP、肺动脉压(PAP)、肺动脉嵌入压(PAWP)或称肺毛细血管嵌入压(PCWP)、连续心输出量(CCO)、每搏量(SV)等,新型的 Swan-Ganz 导管(图 3-1)与仪器还可以连续测量右心室舒张末期容量(RVEDV)和右心室收缩末容量(RVESV),因此将压力监测与容量监测融为一体。应用 Swan-Ganz 导管的方法监测心输出量在多种方法中被临床视为“金标准”。同时可以监测外周血管阻力(SVR)与肺血管阻力(PVR),其计算方法与正常参考值见表 3-1,在较多新型监护仪中可以自动计算。

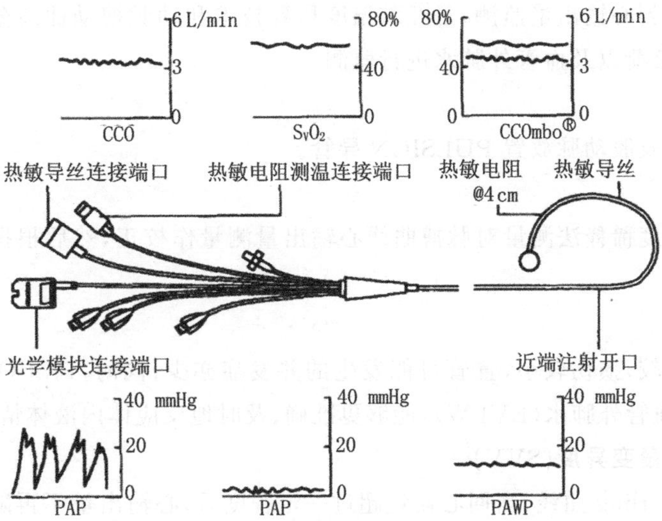

PAP:肺动脉压;PAWP:肺动脉嵌入压。

图 3-1　Swan-Ganz 漂浮导管的结构示意图

表 3-1　常用血流动力学监测参数与正常参考值

参数	缩写	单位	计算方法	正常参考值
平均动脉压	MAP	kPa	直接测量	10.9～13.6
中心静脉压	CVP	kPa	直接测量	0.8～1.6
肺动脉嵌顿压	PAWP	kPa	直接测量	0.8～1.6
平均肺动脉压	MPAP	kPa	直接测量	1.5～2.1
心输出量	CO	L/min	直接测量	5～6
每搏输出量	SV	mL/beat	CO/HR	60～90
心脏指数	CI	$L/min \cdot m^2$	CO/BSA *	2.8～3.6
外周血管阻力	SVR	$dyne \cdot s/cm^5$	80 · (MAP－CVP)/CO	800～1 200
肺血管阻力	PVR	$dyne \cdot s/cm^5$	80 · (MPAP－PAWP)/CO	＜250
氧输送指数	DO_2I	$mL/min \cdot m^2$	$CI \cdot CaO_2 \cdot 10$	520～720
氧消耗指数	VO_2I	$mL/min \cdot m^2$	$CI \cdot (CaO_2 - CvO_2) \cdot 10$	100～180
氧摄取率	O_2ER	%	$(CaO_2 - CvO_2)/ CaO_2$	22～30
动脉血乳酸	LA	mmol/L	直接测量	＜2.2
混合静脉血氧饱和度	SvO_2	%	直接测量	60～80

* BSA 为体表面积

（四）脉搏指数连续心输出量（PiCCO）监测

一种较新的微创心输出量监测，是经肺温度稀释技术和动脉搏动曲线分析技术相结合的方法，能对心脏前负荷以及血管外肺水进行监测。

1.所需导管

中心静脉置管及股动脉放置 PULSION 导管。

2.操作方法

作 3 次经肺温度稀释法测量对脉搏曲线心输出量测量作校正，然后根据脉搏曲线变化可以连续监测。

3.优势

与漂浮导管比较，损伤较小，置管可能发生的并发症亦少；同时，PiCCO 可以监测胸腔内血容量（ITBV）及血管外肺水（EVLW），能够更准确、及时地反应体内液体情况。

（五）每搏输出量变异度（SVV）

根据 Frank-Starling 曲线，当回心血量超过一定程度后，心输出量不再随着心脏前负荷的增加而加大，呼吸对回心血量的影响也不会很大；反之，如果存在循环容量不足，随着呼吸而发生回心血量的周期性变化，导致心脏每搏输出量随之发生变化，即在基线的水平上产生一个变异度，即为 SVV。正常值应小于 13%，如果超过 13%，则提示继续扩容对提高心输出量仍有帮助。

（六）混合静脉血氧饱和度（SvO_2）及乳酸监测

对危重病和重大手术患者围术期血流动力学及组织氧供需平衡的评估有重要意义。

1.SvO_2

指肺动脉血的血氧饱和度，即经过全身机体摄氧、代谢后的静脉血在右心混合后所残留的氧含量，反映了全身供氧和耗氧之间的平衡，正常值为 60%～80%，当发生贫血、心输出量降低（低血容量、心源性休克等）时，氧供减少，则 SvO_2 值降低。临床上通常以上腔静脉血氧饱和度（$ScvO_2$）来代替较难获取的 SvO_2；$ScvO_2$ 或 SvO_2 降低提示全身低灌注状态。

2.乳酸

当机体处于应激状态时，组织氧利用度提高，若存在循环容量不足，氧供难以满足机体需要，则出现无氧代谢，乳酸值升高，并大于 4 mmol/L。近年来，许多临床循证依据证明了严重脓毒症与脓毒性休克的患者，血乳酸是可以反应预后的重要临床依据。同时，乳酸也是救治严重脓毒症与脓毒性休克患者疗效评价的重要监测指标。

四、血流动力学参数的临床意义

CVP 是临床十分常用的评估容量状态的参数，但是很多因素会影响 CVP，如正压机械通气与呼气末正压（PEEP）等；同时 CVP 反映容量状态也较迟缓。临床应用中对同一患者的连续监测对评估与治疗有意义，同时可以在脓毒性休克救治中参考应用早期目标治疗（EGDT）。

LA 在救治复杂休克患者时十分重要，因为动脉压正常并不等于解除了全身或局部器官组织的低灌注。应用时可参考《SSC2021 指南》。临床研究也证实了 LA 升高是重症患者预后的独立相关因素。LA 升高提示低灌注状态。

SvO_2 如果是经导管抽取混合静脉血作血气分析，就需要看该血气分析仪是否是直接测定氧饱和度,而不是换算得到的,否则结果不可靠。SvO_2 是指经 Swan-Ganz 导管监测的,而经上腔静脉导管监测的为 $ScvO_2$,根据患者原发疾病的不同应具体分析。

MAP 是临床救治休克的最常用目标参数,按 EGDT 的早期治疗目标,应在尽量早的时间内(6 h)提高至 8.7 kPa(65 mmHg)以上。但是抗休克的根本目标并不是提高 MAP,而应该是纠正组织器官的低灌注,所以,LA 和尿排出量[>0.5 mL/(kg·h)]是可以补充的参考指标。

PAWP 升高提示左心功能不全。在鉴别诊断 ARDS 与心源性肺水肿时是重要的指标,如果PAWP>2.4 kPa(18 mmHg),提示心源性肺水肿,即左心衰竭。但是,在腹腔高压与腹腔间室综合征(ACS)的特殊条件下,应当根据患者的个体化特征具体分析。

五、循环支持

(一)容量治疗

1.胶体液

血浆、人血清蛋白、羟乙基淀粉、动物胶、右旋糖苷等,能有效维持血浆胶体渗透压,改善循环状况;血液制品的来源有限,使得临床应用无法保证,人工胶体在应用时应注意:羟乙基淀粉有不同的制剂品种,每个商品有不同的平均相对分子质量与中位相对分子质量,以及分子替换率和每日最大用量。临床应用时注意具体商品的性质指标。动物胶的平均相对分子质量较小,另外还可能具有抗原性,应用中应注意。右旋糖苷制剂有不同的相对分子质量,应用有最大量限制,同时可能影响凝血功能。

2.晶体液

通常可选用林格液或生理盐水,但需注意生理盐水大量输注可能产生高氯性酸中毒。

(二)血管活性药物

血管活性药物可以分为强心药物、血管收缩剂、血管扩张剂多重种型,应用时根据患者的血流动力学异常的特征应用。

常用的药物包括多巴胺、去甲肾上腺素、血管加压素和多巴酚丁胺。

1.多巴胺

作为脓毒性休克治疗的胰腺血管活性药物,多巴胺兼具多巴胺能与肾上腺素能 α 和 β 受体的兴奋效应,在不同的剂量下表现出不同的受体效应。小剂量[<5 μg/(kg·min)]多巴胺主要作用于多巴胺受体(DA),具有轻度的血管扩张作用。中等剂量[5~10 μg/(kg·min)]以 β_1 受体兴奋为主,可以增加心肌收缩力及心率,从而增加心肌的做功与氧耗。大剂量多巴胺[10~20 μg/(kg·min)]则以 α_1 受体兴奋为主,出现显著的血管收缩。

2.去甲肾上腺素

去甲肾上腺素具有兴奋 α 和 β 受体的双重效应。其兴奋 α 受体的作用较强,通过提升平均动脉压(MAP)而改善组织灌注;对 β 受体的兴奋作用为中度,可以升高心率和增加心脏做功,但由于其增加静脉回流充盈和对右心压力感受器的作用,可以部分抵消心率和心肌收缩力的增加,从而相对减少心肌氧耗。因此,亦被认为是治疗感染中毒性休克的一线血管活性药物。其常用剂量为 0.03~1.50 μg/(kg·min),但剂量大于 1.00 μg/(kg·min),可由于对 β 受体的兴奋加强而增加心肌做功与氧耗。

3.肾上腺素

由于具有强烈的α和β受体的双重兴奋效应，特别是其较强的β受体兴奋效应在增加心脏做功、增加氧输送的同时也显著增加着氧消耗，血乳酸水平升高。目前，不推荐作为感染中毒性休克的一线治疗药物，仅在其他治疗手段无效时才可考虑尝试应用。

4.血管加压素

血管加压素通过强力收缩扩张的血管，提高外周血管阻力而改善血流的分布，起到提升血压、增加尿量的作用；血管加压素还可以与儿茶酚胺类药物协同作用。由于大剂量血管加压素具有极强的收缩血管作用，使得包括冠状动脉在内的内脏血管强力收缩，甚至加重内脏器官缺血，故目前多主张在去甲肾上腺素等儿茶酚胺类药物无效时才考虑应用，且以小剂量给予(0.01～0.04 U/min)。

5.多巴酚丁胺

具有强烈的β_1、β_2受体和中度的α受体兴奋作用，而β_2受体的作用可以降低肺动脉楔压，有利于改善右心射血，提高心输出量。总体而言，多巴酚丁胺既可以增加氧输送，同时也增加(特别是心肌)氧消耗，因此在脓毒性休克治疗中一般用于经过充分液体复苏后心脏功能仍未见改善的患者；对于合并低血压者，宜联合应用血管收缩药物。其常用剂量为2～20 μg/(kg·min)。

第四节 肾功能监测

肾是人体重要的生命器官，其主要功能是生成尿液，排泄人体代谢的终末产物(尿素、肌酐、尿酸等)、过剩盐类、有毒物质和药物，同时调节水电解质及酸碱平衡，维持人体内环境的相对稳定。然而，肾也是最易受损的器官之一，因此，在急危重症患者的诊疗过程中，肾功能监测与心肺功能监测同样重要。

一、一般观察

(一)尿量与次数

尿量是反映肾功能的重要指标之一。临床上通常记录每小时尿量或24 h尿量，成人白天排尿3～5次，夜间0～1次，每次200～400 mL，24 h尿量1 000～2 000 mL。超过2 500 mL/24 h者为多尿；少于400 mL/24 h或17 mL/h为少尿；少于100 mL/24 h为无尿。

(二)颜色与气味

正常新鲜尿液呈淡黄色或深黄色，是由于尿胆原和尿色素所致。而气味则来自尿内的挥发性酸，静置后因尿素分解，故有氨臭味。

(三)酸碱度和比重

正常人尿液呈弱酸性，pH为4.5～7.5，比重为1.015～1.025，尿比重与尿量一般成反比。

二、肾小球功能监测

肾小球的主要功能是滤过功能，测定肾小球滤过功能的重要指标是肾小球滤过率。单位时间内由肾小球滤过的血浆量，称为肾小球滤过率。临床上常用内生肌酐清除率、血浆肌酐、血尿素氮浓度来反映肾小球滤过功能，其中以内生肌酐清除率较为可靠。

计算公式：内生肌酐清除率＝（尿肌酐/血肌酐）×单位时间尿量

因肾对某物质的清除量与肾体表面积有关，而后者又与体表面积有关，故内生肌酐清除率必须按体表面积校正：

校正清除率＝1.73 m^2×肌酐清除率/实际体表面积

实际体表面积＝0.006×身高（cm）＋0.128×体重（kg）－0.152

三、肾小管功能监测

（一）尿浓缩－稀释试验

浓缩试验又称禁水试验，具体做法是：试验前 1 d 18：00 饭后禁食、禁水，睡前排空尿液，试验日 6：00、7：00、8：00 各留尿 1 次，3 次尿中至少有 1 次尿比重在 1.026（老年人可为 1.020）以上，尿比重小于 1.020 则表示肾浓缩功能差。而稀释试验则由于单位时间内进水量过多，有致水中毒的危险，且易受肾外因素的影响，故临床上基本上不采用。

（二）尿/血渗透压的测定

正常人的血浆渗透压为 280～310 mmol/L，而尿/血渗透压为 3：1～4.5：1。禁饮水12 h后，尿渗透压应大于 800 mmol/L，低于此值时，表明肾浓缩功能障碍。

四、肾影像学检查

肾功能的监测往往还需要一种或多种的肾影像学检查，如腹部平片、腹部 CT、肾超声检查、肾盂造影、放射性核素扫描等。

第五节　肝功能监测

一、反映肝实质细胞损伤的酶学监测

（一）转氨酶

临床上常用的为丙氨酸氨基转移酶，简称谷丙转氨酶（GPT，ALT），以及天冬氨酸氨基转移酶，简称谷草转氨酶（GOT，AST）。人体许多组织细胞中都含有这两种酶，但含量不同，ALT 含量次序为：肝＞肾＞心＞肌肉；AST 顺序为心＞肝＞肌肉＞肾；ALT 分布在细胞质中，AST 分布在细胞质及线粒体中。由于肝内 ALT 活性较其他组织都高，所以 ALT 较 AST 在肝细胞损伤的检测中更具特异性。正常血清中 ALT＜30 IU/L，AST＜40 IU/L。

测定血清转氨酶活性可以动态反映肝脏情况，以便及时调整治疗，或及早发现致病原因。重症肝坏死是由于肝细胞合成转氨酶能力受损，血清转氨酶下降，出现“胆一酶分离”现象，为肝功能极度恶化的表现。

AST 在细胞内分布与 CPT 不同，一部分分布在胞质基质内，称为 S 型（ASTs），一部分在线粒体内，称为 M 型（ASTm）。当肝细胞病变较轻，仅通透性改变时，ASTm 不能透过细胞膜进入血液，此时AST/ALT比值低；而当肝细胞发生坏死时，ASTm 将与 ASTs 同时进入血液，血液中 AST 总量增加，AST/ALT 比值较高。正常血清中 AST/ALT 比值为 1.15。

（二）腺苷脱氨酶（ADA）及其同工酶

ADA 是一种核酸分解酶，不仅在核酸分解代谢中起重要作用，还与免疫功能密切相关。

它在全身多种组织中以同工酶的形式广泛存在，而以淋巴细胞中活性最高。ADA分子较ALT小，分布于胞质中，更容易透过细胞膜，在肝细胞轻微损伤时即能从血液中测出，故较转氨酶有更高的敏感性，出现早，消失晚，但特异性不够。如测定它的同工酶ADA2，则可提高特异性。正常值为3～30 U/L。

（三）乳酸脱氢酶（LDH）及其同工酶

LDH是一种糖酵解酶，广泛存在于人体组织内，以心肌、肾、肝、横纹肌、脑组织含量较多，红细胞内含量也较高，故抽血检查时不能溶血。在反映肝细胞病变上，LDH灵敏度及特异性均不高。LDH分子由4条肽链组成，肽链有A、B两种，根据排列组合可组成LDH1-5 5种类型。AAAA型即LDH-5，主要存在于横纹肌及肝脏，故又称为横纹肌型（M型）；BBBB型即LDH-1，主要存在于心肌，故称心肌型（H型）。肝脏病变时LDH-5明显升高。LDH同工酶的测定有助于判断病变的部位，排除肝外情况。

（四）谷胱甘肽-5-转移酶（GST）

GST是一组与肝脏解毒功能有关的同工酶，主要存在于肝细胞胞质中，微量存在于肾、小肠、睾丸、卵巢等组织中，诊断意义与ALT相近，在反映肝细胞损伤程度上更优于ALT，重症肝炎ALT下降时，GST仍能持续升高。同时，GST比ALT更敏感，常先于ALT升高。

（五）谷氨酸脱氢酶（GDH）

GDH主要参与谷氨酸的分解代谢，GDH仅存在于线粒体内，且肝脏内浓度远远高于心肌、骨骼肌等其他组织，是反映肝实质损害、坏死的一种敏感指标。

（六）胆碱酯酶（CHE）

人体CHE有两类，一类为真性胆碱酯酶，存在于神经节、运动终板等处，分解乙酸胆碱；另一类为假性胆碱酯酶，由肝细胞和腺细胞产生。血清假性胆碱酯酶主要由肝脏合成，当肝脏发生实质性损害时，血清CHE活性常呈下降趋势，下降程度与肝细胞损害程度相平行。但该酶特异性较差，有机磷中毒、营养不良、恶性肿瘤等疾病发生时CHE活性均下降，而糖尿病、肾病综合征、甲状腺功能亢进、重症肌无力、脂肪肝、支气管哮喘等疾病可引起该酶活性升高。判断结果时需注意有无上述伴随疾病。

（七）磷脂酰胆碱-胆固醇酰基转移酶（LCAT）

LCAT由肝合成和分泌，与胆固醇代谢有关，肝损害时该酶合成减少。与CHE类似，该酶血清活性反映肝脏的储备功能，但较CHE更具特异性。在敏感性方面，对慢性肝损害优于ALT和ADA。

二、反映胆汁淤积的诊断与监测指标

胆红素是血红素的代谢产物，80%来自分解的血红蛋白，20%来自肌红蛋白、过氧化物酶、过氧化氢酶、细胞色素等的分解。衰老的红细胞被肝、脾及骨髓的网状内皮细胞破坏，释出血红蛋白，分解为血红素和珠蛋白，血红素经一系列的氧化还原反应成为胆红素，成为未结合胆红素。由于其分子内特殊的氢键结构，使胆红素显示出亲脂疏水性质。游离胆红素进入血液后即被清蛋白结合，然后被肝细胞摄取，形成葡萄糖醛酸胆红素，此为结合胆红素。结合胆红素经肝细胞膜主动运送进入毛细胆管，经胆管系统排入肠腔。在回肠末端及结肠，胆红素在肠道细菌作用下，水解还原成胆素原，大部分随粪便排出，少部分被吸收入门静脉，再次被肝摄取排入肠腔，一部分被小肠上段重吸收，形成所谓的"肝肠循环"。

(一)血清胆红素测定

血清胆红素试验包括血清总胆红素测定和 1 min 胆红素测定。血清总胆红素正常值为 5.1～17.1 μmol/L。如在 17.1～34.2 μmol/L 之间，则为隐性黄疸；34.2～171 μmol/L 为轻度黄疸；171～342 μmol/L为中度黄疸；342 μmol/L 以上为重度黄疸。1 min 胆红素是指通过直接偶氮反应，血清中 1 min 内发生变色反应的胆红素的量。未结合胆红素不发生变色反应，而结合胆红素在 1 min 内基本都发生了反应。因结合胆红素被肝细胞直接排入胆管，故正常人血中含量甚微，此时测出的 1 min 胆红素基本都是干扰因素如尿素、胆汁酸盐、枸橼酸等所致，正常值为 0～3.4 μmol/L，超过此值，即可认为血清结合胆红素升高。由于 1 min 胆红素测定简便易行，虽然存在干扰因素，但对结果判断影响不大，故目前广泛应用。

总胆红素及 1 min 胆红素的测定对鉴别黄疸的类型很有帮助。①溶血性黄疸：以非结合性胆红素升高为主，总胆红素轻度升高（＜85.5 μmol/L），1 min 胆红素/总胆红素比值小于 20%。②阻塞性黄疸：1 min 胆红素明显增高，1 min 胆红素/总胆红素可高于 50%。③肝细胞性黄疸：结合性和非结合性胆红素均升高，1 min 胆红素/总胆红素大于 35%。

(二)尿胆红素的测定

由于非结合胆红素不溶于水，不能进入尿液，结合胆红素虽能溶于水，但正常情况下血中结合胆红素含量很低，因此正常尿液中不合胆红素。如出现表明血液中结合胆红素升高。尿胆红素正常值为小于0.51 μmol/L。

临床上一般为定性试验，阳性的灵敏度一般为 0.86～1.7 μmol/L 范围内。通常情况下，血、尿中结合胆红素浓度变化相平行，但有时血中结合胆红素很高，尿中也可能为阴性。

(三)尿内尿胆原测定

尿胆原为胆红素排入肠道后在结肠经细菌分解后产生，部分再吸收入肝，由肝再排泄入小肠，形成肝肠循环，故尿内尿胆原量与多种因素有关，如胆红素产生过多；肝脏对重吸收的尿胆原摄取功能受损；胆管感染，使胆汁中的胆红素转变为了尿胆原；肠道排空延迟，吸收增多等。

(四)碱性磷酸酶(ALP 或 AKP)

ALP 是一种膜结合酶，广泛存在于身体各组织中，肝、骨骼、肠上皮、胎盘、肾脏、成骨细胞和白细胞中含量丰富。它是一组同工酶，血清中的 ALP 成人主要来自肝，儿童主要来自骨骼。脂肪餐后，小肠内的 ALP 可逆入血液，引起 ALP 明显升高，持续可达 6 h。由于 ALP 与膜结合紧密，且肝细胞内浓度仅比血液浓度高 5～10 倍，故肝病时血清 ALP 升高不明显。而胆汁酸凭其表面活化作用，可将 ALP 从膜上溶析下来，故任何干扰肝内外胆流的因素都会引起 ALP 的明显变化。

目前主要用于诊断胆汁淤积。肝内炎症及恶性肿瘤时，由于 ALP 被过度制造，血清 ALP 也会明显升高，具有参考价值。对肝细胞损害价值不大。

ALP 正常值为 3～13 U。电泳法可将 ALP 分为 6 种同工酶，可鉴别其来源，肝脏来源的为 ALP-1 和 ALP-2。

(五)γ-谷氨酰转肽酶(GGT)

GGT 是一种膜结合酶，广泛存在于人体，尤以肾、胰、肝、肠为丰富。血清内的 GGT 主要来自肝脏，肝内主要分布于肝细胞质和肝内胆管上皮。其临床意义与 ALP 基本一致，而肝外胆管梗阻较肝内胆汁淤积升高更明显。

正常值小于 40 U，长期饮酒者可能稍高，但不大于 50 U。GGT 也有同工酶，但其蛋白质结构相同，因其所带电荷不同，在电泳带上出现不同分带。其中 GGTⅠ、GGTⅡ、GGTⅢ对原发性肝癌诊断有意义。

三、蛋白质代谢试验

(一)血清总蛋白(TP)、清蛋白(Alb)、球蛋白(Glu)

血清总蛋白主要包括清蛋白和球蛋白。正常生理状态下，血清总蛋白在 60～80 g/L，其中清蛋白占 70%，球蛋白占 30%。人血清蛋白的半衰期为 17～21 d，球蛋白为 3～5 d，所以在肝脏疾病的早期，清蛋白不会很快下降。正常值清蛋白为 35～55 g/L，球蛋白为 25～30 g/L。清蛋白减少没有很高的特异性，营养不良、肝功能受损、蛋白丢失过多、高分解代谢状态、蛋白异常分布等都可引起人血清蛋白减少。球蛋白减少较少见，见于严重营养不良、长期应用类固醇激素以及一些先天性疾病。球蛋白合成增加，常见于肝脏及全身炎症时，球蛋白明显增高时应考虑多发性骨髓瘤存在，可加做蛋白电泳。

(二)前清蛋白(PA)

PA 是电泳时位于清蛋白前方的一条蛋白区带，由肝脏合成。其合成及分解代谢几乎与清蛋白同步，但由于其半衰期较清蛋白明显短，仅 1.9 d，故可非常敏感地反应肝脏蛋白合成功能及分解代谢情况。在肝合成功能降低的早期即可降低，同样，在肝合成功能恢复的早期，PA 即可恢复正常或高于正常。肾病时 PA 会升高，机制不详。

PA 正常值为 0.23～0.29 g/L。

(三)血氨

蛋白质分解最终可产生氨，氨可逆入脑脊液，消耗 α-酮戊二酸，影响脑脊液的柠檬酸循环，并改变神经介质功能。当血氨浓度超过 2.0 mg/L 时，常可出现不同程度意识障碍，即继发性肝性脑病，而急性重症肝损害引起的原发性肝性脑病，血氨常不高，可能与内环境紊乱有关。血氨主要依靠肝脏清除，慢性肝功能衰竭时血氨常升高，急性肝功能衰竭时血氨升高较少。

四、脂质和脂蛋白代谢试验

(一)血清总胆固醇(TC)

体内胆固醇大多由各组织合成，少数来自肠道吸收。血清中的胆固醇几乎完全来自肝脏。血清总胆固醇包括游离胆固醇与胆固醇酯。急性肝损害引起肝合成功能下降时该值降低，胆管阻塞时升高，尤以慢性胆管阻塞时升高明显。高胆固醇饮食、糖尿病、动脉粥样硬化、脂肪肝等也可增高。

正常值为 3.3～5.9 mmol/L，随年龄增长可稍增高。

(二)血清磷脂(SPL)

肝脏一方面合成磷脂，进入血液，一方面又不断从血液摄取磷脂，分解后排入胆管。急性肝功能损害时该值无明显变化，慢性肝硬化晚期该值才有所下降。胆管梗阻时该值上升幅度明显。

（三）甘油三酯（TC）

血清TC存在于脂蛋白中，通过循环在组织中运送，其浓度受组织中脂肪代谢以及脂蛋白合成降解的影响。肝脏是内源性TC的主要来源。血清TC浓度受许多生理病理因素影响，特异性不高，对判断肝功能状态意义不大。

正常值为0.22～1.21 mmol/L。

（四）载脂蛋白（apo）

血浆中脂质通过与载脂蛋白结合而运输的，除作为脂质载体外，载脂蛋白还起着调节脂酶活性、调节脂蛋白合成分解代谢等重要作用。

目前认为，载脂蛋白测定比其他血脂检查更能正确反应肝脏功能不良时脂质代谢的实际状态。载脂蛋白分为apoA、apoB、apoC 3类，每一类又有数种，其中最常监测的有apoAⅠ和apoB。apoAⅠ在apoA中含量最多，主要由肝及小肠黏膜合成，是高密度脂蛋白的主要结构蛋白，其主要功能为促进血浆胆固醇酯化和高密度脂蛋白成熟，并能协助周围组织中的自由胆固醇，是预测冠心病的一项重要指标。肝功能受损时合成减少，血清中apoAⅠ浓度降低。动态观察有助于判断肝脏预后。apoB是低密度脂蛋白和极低密度脂蛋白的主要结构蛋白，主要功能是运载脂类，识别受体。在调节周围组织中的胆固醇及低密度脂蛋白代谢具重要作用，是预测动脉粥样硬化、冠心病的有价值指标之一。肝功能受损时随之下降，下降程度与肝脏受损严重度一致。

五、影像学监测

目前临床上常用于肝脏诊断的影像学技术有B型超声波、CT、MRI及核素扫描等。大多数形态学的变化及某些功能变化都可通过这些检查发现。但由于危重患者的特殊性，如不宜搬动、不能较长时间独处、有时还需呼吸机维持呼吸，使检查受到很大的局限性。目前，危重患者的肝脏影像学检查还是以B超及CT为主。

（一）B超

灵活、方便，可在床边进行，并可导引介入进行穿刺抽液、活检、药物注入，分辨率也较高，对肝内占位、胆管系统诊断价值很大，是目前临床上唯一可用于院前影像学检查工具。

（二）多普勒彩超

有助于肝血管系统的观察，对肝移植后肝血供的判断很有价值。由于其分辨率及超声波穿透性的限制，易受气体干扰，对肝内微小占位、腹膜后淋巴结的观察不佳。

（三）CT

CT是B超最好的补充。由于需搬动患者、有射线损伤且检查费用较高，CT的检查受到一定限制。但CT分别率高，能发现肝内小占位；对腹膜后、肝脏周围组织器官显示清楚，解剖结构直观；增强检查可发现血运变化等，在许多情况下CT检查不可替代。

（四）MRI、核素扫描

虽有较多优点，由于检查繁琐，占用时间较长，在危重患者抢救中较少使用。

第六节　ICU 护理评估技能

评估是对危重患者实施有效护理的重要环节，ICU 护士应熟悉护理评估内容，掌握护理评估的技能，通过评估了解患者的状况，并依据评估中的问题，有针对地实施护理。本节介绍常用及重要的护理评估指标。

一、身体评估

(一)一般状态评估

一般状态评估是对评估对象全身状态的概括性观察。评估方法以视诊为主，配合触诊、听诊和嗅诊完成。评估内容包括：性别、年龄、生命体征、发育与体型、营养状态、意识状态、面容与表情、语调与语态、体位、姿势与步态。

以营养状态评估为例，最方便快捷的方法是判断皮下脂肪的充实程度。最方便和最适宜的评估部位是前臂屈侧、上臂背侧下 1/3 处，此处脂肪分布的个体差异最小；最简单、直接、可靠、重要的指标是测量体重，但应结合内脏功能测定进行分析；体重指数是反映蛋白质、热量、营养不良及肥胖的可靠指标。体重指数(BMI)＝体重(kg)/身高^2(m^2)。

(二)皮肤评估

以视诊为主，必要时结合触诊。主要包括对皮肤颜色、湿度、温度、弹性、皮疹、压疮、皮下出血、蜘蛛痣与肝掌、水肿的评估。

以水肿的评估为例，评估时，指压后应停留片刻，观察有无凹陷及平复情况。常用评估部位为浅表骨表面(如胫骨前、踝部、足背、腰骶骨及额前等)及眼睑。以手指按压局部组织可出现凹陷者，称凹陷性水肿。而黏液性水肿及象皮肿，尽管肿胀明显，但受压后无组织凹陷，为非凹陷性水肿。

根据水肿的程度可分为轻、中、重 3 度。

轻度：仅见于眼睑、眶下软组织、胫骨前、踝部皮下组织，指压后可见轻度凹陷，平复较快。

中度：全身软组织均可见明显水肿，指压后可见明显凹陷，平复缓慢。

重度：全身组织明显水肿，身体低垂部位皮肤紧张发亮，甚至有液体渗出，胸、腹腔等浆膜腔可有积液，外阴部也可见明显水肿。

(三)全身浅表淋巴结评估

1.评估方法

评估者主要用滑动触诊。

2.评估顺序

耳前、耳后、乳突区、枕骨下区、颈后三角、锁骨上窝、腋窝、滑车上、腹股沟、腘窝等。

3.评估内容

触及肿大的淋巴结时应注意其大小、数目、硬度、压痛、活动度、有无粘连，局部皮肤有无红肿、瘢痕、瘘管等，注意寻找引起淋巴结肿大的原发病灶。

(四)头部及其器官和颈部评估

1.头部

头部的评估包括头发、头皮及头颅。

2.面部及其器官

(1)眼的评估:通常由外向内,遵循眼睑、结膜、巩膜、角膜、眼球、视功能评估、眼底检查的顺序依次进行。

(2)耳的评估:外耳注意耳廓有无畸形、外耳道是否通畅,有无分泌物或异物;乳突及听力。

(3)鼻的评估:鼻外形;有无鼻翼扇动、鼻出血;鼻腔黏膜;鼻腔分泌物;鼻窦。

(4)口的评估:应从口唇、口腔黏膜、牙齿、牙龈、舌、咽部、及扁桃体、口腔气味、腮腺,沿外向内的顺序依次进行。

3.颈部

包括颈部外形与活动、颈部血管、甲状腺及气管的评估。

(五)胸部评估

评估者嘱评估对象取坐位或仰卧位,按视、触、叩、听顺序,先评估前胸部和侧胸部,再评估背部,对称部位应左右对比。

1.胸部的体表标志

(1)骨骼标志:胸骨角、剑突、腹上角、肋间隙、肩胛骨、脊柱棘突、肋脊角。

(2)自然陷窝:胸骨上窝;锁骨上、下窝;腋窝。

(3)人工画线:前正中线、后正中线、锁骨中线(左右)、腋前线(左右)、腋后线(左右)、腋中线(左右)、肩胛下角线(左右)。

(4)人工分区:肩胛上区、肩胛下区、肩胛间区、肩胛区。

2.胸壁、胸廓及乳房

(1)胸壁评估:静脉、皮下气肿及胸壁压痛。

(2)胸廓评估:是否对称、前后径与左右径的比例。

(3)乳房评估:先视诊,后触诊。除评估乳房外,还应注意引流乳房部位的淋巴结。

3.肺和胸膜

(1)视诊:呼吸运动类型、有无呼吸困难;呼吸频率、呼吸幅度、呼吸节律。

(2)触诊:胸廓扩张度、触觉语颤、胸膜摩擦感。

(3)叩诊:先评估前胸,再评估侧胸及背部,有无异常胸部叩诊音。

(4)听诊:是肺部评估最重要的方法。内容包括:正常肺部呼吸音(支气管呼吸音、肺泡呼吸音、支气管肺泡呼吸音);异常肺部呼吸音(异常肺泡呼吸音、异常支气管呼吸音、异常支气管肺泡呼吸音);啰音(干啰音、湿啰音);语言共振;胸膜摩擦音。

(六)心脏评估

(1)视诊包括心前区外形及心尖搏动。

(2)触诊包括心前区搏动,震颤、心包摩擦感。

(3)叩诊主要指叩诊心界。

(4)听诊是评估心脏的重要方法。听诊内容包括心率、心律、心音、额外心音、杂音、心包摩擦音。

(七)血管评估

(1)视诊观察有无肝颈静脉回流征及毛细血管搏动征。

(2)触诊包括脉搏速度改变、节律改变、强弱改变、波形异常。

(3)听诊有无动脉杂音;枪击音及 Duroziez 双重杂音。

(4)血压测量。

(八)腹部评估

1.腹部的体表标志

包括肋弓下缘、脐、髂前上棘、腹直肌外缘、腹中线、肋脊角、耻骨联合。

2.腹部分区

包括四分区法和九分区法。

3.腹部评估方法

(1)视诊:评估者立于评估对象的右侧,自上而下视诊,有时为观察腹部细小隆起或蠕动波,评估者需将视线降低至复平面,从侧面呈切线方向观察。腹部视诊内容包括腹部外形;呼吸运动;腹壁静脉曲张;胃肠型及蠕动波;注意有无皮疹、色素、腹纹、瘢痕、疝等。

(2)听诊:由于触诊和叩诊可能会增加肠蠕动而增加听诊效果,因而腹部听诊常在视诊后进行。听诊内容包括肠鸣音和血管杂音。

(3)叩诊:腹部叩诊主要用于评估某些腹腔脏器的大小、位置、叩痛,胃肠道充气情况,腹腔肿物、积气或积液等。腹部叩诊多采取间接叩诊法。

(4)触诊:要求评估对象排尿后低枕仰卧位,两臂自然放于身体两侧,两腿屈曲稍分开,是腹部放松,作张口缓慢腹式呼吸。评估者立于评估对象右侧,手要温暖,动作要轻柔,一般自左下腹开始逆时针方向评估。原则是先触健侧再触患侧。边触诊边观察评估对象的反应及表情,并与之交谈,可转移其注意力而减少腹肌紧张。浅部触诊法适用于检查腹部紧张度、抵抗感、浅表压痛、包块搏动和腹壁上的肿物等。深部触诊法适用于检查腹腔脏器状况、深部压痛、反跳痛及肿物等。

(九)脊柱与四肢评估

(1)脊柱的评估主要包括脊柱弯曲度、脊柱活动度、脊柱压痛和叩击痛。

(2)四肢评估以视诊和触诊为主。主要从形态和功能两方面评估。

(十)神经系统评估

1.运动功能评估

(1)肌力是评估对象主动运动时肌肉的收缩力。嘱评估对象作肢体伸屈运动,评估者从相反方向给予阻力,评估其对阻力的克服力量。注意两侧肢体的对比,两侧力量显著不等时有重要意义。

肌力的记录采用 0~5 级的 6 级分级法。

0 级:完全瘫痪,无肌肉收缩。

1 级:只有肌肉收缩,但无动作。

2 级:肢体能在床面水平移动,但不能抬离床面。

3 级:肢体能抬离床面,但不能克服阻力。

4 级:能克服阻力,但较正常稍差。

5 级:正常肌力。

(2)肌张力。

(3)随意、不随意及共济运动。

2.感觉功能评估

评估时,评估对象必须意识清晰、合作,注意左右、远近对比。

(1)浅感觉:主要有皮肤、黏膜的痛觉、温觉和触觉。

(2)深感觉:包括关节觉、震动觉。

(3)复合感觉:包括皮肤定位觉、两点辨别觉、实物辨别觉和体表图形觉。

3.神经反射评估

(1)生理反射。①浅反射为刺激皮肤或黏膜引起的反射,包括角膜反射、腹部反射、提睾反射、跖反射。②深反射为刺激骨膜、肌腱引起的反射,包括肱二头肌反射、肱三头肌反射、膝腱反射、跟腱反射、Hoffmann 征。

(2)病理反射包括巴宾斯基(Babinski)征、奥本海姆(Oppenheim)征、戈登(Gordon)征、查多克(Chaddock)征。

(3)脑膜刺激征为脑膜受激惹的表现,包括颈强直、克尼格(Kernig)征、布鲁津斯基(Brudzinski)征。

二、常见症状评估

(一)一般情况评估

1.体温的身体变化

如高热环境中体温可稍高;情绪激动可使体温暂时升高等。

2.发热的原因或诱因

有无传染病接触史、预防接种史、手术史等;是否受凉、过度劳累、饮食不洁、损伤、精神刺激等。

3.发热的临床经过

注意发热的时间、体温上升的急缓、发热的高低、持续时间的长短、各病期的主要表现等。

4.发热的程度、热期及热型

定时测量体温,绘制体温曲线,观察发热的程度、热期,注意有无特征性热型。

5.伴随症状

有无寒战、乏力、头痛、肌肉酸痛、咳嗽、咳痰、恶心、呕吐、出血、皮疹、昏迷、抽搐等。

6.身心状况

(1)密切观察生命体征、瞳孔及意识状态、皮肤、口腔黏膜及尿量的改变。

(2)了解高热对机体重要脏器的影响及程度。

(3)体温下降期的患者,注意有无大汗及脱水的表现。

(4)长期发热者注意有无食欲减退及体重下降。

(5)还需注意患者的精神状况、心理反应、睡眠情况等。

7.诊疗及护理经过

(1)做过任何检查、结果怎样。

(2)诊断为何种疾病;其治疗护理措施。

(3)是否进行过物理降温。

(4)是否使用过抗生素、激素、解热药,药物的剂量及疗效。

(二)疼痛的护理评估要点

1.疼痛部位

疼痛部位通常为病变所在部位。

2.疼痛性质

疼痛性质与病变部位及病变性质密切相关。

3.疼痛程度

疼痛与病情严重性有无平行关系。

4.疼痛发生于持续时间

某些疼痛可发生在特定的时间。

5.疼痛的影响因素

包括诱发、加重与缓解的因素。

6.相关病史

疼痛前有无外伤、手术史、有无感染、药物及食物中毒,有无类似发作史及家庭史等。

7.伴随症状及体征

不同病因所致疼痛的伴随症状和体征不同。

8.疼痛的身心反应

密切观察患者的呼吸、心率、脉搏。血压、面色变化,有无恶心、呕吐、食欲缺乏或睡眠不佳、强迫体位、呻吟或哭叫,有无因疼痛而产生的焦虑、愤怒、恐惧等情绪反应,剧烈疼痛者还应观察有无休克的表现。

(三)水肿的护理评估要点

1.水肿部位及程度

水肿首先出现部位。

2.水肿的特点

水肿出现的时间,发生急缓,水肿性质,使水肿加重、减轻的因素,水肿体位变化和活动的关系。

3.营养与饮食

食欲有无改变,每日进食食物的种类、量;营养物质的搭配是否合理,能否满足身体的需要;体重有无明显变化;对有心、肝、肾脏的患者还应该注意钠盐和液体的摄入量。

4.出入液体量

详细记录 24 h 出入液量。对尿量明显减少者应注意观察有无急性肺水肿发生;有无肾功能损害及电解质酸碱平衡紊乱,如氮质血症、高钾血症等。

5.相关病史

有无心、肝、肾、内分泌代谢性疾病病史;有无营养不良、应用激素类药物、甘草制剂等;有无创伤和过敏史;女性患者水肿应注意与月经、妊娠有无关系。

6.水肿的身心反应

观察体重、胸围、腹围、脉搏、呼吸、血压、体位等情况;注意水肿部位皮肤黏膜的弹性、光泽、温湿度;观察长期卧床或严重水肿者的皮肤有无水疱、渗液、破溃或继发感染;注意有无胸腔积液征、腹水征及各种伴随症状;患者是否因水肿引起形象的改变、活动障碍、身体不适而心情烦躁。

7.诊疗及护理经过

水肿发生后就医情况;是否使用过利尿剂,药物种类、剂量、疗效和不良反应;休息、饮食、保护皮肤等护理措施的实施情况。

(四)呼吸困难的护理评估要点

1.呼吸困难的发生和进展特点

是突然发生,还是渐进性发展;是持续存在,还是反复间断;呼吸困难发生的诱因、时间及环境;与活动及体位的关系。

2.呼吸困难的严重程度

通常以呼吸困难与日常生活自理能力水平的关系来评估。让患者自我表述呼吸困难对日常活动的影响,如与同龄人行走、登高;劳动时有无气促;是否需要停下喘气、休息;洗脸、穿衣或休息时有无呼吸困难。

3.呼吸困难的类型及表现

是吸气性、呼气性还是混合性;是劳力性、还是夜间阵发性;呼吸是表浅还是浅慢或深快。

4.相关病史

了解患者的职业、年龄;以往有无呼吸困难发作史;有无心血管疾病、肺和胸膜疾病、内分泌代谢性疾病病史,有无感染、贫血、颅脑外伤史;有无刺激性气体、过敏原接触史;有无饮食异常、药物及毒物摄入史;有无过度劳累、情绪紧张或激动等。

5.伴随症状

呼吸困难伴咳嗽、咳痰、咯血、胸痛等首先应考虑为心肺疾患;呼吸困难伴发热最常见于呼吸系统感染性疾病;呼吸困难伴昏迷见于急性中毒、严重的代谢性疾病、中枢神经严重损害等;发作性呼吸困难伴哮鸣音见于支气管哮喘、心源性哮喘。

6.呼吸困难的身心反应

注意观察呼吸的频率、节律和深度;脉搏、血压;意识状况;面容及表情;营养状况;体位;皮肤黏膜有无水肿、发绀;颈静脉充盈程度等。有无“三凹征”、肺部湿啰音或哮鸣音;有无心律失常、心脏杂音等。询问患者入睡的方式,观察患者睡眠的时间、质量,是否需要辅助睡眠的措施。患者是否有疲乏、情绪紧张、焦虑或甚至有恐惧、惊慌、濒死感等心理反应。

7.诊疗及护理经过

是否给氧治疗,给氧的方式、浓度、流量、时间及疗效;使用支气管扩张剂后呼吸困难是否能缓解等。

(五)咳嗽与咳痰的护理评估要点

1.咳嗽的特点

注意咳嗽的性质、音色、程度、频率、发生时间与持续时间,有无明显诱因,咳嗽与环境、气候、季节、体位的关系。

2.痰的特点

注意痰液的性质、颜色、气味、黏稠度及痰量。患者的痰液是否容易咳出,体位对痰液的排出有何影响;收集的痰液静置后是否出现分层现象。

3.相关病史

患者的年龄、职业;是否患有慢性呼吸道疾病、心脏病;有无颅脑疾病、癔症病史;有无吸烟史及过敏史;有无呼吸道传染病接触史及有害气体接触史。

4.伴随症状

咳嗽伴有发热多见于呼吸道感染、急性渗出性胸膜炎等;咳嗽伴呼吸困难多见于气道阻塞、重症肺炎和肺结核、胸膜病变、肺淤血、肺水肿等。咳嗽伴胸痛见于胸膜疾病或肺部病变累及胸膜;咳嗽伴大量咯血常见于支气管扩张症及空洞型肺结核。

5.咳嗽咳痰的身心反应

有无长期剧烈、频繁咳嗽所致的头痛、疲劳、食欲减退、胸腹疼痛、睡眠不佳、精神萎靡、情绪不稳定、眼睑浮肿、尿失禁等;注意患者生命体征的变化及胸部体征;剧咳者警惕自发性气胸、咯血、胸腹部手术伤口的开裂等;痰液不易咳出者有无肺部感染的发生和加重。

6.诊疗及护理经过

是否服用过止咳祛痰药物,其药物种类、剂量及疗效;是否使用过促排痰的护理措施,效果如何。

(六)发绀的护理评估要点

1.发绀的发生情况

发生的年龄、起病时间、可能诱因、出现的急缓。

2.发绀的特点及严重程度

注意发绀的部位及范围、青紫的情况,是全身性还是局部性;发绀部位皮肤的温度,经按摩或加温后发绀能否消退;发绀是否伴有呼吸困难。

3.相关病史

有无心肺疾患及其他与发绀有关的疾病病史;是否出生及幼年时期就发生发绀;有无家族史;有无相关药物、化学物品、变质蔬菜摄入史,和在持久便秘情况下过食蛋类或硫化物病史等。

4.伴随症状

急性发绀伴意识障碍见于某些药物或化学物质急性中毒、休克、急性肺部感染、急性肺水肿等;发绀伴杵状指见于发绀型先天性心脏病、某些慢性肺部疾病;发绀伴呼吸困难见于重症心、肺疾病、气胸、大量胸腔积液等。

5.诊疗及护理经过

是否使用过药物,其种类、剂量及疗效;有无氧气疗法的应用,给氧的方式、浓度、流量、时间及效果。

(七)心悸的护理评估要点

1.心悸的特点

注意心悸发作的时间、频率、性质、诱因及程度。是休息时出现还是活动中发生;是偶然发作还是持续发作;持续时间与间隔时间的长短;发作前有无诱因;起病及缓解方式;严重程度;发作当时的主观感受及伴随症状;如是否心跳增强、心跳过快、心跳不规则或心跳有停顿感,有否胸闷、气急、呼吸困难等。

2.相关病史

有无器质性心脏病、内分泌疾病、贫血、神经症等病史;有无烟、酒、浓茶、咖啡的嗜好;有无阿托品、氨茶碱、麻黄碱等药物的使用;有无过度劳累、精神刺激、高热、心律失常等。

3.伴随症状

心悸伴呼吸困难见于心力衰竭、重症贫血等;心悸伴晕厥抽搐见于严重心律失常所致的心源性脑缺血综合征;心悸伴心前区疼痛见于心绞痛、心肌梗死、心肌炎、心包炎、心脏神经功能症等;心悸伴食欲亢进、消瘦、出汗见于甲状腺功能亢进症;心悸伴发热见于风湿热、心肌炎、心包炎、感染性心内膜炎等。

4.心悸的身心反应

注意生命体征及神志的变化,观察有无呼吸困难、意识改变、脉搏异常、血压降低、心律失常等;评估心悸对心脏功能及日常活动自理能力的影响,有无心悸引起的心理反应及情绪变化。

5.诊疗及护理经过

是否向患者解释过心悸症状本身的临床意义;是否使用过镇静剂和抗心律失常药物,其药物种类、剂量及疗效;有无电复律、人工心脏起搏治疗;已采取过哪些护理措施、效果如何。

(八)黄疸的评估要点

1.黄疸的特点

注意发生的急缓,是间断发生还是持续存在;皮肤黏膜及巩膜黄染的程度、色泽;尿液及粪便颜色的改变;有无皮肤瘙痒及其程度等。

2.相关病史

有无溶血性疾病、肝脏疾病、胆道疾病等病史;有无肝炎患者密切接触史或近期内血制品输注史;有无长期大量酗酒及营养失调;如G-6-PD缺乏症还应注意有无食用蚕豆等病史。

3.伴随症状

黄疸伴寒战、高热、头痛、腰痛、酱油色尿多见于急性溶血;黄疸出现前有发热、乏力、食欲减退、恶心呕吐、黄疸出现后症状反而减轻者,甲型病毒性肝炎的可能性大;黄疸伴食欲减退、消瘦、蜘蛛痣、肝掌、腹水、脾大等应考虑肝硬化;黄疸伴右上腹剧烈疼痛见于胆道结石或胆道蛔虫等。

4.黄疸的身心反应

注意有无贫血外貌及急性溶血的全身表现;有无恶心、呕吐、腹胀、腹痛、腹泻或便秘等消化道症状;有无皮肤黏膜出血;有无因严重瘙痒而致皮肤搔抓破损,或影响休息和睡眠;有无巩膜、皮肤明显黄染而产生病情严重的预感及焦虑、恐惧等情绪反应。

5.诊疗及护理经过

注意与黄疸有关的实验室检查结果，以利于3种类型黄疸的鉴别；有否做过创伤性的病因学检查；治疗及护理措施，效果如何。

(九)意识障碍的护理评估要点

1.起病情况

起病时间、发病前有无诱因、病情进展情况及病程长短等。

2.意识障碍的程度

根据患者对刺激的反应，回答问题的准确性、肢体活动情况、痛觉试验、神经反射等判断有无意识障碍及程度。也可以按格拉斯哥昏迷评分表(GCS)对意识障碍的程度进行评估。

3.相关病史

有无急性重症感染、原发性高血压、严重心律失常、糖尿病、肺性脑病、肝肾疾病、颅脑外伤、癫痫等病史；有无类似发作史；有无毒物或药物接触史等。

4.伴随症状

先发热后有意识障碍可见于重症感染性疾病；先有意识障碍然后有发热见于脑出血，蛛网膜下腔出血等；意识障碍伴高血压可见于脑出血、高血压脑病、尿毒症等；意识障碍伴低血压可见于感染性休克等；意识障碍伴呼吸缓慢可见于吗啡、巴比妥类、有机磷等中毒；意识障碍伴偏瘫见于脑出血、脑梗死、颅内占位性病变；意识障碍伴脑膜刺激征见于脑膜炎、蛛网膜下腔出血等。

5.意识障碍的身体反应

定时测量生命体征，观察瞳孔变化。注意有无大小便失禁；有无咳嗽反应及吞咽反射的减弱及消失；有无肺部感染或尿路感染的发生；有无口腔炎、结膜炎、角膜炎、角膜溃疡；有无营养不良及压疮形成；有无肢体肌肉挛缩、关节僵硬、肢体畸形及活动受限。

6.诊疗及护理经过

是否做过必要的辅助检查以明确诊断；消除脑水肿、保持呼吸道通畅、给氧、留置导尿管、抗感染，防止并发症；治疗和护理措施的应用及疗效等。

(十)恶心与呕吐的护理评估要点

1.恶心与呕吐的特点

注意呕吐前有无恶心的感觉；呕吐的方式是一口口吐出、溢出或喷射性；恶心与呕吐发生的时间，是晨间还是夜间；呕吐的原因或诱因；与进食有无关系；吐后是否感轻松；呕吐是突发，还是经常反复发作，病程的长短；呕吐的频率等。

2.呕吐物的特征

注意呕吐物的性质、气味、颜色、量及内容物，观察是否混有血液、胆汁、粪便等。

3.相关病史

有无消化系统疾病、泌尿及生殖系统疾病、中枢神经系统、内分泌代谢疾病等病史；有无进食不洁饮食及服药史；有无腹部手术史、毒物及传染病接触史；有无精神因素作用；女性患者要注意月经史。

4.伴随症状

呕吐伴剧烈头痛、意识障碍常见于中枢神经系统疾病；呕吐伴右上腹痛与发热、寒战、黄疸应考虑为胆囊炎或胆石症等；呕吐伴眩晕、眼球震颤见于前庭器官疾病；呕吐伴腹痛、腹泻多见于急性胃肠炎或细菌性食物中毒。

5.恶心与呕吐的身心反应

观察生命体征，有无心动过速、呼吸急促、血压降低、体位性低血压等血容量不足的表现；有无失水征象，如软弱无力、口渴、皮肤干燥、弹性减低、尿量减少等；有无食欲减退、营养不良及上消化道出血；儿童、老人意识障碍者应注意面色、呼吸道是否通畅等，警惕有无窒息情况发生。注意患者的精神状态，有无疲乏无力，有无痛苦、焦虑、恐惧等情绪反应。

6.诊疗及护理经过

是否作过呕吐物毒物分析；血电解质及酸碱平衡的监测结果；是否已做胃镜、腹部B超、X线钡餐等辅助检查；治疗的方法及使用药物的种类、剂量、疗效；已采取的护理措施及效果。

第七节　人工气道的护理

人工气道是通过鼻腔或口腔直接在上呼吸道植入导管而形成的呼吸通道，用以辅助通气及治疗肺部疾病。做好人工气道的护理是提高ICU护理质量的关键环节。

一、口咽通气道放置技术

(一)目的

(1)防止舌后坠阻塞呼吸道。

(2)预防患者咬伤舌头。

(3)协助进行口咽部吸引。

(二)用物准备

口咽导管1根，必要时备开口器及压舌板、检查手套。

(三)操作流程

见图3-2。

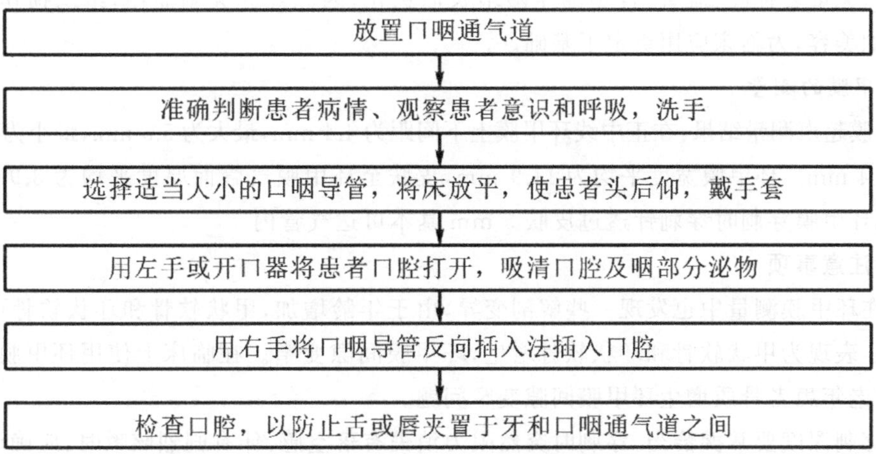

图3-2　口咽通气道放置操作流程

(四)简要说明

1.口咽通气道的选择

(1)长度:大约相当于门齿至下颌角的长度。

(2)宽度:以能接触上颌和下颌的2～3个牙齿为最佳,降低患者咬闭通气管腔的可能性。

2.反向插入法

反向插入法即把口咽通气道的咽弯曲部面朝向腭部插入口腔。当其前端接近口咽部后壁时,将其旋转180°角,旋转成正位后,口咽通气道的末端距门齿大约为2 cm,然后用双手托下颌,使舌离开咽后壁,并用双手的拇指向下推送口咽通气道,直至口咽通气道的翼缘到达唇部上方的位置。

(五)注意事项

(1)手卫生。

(2)口咽通气道不得用于意识清楚或浅麻醉患者(短时间应用的除外)。

(3)插入口咽通气道前应进行完善的表面麻醉,以抑制咽喉反射。

(4)前4颗牙齿具有折断或脱落的高度危险的患者禁用。

二、环甲膜穿刺技术

(一)目的

对于上呼吸道完全梗阻,无法施行气管内插管的成人,是最简单最迅速的开放气道方法。

(二)用物准备

(1)环甲膜穿刺针或16～25号针头。

(2)病情紧急,无须特殊设备。

(3)病情紧急,无须麻醉。

(三)简要说明

1.环甲膜解剖位置

环甲膜为带状膜,位于颈前正中喉结下方,甲状软骨和环状软骨之间,上下窄、两侧长,在中线处上下最宽,向两侧移形时渐渐变窄,近似于长方形。其位置表浅,在皮肤下方,仅有横行的小血管,无重要神经、血管,且不随年龄增长而钙化,因此经此穿刺简便,组织损伤轻,愈合快,不影响美容,为临床应用奠定了基础。

2.环甲膜的测量

环甲膜超声测量结果:在正中线环甲膜上下间距为4.4 mm,最大为5.5 mm,最小为3.1 mm,71%大于4 mm。环甲膜宽度平均为11.9 mm,皮肤至环甲膜气管面厚度平均为3.9 mm。因此在使用环甲膜穿刺时穿刺针透过皮肤5 mm基本可达气管内。

(四)注意事项

(1)在环甲膜测量中也发现一些解剖变异,由于年龄增加,甲状软骨和环状软骨可能出现钙化现象,表现为甲状软骨和环状软骨增生,环甲膜间隙变窄。在临床上使用环甲膜穿刺时,应当注意老年患者骨质增生环甲膜间隙变窄问题。

(2)穿刺深度要掌握恰当,穿刺时突然阻力消失有落空感,伴有剧烈咳嗽时,应确认插入位置,防止刺入气管后壁。

(3)穿刺时要避免用力过猛,造成气管后壁和食管损伤,甚至造成气管一食管瘘。因此应细心操作,由于穿刺针细,一般会自行愈合,如长期不愈合,可考虑行瘘修补术。

(4)环甲膜无重要的血管及神经,一般不会出现血管及神经损伤,如有渗血,可压迫止血,如有大出血,应及时查明原因,对症处理。

(5)穿刺后要妥善固定穿刺针,避免患者头过度后仰,防止穿刺针退至喉黏膜下层及皮下,造成喉黏膜及颈部皮下气肿。

(6)环甲膜穿刺针留置时间,一般不应超过 24 h。

三、气管插管的配合技术

(一)目的

(1)使呼吸道畅通,改善呼吸功能。

(2)用以辅助机械通气及治疗肺部疾病。

(3)是临床麻醉的重要组成部分。

(二)用物准备

(1)抢救车:不同型号气管插管导管各一根、管芯、喉镜、喉头喷雾器内放 1%利多卡因、牙垫、通气道、持管钳、固定带或宽胶布、5 mL 注射器 1 个、无菌液状石蜡、无菌中纱、无菌手套,必要时准备开口器和舌钳。有条件的情况下准备可视喉镜。

(2)氧气装置及吸氧管、简易辅助呼吸器、呼吸机(时间、人力充足时准备)。

(3)负压吸引装置及吸痰用具。

(4)听诊器及约束带。

(5)有条件备气囊压力表;连接多功能监护仪。

(三)简要说明

1.气管插管时患者的体位

患者头部应尽量后仰以更好地暴露声门,使口轴线、咽轴线、喉轴线三条线重叠成一条线,以便于导管置入。

2.选择气管插管型号

(1)经口行气管插管:成年男性一般选择 7.5～8.0 mm 气管导管;成年女性一般选择 7.0～7.5 mm 气管导管。

(2)经鼻行气管插管:成年男性一般选择 7.0～7.5 mm 气管导管;成年女性一般选择 6.5～7.0 mm 气管导管。

3.防止牙齿损伤

牙齿紧闭时,应先用简易呼吸器加压给氧数分钟,改善缺氧状态,遵医嘱经静脉注射适当的镇静剂后再操作,不能硬撬开牙齿。同时,操作过程中,不以喉镜作杠杆,不以牙齿作支点。

4.气管插管过程中常见的并发症

牙齿脱落、口腔黏膜、鼻腔黏膜及舌损伤、声门损伤、喉头水肿、气管壁损伤致纵隔气肿、导管误入食管、插入支气管、导管插入过浅、导管脱出发生窒息、心律失常等。

5.气管导管插入深度

气管导管插入深度以胸部 X 线片提示气管导管在隆突上 2～3 cm 为准。经口插管约为

(22±2)cm,经鼻插管约为(27±2)cm。

6.气管插管位置的判定和 $ETCO_2$ 监测。

(1)用听诊器听诊两侧肺部呼吸音是否对称。

(2)挤压胸部,在导管口感觉气流冲动。

(3)听诊器放于上腹部,听诊胃内有无气过水声,出现则进入食管。

(4)插管后进行人工通气,观察患者 SPO_2 是否上升。

(5)观察胸部和腹部运动法。

(6)支气管镜直视观察。

(四)注意事项

(1)插管前呼吸情况不佳的患者,可通过连接简易人工呼吸器输入氧以提高血氧饱和度至90%以上。

(2)用管芯应先测定其长度,其内端应短于导管口 1~1.5 cm,管芯绝不可凸出管口处,以免损伤气管黏膜组织。

(3)操作过程中插管不成功应立即给予高流量吸氧或用简易人工呼吸器辅助呼吸,并遵医嘱及时采取抢救措施。

(4)插管不成功不能反复插管,易导致气道损伤引起喉头水肿。

(5)操作过程中护士要严密观察患者生命体征及血氧饱和度等变化,及时向医师提供患者信息。危重患者可能在气管插管时发生心脏停搏。

(6)喉镜连接方法正确,一般选用中号喉镜叶片。

(7)静脉给药的方法、浓度、剂量准确。

(8)操作时注意手卫生,注意无菌操作,如吸痰、静脉给药等。

四、拔除经口气管插管技术

(一)目的

(1)患者呼吸功能改善、气道畅通、具有拔管指征,去除人工气道。

(2)改变人工气道的途径。

(二)用物准备

负压吸引管、一次性吸痰管、一次性手套、一次性注射器、无菌盐水、吸氧装置及吸氧管,必要时备好气切包或抢救药。

(三)简要说明

1.拔管指征

(1)患者神志清醒(能用点头和摇头的方式正确回答问题)。

(2)血流动力学稳定、循环稳定、自主呼吸完全恢复。

(3)咳嗽、吞咽生理反射恢复。

(4)肌张力恢复(患者能够紧握操作者的手)。

2.拔除气管插管后并发症

喉头水肿、喉痉挛症状;低氧血症;胃内容物反流、误吸;咽痛、喉痛、喉溃疡;声带麻痹;气管炎等。

(四)注意事项

(1)严格无菌操作和手卫生。

(2)口鼻咽腔的痰液一定要吸净,以减少气囊上分泌物滞留下漏。

(3)操作时动作要轻柔、准确、迅速,避免对气管黏膜损伤。

五、气管切开的配合技术

(一)目的

解除喉梗阻,恢复呼吸道通畅,改善肺部换气功能,便于吸出下呼吸道分泌物。

(二)简要说明

1.气管切开的位置

气管切开时,患者取去枕平卧位,头后仰,肩下垫软枕,颈部伸展便于术野暴露;且应注意患者身体保持正中,使气管居中利于操作的实施,在第3、4环状软骨做气管切开。

2.气管切开套管固定

为防止术后套管脱出,必须将气管切开套管居中,固定带牢固固定,松紧度应与颈部间隙不超过两指为宜。且应注意呼吸机管路不应过于固定,以免患者头颈部移动时,气管切开套管被牵拉而脱出。

3.气管切开术中可能出现的危险因素

(1)心律失常:大多数与缺氧有关。人体的氧储备很少,手术刺激、组织创伤出血,使耗氧增加或供氧不足;术中带管芯的套管导入的瞬间,经口或经鼻气管插管刚脱离气道,呼吸机供氧中断,可使患者有发生低氧血症的危险。由此引起的低氧以及二氧化碳潴留,则可能导致迷走神经反射,引起患者严重的心律失常,甚至心搏骤停。

(2)术中出血:术中气管切开部位若向上高于第1气管环,向下低于第5环,易造成喉狭窄和损伤无名动静脉而并发大出血。

(3)气管插管拔除后气管切开套管不能准确置入气道:与患者体位、术者操作技术等因素有关,若出现此情况应立即给予简易呼吸器进行一级供氧,并遵医嘱及时采取抢救措施。

(4)窒息:与缺氧有关或有分泌物、异物堵塞。应高度注意气管切开套管位置改变造成的不完全堵塞。

(5)皮下气肿:气管切开套管转入皮下组织并连接呼吸机进行机械通气,可导致皮下气肿。

4.气管切开早期并发症(24 h内)

(1)局部出血、渗血:应及时给予压迫止血,如属动脉出血应由术者进行处理,必要时进行止血术。

(2)皮下气肿及纵隔气肿:前者可不予处理,后者应警惕张力性气胸的发生。

(3)气胸:由于胸膜顶部靠近颈部筋膜表面被撕裂所致,视气胸程度采取必要措施。

5.气管切开后期并发症(超过24 h)

伤口感染;气道阻塞;吞咽障碍;气管食管瘘。

6.气管切开晚期并发症

切开部位的顽固瘘;气管内肉芽引起拔管后呼吸困难;气管狭窄。

(三)注意事项

(1)气管切开术前应彻底清洁患者颈部皮肤,以防气管切开伤口感染。

(2)病室应空气清新,做好空气消毒,最好在具有空气层流或新风系统的病房中进行操作。

(3)术前、术后严格手卫生,术中严格进行无菌操作。

(4)术中根据患者痰液的多少选择吸痰时机,在吸痰前应与术者进行沟通,征求术者同意并暂停手术操作,吸痰要彻底,严格无菌操作。

(5)在整个操作过程中,注意严密监测患者生命体征及血氧饱和度的变化。

(6)密切观察有无并发症的发生。

六、气管切开伤口换药技术

(一)目的

(1)观察气管切开导管位置、更换气管切开伤口下敷料。

(2)保持气管切开伤口清洁、干燥及患者舒适。

(3)预防和控制气管切开伤口感染。

(二)用物准备

一次性无菌弯盘 2 个、无菌镊子 2 把、无菌剪刀 1 把,根据伤口情况准备无菌中纱数块(其中一块纱布剪成 Y 字形)、0.9%生理盐水及 75%乙醇的无菌棉球适量、一次性无菌小油纱 1 块(5 cm×15 cm)、治疗车。

(三)简要说明

1.气管切开换药的意义

伤口感染是气管切开术后最常见的并发症之一,它可引起局部组织的破坏,也可引起大血管溃破出现大出血,甚至还可引起下呼吸道感染而造成患者死亡。术后加强抗感染治疗,经常保持伤口清洁,这是防止伤口感染的主要措施。

2.气管切开术后的护理措施

(1)室温应保持在 21 ℃,相对湿度应超过 50%。

(2)加强术后并发症的观察,做到专人护理。

(3)床边准备吸引器,照明设备,气管切开包及麻醉用直达喉镜和气管插管等急救设备,以备意外脱管。

(4)若手术后出现呼吸困难,可能有以下原因,应立即处理。①气管套管内有分泌物或结痂堵塞。②套管脱离气管切口。③气管支气管有分泌物假膜形成、结痂或肉芽肿。④合并纵隔气肿或气胸。⑤心肺功能衰弱。

(5)保持气管套管通畅。

3.气切导管脱出的观察和护理对策

造成脱管的原因很多,如套管大小不合,皮下气肿,护理人员操作不熟、不慎,外套管系带过松等都会引起外套管脱落,外套管脱落直接引起喉梗阻,它将危及患者的生命。

(1)脱管现象:①吸痰时吸引管不能深入外套管远端。②患者随即出现呼吸困难、烦躁、出汗、发绀等危象。③置棉花丝于套管口不随呼吸上下飘动。④外套管明显向外移动、滑出。

(2)救治措施:发现患者脱管,应立即报告医师并协助处理。气管切开术后 3 d 内的患者由于瘢痕窦道尚未形成，试行放入原气套管，危险性较大。应立即打开气管切开包，拆除原有伤口缝线，在照明及吸引器帮助下，放入合适导管。

(四)注意事项

(1)操作前必须认真评估，根据患者气管切开伤口情况选择敷料的数量。

(2)患者体位应给予去枕平卧位，头后仰，但也应根据患者程度采取适当卧位。

(3)操作过程中严密监测患者生命体征及病情变化，如出现异常立即停止操作，通知医师给予及时处理。

(4)换药过程中严格进行无菌操作，保持双手持镊法，左手镊子相对无菌，右手镊子接触伤口，接触患者的镊子不可直接接触敷料。

(5)气管切开换药每天至少 1 次，若渗出较多或痰液污染纱布，应及时换药，保持伤口敷料清洁、干燥。

(6)操作过程中动作应轻柔，防止过分牵拉造成患者不适感或引起管道脱管。

(7)换药时应按照从清洁、污染、感染、特殊感染的原则进行，避免交叉感染。

(8)气管切开换药后敷料应整洁、美观。

第四章　胸外科疾病护理

第一节　胸外科手术前后护理

一、术前护理常规

(一)术前评估

术前充分评估患者，了解患者病情及全身营养情况、自理能力等。

(二)心理护理

护士态度热情，加强与患者的沟通，宣教入院须知、探视制度、作息时间，以及讲解手术前的注意事项，建立良好的护患关系，消除患者的紧张与恐惧。

(三)卫生处置

协助患者洗头、理发、剪指(趾)甲、沐浴，带好手腕带更换病员服。

(四)术前呼吸道的准备

(1)戒烟：术前 2 周戒烟，减少气管分泌物，预防肺部并发症。

(2)维持呼吸道通畅：痰多者行体位引流，必要时应用雾化祛痰剂及支气管舒张剂，以改善呼吸状况。

(3)预防和控制感染：保持口腔清洁。有肺部感染者，术前 3～5 d 起应用抗生素。

(4)呼吸功能训练：指导患者进行呼吸功能训练，教会患者有效咳嗽。

(五)补充营养

改善营养状况，增强机体抵抗力，对于食管疾病患者尤其重要。

(六)胃肠道准备

食管疾病患者积极准备胃肠道。保持口腔清洁，每日认真刷牙，必要时给予漱口液漱口。术前 3 d 改流质饮食，餐后饮温开水漱口，以冲洗食管，减轻食管黏膜的炎症和水肿。不能进食者，做口腔护理每日2 次。手术当日早晨常规留置胃管，通过梗阻部位时不能强行进入，以免穿破食管。

(七)其他准备

1.术前检查

手术前，协助医师采集标本，完成各项术前检查，做好血型鉴定和交叉配血试验。

2.物品

准备手术需要的医疗物品，如胸带、水封瓶、术中用药、X 线片。

3.皮肤准备

根据手术方式，完成术前皮肤准备。

(1)后外切口：手术侧的前胸正中线至后脊柱线，包括腋下，上从锁骨水平至剑突下。

(2)正中切口:前胸左腋后线至右腋后线,包括双侧腋下。

(3)食管三切口:左颈部、右胸部(同后外切口)、腹部(包括脐孔、会阴部)。

(4)胸腹联合切口:左胸部(同后外侧切口)、左上腹部。

4.宣教指导

给予讲解手术前注意事项及术后所需生活用品。

5.肠道准备

手术前一晚给予开塞露或磷酸钠盐灌肠液(辉力)1 支灌肠,术前 6~8 h 禁食水。

6.保证睡眠

手术前一晚,为保证患者的睡眠,按医嘱给予安眠药,给予 10%水合氯醛 10 mL 口服。

7.病情监测

手术当日早晨测体温、脉搏、呼吸、血压、体重,观察有无病情变化,如遇有感冒发热或女患者月经来潮应报告医师择期手术。

8.术前用药

术前 30 min 遵医嘱给予术前镇静药肌内注射。

二、术后护理常规

(一)环境

创造整洁、安静、舒适、安全的病区环境。

(二)手术交接

妥善安置患者回病房,与手术室(或麻醉术后苏醒室)护士认真交接。认真进行术后病情、危险因素、皮肤状况评估并记录。向医师及麻醉师了解术中病情及术后注意事项,认真填写手术交接记录单。

(三)体位

应根据疾病性质、全身状况和麻醉方式,选择有利于患者康复及舒适的体位。全麻患者取去枕平卧位,头偏向一侧,避免口腔分泌物或呕吐物误吸,清醒且病情稳定后取半坐卧位,有利于引流。全肺切除术后平卧位或 1/4 侧卧位。

(四)生命体征观察

根据手术大小、方式及术中情况,给予持续心电、血压及血氧饱和度监护,密切观察体温、脉搏、呼吸、血压及氧饱和度的变化并记录。

(五)吸氧

持续氧气吸入,维持血氧饱和度 90%以上,必要时面罩吸氧。

(六)呼吸道的管理

麻醉未清醒前头偏向一侧,防止呕吐物吸入呼吸道,24 h 内每 1~2 h 叫醒患者翻身、咳嗽、作腹式深呼吸运动,避免肺部并发症。给予指导有效地咳嗽、咳痰方法,必要时给予叩背咳痰,遵医嘱给予雾化吸入,咳痰无力、气道梗阻者可给予吸痰。

(七)引流管的护理

妥善固定各种引流管。做好胸腔闭式引流护理,保持胃肠减压通畅,保持十二指肠营养管或空肠造瘘管通畅。认真观察记录引流液的颜色、量及性质,及时更换引流瓶(袋)。

(八)预防肺栓塞

大手术后或手术时间超过 45 min,或患者年龄大于 60 岁术后,指导穿抗血栓弹力袜,给予双下肢气压治疗预防下肢深静脉血栓。鼓励患者早期下床活动,如果生命体征平稳,术后第一天常规下床床边活动。

(九)疼痛的护理

给予心理护理,加强护患沟通,耐心倾听患者的诉说,分散患者的注意力;给予安置舒适体位;咳嗽时协助患者按压手术切口减轻疼痛,必要时遵医嘱应用止痛药物。

(十)胃肠道不适

患者出现恶心、呕吐、腹胀、呃逆等。鼓励患者早下床活动,给予腹部按摩,必要时给予肛管排气、灌肠或胃肠减压。镇痛药物敏感所致者,给予减慢镇痛药泵速或暂停用镇痛泵,必要时遵医嘱给予甲氧氯普胺等药物治疗。

(十一)健康宣教

有针对性地进行健康宣教,向患者和家属说明术后饮食、活动等有关注意项,食管患者告知胃肠减压与肠内营养的重要性,严防脱管发生。

第二节　胸腔闭式引流术护理

一、概述

胸腔闭式引流术是指在胸腔内插入引流管,引流管置于水封瓶的液面下,将胸膜腔内的气体和(或)液体引流到体外,以重建胸膜腔负压的一种方法。

(一)目的

(1)引流胸膜腔内的积气、积液、积血、积脓,重建胸膜腔内负压。

(2)保持纵隔的正常位置。

(3)促使术侧肺膨胀,防止感染。

(二)插管位置与引流装置

(1)插管位置:排除胸膜腔积气时,插管位置在患侧锁骨中线第 2 肋间;引流血胸或胸腔积液时,插管位置在患侧腋中线或腋后线第 6～8 肋间;脓胸常选择脓液积累的最低位置放置引流管。

(2)引流装置:胸腔闭式引流装置有单腔、双腔、三腔装置三种。

二、护理措施

(一)保持管道的密闭

(1)引流管安装准确,随时检查引流装置是否密闭及引流管衔接紧密,有无脱落。

(2)水封瓶长管没入水中 3～4 cm,并始终保持直立。

(3)搬动患者或更换引流瓶时,需双重夹闭引流管,以防空气进入。

(4)引流管连接处脱落或引流瓶损坏,应立即双钳夹闭胸壁引流导管,并按无菌操作原则更换引流装置。

(5)若引流管从胸腔滑脱,立即用手捏紧伤口处皮肤,消毒处理后,用凡士林纱布封闭伤口，并协助医师做进一步处理。

(二)严格无菌操作，防止逆行感染

(1)引流装置应保持无菌。

(2)保持胸壁引流口处敷料清洁干燥，一旦渗湿，及时更换。

(3)引流瓶应低于胸壁引流口 60～100 cm，以防瓶内液体逆流入胸膜腔。

(4)按规定时间更换引流瓶，更换时严格遵守无菌操作规程。单腔水封瓶每日更换生理盐水，单腔、双腔和三腔水封瓶均需每周更换水封瓶 1 次。

(三)保持引流管通畅

(1)体位：患者取半坐卧位。

(2)挤压：定时挤压胸膜腔引流管，防止引流管阻塞、扭曲、受压。

(3)深呼吸、咳嗽：鼓励患者做咳嗽、深呼吸运动及变换体位，以利胸腔内液体、气体排出，促进肺扩张。

(四)观察和记录

1.观察水柱波动

一般情况下水柱上下波动 4～6 cm。若水柱波动过高，可能存在肺不张；若无波动，则提示引流管不畅或肺组织已完全扩张；但若患者出现胸闷气促、气管向健侧偏移等肺受压的状况，应疑为引流管被血块堵塞，需设法捏挤或使用负压间断抽吸，促使其通畅，并立即通知医师处理。

2.观察引流液情况

注意观察引流液的量、性质、颜色，并准确记录。若引流液≥100 mL/h，连续≥3 h，引流液呈鲜红色且有血凝块，同时伴有低血容量表现，提示有活动性出血，及时报告医师协助处理。

(五)拔管

1.拔管指征

一般置引流管 48～72 h 后，临床观察无气体逸出；引流量明显减少且颜色变浅，24 h 引流液＜50 mL，脓液＜10 mL；X 线胸片示肺膨胀良好无漏气；患者无呼吸困难，即可拔管。

2.拔管的方法

拔管时患者取健侧卧位或坐在床边，在拔管时应先嘱患者先深吸气后屏气，在屏气时迅速拔管，并立即用凡士林纱布封闭胸壁伤口，外加包扎固定。

3.拔管后注意事项

观察患者有无胸闷、呼吸困难、切口漏气、渗液、皮下气肿等，如发现异常应及时通知医师处理。

三、健康指导

(一)休息与运动

适当活动，根据患者的病情指导患者进行深呼吸及有效咳嗽。

(二)饮食指导

加强营养，进食高热量、高维生素、高蛋白饮食。

(三)用药指导

遵医嘱用药。

(四)心理指导

了解患者思想状况,解除顾虑,讲解胸腔引流管的目的及重要性,增强战胜疾病信心。

(五)康复指导

指导患者及家属在活动或搬动患者时注意保护引流管,勿脱出、打折。引流瓶应低于胸部水平,避免引流瓶过高,瓶内引流液倒流造成逆行感染。

第三节 肋骨骨折

一、概述

(一)定义

肋骨骨折是指肋骨的完整性和连续性中断,是最常见的胸部损伤。肋骨骨折多发生于第4~7肋。多根、多处肋骨骨折,可出现反常呼吸运动,又称为连枷胸,表现为吸气时软化胸壁内陷,呼气时外凸,严重者可发生呼吸和循环衰竭。

(二)病因

1.外来暴力

多数肋骨骨折是由外来暴力所致。

2.病理因素

多见于恶性肿瘤转移和严重骨质疏松等。

(三)临床表现及并发症

1.临床表现

主要表现为骨折部位疼痛,深呼吸、咳嗽或体位改变时加重,可有骨擦音,可触及骨折断端和骨摩擦感,连枷胸者可出现反常呼吸运动。

2.并发症

气胸、血胸、低血容量性休克、皮下气肿。

(四)主要辅助检查

胸部X线检查为首选检查方法,可显示肋骨骨折的断裂线或断端错位、血气胸等。

(五)诊断和鉴别诊断

1.诊断

依据受伤史、临床表现和X线检查可诊断。

2.鉴别诊断

肋软骨炎、胸壁结核。

(六)治疗原则

治疗原则是止痛、固定和预防肺部感染,积极处理并发症。

二、常见护理诊断

(一)疼痛

与肋骨骨折,胸壁损伤有关。

(二)气体交换受损

与胸廓受损,反常呼吸运动有关。

三、护理措施

(一)术前护理常规

(1)现场急救:多根、多处肋骨骨折患者极易出现严重的呼吸循环功能障碍,应配合医师采取紧急措施。用厚敷料加压包扎固定或牵引固定伤处胸壁,消除反常呼吸,促使伤侧肺膨胀,维持正常呼吸功能。

(2)观察生命体征:注意神志、瞳孔,呼吸频率、节律、幅度变化,观察有无气管移位、皮下气肿等。注意胸部和腹部体征以及肢体活动情况,警惕复合伤。

(3)保持呼吸道通畅:及时清除气道内血液、分泌物和吸入物。

(4)减轻疼痛与不适:遵医嘱行胸带或宽胶布固定,应用镇痛镇静剂,患者咳痰时,协助或指导其用双手按压患侧胸壁。

(5)术前准备:协助医师做好术前准备。

(6)心理护理:与患者交流,减轻焦虑情绪和对手术的担心。

(二)术后护理常规

(1)病情观察与记录:观察生命体征,呼吸状况等。

(2)维持有效气体交换:给予持续吸氧,鼓励咳嗽、深呼吸,指导呼吸功能训练促进患侧肺复张。

(3)减轻疼痛与不适:同术前。

(4)预防肺部和胸腔感染:鼓励患者有效的咳嗽咳痰,遵医嘱应用抗生素。

(5)胸腔闭式引流的护理:按胸腔闭式引流护理常规。

四、健康指导

(一)休息与运动

根据损伤的程度进行合理的休息,适当活动,避免剧烈运动。

(二)饮食指导

加强营养,进食高热量、高维生素、高蛋白饮食。

(三)用药指导

遵医嘱用药。

(四)心理指导

了解患者思想状况,解除顾虑,增强战胜疾病信心。

(五)康复指导

注意安全,防止意外事故的发生。

(六)复诊须知

三个月后复查X线片,以了解骨折愈合情况。告知患者若出现胸痛、呼吸困难等症状应及时与医师联系。

第四节　气胸

一、概述

(一)定义

气胸就是由于各种原因导致胸膜腔内气体积聚促使肺萎陷,引起的机体一系列病理生理改变。一般分为闭合性、开放性和张力性三类。

(二)病因

肺组织损伤或胸壁创伤是引起气胸的主要原因,三类气胸的病因分别如下。

1.闭合性气胸

多并发于肋骨骨折。

2.开放性气胸

多并发于胸部穿刺伤。

3.张力性气胸

主要原因是较大的肺泡破裂、较大较深的肺裂伤或支气管破裂。

(三)临床表现及并发症

1.临床表现

(1)闭合性气胸:胸腔积气量小,肺萎陷小于30%以下,多无明显症状。积气量大时主要表现为胸闷、胸痛、气促和呼吸困难。胸膜腔内压力小于大气压。

(2)开放性气胸:主要表现为气促、明显呼吸困难、鼻翼扇动、口唇发绀,重者伴有休克症状。胸膜腔内压力基本等于大气压。

(3)张力性气胸:主要表现为严重或极度的呼吸困难、发绀、烦躁、意识障碍、大汗淋漓、昏迷、休克,甚至窒息。胸膜腔内压力大于大气压。

2.并发症

皮下气肿、血胸。

(四)主要辅助检查

1.影像学检查

X线检查为气胸主要诊断方法。

2.诊断性穿刺

胸膜腔穿刺可抽出气体。

(五)诊断和鉴别诊断

1.诊断

根据临床表现及辅助检查可诊断。

2.鉴别诊断

肺大疱、急性心肌梗死。

(六)治疗原则

以抢救生命为首要原则。

1.局部治疗

(1)闭合性气胸:肺萎陷超过30%者,应行胸膜腔穿刺抽气或胸腔闭式引流。

(2)开放性气胸:应先封闭伤口,尽早行清创缝合,后行胸膜腔闭式引流。

(3)张力性气胸:应先穿刺抽气降低胸膜腔内压力,后行胸膜腔闭式引流。

2.全身治疗

(1)预防感染。

(2)维持呼吸与循环。

二、常见护理诊断

(一)气体交换受损

与疼痛、胸部损伤或肺萎陷有关。

(二)疼痛

与组织损伤有关。

(三)潜在并发症

肺部或胸腔感染。

三、护理措施

(一)术前护理

(1)现场急救:危及生命时,护士应协同医师施以急救。开放性气胸者,立即用敷料封闭伤口,使之成为闭合性气胸。

(2)保持呼吸道通畅:吸氧,雾化吸入,协助咳嗽、排痰。必要时吸痰。

(3)缓解疼痛:指导患者及家属咳嗽时用双手按压胸壁,减轻疼痛,必要时给予镇痛药。

(4)动态观察病情变化:观察生命体征变化,呼吸频率、节律、幅度变化,观察有无气管移位、皮下气肿等。

(5)预防感染:保持呼吸道通畅,遵医嘱使用抗生素。

(6)术前准备:协助医师做好术前准备。

(7)心理护理:与患者交流,减轻焦虑情绪和对手术的担心。

(二)术后护理

(1)病情观察与记录:观察生命体征,呼吸状况等。

(2)维持有效气体交换:给予持续吸氧,鼓励咳嗽、深呼吸,指导呼吸功能训练促进患侧肺复张。

(3)减轻疼痛与不适:同术前。

(4)预防肺部和胸腔感染:鼓励患者有效的咳嗽咳痰,遵医嘱应用抗生素。

(5)做好胸腔闭式引流的护理:按胸腔闭式引流护理常规。

四、健康指导

(一)休息与运动

适当活动,活动量逐渐增加,避免剧烈运动。

(二)饮食指导

加强营养,进食高热量、高维生素、高蛋白饮食。

(三)用药指导

遵医嘱用药。

(四)心理指导

了解患者思想状况,解除顾虑,增强战胜疾病信心。

(五)康复指导

戒烟,注意口腔卫生,预防感冒。

(六)复诊须知

告知患者若出现胸痛、呼吸困难等症状应及时与医师联系。

第五节 血胸

一、概述

(一)定义

血胸是指胸部损伤导致的胸膜腔积血。血胸与气胸可同时存在,称为血气胸。

(二)病因

多数因胸部损伤所致。肋骨断端或利器损伤胸部均可能刺破肺、心脏、血管而导致胸膜腔积血。

(三)临床表现及并发症

1.临床表现

小量血胸无明显症状。中量血胸和大量血胸,可出现脉快、气促、胸闷,严重者可出现低血容量休克。

2.并发症

低血容量休克、气胸。

(四)主要辅助检查

1.实验室检查

血常规检查示血红蛋白和血细胞比容下降。

2.X线检查

小量血胸显示肋膈角消失,大量血胸显示胸膜腔大片阴影。

3.胸膜腔穿刺

抽得血性液体时即可确诊。

(五)诊断和鉴别诊断

1.诊断

根据临床表现及辅助检查可诊断。

2.鉴别诊断

陈旧性胸腔积液、膈肌破裂。

(六)治疗原则

1.非进行性血胸

小量积血可自行吸收,大量积血应早期行胸膜腔穿刺抽出积血,必要时放置胸膜腔闭式引流。

2.进行性血胸

应立即剖胸止血,补充血容量。

3.凝固性血胸

出血停止后数日内剖胸清除积血和血块。

二、常见护理诊断

(一)组织灌注量改变

与失血引起的血容量不足有关。

(二)气体交换受损

与疼痛、胸部损伤、肺组织受压有关。

(三)潜在并发症

感染。

三、护理措施

(一)术前护理

1.现场急救

胸部若有较大异物,不应立即拔除,以免出血不止。若出现危及生命的情况,应协同医师施以急救。

2.动态观察病情变化

(1)生命体征监测:严密观察生命体征,尤其注意呼吸频率及呼吸音的变化,有无缺氧征象,如有异常,立即报告医师予以处理。

(2)观察引流液:应密切观察胸腔引流液颜色、性质和量。若每小时引流量大于100 mL,并持续3 h以上,呈鲜红色、有血凝块、患者出现烦躁不安、血压下降、脉搏增快、尿少等血容量等不足的表现,血细胞计数、血红蛋白及血细胞比容持续下降,胸部X线显示胸腔大片阴影,应提示有活动性出血。需立即通知医师,应做好开胸止血的准备。

3.维持有效循环血量和组织灌注量

建立静脉通路,积极补充血容量和抗休克;遵医嘱合理安排输注晶体和胶体溶液,根据血压和心肺功能等控制补液速度。

(二)术后护理

1.血流动力学监测

密切观察生命体征及引流变化,若发现有活动性出血的征象,应立即报告医师并协助处理。

2.维持呼吸功能

(1)观察呼吸:密切观察呼吸频率、节律及幅度的变化。

(2)吸氧:根据病情给予吸氧,观察血氧饱和度变化。

(3)体位:若生命体征平稳,可取半卧位,以利呼吸及引流。

(4)清理呼吸道:协助患者叩背、咳痰,教会其深呼吸及有效咳嗽的方法,以清除呼吸道分泌物。

3.预防并发症

(1)用药:遵医嘱合理使用抗生素,有开放性伤口者,应注射破伤风抗毒素。

(2)病情观察:密切观察体温、局部伤口和全身情况的变化。

(3)保持呼吸道通畅:鼓励患者咳嗽、咳痰,保持呼吸道通畅,预防肺部并发症的发生。

4.疼痛的护理

给予心理护理,加强护患沟通,耐心倾听患者的诉说,分散患者的注意力;安置舒适体位;咳嗽时协助患者按压手术切口减轻疼痛,必要时遵医嘱应用止痛药物。

四、健康指导

(一)休息与运动

适当活动,活动量逐渐增加,避免剧烈运动。

(二)饮食指导

加强营养,进食高热量、高维生素、高蛋白饮食,提高机体免疫力。

(三)用药指导

遵医嘱用药。

(四)心理指导

了解患者思想状况,解除顾虑,增强战胜疾病信心。

(五)康复指导

注意安全,防止意外事故发生。戒烟,注意口腔卫生,预防感冒。

(六)复诊须知

告知患者若出现胸痛、呼吸困难等症状应及时与医师联系。

第六节　支气管肺癌

一、概述

(一)定义

肺癌多数起源于支气管黏膜上皮,因此也称支气管肺癌。

(二)病因

肺癌的病因尚不完全明确,现认为与以下因素有关。

1.生活习惯

长期大量吸烟。

2.某些化学物质、放射性物质

如长期接触石棉、铬、镍、铜、锡、砷等。

3.人体内在因素

如免疫和代谢异常、遗传因素等。

(三)临床表现及并发症

1.临床表现

(1)早期表现:常无任何症状,偶伴有刺激性咳嗽、血性痰、发热或胸痛等。

(2)晚期表现:可出现食欲减退、疲乏等。侵犯压迫邻近器官组织可出现声音嘶哑、膈肌麻痹、胸腔积液等。

2.并发症

肺炎、肺不张、胸腔积液。

(四)主要辅助检查

1.影像学检查

(1)X线胸片:是诊断肺癌的一个重要手段,可用于肺癌的普查。

(2)CT检查:能发现微小病灶和X线片检查不易发现隐蔽区的病变。

2.脱落细胞检查

中心型肺癌伴有血痰者,痰中易发现癌细胞。

3.支气管镜检查

对中心型肺癌诊断非常有价值。

(五)诊断和鉴别诊断

1.诊断

根据临床表现及辅助检查可诊断。

2.鉴别诊断

肺结核、肺部炎症、肺部良性肿瘤。

(六)治疗原则

以手术治疗为主,结合放疗、化疗、中医中药治疗及免疫等综合性治疗。

二、常见护理诊断

(一)气体交换受损

与肺组织病变、手术切除全部或部分肺组织引起的通气/血流比例失调有关。

(二)清理呼吸道无效

与肿瘤阻塞支气管,术后伤口疼痛、咳嗽无力有关。

(三)疼痛

与肿瘤压迫及浸润周围组织,手术创伤、留置胸腔引流管有关。

(四)潜在并发症

低氧血症、出血、肺不张、支气管胸膜瘘等。

三、护理措施

(一)术前护理

1.呼吸道准备

(1)戒烟:指导并劝告患者术前应戒烟2周以上,以减少气管、支气管分泌物,预防术后肺部并发症。

(2)控制感染:如患者合并肺内感染、慢性支气管炎,遵医嘱给予抗生素及雾化吸入控制感染。

(3)指导训练:指导患者练习腹式呼吸、缩唇呼气、有效咳嗽训练,练习使用深呼吸训练器,以增加肺活量,促进肺扩张,预防肺部并发症的发生。

2.改善营养状况

鼓励患者摄入高蛋白质、高热量、丰富维生素的均衡饮食,满足机体的营养需求,以耐受手术。

3.心理护理

主动关心、体贴患者,介绍胸腔引流设备,并告知患者术后放置胸腔引流管的目的及注意事项,动员家属给患者以经济和心理方面的支持。

4.术前准备

(1)术前2～3 d训练患者床上排尿、排便的适应能力。

(2)术前清洁皮肤,常规备皮(备皮范围:上过肩,下过脐,前后过中线,包括手术侧腋窝)。

(3)术前一日晚给予开塞露或辉力纳肛,遵医嘱给予安眠药。术前6～8 h给予禁饮食。

(4)手术日早晨穿病员服,摘除眼镜、活动性义齿及饰物等。备好胸腔引流瓶、胸带、胸片、病历、术中带药等。

(二)术后护理

1.观察生命体征

手术后2～3 h内,每15～30 min监测生命体征1次,生命体征平稳后改为每日测量3次;注意观察患者有无呼吸窘迫、血容量不足和心功能不全的发生。

2.给予合适体位

(1)一般体位:麻醉清醒前去枕平卧,头偏向一侧,以免呕吐物、分泌物吸入而窒息或并发吸入性肺炎。麻醉清醒后且生命体征稳定者,可改为半坐卧位,以利于呼吸和引流。

(2)特殊情况下患者体位:①肺段切除术或楔形切除术,选择健侧卧位,以促进患侧肺组织扩张。②一侧肺叶切除者,取健侧卧位,以利于手术侧残余肺组织的扩张;如呼吸功能较差,则取平卧位,避免健侧肺受压而限制肺的通气功能。③全肺切除术者,取1/4侧卧位,以防纵隔移位和压迫健侧肺而导致呼吸循环功能障碍。④血胸或支气管胸膜瘘者,取患侧卧位。

3.呼吸道护理

(1)给氧:常规给予鼻导管吸氧2～4 L/min,可根据血气分析结果调整给氧浓度。

(2)观察:观察呼吸频率、节律及幅度,观察有无气促、发绀等及动脉血氧饱和度情况,若有异常及时通知医师。

(3)深呼吸及咳嗽:鼓励并协助患者深呼吸及咳嗽,咳嗽前给患者叩背,叩背时由下向上,由外向内轻叩震荡，使存在肺叶、肺段处的分泌物松动流至气管中。患者咳嗽时，固定胸部伤口，以减轻震动引起的疼痛。

(4)稀释痰液：呼吸道分泌物黏稠者，可用糜蛋白酶、地塞米松、氨茶碱等药物行雾化吸入，以达到稀释痰液、解痉、抗感染的目的。

(5)吸痰：对于咳痰无力、呼吸道分泌物滞留的患者用鼻导管吸痰。支气管袖式切除术者，因气管或支气管吻合口反应性充血、水肿等原因，易造成呼吸道分泌物潴留，如患者不能有效咳嗽，应尽早行纤维支气管镜吸痰。全肺切除术后，因其支气管残端缝合处在隆凸下方，行深部吸痰时极易刺破，故操作时吸痰管不宜超过气管的1/2，慎叩背，防止纵隔摆动。

4.胸腔闭式引流的护理

(1)按胸腔闭式引流常规进行护理。麻醉未清醒前去枕平卧位，头偏向一侧，以防误吸而窒息，意识恢复血压平稳后取半卧位。

(2)全肺切除术后胸腔引流管的护理：全肺切除术后患者的胸腔引流管呈夹闭状态，以保证术侧胸壁有一定的渗液，防止纵隔移位。若气管明显向健侧移位，在排除肺不张后，可酌情放出适量的气体或液体。但每次放液量不宜超过100 mL，速度宜慢，以免引起纵隔移位，导致心搏骤停。

5.伤口护理

检查敷料是否干燥，有无渗血，发现异常及时通知医师。

6.维持液体平衡和补充营养

(1)严格掌握输液量和速度：输液时应注意速度和量，防止肺水肿。全肺切除后应注意控制钠盐摄入量，24 h补液量控制在2000 mL内，速度宜慢，以20～30滴/分为宜。记录出入液量，维持液体平衡。

(2)补充营养：鼓励患者进食高蛋白、高热量、丰富维生素、易消化饮食，以保证营养，提高机体抵抗力，促进伤口愈合。

7.活动与休息

(1)早期下床活动：鼓励患者早期下床活动，预防肺不张，改善呼吸循环功能，增进食欲。

(2)手臂和肩关节的运动：指导患者做肩关节和手臂的主动运动，如手术侧手臂上举、爬墙及肩关节旋前旋后运动，目的是预防术侧胸壁肌肉粘连、肩关节强直和失用性萎缩。

8.并发症的观察与护理

(1)出血：密切观察患者的生命体征，胸腔引流液颜色、性质和量。当引流液量增多，每小时大于100 mL，连续观察3 h，呈鲜红色、有血凝块、患者出现烦躁不安、血压下降、脉搏增快、尿少等血容量等不足的表现时，应考虑有活动性出血。需立即通知医师，在监测中心静脉压下加快输血、补液速度。必要时做好开胸止血的准备。

(2)肺炎和肺不张：鼓励患者咳嗽咳痰，痰液黏稠者给予雾化吸入，必要时行鼻导管深部吸痰或协助医师行支气管镜吸痰。

(3)心律失常：与缺氧、出血、水电解质酸碱失衡有关。术后应持续心电监护，如有异常，立即报告医师。遵医嘱应用抗心律失常药，密切观察心律、心率。

(4)支气管胸膜瘘：由于支气管残端血运不良或支气管缝合处感染、破裂等引发。表现为胸管内持续引出大量气体，患者有发热、刺激性咳嗽、呼吸困难等症状。用亚甲蓝注入胸膜腔，患者咳出亚甲蓝的痰液即可确诊。置患者于患侧卧位，以防漏液流向健侧；使用抗生素预防感染；小瘘口可自行愈合；必要时再次开胸修补。

9.预防肺栓塞

早期下床活动，给以抗凝剂治疗，给予抗血栓弹力袜、气压治疗等预防血栓形成。

10.疼痛的护理

给予心理护理，分散患者的注意力；给予安置舒适体位；咳嗽时协助患者按压手术切口减轻疼痛，必要时遵医嘱应用止痛药物。

四、健康指导

(一)休息与运动

术后尽早下床活动，活动量逐渐增加，劳逸结合。

(二)饮食指导

维持良好的进食环境及口腔清洁，提供高蛋白、高热量、富含维生素，易消化食物。

(三)用药指导

遵医嘱准确用药。

(四)心理指导

了解患者思想状况，解除顾虑，树立信心。

(五)康复指导

戒烟，继续进行手术侧肩关节和手臂的锻炼，练习腹式深呼吸及有效咳嗽。

(六)复诊须知

告知患者术后定期门诊随访。若出现发热、血痰、胸痛等症状，应及时复诊。

第七节　肺大疱

一、概述

(一)定义

肺大疱是指发生在肺实质内的直径超过 1 cm 的气肿性肺泡。一般继发于细小支气管的炎性病变，如肺炎、肺气肿和肺结核，临床最常见与肺气肿并存。

(二)病因

肺大疱一般继发于细小支气管的炎性病变，如肺炎、肺气肿和肺结核，临床上最常与肺气肿并存。

(三)临床表现及并发症

1.临床表现

小的肺大疱可无任何症状，巨大肺大疱可使患者感到胸闷、气短。当肺大疱破裂，产生自发性气胸，可引起呼吸困难、胸痛。

2.并发症

自发性气胸、自发性血气胸。

(四)主要辅助检查

1.胸片X线检查

胸片X线检查是诊断肺大疱的主要方法。

2.CT检查

能显示大疱的大小,有助于与气胸的鉴别诊断。

(五)诊断和鉴别诊断

1.诊断

根据临床表现及辅助检查可诊断。

2.鉴别诊断

局限性气胸、肺结核空洞、膈疝。

(六)治疗原则

(1)体积小的肺大疱多采用非手术治疗,如戒烟、抗感染治疗等。

(2)体积大的肺大疱,合并自发性气胸或感染等,应采取手术治疗。

二、常见护理诊断

(一)气体交换受损

与疼痛、胸部损伤、胸廓活动受限或肺萎陷有关。

(二)疼痛

与组织损伤有关。

(三)潜在并发症

肺部或胸腔感染。

三、护理措施

(一)术前护理

1.戒烟

术前戒烟2周,减少气管分泌物,预防肺部并发症。

2.营养

提供高蛋白、高热量、高维生素饮食,鼓励患者摄取足够的水分。

3.呼吸功能锻炼

练习腹式呼吸与有效咳嗽。

4.用药护理

遵医嘱准确用药。

5.心理护理

与患者交流,减轻焦虑情绪和对手术的担心。

6.术前准备

(1)术前2～3 d训练患者床上排尿、排便的适应能力。

(2)术前清洁皮肤,常规备皮(备皮范围:上过肩,下过脐,前后过正中线,包括手术侧腋窝),做药物过敏试验。

(3)术前一日晚给予开塞露或辉力纳肛,按医嘱给安眠药,术前 6～8 h 禁饮食。

(4)手术日早晨穿病员服,戴手腕带,摘除眼镜、活动性义齿及饰物等。备好水封瓶、胸带、X 线片、病历等。

(二)术后护理

1.全麻术后护理常规

麻醉未清醒前去枕平卧位,头偏向一侧,以防误吸而窒息,意识恢复血压平稳后取半卧位。

2.生命体征监测

术后密切监测生命体征变化,特别是呼吸、血氧饱和度的变化,注意有无血容量不足和心功能不全的发生。

3.呼吸道护理

(1)鼓励并协助深呼吸及咳嗽,协助叩背咳痰。

(2)雾化吸入疗法。

(3)必要时用鼻导管或支气管镜吸痰。

4.胸腔闭式引流的护理

按胸腔闭式引流常规进行护理。

5.上肢功能康复训练

早期手臂和肩关节的运动训练可防止患侧肩关节僵硬及手臂挛缩。

6.疼痛的护理

给予心理护理,分散患者的注意力;给予安置舒适体位;咳嗽时协助患者按压手术切口减轻疼痛,必要时遵医嘱应用止痛药物。

四、健康指导

(一)休息与运动

适当活动,避免剧烈运动,防止并发症发生。

(二)饮食指导

加强营养,多食水果、蔬菜,忌食辛辣油腻,防止便秘。

(三)用药指导

遵医嘱准确用药。

(四)心理指导

了解患者思想状况,解除顾虑,增强战胜疾病信心。

(五)康复指导

戒烟,注意口腔卫生,继续进行手术侧肩关节和手臂的锻炼。

(六)复诊须知

告知患者术后定期门诊随访。若出现胸痛、呼吸困难等症状应及时与医师联系。

第八节　食管癌

一、概述

(一)定义

食管癌是指由食管鳞状上皮或腺上皮的异常增生所形成的恶性病变。发病年龄多在40岁以上,男性多于女性,病因不明,有关资料表明与个人生活习惯有关。临床表现为进行性吞咽困难、胸骨后疼痛、胸闷不适,晚期出现恶病质。我国是世界上食管癌高发病之一。

(二)病因

食管癌的病因至今尚未明确,可能是多种因素所致的疾病。

1.不良生活习惯

长期饮烈性酒、吸烟、饮食粗硬、过热或进食过快。

2.生物性因素

某些粮食中含有真菌,有较强的致癌作用。

3.化学因素

如长期食用含亚硝胺类化合物的食物。

4.口腔卫生不良

口腔不洁或有龋齿等。

5.食物中缺少某些元素

如缺乏钼、硒、氟、维生素A、维生素B_2等。

(三)临床表现及并发症

1.临床表现

(1)早期表现:早期多无任何症状,偶有咽下食物哽噎感;胸骨后闷胀不适或疼痛。

(2)中晚期表现:进行性吞咽困难为典型症状,可有不同程度消瘦、贫血和低蛋白血症等恶病质。肿瘤侵及邻近器官可出现声音嘶哑,持续性胸背部痛,刺激性咳嗽及大呕血等。

2.并发症

呕血、便血、食管穿孔。

(四)主要辅助检查

1.细胞学检查

食管拉网脱落细胞学检查是简便易行的普查方法。

2.食管吞钡X线检查

早期可见小的充盈缺损或龛影;中晚期显示病变部位管腔充盈缺损、管腔狭窄和梗阻。

3.食管镜检查

食管镜下可直视到早期食管黏膜病变,并可取活组织检查。

(五)诊断和鉴别诊断

1.诊断

食管癌的诊断可依据病史、临床表现及辅助检查。

2.鉴别诊断

贲门失弛缓症、食管良性狭窄、食管良性肿瘤。

(六)治疗原则

食管癌以手术治疗为主,配合放疗和化疗的综合治疗。

二、常见护理诊断

(一)营养失调,低于机体需要量

与吞咽困难、手术后禁食有关。

(二)焦虑/恐惧

与对手术的危险及担心疾病预后有关。

(三)潜在并发症

吻合口瘘。

三、护理措施

(一)术前护理

1.心理护理

(1)加强与患者及家属的沟通,减轻患者焦虑情绪。

(2)讲解各种治疗护理的意义方法,大致过程,配合和注意事项。

2.营养支持

(1)口服:能口服者给予进食高热量,高蛋白,含丰富维生素的流质或半流质饮食。

(2)肠内、外营养:仅能进食流质或长期不能进食且营养状况较差者,给予静脉高营养治疗或给予放置十二指肠营养管给予肠内营养支持治疗。

3.口腔护理

指导患者正确刷牙,餐后或呕吐后,立即给予温开水或漱口液漱口,保持口腔清洁。

4.呼吸道准备

(1)指导并劝告患者术前应戒烟 2 周以上。以减少气管、支气管分泌物,预防术后肺部并发症。

(2)如患者合并肺内感染、慢性支气管炎,遵医嘱给予抗生素及雾化吸入控制感染。

(3)指导患者练习腹式呼吸、缩唇呼气、有效咳嗽训练,练习使用呼吸训练器,以增加肺活量,促进肺扩张,预防肺部并发症的发生;介绍胸腔引流设备,并告知患者术后放置胸腔引流管的目的及注意事项。

5.胃肠道准备

(1)术前 1 周遵医嘱给予患者分次口服抗生素溶液可起到局部消炎抗感染作用。

(2)术前 3 d 改流质饮食,餐后饮温开水漱口,以冲洗食管,术前 6～8 h 禁饮食。

(3)结肠代食管手术患者,术前 3～5 d 口服抗生素,如甲硝唑,庆大霉素等。术前 2 d 进食无渣流质,术前晚行清洁灌肠或全肠道灌洗以后禁饮禁食。

(4)手术当日早晨常规留置胃管,通过梗阻部位时不能强行进入,以免穿破食管。可将胃管留在梗阻上方食管内,待手术中再放入胃内。

6.术前常规准备

(1)术前2～3 d训练患者床上排尿排便的适应能力。

(2)术前清洁皮肤,常规备皮(备皮的范围:上过肩,下过脐,前后过正中线,包括手术侧腋窝)。

(3)术前一日晚给予开塞露或辉力纳肛,按医嘱给予安眠药。

(4)手术日早晨穿病员服,戴手腕带,摘除眼镜、活动性义齿及饰物等。备好水封瓶、胸带、X线片、病历等。

(二)术后护理

1.按全麻术后护理常规

麻醉未清醒前去枕平卧位,头偏向一侧,以防误吸而窒息,意识恢复血压平稳后取半卧位。

2.监测并记录生命体征

每30 min1次,平稳后1～2 h1次。

3.呼吸道护理

(1)观察呼吸频率、幅度、节律、双肺呼吸音。

(2)氧气吸入,必要时面罩吸氧,维持血氧饱和度90%以上。

(3)保持呼吸道通畅,鼓励患者深呼吸及有效咳嗽,协助患者叩背咳痰,必要时吸痰。

(4)应用雾化吸入稀释痰液、消炎解痉、抗感染。

(5)疼痛显著影响咳嗽者可应用止痛剂。

4.胸腔引流管的护理

按胸腔闭式引流护理常规。

5.胃肠减压的护理

(1)严密观察引流量、性状、气味并记录。

(2)妥善固定胃管,每班交接插管深度,防止脱出。

(3)经常挤压胃管,保持通畅,必要时生理盐水冲洗胃管,防止胃管堵塞,确保减压有效性。

(4)胃管脱出后应严密观察病情,不应再盲目插入,以免戳穿吻合口,造成吻合口瘘。

(5)术后3～4 d待患者胃肠功能恢复,肛门排气、胃肠减压引流量减少后,停止胃肠减压,拔出胃管。

6.饮食护理

(1)术后3～5 d内严格禁饮食,禁食期间持续胃肠减压,可经肠内、外途径补充营养。待肛门排气后可停止胃肠减压,停止胃肠减压24 h后,若无呼吸困难、胸痛、患侧呼吸音减弱及高热等吻合口瘘的症状时,则开始进食。

(2)留置十二指肠营养管的患者,可先滴入少量温盐水,次日开始滴入38～40 ℃的营养液,每次200～300 mL,如无不适可逐渐增加至2000～2500 mL/d。术后10 d左右根据患者情况拔除十二指肠营养管,开始经口进流食,一般术后2周改半流食。

(3)未留置十二指肠营养管的患者,经禁食5～6 d可给予全清流质,每2小时给予

100 mL,每日 6 次。流质 1 周后改为半流食,半流食 1 周后可进普食。

(4)遵循少食多餐的原则,细嚼慢咽,防止进食过多、过热、生、冷、硬食物。食量不宜过多、速度不宜过快。食管癌术后可有胃液反流现象,饭后 2 h 勿平卧,睡眠时将枕头垫高。

7.并发症的观察与处理

(1)吻合口瘘:是食管癌术后最严重的并发症,多发生在术后 5～10 d。表现为高热、呼吸困难、胸痛、患侧胸膜腔积气积液,严重者可发生休克。处理应立即禁饮食、胃肠减压、胸腔闭式引流、抗感染治疗及营养支持治疗等。

(2)乳糜胸:多因伤及胸导管所致,多发生在术后 2～10 d,表现为胸闷、气短、心慌,胸腔闭式引流液为乳糜液。患者出现乳糜胸后给予高糖、高蛋白、低脂饮食,必要时完全采取胃肠道外营养,行胸腔闭式引流,促进肺膨胀。

(3)肺栓塞:早期下床活动,给予抗凝剂治疗,给予抗血栓弹力袜、气压治疗等预防血栓形成。

8.疼痛的护理

给予心理护理,分散患者的注意力;安置舒适体位;咳嗽时协助患者按压手术切口减轻疼痛,必要时遵医嘱应用止痛药物。

四、健康指导

(一)饮食

(1)少量多餐,由稀到干,逐渐增加食量,并注意进食后的反应。

(2)避免进食刺激性食物与碳酸饮料,避免进食过快、过量及硬质食物;质硬的药片可研碎后服用,避免进食花生、豆类等,以免导致吻合口瘘。

(3)进食 2 h 内不应平卧,以免胃液反流;必要时抬高床头,服用制酸剂。

(4)术后 20 d 左右,大口吞咽食糜团,以扩张吻合口,防止吻合口狭窄。

(5)注意口腔卫生,增进食欲。

(二)活动与休息

术后早期下床活动,逐渐增加活动量,保证充分的睡眠,劳逸结合。

(三)加强自我观察

若术后 3～4 周再次出现吞咽困难时,可能为吻合口狭窄,应及时就诊。

(四)康复指导

告知患者保持口腔卫生,出院后继续进行手术侧肩关节和手臂的锻炼,以恢复正常的活动功能。

(五)复诊须知

告知患者术后需要定期门诊随访。若出现发热、胸痛、咽下困难等表现应及时与医师联系。

第九节　贲门失弛缓症

一、概述

(一)定义

贲门失弛缓症是指由于食管贲门部的神经肌肉功能障碍所致的食管功能性疾病。

(二)病因

贲门失弛缓症的病因至今尚未明确,可能与患者情绪激动、不良饮食习惯、进食刺激性食物等多种因素有关。

(三)临床表现及并发症

1.临床表现

阵发性无痛性吞咽困难是本病最典型症状。可有胸骨后疼痛、食物反流和呕吐、体重减轻等。

2.并发症

反流性食管炎、吸入性肺炎。

(四)主要辅助检查

(1)食管钡餐X线造影:可见食管扩张、食管末端狭窄呈鸟嘴状。

(2)食管镜检查:食管镜检查可排除器质性狭窄或肿瘤。

(3)食管动力学检测。

(五)诊断和鉴别诊断

(1)诊断:贲门失弛缓症的诊断可依据病史、临床表现及辅助检查。

(2)鉴别诊断:①食管癌;②食管炎;③食管良性肿瘤。

(六)治疗原则

对症状较轻者可采取保守治疗,如缓解紧张情绪,服用抑制胃酸分泌药物等,对中、重度应行手术治疗。

二、常见护理诊断

(一)营养失调,低于机体需要量

与吞咽困难、手术后禁食有关。

(二)焦虑/恐惧

与对手术的危险及担心疾病预后有关。

(三)潜在并发症

胃液反流。

三、护理措施

(一)术前护理

1.饮食护理

能进食者给予高蛋白、高热量、富含维生素的流质或半流质饮食。不能进食者静脉补充液体，纠正水电解质紊乱。

2.口腔护理

指导患者正确刷牙，餐后或呕吐后，立即给予温开水或漱口液漱口，保持口腔清洁。

3.术前准备

(1)呼吸道准备：术前 2 周戒烟，训练患者深呼吸、有效咳痰的动作。

(2)胃肠道准备：术前 3 d 给流质饮食，在餐后饮温开水漱口，以冲洗食管，以减轻食管黏膜的炎症和水肿。术前一日晚给予开塞露或辉力纳肛，术前 6～8 h 禁饮食。

(3)术前 2～3 d 训练患者床上排尿、排便的适应能力。

(4)皮肤准备。术前清洁皮肤，常规备皮(备皮范围：上过肩，下过脐，前后过正中线，包括手术侧腋窝)。

(5)术前 1 d 晚按医嘱给安眠药。

(6)手术日早晨穿病员服，戴手腕带，摘除眼镜、活动性义齿及饰物等。备好水封瓶、胸带、X 线片、病历等。

4.心理护理

解释手术治疗的意义；解释术后禁食的目的，并严格遵照医嘱恢复饮食。

(二)术后护理

(1)按全麻术后护理常规，麻醉未清醒前去枕平卧位，头偏向一侧，以防误吸而窒息，意识恢复血压平稳后取半卧位。

(2)病情观察：术后加强对生命体征的监测，防止出现血容量不足或心功能不全。

(3)呼吸道护理：①观察呼吸频率、幅度、节律及双肺呼吸音变化。②氧气吸入 5 L/min，必要时面罩吸氧。③鼓励患者深呼吸及有效咳嗽，必要时吸痰。④稀释痰液：应用雾化稀释痰液、解痉平喘、抗感染。⑤疼痛显著影响咳嗽者可应用止痛剂。

(4)胸腔闭式引流管护理：按胸腔闭式引流护理常规护理。

(5)胃肠减压护理：①严密观察引流量、性状、气味并记录。②妥善固定胃管，防止脱出，持续减压。③经常挤压胃管，保持通畅。引流不畅时，可用少量生理盐水低压冲洗。④术后 3～4 d 待肛门排气、胃肠减压引流量减少后，拔出胃管。

(6)饮食护理。①食管黏膜破损者：按食管癌术后饮食护理。②食管黏膜未破损者：术后 48 h 左右拔除胃管，术后第 3 d 胃肠功能恢复后进流食，少食多餐。术后第 5 d 过渡到半流食。术后第 7 d 可进普食，以易消化、少纤维的软食为宜，细嚼慢咽。避免吃过冷或刺激性食物。

(7)并发症的观察与处理。①胃液反流：是手术后常见的并发症，表现为嗳气、反酸、胸骨后烧灼样痛、呕吐等。应准确执行医嘱给予制酸药和胃动力药。②肺不张、肺内感染：术后应保持呼吸道通畅、鼓励患者深呼吸和有效咳嗽、及时使用止痛剂、保持引流管通畅，以预防肺部并发症的发生。

四、健康指导

(一)休息与运动

术后尽早下床活动，活动量逐渐增加，劳逸结合。

(二)饮食指导

指导患者进高蛋白、高热量、富含维生素饮食,少食多餐。

(三)用药指导

按医嘱准确用药。

(四)心理护理

与患者交流,增强战胜疾病的信心。

(五)康复指导

告知患者保持口腔卫生,出院后继续进行手术侧肩关节和手臂的锻炼,以恢复正常的活动功能。

(六)复诊须知

告知患者术后需要定期门诊随访。若出现发热、胸痛、咽下困难等表现应及时与医师联系。

第十节　食管平滑肌瘤

一、概述

(一)定义

食管平滑肌瘤是指由于食管贲门部的神经肌肉功能障碍所致的食管功能性疾病。

(二)病因

食管平滑肌瘤的病因至今尚未明确。多发生于食管固有肌层,以纵行肌为主。

(三)临床表现及并发症

1.临床表现

吞咽困难是最常见症状,呈间歇性发作。可伴有上腹部不适、反酸、呕吐及食欲下降等。

2.并发症

反流性食管炎、吸入性肺炎。

(四)主要辅助检查

1.食管钡餐X线造影

此项检查是本病的主要诊断方法。

2.食管镜检查

食管镜检查可明确肿瘤的部位、大小、形状和数目。

(五)诊断和鉴别诊断

1.诊断

食管平滑肌瘤的诊断可依据病史、临床表现及辅助检查。

2.鉴别诊断

纵隔肿瘤、食管癌。

(六)治疗原则

一旦诊断明确,主张手术治疗。

二、常见护理诊断

(一)营养失调,低于机体需要量

与吞咽困难、手术后禁食有关。

(二)焦虑/恐惧

与对手术的危险及担心疾病预后有关。

三、护理措施

(一)术前护理

见“贲门失驰缓症”。

(二)术后护理

见“贲门失驰缓症”。

四、健康指导

见“贲门失驰缓症”。

第十一节 膈疝

一、概述

(一)定义

膈疝是内疝的一种,是指腹腔内脏器等通过膈肌异位移动到胸腔内的疾病状态。可分为创伤性和非创伤性膈疝。

(二)病因

与先天性膈肌发育不良、肥胖、胸腹腔内的压力差异和胸部损伤等因素有关。

(三)临床表现及并发症

1.临床表现

(1)腹腔脏器疝入胸腔引起的功能变化:如胀饱、反酸、腹痛和呕吐等。

(2)胸腔内脏器受压引起呼吸循环功能障碍:如胸闷、呼吸困难和心悸等。

2.并发症

反流性食管炎、肠梗阻。

(四)主要辅助检查

1.食管钡餐 X 线造影

该检查是本病的主要诊断方法。

2.胃镜检查

可判断疝的类型和大小,并可与其他疾病相鉴别。

(五)诊断和鉴别诊断

1.诊断

膈疝的诊断可依据病史、临床表现及辅助检查。

2.鉴别诊断

反流性食管炎、心肌梗死。

(六)治疗原则

无症状或症状很轻可保守治疗,如促进食物排空、减少胃液分泌等。症状重者或创伤性膈疝,一旦诊断明确,通常主张手术治疗。

二、常见护理诊断

(一)气体交换受损

与肺组织受压或胸外伤有关。

(二)焦虑/恐惧

与对手术的危险及担心疾病预后有关。

(三)潜在并发症

低氧血症、出血、心律失常等。

三、护理措施

(一)术前护理

1.心理护理

(1)加强与患者及家属的沟通,减轻焦虑情绪。

(2)讲解各种治疗护理的意义方法,手术过程和配合注意事项等。

2.营养支持

(1)口服:给予进食高热量、高蛋白、含丰富维生素的流质或半流质饮食。

(2)肠内、外营养:适用于仅能进食流质或长期不能进食且营养状况较差者。

3.呼吸道准备

术前 2 周戒烟,训练患者深呼吸、有效咳痰的动作。

4.胃肠道准备

术前 3 d 改流质饮食,餐后饮温开水漱口,以冲洗食管,减轻食管黏膜的炎症和水肿,术前 6～8 h 禁饮食。术前 1 d 晚给予辉力纳肛,预防术后便秘。手术日早晨常规留置胃管,通过梗阻部位时不能强行进入,以免戳破食管。

5.口腔护理

指导患者正确刷牙,餐后或呕吐后,立即给予温开水或漱口液漱口,保持口腔清洁。

6.术前准备

(1)术前 2～3 d 训练患者床上排尿、排便的适应能力。

(2)皮肤准备:术前清洁皮肤,常规备皮(备皮范围:上过肩,下过脐,前后过正中线,包括手术侧腋窝)。

(3)术前 1 d 晚给予开塞露或辉力纳肛,术前 6～8 h 禁饮食,按医嘱给安眠药。

(4)手术日早晨穿病员服,戴手腕带,摘除眼镜、活动性义齿及饰物等。备好水封瓶、胸带、

X线片、病历等。

(二)术后护理

(1)按全麻术后护理常规,麻醉未清醒前去枕平卧位,头偏向一侧,以防误吸而窒息,意识恢复血压平稳后取半卧位。

(2)病情观察:术后加强对生命体征的监测,防止出现呼吸、循环功能障碍。

(3)胸腔闭式引流管护理:按胸腔闭式引流护理常规护理。

(4)胃肠减压护理:术后胃管应妥善固定,防止脱出,持续减压。经常挤压胃管,防止堵塞。若引流不畅时,可用少量生理盐水冲洗。待肠蠕动恢复、肛门排气后方可拔除胃管。

(5)饮食护理:术后48 h左右拔除胃管,术后第3 d胃肠功能恢复后进流食,少食多餐。术后第5 d过渡到半流食。术后第7日可进普食,以易消化、少纤维的软食为宜,细嚼慢咽。

四、健康指导

(一)休息与运动

术后尽早下床活动,活动量逐渐增加,劳逸结合。

(二)饮食指导

指导患者进高蛋白、高热量、富含维生素饮食,少食多餐。

(三)用药指导

按医嘱准确用药。

(四)康复指导

告知患者保持口腔卫生,出院后继续进行手术侧肩关节和手臂的锻炼,以恢复正常的活动功能。

(五)复诊须知

告知患者术后需要定期门诊随访。若出现发热、胸痛、咽下困难等表现应及时与医师。

第五章　心外科疾病护理

第一节　冠心病

一、概述

冠状动脉粥样硬化性心脏病，是指冠状动脉发生严重粥样硬化性狭窄或阻塞，或在此基础上合并痉挛，以及血栓形成，造成管腔阻塞，引起冠状动脉供血不足、心肌缺血或心肌梗死的一种心脏病，简称冠心病。我国虽是冠心病的低发国家，但近年来冠心病发病率和死亡率的逐年上升趋势是不容忽视的。目前，据统计我国每年新发生的心肌梗死的患者就高达300万之多。

冠状动脉的病变主要在动脉内膜，病变发展缓慢（一般约需要10～15年才能发展成为典型的动脉粥样硬化斑块），在早期无症状，临床不易检出。发病时通常表现为胸骨后的压榨感，闷胀感，持续3～5 min，常发散到左臂、左肩、下颌、咽喉部、背部，也可放射到右臂。用力、情绪激动、受寒、饱餐等增加心肌耗氧情况下发作的称为劳力性心绞痛，休息或含服硝酸甘油缓解。若表现为持续性剧烈压迫感、闷塞感、甚至刀割样疼痛，伴有低热、烦躁不安、多汗和冷汗、恶心、呕吐、心悸、头晕、极度乏力、呼吸困难、濒死感，休息和含服硝酸甘油不能缓解，此种情况称为心肌梗死型。冠状动脉阻塞性病变主要位于冠状动脉前降支的上、中1/3，其次为右冠状动脉，再次为左回旋支及左冠状动脉主干，后降支比较少见。

冠心病的外科治疗主要是应用冠状动脉旁路移植术（CABG），简称“搭桥”。CABG为缺血心肌重建血运通道，改善心肌的供血和供氧，缓解和消除心绞痛症状，改善心肌功能，延长寿命。目前，CABG已成为治疗冠心病最常用和最有效的方法之一。由于动脉移植物的远期通畅率明显高于自体大隐静脉，可提高手术的远期效果，因此，近年来大力提倡用动脉如胸廓内动脉、胃网膜右动脉、桡动脉等作为冠状动脉旁路移植术的移植物。并且，不用体外循环，在心脏跳动下进行的冠状动脉旁路移植术取得较大进展，加快了患者的恢复，缩短了住院时间，取得了良好的效果（图5-1）。冠状动脉旁路移植术后约有90%以上的患者症状消失或减轻，心功能改善，可恢复工作，延长寿命。

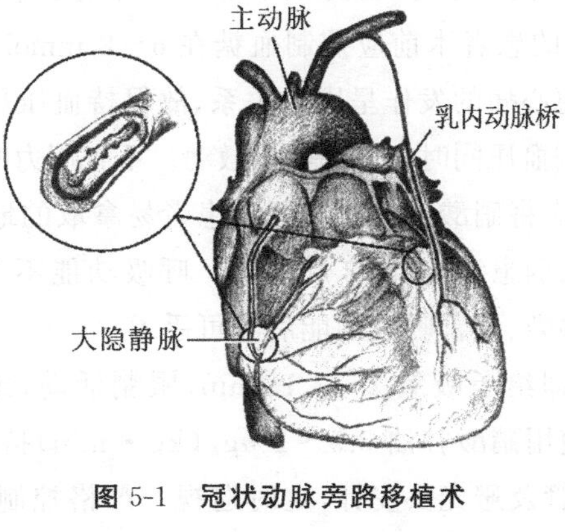

图5-1　冠状动脉旁路移植术

二、术前护理

(一)一般准备

1.完成各项检查

各项血标本的化验,包括全血常规、血型、凝血象、生化系列、血气分析、尿常规,如近期有心肌梗死者,加做血清酶学检查。辅助检查包括18导联心电图、胸部X线片、超声心动图、核素心肌显像和冠状动脉选择性造影。

2.呼吸道准备

患者入院3天后,可教会患者练习深呼吸和有效咳嗽,每日进行训练直到手术。病情较平稳的患者(重度左主干狭窄和药物不能控制心绞痛的患者可先不参与此项训练),可进行吹气球训练。患者取卧位或坐位,吸氧(氧流量4~5 L/min),深吸气后平稳呼气,吹鼓气球。吹的时间尽量长,但以不感憋气为度,以免诱发心绞痛,每次5~10分钟,每天6~8次。训练期间,应鼓励患者做腹式呼吸。吹气球训练是一种深呼吸运动操,在吸氧的情况下进行,可增加肺活量和肺部功能残气量,提高血氧饱和度,改善心肌缺氧。

3.术前功能训练

冠状动脉搭桥术常取用大隐静脉作为移植用材料,因此,术前必须保证其完好无损。患者入院后,向其健康宣教,了解保护好大隐静脉的重要性。同时指导患者切勿用手抓挠下肢,以免造成表面皮肤的损伤。如有下肢损伤、局部炎症等情况,需制定相应的护理方案。术前进行静脉注射时,为保证手术安全,禁忌选用双下肢血管进行静脉穿刺。对于长时间站立工作的患者,嘱咐其穿长筒弹力袜,休息时双下肢适当抬高,以预防下肢静脉曲张。对已发生下肢静脉曲张的患者,应及早治疗。对于长期卧床的患者,应适当协助其进行床上运动、按摩,经常用温水泡脚,以促进血液循环。

4.常规准备

向患者介绍病情及注意事项,讲清楚避免情绪激动的重要性,向家属讲清手术的必要性及手术中、手术后可能发生的危险情况,术前请家属签字备同种血型。术野备皮,取下肢静脉,包括颈部以下所有部位均需准备,术前晚常规清洁灌肠。保证术前良好睡眠,必要时遵医嘱口服用药。

(二)其他疾病的治疗

患者如合并其他疾病,应内科治疗,做好如下准备。择期手术患者术前应停用抗血小板药5天,防止术后出血,糖尿病的患者术前应控制血糖在6~8 mmol/L。高血压是冠心病的诱发原因之一,尤其是舒张压与冠心病的发作呈因果关系,故保持血压稳定至关重要,理想血压控制在120/75 mmHg。药物控制血压同时,避免紧张、激动。不宜用力咳嗽、排便,注意卧床休息。

有心绞痛发作的患者,应将硝酸甘油片放置于患者易拿取的地方,并指导患者硝酸甘油的正确保存方法和重要性。吸烟患者,术前3周戒烟。呼吸功能不全者或出现呼吸道感染的患者,给予相应的治疗,控制感染、改善呼吸功能后方可手术。

对于急诊入院患者,应即给予吸氧2~3 L/min,限制活动,绝对卧床休息。床边心电监测,维持静脉通道,按医嘱使用硝酸甘油0.5~2 μg/(kg·min)持续微量注射泵泵入,使用时需用避光注射器、避光延长管及避光头皮针,定时巡视。严格控制液体的入量,避免加重心脏负荷。保持环境安静舒适,减少对患者的不良刺激,以免诱发心绞痛发作。紧急做好配血及备皮准备。

(三)术前心理准备

现代医学模式认为,冠心病是一种心身疾病,其发病、转归均与心理社会因素有关。因此,充分认识冠心病性格、心理特点,在冠心病的围术期过程中加强心理护理,对促进冠心病患者的康复有着重要意义。我们需要做到以下几个方面:①热情接待新入院的患者。②关心体贴患者。③帮助患者:满足患者的需要,遵医嘱,坚持治疗,树立恢复健康的信心,增加应变能力。帮助患者合理使用健康的适应行为,制止不良的适应行为。④防止消极情绪:解除紧张情绪,避免因过度焦虑、恐惧而引起疾病的变化。

(四)术前访视

冠心病旁路移植术后的患者都需要进入ICU进行监护,待生命体征等各项指标平稳,符合转出标准时再返回普通病房。研究表明,不少患者进入ICU后,难以适应这个陌生、密闭、而且与外界隔绝的环境,往往容易产生恐惧、焦虑甚至谵妄等一系列精神障碍现象,这种现象在医学界被称为"ICU综合征"。ICU综合征即监护室综合征,是指患者在ICU监护期间出现的以精神障碍为主、兼具其他一系列表现,如谵妄状态、思维紊乱、情感障碍、行为和动作异常等的一组临床综合征。国内相关文献报道其发生率为20%～30%,而机械通气患者的发生率高达60%～80%。对ICU患者进行研究表明,发生谵妄的机械通气患者病死率较其他患者明显增高。ICU综合征的出现不但影响患者的康复治疗,也会影响医护人员的工作效率和诊疗工作的开展。有关资料显示,加强术前访视的力度,应用人文护理可避免或减轻ICU综合征的发生。ICU护士可于术前1天前往心外病房访视,尽量避开患者进餐、治疗、休息的时候。首先,阅读病历,了解患者的一般情况。对患者的身体状况、个人性格、文化程度、经济条件有所掌握,对患者作出评估诊断。接下来再到床旁向患者做自我介绍,发放自制卡片,标明术前应注意的相关事项,具体为术前禁食水、防止着凉感冒并戒烟、术晨更换清洁病号服、义齿需在术前取下、贵重物品如首饰、手机、钱、物勿带入手术室,可在术前交家属妥善保管,术前一夜保证充足的睡眠,可遵医嘱适当应用艾司唑仑等药物。晨起排空大小便等,待手术室的护理员来接等内容。

请患者及家属翻阅ICU自制宣传画报,与患者逐条讲解,让患者充分理解术前准备的必要性,解除思想顾虑,轻松等待手术。由于冠心病患者以中老年患者为主,可交由患者自己阅读,记住照办。如果年纪很大,可让家人阅读解释、逐条落实。另外,画报可采用通俗易懂的少量文字,配以颜色鲜艳、生动的图片,可提高患者的阅读兴趣,使患者及家属了解ICU的工作流程,术后可能出现的不舒服、不适应症状,心理有所准备。同时,在宣传册中可加入针对患者家属的宣教内容,包括:指导患者家属在患者入住ICU期间需要准备的物品和询问病情的方式,知道应该如何配合医护人员的工作等。另外,还可以集中患者和家属观看ICU自制宣传片,以消除对ICU环境的陌生和恐惧。有需要时,可带领患者更换隔离服进入ICU病房内,熟悉各种监护仪器设备,包括监护仪、呼吸机的报警声音,以免在术后增加患者恐惧。

耐心询问了解患者对手术的认知和顾虑,评估患者的心理状态,并根据评估内容针对患者的职业特点、文化程度、心理素质以及对健康和疾病的不同认识对症下药,有的放矢地进行心理疏导。介绍病房中的成功病例,树立患者的信心。详细解答患者提出的各种问题以提高术前访视的效果,可使患者准备充分积极主动应对手术。

随着医疗改革和医保的普及,患者对医院收费问题很敏感和很重视,所以术前应向患者及患者家属交代有关自费项目,让患者准备好这一部分费用,做到收费合理、实事求是、一视同仁,减少不必要的费用,避免经济纠纷的发生。

术前访视的工作是至关重要的,ICU 的术前访视已开展了很多年。并且,ICU 护士会不定时的对术前术后患者进行问卷调查,以便随时了解患者及家属关心和感兴趣的内容。根据内容随时调整和扩充访视所用的卡片和宣传手册。通过对患者的术前访视并进行护理干预,我们发现该方法可有效地减轻患者的焦虑和恐惧情绪,让患者主动配合医护人员并平稳度过在 ICU 的监护阶段,增强了患者对医护人员的依从性和配合程度,同时也提高了患者及家属的满意度,有利于构建和谐的医患、护患关系。

三、术中配合

提前将手术室温度调至 24℃,等待患者进入手术室,防止术中低温引起心室颤动,备好各种抢救器材、药品。用亲切的语言缓解患者紧张情绪,取得其信任与支持,尽量避免患者由于过分紧张出现亢进症状,如心悸、出汗、烦躁不安、呼吸困难等,以免增加心肌耗氧量,诱发心绞痛甚至心肌梗死。患者入室后建立有效静脉通路,协助患者取仰卧位,胸骨正中对应的背部用小方软垫抬高 15°～20°,双腿微屈,膝关节外展,臀下贴好电极板。安全、合理、舒适的体位是手术成功的保障。术中严密观察手术进展,及时提供手术所需物品,调节无影灯及手术床角度,并保证吸引器及血液回收机管道通畅。随时调节压力大小,及时、准确地调整电凝输出功率,取乳内动脉时调至 30 W/s,开胸和取大隐静脉时调至 50 W/s。备好 30～35 ℃生理盐水冲洗吻合口,术中采取有效保暖措施,使患者体温维持在 36 ℃以上,避免由于患者体温过低引起心室颤动。

手术室护士应熟练掌握冠状动脉旁路移植术手术特殊器械的性能、用途及使用方法,熟悉冠状动脉解剖及手术程序,术中主动积极配合医生操作,使手术迅速、顺利完成。术中注意妥善保管血管桥,轻拿轻放,保持湿润,防止牵拉及锐器伤,静脉瓣方向应做好标记,剩余血管桥应保留至手术结束。术中搭桥器械精细、尖锐、昂贵,应注意防止损坏或误伤手术人员。积极的护理配合是手术顺利进行的保障,有利于促进患者康复。

四、术后护理

(一)术后常规处理

ICU 近年有了重大的发展,已成为临床医学的一门新兴学科,专业技术队伍不断壮大,仪器设备不断更新,监测项目更加完善。冠状动脉搭桥术后患者均被安置在心外监护室内进行严密监护。术后监护的目的是让患者尽快恢复到正常的生理状态,可转至普通病房开展治疗护理,并尽可能避免术后并发症的发生。

1.术后早期处理

(1)术后患者入 ICU 前:应做好准备工作。包括:清洁防压疮床垫的床单位,准备妥当;运行正常的治疗和监测设备,如呼吸机(按照公斤体重已完成初调,并试用无误)、监护仪、负压吸引器、人工呼吸器、氧气装置、吸痰管等,使患者及时地处于监测条件下,一旦出现意外时,能及时发现和得到处理；配备控制升压药或血管扩张剂的微量输液泵、急救复苏的电除颤等装置、急救或常规必用的药物、常用的输液及冲洗管道的肝素液、主动脉球囊反搏机，各种观察记录表格。

(2)术终回室：患者手术结束后会由手术室送至ICU。回室后，由平车搬到病床之前，要注意血压是否平稳，各管道是否连接牢固。搬动患者时要分工明确，专人托住患者头部，轻抬轻放，避免管道脱落。抬到病床上后，马上连接呼吸机、心电导线、动脉血压、血氧饱和度，听诊双肺呼吸音以确定呼吸机送气正常。待血压处于平稳状态后，更换术中带回药物至ICU输液泵上，理清并保持每条输液管道的通畅。选择中心置管较粗的分支监测中心静脉压，三通连接口处应标示该路输注液体。标示引流刻度，记录各项指标。回室30 min后采集血气分析，根据化验回报再次调节呼吸机。

(3)与术中工作人员的交接班：向麻醉师与外科医生了解手术过程是否平稳，术中所见冠状动脉病变程度、分布，冠状动脉血运重建的满意度以及是否经过体外循环。同时需要交接术中血压、心功能情况、尿量、电解质和酸碱，以及用药的反应及其用量，手术过程的特殊情况，目前正在使用的药物剂量及配制方法。与手术室护士交接患者的衣物，带回的血制品和药品，交接患者的皮肤情况，各管路是否通畅等内容，并共同填写交接记录单。冠心病患者在ICU的监护项目(表5-1)。

表5-1　冠心病患者在ICU的监护项目

生命体征	血流动力学	特殊检查	化验检查	出入量	其他
体温	动脉压	心电图	血尿常规	尿量	血氧饱和度
脉博	中心静脉压	床旁胸片	电解质	胸腔引流量	呼气末二氧化碳
呼吸	肺动脉嵌压/左心房压	床旁心脏彩超	血气		
神志	心排血量/心排血指数		血尿素氮/肌酐		
	外周血管阻力		心肌酶/肌钙蛋白		

2.冠状动脉旁路移植术后处理

与一般心脏手术后的处理原则相同，即维持生命体征的平稳，其特殊性是必须保持心脏血氧供需平衡、水与电解质平衡及酸碱平衡。针对左心功能状态不同的患者，术后处理侧重点有所不同。左心功能良好的患者，术后生命体征大多平稳，处理的重点是保持心脏血氧供需平衡，减慢心率和放宽负性肌力药物的运用。左心功能不全的患者，如缺血性心肌病，合并大的室壁瘤及严重的瓣膜病变，术后着重维护和提高心功能，通过维持适当的血压水平及保证心脏供血来实现心脏血氧供需平衡，减慢心率。

(1)保持心脏血氧供需平衡，补充血容量：冠心病的病理基础是由于冠状动脉发生严重粥样硬化性狭窄或阻塞而引起的心脏氧供需不平衡，术后保证心脏氧供，减少氧的消耗非常重要。导致心脏供氧量减少的原因通常包括血容量不足、低心排综合征、心包填塞、循环负荷过重、呼吸道阻塞、胸腔积液等。而血压高、心率快、躁动、高热等原因导致了搭桥术后患者的氧耗量增多。针对上述原因，冠状动脉搭桥术后早期应控制收缩压在90～120 mmHg，观察患者引流量的多少，如无出血倾向，可控制收缩压至150 mmHg以下。由于冠心病患者术前多有高血压病史，术后可静脉应用硝酸甘油、亚宁定、硝普钠等药物控制血压。维持CVP在6～12 cmH_2O，保持容量平衡，纠正低心排，保持呼吸道通畅，给予患者充分的镇静、镇痛，必要时可应用肌松剂。持续监测体温，如体温过高时，给予物理降温，若降温效果不佳时，可遵医嘱用药退热。

(2)保持电解质和酸碱平衡：冠状动脉搭桥术后，维持电解质平衡对于预防心律失常非常重要。通常每4 h查血钾1次，如果有异常，应1～2 h复查1次。血清钾的浓度应控制在4.0～5.0 mmol/L之间。低血钾症应在短时间内纠正，可在中心静脉处持续泵入6%氯化钾溶液，在肾功能不良和尿量较少时，应适当减速。成人患者，每补给2 mmol氯化钾可提高血钾0.1 mmol/L。当血钾高于6.0 mmol/L时，则有心脏骤停的危险，应给予利尿剂、高渗葡萄糖加胰岛素、钙剂、碱性药物，使血钾迅速降至正常水平。临床上一般容易忽视对镁剂的补充，它对室性心律失常有抑制作用，并能扩张冠状动脉。血清镁应维持在1.3～2.1 mmol/L范围，在2～4 h内可补充硫酸镁5 g。

(3)呼吸系统的管理：搭桥术后患者，通常设置呼吸模式设置为容量控制。术后早期，如果患者病情稳定，清醒并配合治疗的患者，可应用间歇通气，潮气量设置为8～12 mL/kg，频率10次/ min，呼气末正压(PEEP)5～8 cmH_2O，以防止肺不张。使用呼吸机期间必须加强气道湿化，湿化液须使用蒸馏水，有利于肺部气体交换，防止纤毛干燥而不利于痰液的排除。若湿化使用生理盐水，会导致氯化钠颗粒沉积在气管壁上，影响纤毛活动。湿化吸入温度要求控制在28～32 ℃，相对湿度＜70%。调整呼吸机参数后，应定时复查血气分析。冠状动脉搭桥术后的患者，患者清醒，循环稳定时，应使患者尽早拔除气管插管，脱离呼吸机，脱机过程太长是最常见的错误。搭桥术后早期拔管可改善静脉回流，降低右心负荷，并增加左心室充盈，从而增加心排血量。可促进患者更早咳痰，排出痰液，减少肺部并发症，缩短住ICU时间，最终节省医疗开支。拔除气管插管的指标，应根据患者的具体临床表现及各项监测指标决定，当患者神志清醒，可完全配合治疗，肌力正常后，即可考虑拔除气管插管。另外，需要血流动力学稳定、无出血并发症、无酸中毒及电解质紊乱，具体拔管指征见表5-2。

表5-2 拔管指征

神经系统	意识清醒 服从命令 没有脑卒中并发症
血流动力学	稳定 无出血并发症或胸腔引流量＜200 mL/h 平均动脉压70～100 mmHg 适量肌松药物(主动脉球囊反搏并非禁忌症)
呼吸系统	pH≥7.32 PaO_2＞80 mmHg(FiO_2＝50%) 自主呼吸时$PaCO_2$＜55 mmHg 潮气量＞5 mL/kg 吸气负压＞－25 cmH_2O

续表

神经系统	意识清醒 服从命令 没有脑卒中并发症
放射影像学	无大量积液、积气 无大面积肺不张
生化指标	血清钾浓度 4.0～4.5mmol/L

据文献报道，冠状动脉搭桥术后患者常于术后 16～18 h 拔管。对于非体外循环下心脏不停跳搭桥患者，由于没有体温循环的打击，机体生理影响不大，平均拔管时间可缩短至术后 4～6 h。拔除气管插管后，可给予鼻导管吸氧或储氧面罩吸氧。每日给予雾化吸入 2～3 次，每次 15 min。在不影响患者休息的情况下，间断给予体疗。对于术前患有慢性阻塞性肺病患者，由于痰液多且黏稠，往往较难咳出，可遵医嘱静脉应用大剂量氨溴索化痰。拔除气管插管的患者，早期要严密观察生命体征。注意呼吸形态，观察是否存在鼻翼扇动，呼吸浅快、呼吸困难，三凹征、发绀、烦躁不安等缺氧现象。对于呼吸状态不佳的患者，可考虑使用序贯通气。序贯通气时，患者感觉舒适，可以经口进食，避免了气管插管带来的相关损伤，保护了气道的防御功能，降低了院内肺部感染的发生率。

(4)血流动力学的监测：冠状动脉搭桥术后患者常需植入 Swan-Ganz 导管监测血流动力学和持续监测心排量。对于血流动力学改变和处理见表 5-3。

表 5-3　血流动力学改变和处理

血流动力学改变				处理	
MAP	CO	PCWP	SVR	首先	其次
↓	↓	↓	↓↑	补充容量	
↓	↓	↓	↑	补充容量	扩张血管药
↓↑	↓	↑	↑	扩血管药	正性肌力药 IABP
↓	↓	↑	N↑	正性肌力药	
↓	N↑	N	↓	缩血管药	
N	N	↑	↑↓	利尿剂	

(二)术后并发症的观察与处理

1.低心排血量综合征

冠状动脉搭桥术后出现 LOCS 是非常危险的，它会引起血管收缩或移植血管的痉挛，加之血管移植物内血流量的减少，从而加重心肌缺血，进一步导致心排血量的减少，最后造成难以扭转的低血压状态。低心排量可增加手术死亡率和术后并发症发生率，如呼吸衰竭、肾衰竭、神经系统并发症等。冠状动脉搭桥术后，发生 LOCS 的最常见原因为低血容量，可由过度利尿、失血、外周血管过度扩张、心肌收缩功能不良、外周循环阻力增强等原因造成。其他常见原因还包括心包压塞、心律失常和张力性气胸。

(1)临床表现:烦躁或精神不振、四肢湿冷发绀、甲床毛细血管在充盈减慢、呼吸急促、血压下降、心率加快、尿量减少<0.5 mL/(kg·h)、血气分析提示代谢性酸中毒。

(2)预防和处理:术后早期应用正性肌力药物(如多巴胺、多巴酚丁胺)等扩血管药,补足血容量,纠正酸中毒,预防LOCS的发生。一旦临床表现提示出现低心排血量综合征,应立即报告医生,详细分析,找出原因,尽早作出相应处理。补充血容量,纠正酸中毒、减轻组织水肿、保持容量平衡。每隔30~60 min复查血气,观察分析器发展趋势,给予相应治疗。若药物治疗无效,要及时应用IABP,改善冠状动脉灌注,保护左心功能。

2.心律失常

(1)心房颤动和扑动:心房颤动是冠状动脉搭桥术后最常见的心律失常。美国胸外科学会(STS)报道,房颤发生率约为20%~30%。一般发生在术后2~3 d,通常为阵发性,但可反复发作。多数心脏外科医生认为,冠状动脉搭桥术后房颤是一个较严重的问题,它对血流动力学有一定的影响。心房颤动通常由以下几个方面引起:①外科损伤。②手术引起的交感神经兴奋。③术后电解质和体液失平衡。④缺血性损伤。⑤体外循环时间过长等。

预防和处理:①心律的监测:术后心律、心率的变化,对高龄、术前有心功能不良或房颤病史等的高危患者进行重点监护。②术后尽早应用β肾上腺素能受体拮抗剂,预防性给予镁剂。若患者已出现房颤,治疗的首要任务是控制心室率,然后再进行复律治疗,尽量恢复并维持室性心律。

(2)室性心律失常:冠状动脉搭桥术后的偶发室性期前收缩,其通常不需要治疗。而出现室性心律失常如室性心动过速、心室颤动,术后并不常见,一般发生在术后1~3 d。产生的主要原因如下:①围术期心肌缺血和心肌梗死。②电解质紊乱,如低血钾和低血镁症。③血肾上腺素浓度过高。④术前已有左心室室壁瘤和严重的收缩功能减退。对大多数患者来说,术后室性心律失常及其诱发因素是能被纠正的。

预防和处理:①维持水、电解质及酸碱平衡:术后早期常规每4 h检查血气离子一次,根据化验回报补充离子、调整内环境。常规应用镁剂,即使血镁正常,应用镁剂不仅可有效控制室性心律失常,还可以扩张冠状动脉,增加冠状动脉血流。②给予患者充分镇静,由于强心药物,并应用利多卡因等抗心律失常药物。

3.急性心肌梗死

由于手术技术和心肌保护技术的改善,冠状动脉搭桥术后的心肌梗死已不常见。不稳定性心绞痛患者其术后心肌梗死发生率高于稳定性心绞痛患者。发生的原因可能与以下因素有关:①心肌血管重建不彻底。②术后血流动力学不稳定。③移植血管病变。

预防和处理:减少心肌氧耗,保证循环平稳。血流动力学支持、标准的药物治疗、纠正电解质紊乱和心律失常。术后早期,给予患者保暖有利于改善末梢循环并稳定循环,继而保护心肌供血,能有效防止心绞痛及降低心肌梗死再发生。对于心肌梗死继发低心排血量的患者,应尽早放置主动脉内球囊反搏或心室辅助装置,提供血流动力学支持,减轻心脏负荷。

4.出血

冠状动脉搭桥术后的出血发生率约为1%~5%,主要原因为外科手术因素和患者凝血机制障碍、长时间体外循环、高血压和低温等。患者引流量大于每小时200 mL,持续3~4 h,临床上即认为有出血并发症。

预防和处理：术前对于稳定性心绞痛患者，提前1周停用抗血小板药物。对于不稳定性心绞痛患者，可改为低分子肝素抗凝。术后严格控制收缩压在90～100 mmHg。定时挤压引流，观察引流的色、质、量，静脉采血检查ACT（活化凝血酶原时间），使其达到基础值范围，确认肝素已完全中和。若出现大量快速出血，血压下降，应立即床旁紧急开胸止血。

5.急性肾衰竭

患者行冠状动脉搭桥术之前，若存在肾功能不全、高龄、瓣膜手术、糖尿病、严重左心室功能不全等情况，术后极易出现急性肾衰竭的并发症。它在术前血清肌酐正常的患者的发生率为1.1%，而术前血清肌酐升高患者的发生率为16%，其中20%的患者需行CRRT治疗。急性肾衰竭增加手术死亡率，可高达40%左右，并延长住院时间，增加患者负担。

预防和处理：对于有肾衰竭危险因素的患者，术前应避免使用肾毒性的药物。若术前出现血清肌酐升高者，在病情允许的情况下，可适当延迟手术时间，待血清肌酐值控制在较合适的范围内时，再行手术治疗。术前需合理限制液体入量以减少肾脏损害。术后小剂量的应用多巴胺2～3 μg/(kg·min)，可扩张肾动脉，增加肾灌注。若患者出现严重的急性肾衰竭症状时，应及早给予CRRT支持，不能等到出现血流动力学紊乱、多脏器功能衰竭时才开始应用，宜早不宜迟。

6.脑卒中

脑卒中是造成冠状动脉搭桥术后并发症和死亡的主要原因之一。据Puskas多中心调查研究，脑卒中发生率为6%～13%。临床上将脑损害分为Ⅰ型和Ⅱ型。Ⅰ型为严重的永久的神经系统损伤，发生率3%，死亡率可达到21%。Ⅱ型为轻度脑卒中，患者出院时可恢复神经系统和肢体功能，发生率为3%，死亡率为10%。

预防和处理：早期的脑卒中治疗只是支持疗法，预防才是关键。造成术后脑卒中的原因有：①升主动脉粥样硬化。②房颤。③术前近期心肌梗死和脑血管意外。④颈动脉狭窄。⑤体外循环等。术后需每小时观察并记录瞳孔及对光反射，麻醉清醒患者，观察其四肢活动情况。出现脑卒中的患者中，需给予头部冰帽降温，降低氧耗；防止或减轻脑水肿；使用甘露醇、激素、利尿剂、清蛋白；神经细胞营养剂和全身营养支持。若患者出现抽搐时，应立即给予镇静剂和肌松剂抑制抽搐。定时给予患者翻身、叩背，促进痰液排出防止肺部感染。

7.主动脉球囊反搏的应用

主动脉球囊反搏（intra-aortic balloon pump，IABP）是机械辅助循环方法之一，系通过动脉系统植入一根带气囊的导管到降主动脉内锁骨下动脉开口远端，在舒张期气囊充气，主动脉舒张压升高，冠状动脉流量增加，心肌供氧增加；在心脏收缩前气囊排气，主动脉压力下降，心脏后负荷下降，心脏射血阻力减少，心肌耗氧量下降，以此起到辅助衰竭心脏的作用。对于冠状动脉搭桥术后出现心力衰竭、心肌缺血及室性心律失常等并发症而药物不能控制者，应及早使用IABP。但是由于IABP是有创植入性操作，并且使用期间需维持ACT在较高的水平。因此，在使用IABP期间易出现并发症，延长患者的住院时间。据文献报道，应用IABP的并发症发生率为13.5%～36%，可出现下肢缺血、球囊破裂、感染、出血、血肿、栓塞、动脉穿孔、主动脉夹层等并发症。

并发症预防与处理：

(1)下肢缺血：下肢缺血为多见的并发症，与 IABP 管堵塞动脉管腔或血管内血栓脱落栓塞影响下肢供血有关。表现为 IABP 术后，患侧疼痛、肌肉萎缩、颜色苍白、末梢变凉、足背动脉消失。

术前应选用搏动较好的一侧植入导管；选择合适的型号；适当抗凝；持续搏动，不能停，以防止停搏时在气囊表面形成血栓在搏动时脱落。术后每 15 min 对比观察双侧足背或胫后动脉搏动，注意患肢皮肤的温度、颜色变化。抬高下肢，4～6 h 行功能锻炼，以促进下肢血液循环。遵医嘱给予肝素治疗，每 2～4 h 监测 ACT，调整 ACT 在正常值的 1.5 倍左右。患者翻身时，避免患侧屈膝屈髋，防止球囊管打折引起停搏。若出现机器报警，应立即处理，避免机器停搏导致患者出现生命体征变化。

(2)球囊破裂：主要原因为在插入气囊导管时，尖锐物擦划气囊；动脉粥样硬化斑块刺破气囊；动脉内壁有突出的硬化斑块，气囊未全部退出鞘管或植入锁骨下动脉内形成打折、弯曲，该部位膜易打折破裂。

术前应常规检查气囊有无破裂，避免接受尖锐、粗糙物品。了解患者血管造影是否有斑块，了解术中置 IABP 管是否困难。临床表现为反搏波形消失，导管内有血液流出。一旦发现，需立即停止反搏，拔出气囊导管，否则进入气囊内的血液凝固，气囊将无法拔出，只能通过动脉切开取出。

(3)感染：常见于动脉切开植入导管。术后需加强无菌操作，及时更换被血、尿污染的敷料，并密切观察 IABP 置管处伤口有无红、肿、热、痛等感染征象。同时每日监测体温、血象的动态变化情况，如有异常及时报告。遵医嘱全身及切口局部应用抗生素。

(三)术后康复护理

冠状动脉搭桥术后患者，尽早进行科学的康复锻炼对术后顺利恢复有很大的帮助。有效的康复锻炼可以扩张冠状动脉，在一定程度上预防冠脉搭桥的狭窄和闭塞，促进血液循环，促进伤口愈合，促进心功能恢复，预防肺部、消化道等各器官并发症发生，使患者尽快恢复正常生活。并且，随着患者活动量的逐步增加可有效预防深静脉血栓形成，还能改善血液动力学状态。患者在由 ICU 转回病房后，病情趋于平稳，除进行必要的抗生素和相关药物治疗外，需加强康复护理。

为了有效地进行肺部扩张，尽早恢复吹气球训练，方法同术前，可防止肺不张，减轻肺间质水肿。据报道，此项训练能明显改善缺氧和二氧化碳潴留。吹气球训练的同时，配合定时雾化吸入每日 4 次，每次15 min。雾化吸入后痰液稀释，较易咳出，此时可鼓励患者咳嗽，惧怕切口疼痛是患者不愿意咳嗽的主要原因，可采取胸带固定伤口、护士协助按压伤口等方法缓解咳嗽时引起的疼痛。同时，可教会患者采取“抱胸式”咳嗽的方法，即鼓励患者深吸气后双手交叉抱于胸前，每当用力咳出时，双手用力向身体内抱胸，此方法可减轻咳嗽时震动引起的疼痛，并且患者可自行控制抱胸的时机和力度。

鼓励患者进食高蛋白、高热量饮食，既为康复训练储备能量也可促进手术刀口的愈合。由 ICU 转回病房 24～48 h 后，在患者体力允许情况下，护士协助患者在床上慢慢坐起，待适应后再缓慢移到床边，直到搀扶站起。切记，患者由于卧床时间较长，初次活动会感到乏力、头晕、四肢无力，同时还有谨防体位性低血压的发生。早期活动可搀扶离床短距离步行，72 h 后根据患者体力和心功能的恢复情况逐渐加大活动量，可沿病房走廊步行。若扩胸运动导致患者牵拉伤口引起疼痛，为防止关节僵硬，可鼓励患者多做一些柔软的伸展运动，例如，上肢缓慢抬起，举过头顶或者两手缓慢平举，以不引起疼痛为宜，逐步增加动作幅度。

鼓励患者生活自理包括洗脸、刷牙、自己进餐和大小便等，可促进上肢功能锻炼，又在一定程度上增加了运动量。此时，嘱患者多进食蔬菜、水果等易消化饮食，排便时切勿用力，如厕时动作宜迟缓，防止血压骤升骤降发生意外。患者一旦生活自理能力恢复后，既满足了患者自我实现的需求，也增加了患者的自信心，利于患者心态的调整，病情的恢复。

在进行康复锻炼时，要求患者逐渐加大运动量，不可急于求成，应以患者能自我耐受、不感过度疲劳、无心慌气短、不诱发心律失常和剧烈胸痛为度。

五、健康指导

患者术后状态平稳，复查心电图、X 线胸片、心脏超声如无异常，即可出院。向患者宣讲和发放出院健康指导手册，包括指导患者饮食、功能锻炼、合理用药、定期复诊等内容。

(一)饮食指导

冠状动脉搭桥术后患者饮食宜清淡、高营养，应限制饮食中的高热量、高胆固醇食品如肥肉、动物脂肪、动物内脏、甜食等，可多食蔬菜、水果等富含维生素和膳食纤维的食物。一日三餐要规律，切勿暴饮暴食，合理控制体重，戒烟酒。

(二)功能锻炼

散步是一种全身性运动，可加快血流速度，保持血流畅通，防止冠状动脉狭窄，降低心脏并发症与再次手术率。对于冠状动脉搭桥术的患者，这是很好的一项运动，鼓励患者出院后养成散步的好习惯，可根据自行情况和耐受程度逐渐延长散步时间、增加散步的距离。在完全恢复体力前，会感觉乏力是正常的，如果出现胸痛、气短、轻度头晕、脉搏不规则应立即停止锻炼，及时到医院复查。

(三)用药指导

患者即将出院，很多患者会认为手术过后，症状消失或改善了就万事大吉了，此时需强调出院后定时服用口服药的重要性：减轻动脉硬化程度，延缓和控制病变的进程和冠状动脉再狭窄的发生。

服用口服药应注意：清楚了解和熟悉常用药物的名称和剂量；遵照医生医嘱按时服药，禁忌自行调整服药剂量或擅自停药；按照药品的使用说明合理保存药物，防止药物在阳光下暴晒影响药效，延误治疗。

(四)定期复查

一般术后 3～6 个月回手术医院复查一次，以后 1、3、5、10 年复查一次，复查项目包括心电图、X 线胸片、心脏超声、生化系列等。

(五)维持情绪稳定

实践表明，脾气暴躁、易怒、易紧张的人很容易出现血压增高，冠脉血管张力增加而患心脏病。经历了手术的治疗后，应指导患者时刻保持愉快的心情，避免争吵和过度兴奋。让患者多听音乐，参加社会活动达到精神放松，从而提高生活质量，延长寿命。

第二节　风湿性瓣膜病

一、概述

(一)二尖瓣狭窄

二尖瓣狭窄是由于各种因素致心脏二尖瓣瓣叶及瓣环等结构出现异常，造成功能障碍，造成二尖瓣开放受限，引起血流动力学发生改变(如左心室回心血量减少、左心房压力增高等)，从而影响正常心脏功能而出现一系列症状。其中，由风湿热所致的二尖瓣狭窄最为常见。风湿性心瓣膜病中大约有40%为不合并其他类型的单纯性二尖瓣狭窄。在我国以北方地区较常见，女性发病率较高，二尖瓣狭窄多在发病2～10年出现明显临床症状。根据瓣膜病变的程度和形态，将二尖瓣狭窄分为隔膜型和漏斗型两类。

正常二尖瓣口面积为4～6 cm^2，当瓣口狭窄至2 cm^2 时，左房压升高，导致左心房增大、肌束肥厚，患者首先出现劳累后呼吸困难、心悸，休息时症状不明显，当瓣膜病变进一步加重致狭窄至1 cm^2 左右时，左房扩大超过代偿极限，导致肺循环淤血。患者低于正常活动即感到明显的呼吸困难、心悸、咳嗽，可出现咯血、表现为痰中带血或大量咯血。当瓣口狭窄至0.8 cm^2 左右时长期肺循环压力增高，超过右心室可代偿能力，继发右心衰竭，表现为肝大、腹水、颈静脉怒张、下肢水肿等。此时患者除典型二尖瓣面容(口唇发绀、面颊潮红)外，面部、乳晕等部位也可出现色素沉着。

瓣膜狭窄病变不明显且症状轻、心功能受损轻者可暂时不手术，随诊观察。症状明显，瓣膜病变造成明显血流动力学改变致症状明显者宜及早手术，伴心衰者在治疗控制后方可手术。单纯狭窄，瓣膜成分好者可行闭式二尖瓣交界分离术或球囊扩张术。伴左房血栓、瓣膜钙化等，需在直视下行血栓清除及人工心脏瓣膜置换术。

(二)二尖瓣关闭不全

二尖瓣关闭不全是任何二尖瓣装置自身各组成结构异常或功能障碍致瓣膜在心室射血期闭合不完全，主要病因以风湿性病变、退行性病变和缺血性病变等较为多见，50%以上病例合并二尖瓣狭窄。

左心室收缩时，由于二尖瓣两个瓣叶闭合不完全，一部分血液由心室通过二尖瓣逆向流入左心房，使排入体循环的血流量减少，左心房血流量增多，压力升高，左心房前负荷增加，左心房扩大，左心室也逐渐扩大和肥厚。同时二尖瓣环也相应扩大，使二尖瓣关闭不全加重，左心室长期负荷加重，最终产生左心衰竭。表现为咳嗽频繁，端坐呼吸，咳白色或粉红色泡沫样痰。同时导致肺循环压力增高，最后可引起右心衰竭。表现为颈静脉怒张、肝大、腹水、下肢水肿。

二尖瓣关闭不全症状明显，心功能受影响，心脏扩大时应及时行手术治疗。手术方法分为两种：第一，二尖瓣成形术，包括瓣环重建或缩小，腱索和乳头肌修复及人工腱索和人工瓣环植入。这种术式可以最大限度地保存自身瓣膜功能，对患者术后恢复及远期预后有较大意义，但要求患者二尖瓣瓣环、腱索、乳头肌等结构和功能病变较轻。近些年来，随着手术技术及介入技术的飞速发展，经皮介入二尖瓣成形术也逐渐成为治疗二尖瓣关闭不全的一种方法。第二，二尖瓣置换术。若二尖瓣结构和功能严重损坏，如瓣膜严重增厚、钙化，腱索，乳头肌严重粘连，伴或不伴二尖瓣狭窄，不适于实施瓣膜成形的患者需行二尖瓣置换术。二尖瓣置换术后效果较好，但需严格抗凝及保护心脏功能治疗。临床常使用的人工心脏瓣膜有机械瓣膜、生物瓣膜两大类。各有其优缺点，根据实际情况选用(图 5-2)。

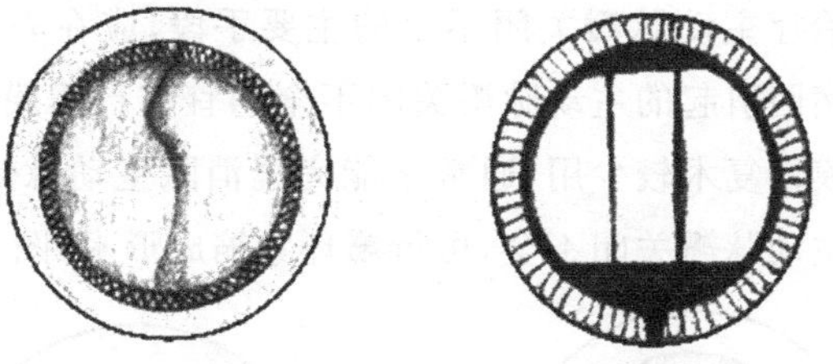

图 5-2　机械瓣膜、生物瓣膜

(三)主动脉瓣狭窄

主动脉瓣狭窄(aortic stenosis，AS)指由于各种因素所致主动脉瓣膜及其附属结构病变，致使主动脉瓣开放受限。主动脉瓣狭窄。单纯主动脉瓣狭窄的病例较少，常伴有主动脉瓣关闭不全及二尖瓣病变等。

正常成人主动脉瓣口面积约为 3.0 cm^2，按照狭窄的程度可将主动脉瓣狭窄分为轻度狭窄、中度狭窄和重度狭窄。由于左心室收缩力强，代偿功能好，轻度狭窄并不产生明显的血流动力学改变。当瓣膜口面积<1.0 cm^2 时，左心室射血受阻，左室后负荷增加，长期病变的结果是左心室代偿性肥厚，单纯的狭窄左室腔常呈向心性肥厚。早期临床表现常不明显，病情加重后常出现心悸、气短、头晕、心绞痛等。心肌肥厚劳损后心肌供血不足更加明显，常呈劳力性心绞痛。心衰后左室扩大，舒张末压增高，导致左心房和肺毛细血管的压力也明显升高，患者出现咳嗽、呼吸困难等症状。在主动脉区可闻及 3～4 级粗糙的收缩期杂音，向颈部传导，伴或不伴有震颤。严重狭窄时，由于心排血量减低，导致收缩压降低，脉压缩小。继而病情发展累及右心功能致右心衰竭时，出现肝大、腹水、全身水肿表现。重症患者可因心肌供血不足发生猝死。

主动脉瓣狭窄早期常没有临床症状，有的重度主动脉瓣狭窄的患者也没有明显的症状，但有猝死和晕厥等潜在的风险，因此把握手术时机很关键，临床上呈现心绞痛、晕厥和心力衰竭的患者，病情往往迅速恶化，故应尽早实施手术治疗，切除病变的瓣膜，进行瓣膜置换术，也有少数报道用球囊扩张术，但远期效果很差，易造成瓣膜关闭不全和钙化赘生物脱落，导致栓塞并发症，因此已基本不使用此方法。

(四)主动脉瓣关闭不全

主动脉瓣关闭不全是指瓣叶变形、增厚、钙化、活动受限不能严密闭合，主动脉瓣关闭不全不常单独存在，常合并主动脉瓣狭窄。一般可由风湿热、细菌性心内膜炎、马方综合征、先天性动脉畸形、主动脉夹层动脉瘤等引起。

主动脉瓣关闭不全时左心室在舒张期同时接受来自左心房和经主动脉瓣逆向回流的血液，收缩力相应增强，并逐渐扩大、肥厚。当病变过重，超过了左室代偿能力，则出现左室舒张末压逐渐升高,心排血量减少,左心房和肺毛细血管的压力升高,出现心慌、呼吸困难、心脏跳动剧烈、颈动脉搏动加强等症状。由于舒张压降低,冠脉供血减少,加上左心室高度肥厚,耗氧量加大,心肌缺血明显,心前区疼痛也逐渐加重,最后出现心力衰竭。听诊时可在胸骨左缘第3肋间闻及舒张期泼水样杂音,脉压增大。

人工瓣膜置换术是治疗主动脉瓣关闭不全的主要手段,应在心力衰竭症状出现前实施。风湿热和绝大多数其他病因引起的主动脉瓣关闭不全均宜施行瓣膜置换术,常用瓣膜机械瓣和生物瓣均可使用。瓣膜修复术较少用,通常不能完全消除主动脉瓣反流。由于升主动脉动脉瘤使瓣环扩张所致的主动脉瓣关闭不全,可行瓣环紧缩成形术(图 5-3)。

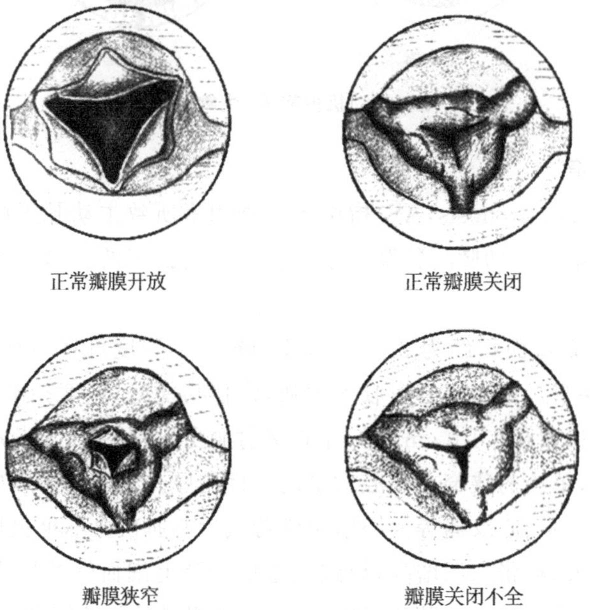

图 5-3　各型瓣膜示意图

二、术前护理

(一)一般准备

1.入院相关准备

护士应热情接待患者,介绍病区周围环境,负责医生、护士及入院须知,遵医嘱给予患者相应的护理及处置。

2.完善术前检查

向患者讲解相关检查的意义及注意事项,并协助其完成。如心尖区有隆隆样舒张期杂音伴 X 线或心电图显示左心房增大,一般可诊断为二尖瓣狭窄;心尖区典型的吹风样收缩期杂音伴有左心房和左心室扩大,可诊断二尖瓣关闭不全,超声心动图检查均可明确诊断。

3.心功能准备

根据心功能情况分级,严密观察病情,注意有无发热、关节痛等风湿活动症状,心律、心率的变化,如心律不齐,脉搏短绌,应及时记录并报告医生,给予患者强心、利尿药物治疗,调整心功能,并检查血钾、钠等,发现电解质失衡应及时纠正。

4.呼吸功能准备

避免受凉，防止呼吸道感染的发生。做好口腔清洁。并检查全身有无感染病灶，如有应治愈后方能手术，术前一周遵医嘱给予抗生素治疗。合并气管痉挛、肺气肿及咳痰者，使用支气管扩张剂及祛痰药，必要时给予间断吸氧。对于并发急性左心衰的患者吸氧时湿化瓶里加入适量的30%乙醇，目的是降低肺泡表面张力，改善通气，改善缺氧。做深呼吸及咳嗽训练：指导患者将两手分别放于身体两侧，上腹部、肩、臂及腹部放松，使胸廓下陷，用口逐渐深呼气，每天3次，每次做5～6遍。有效咳嗽咳痰可预防呼吸道并发症的发生。尤其是对肺炎、肺不张有预防作用。可在深呼吸后，利用腹肌动作用力咳嗽，将痰液排出。

5.练习床上大小便

患者术后拔除导尿管后仍不能下床者，要在床上进行排便。因此，术前1周应开始练习在床上排尿。成年人床上排尿比较困难，可指导患者用手掌轻压腹部，增加腹压，以利排尿。

6.消化系统准备

告知患者于术前12 h起禁食，4 h起禁水，以防因麻醉或手术引起呕吐导致窒息或吸入性肺炎。

7.术区备皮准备

目的是清除皮肤上的微生物，预防切口感染。充分清洁术野皮肤并剃除毛发，范围大于预定切口范围。

8.其他准备

备血、抗生素过敏试验。术前量身高、体重，为术中、术后用药和呼吸机潮气量的调节提供依据。

9.活动与休息

适当进行活动，增强心肺功能，嗜烟者必须戒烟。术前晚上督促患者及时休息，充分的休息对于疾病的康复起着不容忽视的作用。

(二)心理准备

患者入院时，应主动热情迎接，护士应耐心听取患者的意见，向患者及家属讲解疾病的相关知识及手术治疗的重要性和必要性，介绍手术相关注意事项。告知患者心脏瓣膜手术是在全麻的情况下进行的。另外，医院麻醉科的学术地位、临床经验都处于领先水平。针对文化程度不同的患者，负责医生应用恰当的语言交代手术情况及治疗方案，使患者深感医护人员对其病情十分了解，对手术是极为负责的。另外做过同类手术患者的信息，对术前患者的情绪影响较大，护士可有针对性地组织交流。护士还应介绍手术医生和护士情况，在患者面前树立手术医生的威信，以增加患者的安全感。并可使患者正视现实，稳定情绪，配合医疗和护理。对术后如需用深静脉置管、引流管、鼻饲管、留置尿管、呼吸机气管插管等，术前也应向患者说明，使患者醒来后不会惧怕。如需做气管插管的患者，耐心向患者解释由于个体的差异性，预后情况也各不相同，如保持良好的情绪、合理的饮食、充足的睡眠、适当的活动等，都能有利于术后早日恢复。经常与患者交流与沟通，及时发现引起情绪或心理变化的诱因，对症实施心理疏导，建立良好的护患关系，以缓解和消除患者及家属的焦虑和恐惧。

(三)术前访视

开展术前访视，让患者及家属了解手术治疗的基本情况、围手术期注意事项及手术室环境和监护室环境，手术方法、麻醉方式、术后监护期间可能发生的问题，术后可能留置的各类导管、约束用具及其目的、重要性，满足患者适应需要。可在一定程度上缓解患者的压力，减轻手术所带来的应激反应，使患者主动配合麻醉和手术。

说明来访的目的，向患者介绍自己，建立良好的护患关系。告知患者进入手术室的注意事项及术中有关情况，并详细介绍手术的重要性及安全性。向患者讲解手术前的注意事项：①术前 1 d 洗澡更衣，注意保暖，成人术前 6～8 h 禁食，术前 4 h 禁饮；小儿术前 4 h 禁奶制品，术前 2 h 禁饮。②术晨洗脸刷牙，但不能饮水，将义齿、手表、首饰项链等贵重物品取下。③不化妆、不涂口红，以免掩盖病情变化，影响观察。④术日晨排空大小便，身着病号服，卧床静候，手术室人员将在 7:30～8:00 左右到床旁接患者。⑤患者告知手术室护士是否打了术前针，对药物及消毒液有无过敏史，如患者本身发热或来月经请告诉手术室护士。⑥因手术床较窄，在床上时不要随意翻身，以免坠床。⑦手术间各种手术仪器、麻醉机、监护仪发出声响时，不要紧张。⑧在手术过程中，如果有任何不适，请及时告诉医师、护士。⑨在病情及条件允许的情况下，可带领患者参观重症监护室，了解其环境，以消除术后回室后的紧张恐惧感，以防 ICU 综合征的发生。

三、术中护理

(一)手术体位

仰卧位。

(二)手术切口

一般常用胸骨正中切口。

(三)特殊用物

测瓣器、人工瓣膜、持瓣器、长无损伤镊、长持针器、55 号换瓣线、冠脉灌注器。

(四)配合要点

1.巡回护士

(1)患者进入手术间后，尚未麻醉前与之交谈，分散其注意力并鼓励其树立手术成功的信心。

(2)体外循环建立后，可降低室温，复温后升高室温。

(3)摆好患者手术体位(取平卧位)，在患者右侧放一骨盆架，右上肢固定于手术床中单下，协助麻醉师行颈内静脉和桡动脉穿刺。

(4)与器械护士共同清点器械，准备好胸骨锯，配制肝素盐水和鱼精蛋白。

(5)与器械护士共同核对术中所需的瓣膜大小，密切观察转机前、中、后尿量的多少、颜色，并记录及报告医生。

(6)正确控制手术床，行二尖瓣替换时，手术床向左倾斜，开放主动脉前手术床呈头低脚高位。

2.器械护士

(1)开胸体外循环的建立：正中切口锯开胸骨，开胸器牵开胸骨，切开心包显露心脏。缝合主动脉插管荷包，插主动脉管，依次缝上腔荷包插上腔管，缝下腔荷包，插下腔管，与体外循环机管道连接，开始体外循环，再插左房吸引管。

(2)心肌保护：在阻断和切开主动脉后，向冠状动脉口内直接插入冠状动脉灌注管，左右冠状动脉灌注 4∶1 的冷氧合血心肌麻痹液，心包腔内放冰屑，间歇向心腔内注入 4℃的冷盐水，以维持心肌的均匀深低温状态(15℃左右)。

(3)手术程序：一般先替换二尖瓣，后替换主动脉瓣，但是切开左房探查二尖瓣后，必须探查主动脉瓣的病变程度和瓣环大小，再切除、缝合二尖瓣。

(4)缝瓣配合：①二尖瓣置换：切开左房，瓣膜剪下后测量瓣环大小，放置二尖瓣自动拉钩，缝合四点定点线，用 2-0 的 20 mm 换瓣线，选用 2 种颜色交替缝合，一般缝 14～16 针，每缝好一象限后用蚊式钳夹住把针剪下，瓣膜缝合完毕用试瓣器检验瓣膜的开放和关闭功能。②主动脉替换：显露主动脉瓣后切除瓣膜，缝合三点定点线，用 2-0 的 17 mm 换瓣线，选用 2 种颜色交替缝合，一般缝 10～12 针。如效果满意用 4-0 带垫片的 prolene 缝合主动脉切口，再用 3-0带垫片的 prolene 缝合左房切口。

(5)排气方法：主动脉根部插入 Y 型排气管，然后取头低脚高位再缓慢松开主动脉阻断钳，闭合左房切口前挤肺排气后再打结。

(6)复跳和辅助循环：备好除颤板，心脏复跳后应保持心脏表面的湿润，如心率较慢应放置起搏导线，检查心脏切口有无漏血，辅助循环效果满意时，撤离体外循环。

(7)关胸：准备好纱布、骨蜡、电刀行伤口止血，放置心包和纵隔引流管，清点器械纱布无误后，逐层缝合伤口。

四、术后护理

(一)术后常规护理

1.置监护病房加强护理

完善呼吸机、心电监护仪、有创动脉血压监测、中心静脉压及肺动脉压监测。连接好胸腔引流瓶、导尿管、起搏导线和肛温探头等，保持各项监测处于良好工作状态。约束四肢至患者清醒，能合作者可解除约束。向麻醉医生和术者了解术中情况，如有无意外，如何处理，术中出入量(含胶体和晶体)、输血量、尿量、电解质平衡、血气分析和肝素中和情况等，目前特殊用药的用法和用量。

2.循环功能的维护

注意监测动态血流动力学的变化，根据病情变化调整血管活性药物如正性肌力药(洋地黄类、米力农、多巴胺、多巴酚丁胺等)和扩张血管药物的用量并注意药物的不良反应。术后护理应注意维护心功能，控制输液速度和量，以防发生肺水肿和左心衰竭，对于单独二尖瓣狭窄的患者尤为重要。

3.监测心率和心律的变化

术后应严密监测有无期前收缩、房颤、房扑及心动过缓等心律失常的发生。如有异常变化应及时通知医生，及时处理。

4.补充血容量，维持有效循环血量

患者因术中失血、体外循环稀释血液、术后尿量多及血管扩张药物的应用，往往会造成术后血容量不足，应及时补充有效循环血量。

5.呼吸道管理

术后常规应用呼吸机治疗，根据患者的性别、年龄及体重设定呼吸机参数，对于术前有肺动脉高压或反复肺部感染者，应延长机械通气时间，加强呼吸道管理，保证供氧。加强人工气道的湿化、温化，保持呼吸道内湿润通畅，避免气道黏膜损伤。

拔管指征：停机 24～48 h 患者未出现呼吸窘迫，患者主观上舒适，HR＜120 次/ min 或增加＜20 次/ min，呼吸＜35 次/ min，血气分析中无酸中毒或低氧血症。

6.引流管的护理

水封瓶装置要密闭，胸管长度适宜，保持管内通畅，经常挤压，同时注意观察引流液的量、颜色、性质，如每小时引流液＞100 mL，持续达 3 小时，可能有活动性出血，应立即报告医生。

7.泌尿系统护理

记录每小时尿量，注意观察尿的颜色、比重、酸碱度等变化。当尿量减少至每小时 20 mL，持续 2 小时以上，可用利尿剂。若尿量仍不增加，应警惕急性肾衰竭的发生。若尿色为血红蛋白尿，应加强利尿。留置尿管的患者保持管道通畅，每日进行会阴护理两次，以防尿路感染的发生。

8.加强口腔护理

因应用机械通气 24 h 内 88%的吸气管路被来自患者口腔部的细菌寄殖，并随某些操作(如吸痰)进入下呼吸道，成为肺部感染的原因之一，因此要加强口腔护理。建立人工气道前加强口、鼻腔的清洁，插管后每日检查口腔情况，用生理盐水棉球擦拭，每日 2 次。口腔护理液要根据口腔 pH 选择，pH 高时应选用 2%～3%硼酸溶液；pH 低时选用 2%碳酸氢钠溶液，pH 中性选用 1%～3%的过氧化氢溶液。对长期应用机械通气患者，应对口腔分泌物进行常规细菌培养(每周 1 次)，根据培养结果适当选择口腔冲洗液和抗生素，及时清除呼吸道的分泌物。必要时行气管切开者，按气管切开护理进行常规护理。

9.持续监测深部温度

低于 36.0 ℃采取保暖复温措施，一般肛温达 38.0 ℃，要积极作降温处理。术后常规预防感染治疗5～7 d，连续监测体温 3 d，无发热后可改为每日 1 次测量。如有发热症状改换抗生素，必要时联合用药，发热时每日 3 次测量体温。待体温正常后，再监测 3 d，如无异常，3 d后可改为每日 1 次测量。

10.维持电解质平衡

瓣膜置换术后的患者对电解质特别是血钾的变化要求很严格，低钾易诱发心律失常，一般血清钾宜维持在 4～5 mmol/L，为防止低血钾造成的室性心律失常，术后需高浓度补钾，注意补钾的原则，并及时复查血钾，以便为下一步诊疗提供依据。

11.定期测凝血酶原时间

要求凝血酶原时间维持在正常值 1.5～2 倍。置换机械瓣膜患者必须终身服用抗凝药物，注意观察患者有无出血倾向，如有血尿、鼻、牙龈出血、皮肤黏膜瘀斑以及女患者月经量增多或栓塞偏瘫等症状出现，及时通报医生。口服华法林要掌握定时定量，药量准确原则。

12.饮食护理

患者清醒后,拔除气管插管后4～6 h无恶心呕吐者,可分次少量饮水。术后18～24 h,如无腹胀、肠鸣音恢复可进流质饮食,并逐渐增加进食量和更改品种。

13.疼痛护理

切口疼痛影响呼吸的深度和幅度,不利于肺扩张,不利于患者休息,增加体力消耗。遵医嘱适当给予止痛镇静等处理,减轻患者病痛。

(二)术后并发症护理

1.出血

出血是心脏瓣膜置换术后最常见的并发症之一,多发生在术后36 h内。主要原因有两点:一是凝血机制紊乱,二是止血不彻底。

对于此类患者,由于凝血机制差,术前应给予肌内注射维生素K_1,并检查凝血酶原时间及活动度。术后通过有创监测仪,监测血压、脉搏、中心静脉压、左房压的变化,注意尿量的变化,观察心包及纵隔引流的情况,计算和比较每0.5～1 h内引流量,若每小时大于100 mL,连续3～4 h,则考虑有胸内出血。若出血较多或大量出血后突然中止,应警惕并发心脏压塞,注意心脏压塞的症状和体征,如胸闷气急、心搏过速、颈静脉怒张、中心静脉压逐渐上升、动脉血压和脉压逐渐下降、面色灰白、周围发绀、尿量减少等,后期会出现奇脉。另外,注意观察有无切口渗血,鼻腔出血,气管吸引时的血痰、血尿或皮下出血等。

2.心律失常

心房纤颤最为常见。早期有室上性心动过速,房性或室性期前收缩,可因创伤、应激、水、电解质紊乱所致。因此一旦出现心律失常,应首先明确病因并协助医生进行处理。可进行临时起搏或电复律等,包括给抗心律失常药如利多卡因、维拉帕米、毛花苷丙等,根据检验结果,及时补钾。

术后早期监测内容包括心率、心律、血压、脉搏、中心静脉压、尿量的变化,随时观测电解质的变化,动脉血气的分析,完善呼吸循环恢复。进入普通病房后仍然需注意病情的观察,保证饮食及睡眠良好,提供舒适安静的环境,稳定患者的情绪。

3.低心排综合征

低心排综合征是心脏瓣膜置换术后常见严重并发症之一,也是术后造成死亡的最常见因素。心排血量的下降,需低至心指数2.5 L/(min·m^2)时才出现一些临床症状,如心率增快,脉压变小,血压下降(收缩压低于12 kPa),足背动脉脉搏细弱,中心静脉压上升,四肢末梢血管收缩,四肢末梢发冷苍白或发绀等。尿量每小时可减少至0.5～1 mL/kg以下。发生原因一般有心包压塞、有效血容量不足、心功能不全所致。

术后严密监测患者各项生命体征,严格血管活性药物应用。保持心包、纵隔、胸腔引流管通畅。保证桡动脉及中心静脉置管通路通畅,根据病情合理安排晶体、胶体输液。纠正水、电解质、酸碱失调。

4.心包压塞

一旦确诊,需紧急再次开胸手术,清除血肿或血凝块,手术准备过程中,应继续反复挤压引流管,尽可能引流出部分积血。

5.有效血容量不足

根据血细胞比容(HCT)、CVP合理搭配晶体液和胶体液比例,积极合理补液,维持水、电解质、酸碱平衡,必要时应用止血药物减少血容量丧失,参照激活全血凝固时间(ACT)值,合理应用鱼精蛋白。

6.心功能不全

合理应用血管活性药物,如多巴胺、肾上腺素等,可提高心肌收缩力,增加心排血量;硝普钠、酚妥拉明等,可降低后负荷,减少心肌耗氧,增加心排血量,改善冠脉血供。并同时严格记录并控制液体出入量,必要时做主动脉球囊反搏术(IABP)辅助循环。

7.感染

感染是心脏瓣膜置换术后较少见的并发症。术前有潜在性的感染来源或菌血症,如皮肤或鼻咽部的金葡菌感染、牙龈炎或尿路感染等应认真评估,查明并进行处理。术中牢固地对合胸骨,缩短手术时间,是预防继发纵隔感染最重要的环节。术后患者有创性插管很多,需严格遵守无菌操作原则,按规程做好管道护理。加强口腔护理,注意监测体温的变化。定时的心脏听诊,以便及时发现新的杂音。当患者咳嗽时,应尽量加强胸骨,避免发生感染的机会。对术后长期、大量使用广谱抗生素的患者,常同时服用抗真菌药物如酮康唑等,以预防真菌引起的二重感染。

(三)术后康复护理

术后康复护理根据心外科手术治疗护理常规,密切观察患者体温、心率、呼吸和血压,进行心电监护,并观察胸管及心包引流管的通畅情况和引流液颜色等,术后需记录尿量,观察尿液颜色,持续心电监护,若心率>100次/min以上,给予对症处理,若心率<60次/min,可按医嘱给阿托品或异丙肾上腺素等,必要时用体外临时起搏器调控,适当补充血容量,尿量每小时维持在>1 mL/kg。

患者从复苏室转入病房后开始进行床边康复护理,勤翻身,鼓励患者深呼吸及做有效的咳嗽,拍背排痰,当患者咳嗽时,用双手或枕头按着伤口深吸气后,用力咳痰。痰多伴黏稠不能咳出时,采用吸痰管将痰液吸出,保持呼吸道通畅。协助患者进行各关节屈伸运动,直至离床活动。在病情稳定情况下,鼓励并协助患者早期离床活动,教会患者测量脉搏。先平台慢步行走后再走阶梯,每次从60 m增至300 m,每大2次,每次20~30 min,以休息状态心率为基础值,运动强度保持在基础值心率加20次/分,运动应该循序渐进,指导患者纠正术后不正确姿势。

五、健康指导

(一)生活指导

(1)术后早期是恢复手术及其造成的创伤,改善体质,稳定各系统和器官平衡的重要阶段。原则上患者应充分休息和静养,可适当进行室内和室外活动,但要量力而行,以不引起心慌气促为度。

(2)预防感冒及肺部感染,同时要保证充足的睡眠,防过度劳累。

(3)出院后,一般不限制饮食,饮食注意多样化、少量多餐,进食清淡易消化的食物,保证蛋白质、维生素的摄入。

(4)瓣膜置换术后患者存在不同程度的心理压力,指导患者要保持精神愉快,心情舒畅,生活乐观，尽量消除来自于生理、心理的压力，正确认识、对待抗凝治疗，有利于病情的稳定和康复。

(5)生活要规律，早睡早起，不要过度劳累，避免酗酒与吸烟。

(二)用药指导

抗凝治疗将终生伴随心脏机械瓣膜置换术后的患者，而抗凝治疗的不足或过量都会引发严重的并发症。因此要将坚持按时按量服用抗凝药的重要性及必要性告诉患者及家属，不能擅自更改抗凝药的剂量。同时告知患者增加抗凝作用的药物，如氯霉素、阿司匹林等；减弱抗凝作用的药物，如维生素 K_1、雌激素、口服避孕药等，必须在医生指导下服用上述药物，尽量避免盲目服用活血化瘀类中药，教会患者自我监测出血征象，如有不适，及时来院就诊及监测 PT 值，以免抗凝过量引起出血或抗凝不足引起血栓形成。

(三)病情观察指导

指导患者有下述情况应尽快就医复查：身体任何部位有感染，不明原因的发热、呕吐、腹泻；有明显心慌气短，并出现水肿；咯泡沫血痰；有皮下出血、血尿、鼻血及牙龈出血、大便带血或暗黑色柏油状等出血倾向；巩膜及周身皮肤出现黄染；发生新的心律不齐、突然晕厥、偏瘫或下肢疼痛、发凉、苍白现象发生；女性怀孕或计划怀孕经血或阴道流血量增加或不规则；严重摔伤或遭受严重创伤；某部位疼痛、红肿不适或任何其他不正常症状或体征。

(四)复查指导

心脏手术患者出院时应保管好出院诊断证明书以及相关病历，复查时应携带出院通知书和其他医院所做的各项检查结果，如心电图、X 线胸片，化验检查等为参考。华法林抗凝治疗时 PT 值早期波动较大，出院后定期定点检查 PT，开始每周 1 次，逐渐延长至每个月 1 次，6 个月后病情稳定者延长至 3 个月1 次，1 年后 3～6 个月 1 次，正确记录 PT 的测定值。

第三节　主动脉夹层动脉瘤

一、概述

主动脉夹层动脉瘤的准确定义是：主动脉壁中层内裂开，并且在这裂开间隙有流动或凝固的血液。中层裂开通常是在中层内 1/3 和外 2/3 交界面。夹层将完整的主动脉壁一分为二：即由主动脉壁内膜层和中层的内 1/3 组成的夹层内壁和由中层外 2/3 和外膜层组成的夹层外壁。夹层内、外壁间隙为夹层腔，或称为假腔，主动脉腔称为真腔。主动脉夹层的病因尚不明确，但其基本病变为含有弹力纤维的中膜的破坏或坏死，常与以下情况有关：高血压、遗传性结缔组织病(如马方综合征、Turner 和 Ehlers-Danlos 综合征)、多囊肾病、主动脉中膜变性、主动脉缩窄、先天性主动脉瓣病、妊娠、动脉硬化、主动脉炎性疾病、钝性或医源性创伤或肾上腺诱导性病变有关。

在夹层形成和发展过程中，主动脉壁中层撕裂导致的疼痛和主动脉夹层动脉瘤三个常见并发症(主动脉破裂、主动脉瓣反流、主动脉及其分支血管的阻塞)相应的表现是急性主动脉夹层动脉瘤常见的症状和体征。慢性主动脉夹层动脉瘤患者，主动脉扩大但常无症状。当扩大的主动脉侵犯邻近结构,则表现为相应部位的疼痛。扩大的主动脉压迫邻近组织也产生症状,如声音嘶哑、Hornor综合征、反复肺炎。近端主动脉发生慢性夹层时,多合并主动脉瓣的关闭不全,严重者产生急性左心衰竭症状。慢性主动脉夹层患者也可出现组织灌注不良,如慢性肾衰竭、跛行等。慢性夹层患者出现低血压,多是由于主动脉破裂或严重的主动脉瓣关闭不全、心力衰竭所致。慢性病症外周脉搏消失较急性常见。主动脉瓣关闭不全时,除典型的舒张期泼水样杂音外,多有外周血管征,如毛细血管搏动、枪击音、脉压增大,腹部体检可发现扩大的主动脉。

未经治疗的主动脉夹层动脉瘤预后很差。急性主动脉夹层动脉瘤患者,50%在夹层发生后48 h内死亡,75%的患者在2周内死亡。慢性夹层患者,5年生存率低于15%。主动脉夹层动脉瘤患者绝大多数死于主动脉破裂。临床实践结果表明,人造血管置换术是主动脉夹层动脉瘤外科治疗的最有效方法。理想的置换术是在一次手术中能用人工血管置换所有夹层病变累及的主动脉段,即所谓完全治愈。然而这是难以达到的,因为大范围的替换手术创伤大,术后并发症多,死亡率高。因此,绝大多数仅置换破裂的、危险性很高的主动脉段,且通常是近端主动脉进行尽可能大范围的替换。

二、术前护理

(一)一般准备

1.休息

绝对卧床休息,减少不必要的刺激,限制探视的人数。护理措施要相对集中,避免搬动患者,操作时动作要轻柔,避免发出噪声,尽量在患者床边完成相关的检查。

2.术前常规准备

术前停止吸烟,术前8 h禁食水,以免麻醉或手术过程中引起误吸。术前晚应常规清洁灌肠,术前一日备皮,剃去手术区及其附近的毛发,术前一晚按照医嘱给镇静药物。完善各项血、尿标本的化验,包括血常规、血型、凝血象、生化系列、血气分析、尿常规。辅助检查包括18导联心电图、胸部X线片、超声心动图、CT或MRI、主动脉造影等。

3.疼痛

主动脉夹层动脉瘤难以忍受的剧烈疼痛本身引起血压的升高,因此要做好疼痛护理。可以适当应用镇静和镇痛药物,止痛药物要选择对呼吸功能影响小的药物,通常是10 mg吗啡皮下或肌内注射,必要时4～6 h后可重复给药,年老体弱者要减量。如果疼痛症状不明显,但是患者烦躁不安可给予地西泮等镇静药物。在使用镇静药物后要观察患者的呼吸状况,如有异常立即通知医生。

4.吸氧

患者持续低流量吸氧,增加血氧含量。吸氧也可以改善心肌缺氧及应用血管扩张药物而引起的循环血容量减少导致的氧供应不足。另外,疼痛也会增加机体的耗氧量,吸氧后可增加患者的氧供应量,改善患者的不良情绪。

5.防止发生便秘

对于主动脉夹层动脉瘤的患者来说绝对卧床休息和心理的焦虑和抑郁是导致便秘发生的主要原因,另外患者的饮食结构和生活习惯也是造成便秘的原因,还有一部分患者因为怕用力排便造成动脉瘤破裂而不愿排便。患者要多食素食少食荤，多吃蔬菜水果软化粪便，给胃肠道休息的时间，减少胃肠道的负担，保持胃肠的正常蠕动。多饮水，促进新陈代谢，缩短粪便在胃肠道停留的时间，减少毒素的吸收。安排合理科学的饮食结构，粗细搭配，避免以猪肉、鸡肉等动物性食物为主食。每日睡前或晨起喝一杯温蜂蜜水或淡盐水以保持大便通畅。一旦发生便秘，给予开塞露灌肠，此方法作用迅速有效。服用麻仁软胶囊、蜂蜜水及香蕉虽然有效但作用较慢。禁忌做腹部按摩及运动疗法，以免诱发夹层动脉瘤破裂。因患者绝对卧床，要求床上排便，嘱患者建立定时排便的习惯，每日早餐后排便，早餐后易引起胃－结肠反射，此时锻炼排便，以建立条件反射。另外，患者排便时要注意环境隐私，用屏风遮挡，便后要帮患者做好清洁工作，病室通风，保持空气清新。

6.其他疾病治疗

(1)心血管系统的常见疾病。①缺血性心脏病：动脉瘤手术对患者心脏供血、供氧和氧耗影响都很大，术前如有缺血性心脏病，术中、术后易并发心肌梗死，一旦发生心肌梗死则死亡率极高。术前应了解患者有无心绞痛症状或者有无心电图的异常改变。但约半数以上的冠心病患者无任何症状，因此对有冠状动脉疾病的患者，可做冠状动脉造影检查。②高血压：轻度高血压并不构成动脉瘤手术的危险因素，中度以上的高血压除非必须做急诊手术外，术前应控制好血压再行择期手术。长期服用降压药物的，要一直服药到术前，术后也要尽早恢复服药。术中要特别注意防止血压忽高忽低，术后要口服降压药维持血压平稳。③心律失常：房性期前收缩一般不需要特别处理。房颤者术中及术后应控制心率，偶发单源性室性期前收缩不需特殊处理，但频发或多源期前收缩需要用利多卡因或胺碘酮等有效药物治疗。新出现的恶性心律失常则应检查有无血生化异常、酸中毒、低氧血症，贫血等。④心脏瓣膜疾病：升主动脉瘤时常伴有主动脉瓣环扩大或瓣膜附着缘撕脱，一旦因此而出现主动脉瓣关闭不全，常出现急性左心功能不全的表现，因此应尽早进行手术治疗。这种患者不能平卧、心功能Ⅲ级或Ⅳ级，药物控制效果不佳的也应尽早手术或急诊手术，而不必等待心功能改善后再手术治疗。合并轻度主动脉瓣狭窄或轻度二尖瓣脱垂，术中可不处理，如中度以上的病症，术中应同时处理。

(2)呼吸系统疾病。①急性呼吸道、肺部炎症：呼吸系统急性炎症，气管分泌物或痰液增多，再加上麻醉和手术的侵袭，术后感染易扩散，发生肺不张和肺炎并发症的危险性增大。所以，除急诊手术外，术前应先治疗呼吸系统急性炎症，待炎症完全治愈后1～2周再行择期手术。②慢性支气管炎：慢性支气管炎要去除诱因，其次慢性支气管炎时气管内黏液分泌过多和易引起气管支气管痉挛，因此术前准备应以祛痰、排痰和解痉为中心，使用祛痰药物及雾化吸入。③慢性肺气肿：术前应锻炼呼吸以促进呼气，通常采用吹口哨及锻炼腹式呼吸改善肺内气体交换。其次术前也要口服祛痰解痉药物，合并感染要选用敏感抗生素。

(3)糖尿病：合并糖尿病的患者术后易发生感染，主要是因为机体免疫力下降，微血管病的血液循环障碍以及白细胞功能降低等原因。术前要正确调节葡萄糖和胰岛素的用量，使血糖值在允许的范围内波动，防止发生酮症酸中毒。通常要求控制空腹血糖在正常范围或7.5 mmol/L以内。但要注意防止发生低血糖。另外还要纠正患者的营养状态，特别是低蛋白现象，并消除潜在感染灶。

7.用药护理

目前临床上常用的药物有三类:血管扩张剂、β肾上腺素受体阻滞剂和钙离子阻滞剂。主动脉夹层动脉瘤的急性阶段(发病初48 h),主动脉破裂的危险性最大,应选择静脉途径给药方法,待病情控制后再改为口服长期维持量。慢性主动脉夹层动脉瘤而无症状的则可提倡口服药物治疗。硝普钠应用输液泵准确输入体内。从小剂量[0.5 μg/(kg·min)]开始,然后根据血压的高低逐渐增加用量,但一般不超过[10 μg/(kg·min)]。当用大剂量硝普钠仍达不到满意的效果时,改用其他血管扩张剂。应用硝普钠时要现用现配,避光泵入,输液泵控制速度。应用硝普钠同时可应用β肾上腺素受体阻滞剂,如艾司洛尔,注射时要稀释并使用输液泵控制速度。值得注意的是艾司洛尔有很强的降压作用,如患者仅应用艾司洛尔就能维持满意的血压和心率,则不需要同时使用硝普钠。在应用艾司洛尔的过程中要密切观察患者的心率。普萘洛尔有很强的心肌收缩功能抑制作用,需要急诊手术的患者应避免使用或用量应小。临床中常用的钙离子阻滞剂是乌拉地尔,应用输液泵泵入,也可稀释后静脉注射。

8.预防瘤体破裂

夹层动脉瘤破裂引起失血性休克是导致患者死亡的常见原因。预防主动脉夹层破裂,及时发现病情变化是术前护理的重要内容。尤其是患者主诉突然发生的剧烈腰背部疼痛,常常是夹层动脉瘤破裂的前兆。高血压是夹层分离的常见原因,导致夹层撕裂和血肿形成的常见原因与收缩压和射血速率的大小有关。因此术前要将血压控制在100～130/60～90 mmHg,心率70～100次/ min。血压下降后疼痛会明显减轻或消失,是主动脉夹层停止进展的临床指征,而一旦发现血压大幅度下降,要高度怀疑夹层动脉瘤破裂。

9.周围动脉搏动的观察和护理

当主动脉夹层累及分支血管会引起相应脏器的缺血症状,主动脉分支急性闭塞可导致器官的缺血坏死,要预见性的观察双侧桡动脉、足背动脉的搏动情况,要注意观察末梢的皮肤温度及皮肤颜色。要勤巡视,勤观察,严格交班,做到早发现,早报告,早救治。

10.胃肠道及泌尿系统

观察动脉瘤向远端发展,可延伸到腹主动脉下端,累及肠系膜上动脉或肾动脉,引起器官缺血和供血不足症状,夹层累及肾动脉会出现腰疼、血尿、急性肾衰竭、尿量减少。夹层累及肠系膜上动脉时会出现恶心、呕吐、腹胀、腹泻等症状。每小时记录尿量,尿色,记录24 h出入量。

11.休克的观察

患者因刀割样疼痛而表现为烦躁不安、焦虑、恐惧和濒死感,且为持续性,一般镇痛药物难以缓解,患者会伴有皮肤苍白、四肢末梢湿冷、脉搏细速、呼吸急促等休克症状。护士要迅速建立静脉通路,抗休克治疗,观察患者尿量、皮肤温度、血压及心率变化。

12.其他并发症的观察

主动脉分支闭塞会引起器官的缺血坏死,如颈动脉闭塞表现为晕厥,冠状动脉缺血表现为急性心肌梗死,累及骶髂神经可出现下肢瘫痪。累及交感神经节可出现疼痛,累及喉返神经可以发生声音嘶哑,因此护士要严格观察有无呼吸困难、咳嗽、咯血、头痛、偏瘫、失语、晕厥、视力模糊、肢体麻木无力、大小便失禁、意识丧失等征象。

（二）心理护理

绝大部分患者在住院时可以了解自己的病情，对手术和疾病充满了紧张和恐惧，同时夹层动脉瘤的首发症状是胸背部剧烈的疼痛，难以忍受的撕裂样。刀割样疼痛伴有濒死感，严重者伴有短暂的晕厥，因此患者会有烦躁和焦虑，但是患者期盼着手术治疗以减轻痛苦，顾虑重重，同时也担心手术是否成功，这些心理问题会影响患者的休息，同时会使交感神经兴奋，血液中儿茶酚胺含量增加，使血压升高、心率加快，加重病情。不良的心理问题还会降低机体的免疫力，抵抗力下降，对手术治疗不利。首先我们要倾听患者的主诉，鼓励患者说出自己内心的不快、顾虑以及身体的不适，与患者建立信任关系。向患者讲述成功病例，组织经验交流会，观看图片讲解疾病相关知识，增强患者战胜疾病的信心。与家属配合鼓励患者增强战胜疾病的信心。

（三）术前访视

术前一日 ICU 护士到病房对拟进行手术者进行访视，术前访视采用视频和发放宣传册以及一对一咨询的方式进行，以确保患者及家属能够理解，并且在访视过程中一定要注意询问他们是否能听懂。护士除了常规介绍 ICU 工作环境，还需要向患者及家属解释患者在这里的这段时间内可能会发生什么，他们可能会有什么样的感受以及会听到什么并看到什么；气管内插管的存在会对他们产生什么影响，以及如何用另一种方式进行交流；重症监护室护士的角色，重症监护设备，以及重症监护室的探视制度。所有这些信息都应记录细节备份，以便患者回顾需要说明或提醒的要点。护士需要评价患者心理生理状况，确定可能影响术后恢复的问题。

（四）急诊手术术前准备

急诊的主动脉夹层动脉瘤患者，绝大多数存在主动脉瘤濒临破裂危险或已发生破裂、有严重的组织、器官灌注不良，病情危重。为了挽救患者的生命，应在密切的监护和药物治疗的同时，在最短的时间内进行必要的术前检查和做出明确的诊断，以便及早接受手术治疗。

1.监测

所有夹层动脉瘤或可能急诊手术的患者，都必须送至重症监护室或直接到手术室，进行血流动力学连续监测。为了方便静脉应用药物治疗，快速输液和监测中心静脉压，要求建立中心静脉通路。建立动脉连续直接测压，达到实时监测血压的目的。放置尿管，便于对尿量进行监测，这是对液体的补充，抗高血压治疗效果判断的一个很好的观察指标，在双侧肾无灌注时常产生无尿症。定时触摸并对比四肢动脉脉搏的强弱，在监护过程中，护士用这种简单的方法判断有无组织灌注不良。有条件者还可放置 Swan-Ganz 漂浮导管，进行肺动脉压、肺毛细血管楔压、心排血量等监测。除上述监测外还要观察患者的神经系统功能及腹部状况，同时还要密切观察患者的动脉血气分析结果。

2.药物治疗

临床实践中，仅有极少数主动脉夹层动脉瘤患者需要急诊手术。假如已在其他医院确定了主动脉夹层动脉瘤的诊断和明确了夹层累及的范围和有无并发症，来院就诊时可直接送入手术室进行治疗。药物治疗主要是静脉给药，普萘洛尔有很强的心肌收缩功能抑制作用，需急诊手术的患者应避免使用。需要急诊手术而又出现组织灌注不良的患者，术前是否进行降血压治疗仍存在分歧，反对者认为降低血压加重组织缺血，赞成者认为组织灌注不良是由于夹层所致，降低血压是可以防止夹层发展、预防夹层破裂的有力措施。在术前准备过程中，有些患者仍出现难以忍受的疼痛则应肌内或静脉注射止痛药和镇静药。

三、术中护理

由于夹层动脉瘤起病急骤，加上剧烈的疼痛，往往使患者出现恐惧、焦虑的情绪，在拟定手术方案后，手术室护士应当尽快到病房做好术前访视，以亲切的态度介绍手术成员及手术的成功经验，鼓励患者以放松的心态准备手术。洗手护士在术前准备好常规心脏大血管手术器械和敷料包，准备各种类型的人造血管及心血管补片、特殊血管缝线和可吸收缝线，大银夹钳和特殊鼻式针持，胸骨锯、骨蜡、无菌冰泥、除颤器、生物胶、止血粉、止血纱布，特细神经拉钩等。检查各种备用插管、手术器材的有效期，准备好充足的手术器械、用物、药品，保障术中及时准确地配合。

患者进入手术室后，巡回护士要热情接待，仔细核对患者姓名、床号、手术部位及术前用药。安慰关怀患者，减轻其紧张情绪。迅速建立两条良好的静脉通路。麻醉完成后，将患者放置平卧位，头下垫软头圈，胸后垫胸枕。肩胛骨、骼尾部、足跟处分别贴减压贴，减少因手术时间长和深低温体外循环导致的皮肤压疮。由于手术位置在主动脉，而且是深低温环境条件下，会引起血流动力学和内环境的变化，术中密切配合麻醉师、体外循环灌注师工作，观察血压、血氧饱和度、尿量及体温的变化。遇异常情况，及时遵医嘱做好相应的处理。

心脏大血管手术器械种类繁多，要求器械护士提前 30 min 刷手，与巡回护士一起仔细清点缝线、敷料和器械等物品。考虑到手术大，影响术式的不确定因素较多，皮肤消毒范围要足够大。消毒范围原则上同冠状动脉旁路移植手术，但双耳郭、乳突和双上肢也应充分消毒。铺单还是应预留双侧锁骨下动静脉和股动脉切口位置。暴露右侧腋动脉备体外循环插管用。大血管手术开胸时的风险较大，尤以二次开胸行大血管手术为甚。从开胸到完成心脏血管游离的过程中应做好随时应对大出血、心律失常和启动体外循环的准备。

四、术后护理

(一)常规护理

1.ICU 常规护理

准备好麻醉床、心电监护仪、呼吸机、简易呼吸器、吸痰器、除颤仪等急救监测设备。患者回 ICU 后立即给予患者心电、血压、血氧饱和度监测。连接呼吸机进行机械辅助通气。与麻醉师进行交接包括患者使用药物如何配制、血气分析结果以及术中是否出现异常情况。同时还要交接患者的衣物，带回的血制品及药物，血制品要严格交接，双人核对。病情允许可与手术室护士共同为患者翻身查看皮肤情况，出现异常要记录在重症护理记录单上，并填写压疮评估表，并且要把情况告知家属。

2.体位

麻醉未醒时采取平卧位，尽量减少搬动患者，如生命体征不稳定患者要禁止翻身。麻醉清醒后生命体征稳定的患者可将床头抬高 30°。

3.管道护理

与麻醉师一起确定气管插管的位置，听诊呼吸音，观察双侧是否对称，常规进行 X 线检查，了解气管插管的位置及双肺的情况。交接深静脉及动脉压管路的位置，检查管路是否通畅。妥善固定尿管、引流管，在引流瓶上贴好标记，以便观察患者的引流量。保持各管路通畅，避免打折、扭曲、脱出、受压，每班需要确定各种管路的位置，每个小时记录深静脉及气管插管的位置。

4.保证外出检查安全

患者外出做检查时要备好抢救设备及药物，准备简易呼吸器、氧气袋、负压吸引器、吸痰管、除颤仪、肾上腺素，以保证患者发生意外情况能够给予及时的救治。

5.血糖监测

术后监测血糖每小时 1 次，连续 3 h，如有异常立即应用胰岛素，以控制血糖在正常范围。

6.心理护理

患者进入 ICU 后要掌握患者的心理动态，及早告知患者手术成功，现在正在 ICU 接受治疗，对患者实施周到的护理及热情的鼓励。积极指导自我放松训练，转移注意力，使其配合治疗，促进康复。对患者提出的问题，要耐心细心解答，让患者信任 ICU 护士。

(二)其他观察与护理

1.控制血压

维持理想的血压，减少血压的波动是大血管术后护理的难点。术后难以控制的持续高血压可增加脑出血、吻合口出血及冠状动脉痉挛，有心肌缺血的危险。术后要给予患者镇痛、镇静，加强心理护理，使患者有安全感，防止由于过度的焦虑和烦躁而引起的血压升高。术后要给予缓慢复温，防止由于体温过低引起的外周血管收缩而导致血压的升高。当患者麻醉苏醒时，可应用丙泊酚镇静，同时血压有升高趋势时，要遵医嘱给硝普钠、亚宁定、利喜定等降压药物，使血压缓慢降低，收缩压维持在 120 mmHg 左右。术后早期血压低多是因为渗血多、术中出血、失液，血容量不足引起的，应用药物血压仍控制不理想时，要警惕是否发生低心排。所有患者均采用有创血压监测，妥善固定穿刺针的位置，每班都要校对零点，保证测量血压的真实可靠。使用血管扩张药物要单路给药，使用微量注射泵是避免应用“快进”键，以免血压骤然降低。

2.心电监测

全主动脉置换涉及主动脉根部的置换及头臂干血管的再造，术前主动脉瓣关闭不全，冠状动脉病变，长时间的体外循环及心肌阻断，都会导致术后的心律失常、心肌缺血，低心排甚至心搏骤停。术后立即给予多参数的生理监测及血流动力学监测，定时观察心率、中心静脉压及心电图的变化。高龄患者中心功能较差、心排量降低，易发生充血性心力衰竭，对于这样的患者术后可以给予 IABP 辅助心脏功能，增加心脏射血、心脏灌注，改善肾脏的血液灌注。

3.纠正电解质紊乱、酸碱平衡失调及出入量失衡

术中血液稀释、利尿剂的应用、低流量灌注、应用呼吸机等都会引起酸碱平衡失调及电解质的紊乱。术后也要参照多方面的因素，包括心率、血压、中心静脉压、尿量、引流量、血气分析结果以及心肺功能。血容量不足时要以补充胶体为主，维持血红蛋白＞100 g/L，血浆可以预防由于凝血因子减少而造成的引流多，补充胶体还可以防止由于胶体渗透压降低而造成的肺内液体增多，护理过程中不能机械的控制入量小于出量。

4.意识的监测

脑部的并发症是人工血管置换常见的并发症之一。临床表现为苏醒过缓、偏瘫、昏迷、抽搐等。护士在患者未清醒前要观察并记录患者双侧瞳孔是否等大等圆，是否有对光反射及程度如何，清醒后要记录清醒的时间及程度，密切观察患者的认知情况、精神状态及有无脑缺氧。患者清醒后护士要观察和记录四肢的活动情况，皮肤的温度，感觉动脉搏动情况。

5.胃肠道的护理

留置胃管持续胃肠减压是术后常见的护理措施，留置胃管禁食水的患者常有口渴、咽部疼痛等不适，每天要给予两次口腔护理，以促进患者舒适。每班听诊肠鸣音，观察腹部体征，有无腹胀、腹痛，定时测腹围，观察有无腹腔脏器缺血表现。患者肠道功能恢复后可给予胃肠道营养，以促进患者体力的恢复。

6.呼吸道的护理

(1)术后呼吸机辅助呼吸：根据血气分析结果及时调整呼吸机参数。术后带管时间长，不宜长时间持续镇静的患者易出现呼吸机对抗，随时监测呼吸频率、潮气量、气道压及患者的呼吸状态。调整呼吸机模式为SIMV＋PS(压力支持)或者压力控制通气(PC)，在PC情况下要注意观察患者的潮气量变化，及时调整压力。

(2)预防呼吸机相关性肺炎(VAP)：呼吸机相关性肺炎是指经气管插管行机械通气48小时以后发生的肺部感染，或原有肺部感染发生新的病情变化，临床上高度提示是一次新的感染，并经病原学证实者。机械通气是ICU常用的一种治疗方法，由于人工气道的建立破坏了呼吸道正常的生理防御机制，使机械通气并发的呼吸机相关性肺炎发生率增加4～12倍。呼吸机相关性肺炎的发生使得患者治疗时间延长，住院费用增加，死亡率增高，影响疾病的预后。

1)ICU环境管理：严格限制探视，减少人员流动，同时也要减少可移动设备的使用。必要探视时家属需要穿隔离服、戴口罩帽子、更换拖鞋后才能进入。每日要进行通风，地面每天用含氯消毒液拖擦，监护仪等设备定期消毒液擦拭，患者转出后对所用物品进行终末消毒处理。ICU应设立隔离病房，以收治特殊感染患者。使用空气层流装置时要定期清理排风口出的污物，以免影响空气质量。定期对ICU工作人员进行手消毒效果监测，洗手后细菌数小于5 cfu/cm^2，并以未检出致病菌为合格。此外，还要进行定期体检，尤其要进行口咽部细菌培养，带有致病菌株者应停止治疗工作或更换工作岗位。

2)保持人工气道的通畅：保持人工气道通畅最有效的方法是根据分泌物的颜色、量和黏稠度等情况，按需进行气管内吸痰。吸痰是利用机械吸引的方法，将呼吸道分泌物经口、鼻或人工气道吸除，以保持呼吸道通畅的一种治疗方法。

吸痰手法：可按照送、提、转手法进行操作。①送：在左手不阻塞负压控制孔的前提下，或先反折吸痰管以阻断负压，右手持吸痰管，以轻柔的动作送至气道深部，最好送至左右支气管处，以吸取更深部的痰液。②提：在吸痰管逐渐退出的过程中，再打开负压吸痰，或左手阻塞吸痰管负压控制孔产生负压，右手向上提拉吸痰管，切忌反复上下提插。③转：注意右手边向上提拉时，边螺旋转动吸痰管，能更彻底地充分吸引各方向的痰液，抽吸时间断使用负压，可减少黏膜损伤，而且抽吸更为有效。

吸痰后护理：与呼吸机连接，吸入纯氧。生理盐水冲洗吸痰管后关闭负压。检查气管套管和气囊。听诊。安慰患者取舒适体位，擦净面部，必要时行口腔护理。观察血氧饱和度变化，调节吸入氧浓度(FiO_2)。整理用物、洗手和记录：吸痰前后面色、呼吸频率的改善情况，痰液的颜色、性质、黏稠度、痰量及口鼻黏膜有无损伤。

3)保持人工气道的湿化：人工气道的建立使患者丧失了上呼吸道对气体的加温和加湿的作用，吸入干燥低温的气体未经过鼻咽腔易引起气管黏膜干燥和分泌物黏稠，造成分泌物潴留，发生肺不张，增加了肺部感染的机会。所以，必须保证人工气道充分的湿化。

4)雾化吸入治疗：有些呼吸机本身有雾化装置，使药液雾化成 3～5 μm 的微粒，可达小支气管和肺泡发挥其药理作用。昏迷患者也可将雾化吸入的面罩直接置于气管切开造口处或固定于其口鼻部，每日4～6 次，每次 10～20 min，患者清醒时嘱其深呼吸，尽量将气雾吸入下呼吸道。常用的药物有 $β_2$ 受体激动剂和糖皮质激素等，以扩张支气管。更换药液前要清洗雾化罐，以免药液混淆。使用激素类药物雾化后，及时清洁口腔及面部。

7.并发症的观察及护理

(1)观察有无截瘫：密切观察患者的下肢肌力及感觉，一旦发现异常立即通知医生。胸降主动脉和胸腹主动脉远端的血管置换术，脊髓缺血时间长或者供给脊髓血液的肋间动脉和腰动脉没有重建等因素导致的偏瘫、截瘫等是主动脉夹层动脉瘤术后常见的严重并发症，迄今为止尚未有解决的方法。

(2)观察有无栓塞征象：主动脉人工血管置换术后，在重建血管吻合口、动静脉腔内易发生血栓和栓塞。为防止人工血管内发生血栓，术后 3 个月内给予抗凝治疗，抗凝药物的应用通常在术后 6～12 h，如果引流多要推迟使用。

(3)预防出血和渗血：主动脉人工血管置换的创伤大，吻合技术难，吻合处多，术中和术后发生出血和弥散性渗血往往能够致命。术后对出血的观察和早期发现尤为重要。勤挤引流，保持引流通畅，观察记录引流的色、质和量，如果发现术后 1 h 引流量＞10 mL/kg，或者任何 1 h 的引流量＞200 mL，或 2 h 内达 400 mL，都提示有活动性出血，一旦发现要立即报告医生，给予开胸止血。同时术后控制血压也是预防出血的关键，主动脉人工血管置换手术复杂，技术难度大，吻合口多，吻合口出血是术后致死的首要原因。控制血压在 90～120/50～80 mmHg，以保证组织灌注，皮肤温度正常，以尿量为准，保证每小时尿量＞1 mL/kg，避免血压过低导致的组织灌注不足。早期引流偏多要排除血液稀释、鱼精蛋白不足、凝血功能障碍等原因，及时给予鱼精蛋白、新鲜血浆、血小板、纤维蛋白等，有效地减少术后渗血。

(4)肾脏功能监测：肾脏是对缺血最敏感的腹腔脏器，肾衰竭是主动脉术后常见的并发症之一，发生率 10%～20%，常在术后 48 h 内发生。防止血容量不足引起的少尿、无尿，每小时观察并记录尿量、颜色及性质，查肌酐、尿素氮，出现出入量失衡时及时汇报医生。补足血容量，血细胞比容低于 35%时适当输血，维持血压稳定，必要时应用硝普钠降压，必须保持稳定的肾动脉灌注压，舒张压不低于 60 mmHg。血压过低者可应用小剂量多巴胺、肾上腺素以提高血压，扩张肾动脉，起到强心利尿作用。发生血红蛋白尿时要碱化尿液，防止管型尿形成，保持水电解质酸碱平衡，控制氮质血症，当尿量连续 2 h ＜1mL/kg时，及时报告医生，应用利尿剂，必要时应用肾脏替代疗法。

8.预防感染

主动脉夹层人工血管置换手术时间长、创伤大，人工血管植入和术后带有引流管，中心静脉导管等侵入性导管多，易发生感染。术后各项操作要严格遵循无菌操作原则，应用广谱抗生素，严格按医嘱时间给药，以维持最佳的血药浓度。有发热的患者要根据血培养的结果选择应用抗生素。要密切观察体温，痰液的色、量及性质。观察皮肤有无红肿、疼痛，尿液有无混浊，一旦发现上述症状，要及时找到原因并及时处理。

(三)康复护理

患者病情平稳后可进行各关节的被动运动，清醒脱机后指导患者进行主动关节运动，练习床上坐起进食，为下床活动做准备。从术后第一天起按摩双下肢，每日 2 次，每次 30 min。翻身叩背促进患者痰液排出，防止呼吸道感染的发生。鼓励患者早期下床活动，促进体力的恢复，初次下床时要注意保护患者安全以免发生摔伤。

五、健康指导

(一)生活指导

减少家庭生活中的不安全因素，防止跌倒，避免体力活动，从事比较轻松的职业。指导患者养成良好的饮食习惯，给予低盐、低胆固醇、富含粗纤维素且清淡易消化饮食，少量多餐，不食刺激性以及易引起腹胀的食物，如饮料和咖啡等，以免加重心脏负担。限制摄盐量，限制高胆固醇、高脂肪食物，并适量摄取蛋白质饮食，多吃新鲜的蔬菜和水果，戒烟限酒，保持大便通畅，防止发生便秘而引起腹内压增高。根据天气增减衣物，避免发生感冒。

(二)用药指导

按医嘱服药，漏服后不能补服，缓释片不可掰开服用。控制血压，定期监测血压是药物治疗的关键。合理降低血压，保持血压平稳，防止动脉破裂。每日定时、定部位、定血压计、定体位测量血压并记录数值，以便调整药物用量。

(三)卫生保健

急性期或恢复期患者都有可能因便秘而诱发夹层范围扩大或破裂。应指导患者养成床上排便习惯，必要时给予缓泻剂。加强腹部按摩，减轻患者精神上和心理上的不安，避免排便时用力屏气，可嘱患者食用蜂蜜、香蕉等，每 1～2 天排便 1 次，同时注意及时记录排便情况，排便时应在旁密切观察血压和心电图变化。

(四)病情观察

一旦出现心前区或胸部、腹部等疼痛立即来医院就诊。

(五)复查指导

术后半年内每三个月门诊随访 1 次，半年复查增强螺旋 CT，了解夹层愈合情况，如有不适随时就诊。

第四节　左向右分流型先天性心脏病

一、概述

(一)房间隔缺损

房间隔缺损(atrial septal defect,ASD)是胚胎发育期的原始心房间隔在发生、吸收和融合过程中出现异常,致左、右心房间存在血液分流的先天性畸形,是最常见的先天性心脏病之一。房间隔缺损可以单独存在,也可以与其他畸形一同存在,此病多见于女性,男女比例为1∶2至1∶4。根据发生机制不同分为原发孔房缺和继发孔房缺。原发孔房缺缺损位置位于冠状静脉窦的前下方,缺损下缘靠近二尖瓣瓣环。继发孔房缺,依据缺损发生位置不同分为四种类型,即中央型、上腔静脉型、下腔静脉型、混合型。其中以中央型最常见,占75%,缺损直径一般为2～4 cm,多数为单孔,少数为多孔。

房间隔缺损的主要病理改变是在心室舒张末期心房水平由左向右的分流。分流量的大小取决于缺损的大小、肺血管的阻力和左右心房压力差。继发孔房间隔缺损分流量较小者,儿童期多无明显症状,即使中等量以上分流,临床症状也不明显,常在体检时发现。一般到了青年期,才出现劳力性气促、乏力、心悸等症状,生长发育差,活动耐力较同龄人差,易发呼吸道感染和右心衰。长期大量分流,最终发展成肺动脉高压的房间隔缺损患者约占15%～20%,随着肺血管阻力和肺动脉压力的增高,右心负担加重,一旦出现肺血管不可逆的改变,即出现咯血、发绀、右心衰竭等一系列改变,即艾森曼格综合征。

该疾病适宜的手术年龄为3～5岁,出现艾森曼格综合征者是手术禁忌证。治疗上分为手术治疗和介入治疗,手术治疗方法为在全麻、低温体外循环下经胸部正中切口行房间隔缺损修补术,可以直接缝合缺损或采用自体心包片修补。此手术在国内20世纪70年代初就开展外科治疗,近20年发展迅猛,治疗效果已经达到国际先进水平。手术安全性高,术后可获得与正常人一样的生活、工作和寿命。介入治疗不需开胸、体外循环,创伤小,适用于缺损四周边缘完整的病例。近年来很多医院开展介入和手术相结合的方法,即在胸骨旁第四肋间小切口,在食管超声引导下将封堵器置于缺损处,使缺损闭合。此方法与传统的手术相比,不需要体外循环装置、操作简单、创伤小、安全性高、并发症少。与介入导管封堵相比,操作直接、路径短、易于控制封堵器,应用范围更广些。

(二)室间隔缺损

室间隔缺损(ventricular septal defect,VSD)是胚胎期室间隔发育不全形成单个或多个缺损,致左、右心室异常交通。室间隔缺损可以单独存在或与其他畸形并存,约占先天性心脏病的12%～20%。发病原因尚不明确,目前认为与遗传、孕母接触放射线、宫内感染有关。依据发生部位的不同分为膜部缺损、漏斗部缺损、肌部缺损,其中膜部缺损占80%。

室间隔缺损病理生理学特征为心室水平产生左向右分流,肺血流量增加,分流量的大小和方向取决于室缺的大小、左右心室间压力差和肺血管阻力。临床上缺损小者,无明显症状,缺损大者婴幼儿期出现喂养困难、发育不良、反复呼吸道感染及充血性心力衰竭。儿童或青少年患者表现为心悸、气促、乏力、活动耐力较同龄人差。随肺动脉压力的明显升高，最后形成右向左分流，出现发绀、杵状指(趾)、心力衰竭等，最终导致艾森曼格综合征，失去手术机会。

小缺损发生在膜部，50%可自然闭合，缺损较大和分流量大者，应在婴幼儿期就进行手术治疗。若缺损小、无肺动脉高压、无症状者，最佳手术年龄为4～10岁。肺动脉瓣下型VSD伴有主动脉瓣脱垂所致主动脉瓣关闭不全者，应尽早手术。显著肺动脉高压，有双向或右向左分流者，不宜手术。1954年Lillehei等首先利用交叉循环，在直视下修补室间隔缺损成功。1967年Okamoto和Sloan等进一步将深低温停循环技术用于修复婴幼儿室间隔缺损。我国1958年由苏鸿熙等首先应用体外循环修复室间隔缺损成功。目前主要治疗方法仍是手术治疗，即在全麻、中低温体外循环下进行室间隔缺损缝合或修补手术。导管伞封堵法是目前临床治疗新方法，2002年Hijiazi等报道了采用美国AGA公司新研制的Amplatzer封堵器治疗室间隔缺损获得满意的临床效果，同年我国引进此技术，该方法创伤小、简捷、安全，但目前仅用于严格选择的病例，远期效果尚待进一步评估。

(三)动脉导管未闭

动脉导管未闭(patent ductus arteriosus，PDA)动脉导管是胎儿期连接主动脉峡部和肺动脉根部之间的生理性血流通道。出生后80%的患儿两个月内自行闭合，成为动脉韧带。若过期未闭合者称为动脉导管未闭，占先天性心脏病总数的15%～21%，男性多于女性，比例为3∶1。根据未闭的动脉导管解剖形态，分为管型、漏斗型、窗型、哑铃型和动脉瘤型5种。其中以漏斗型最多见，窗型较少见。导管通常5～10 mm长，直径从数毫米至1～2 cm不等。动脉导管未闭是由Galen首先描述，并于1628年被Harry首次证实了其在胎儿血循环中的作用。

由于未闭的动脉导管存在，构成了出生后婴儿主、肺动脉之间的异常交通。导管的大小及肺血管和体血管的阻力及压力差决定了动脉导管的血流量，造成血液左向右的分流。当肺动脉压力高于或等于主动脉压力时，发生双向或右向左分流，出现发绀，病变已属晚期，即艾森曼格综合征。依据导管的粗细和分流量的大小，会出现不同的临床表现。导管细、分流量小者，无症状或轻微症状。导管粗、分流量大者，劳累后感到心悸、乏力、气促，多汗及反复呼吸道感染、肺炎，儿童可发育不良，身材瘦小。有严重肺动脉高压者可出现头晕、咯血、活动后发绀和心力衰竭。

动脉导管未闭是外科治疗最早、效果最好的一种先天性血管疾病。1907年Munro提出用外科结扎或堵塞的方法来矫治动脉导管未闭的建议。1938年Gross成功为1例7岁女孩做了动脉导管未闭结扎术，开创了外科治疗新纪元。1963年Powell和DeCancq报道了早产儿动脉导管结扎手术成功。我国1944年吴英恺首先完成动脉导管结扎手术。1954年石美鑫等介绍了动脉导管切断缝合术。目前临床采用外科手术治疗和内科介入治疗两种方法。除早产儿、婴幼儿反复发生肺炎、心力衰竭者需要即时手术，无症状者，手术适宜年龄为4～5岁。外科手术治疗方法包括：①结扎法，适用于新生儿紧急闭合PDA，肺动脉压力轻、中度升高的管型PDA。②切断缝合法，适用于成年患者、动脉导管较粗而短且有肺动脉高压的患者。③体外循环下经肺动脉直视闭合手术，主要适用于心功能不全、严重肺动脉高压、病情危重或合并其他心脏畸形的患者。④介入治疗者要求体重≥5 kg，动脉导管内径＜1.2 cm，无肺动脉高压、无其他畸形存在、无感染和活动性出血倾向等，适宜封堵的选择性病例。由于不用开胸、创伤小、安全，因而受到广大患者及医生的欢迎，广泛应用于临床。

（四）主动脉—肺动脉间隔缺损

主动脉—肺动脉间隔缺损（aortico pulmonary septal defect，APSD）是胚胎期动脉干分隔为主动脉和肺动脉发育不全，在升主动脉和肺动脉之间遗留口径不等的缺损，导致半月瓣以上主动脉与肺动脉间的异常交通，也叫主动脉—肺动脉瘘或主动脉—肺动脉窗，是一种罕见的先天性血管畸形，往往合并一些复杂畸形，占先天性心脏病 0.03%～1%，与 22q11 染色体异常有关。自 1830 年 Flliotson 首次描述该病以来已有将近 200 年的历史。目前分型方法有多种，1978 年 Mori 等提出的将主—肺动脉间隔缺损分为 3 型。Ⅰ型：主—肺动脉间隔近端缺损，约占 70%；Ⅱ型：主—肺动脉间隔远端缺损，约占 25%；Ⅲ型：主—肺动脉间隔完全缺损，约占 5%。1979 年 Richardson 等提出新分型法，其中Ⅰ、Ⅱ型与 Mori 分型法相同，Ⅲ型为右肺动脉异常起源于升主动脉的后壁外方。

主动脉—肺动脉间隔缺损血流动力学改变为血液经过缺损形成左向右分流，多数为巨大的缺损，分流量大，肺动脉血液明显增加，较早出现心力衰竭，并形成肺动脉高压。临床上症状出现早，发展快，在婴幼儿期即出现发育缓慢、身体瘦弱，充血性心力衰竭和反复发生肺炎等表现，随着肺动脉阻力增加，活动后心悸、气急、发绀等症状更明显。

由于本病发展极快，出生后较早出现心力衰竭，一经确诊，应及早实施手术治疗，一般在 3 个月龄以前，临床上出现右向左分流，发绀是手术的禁忌证。外科治疗的主要方法：①结扎法或切断缝合法，因并发症多，现已较少采用。②经肺动脉切口修补，肺动脉壁薄，易撕裂，且主动脉瓣和冠状动脉开口显露欠佳，存在损伤危险。③目前多主张经主动脉切口修补，手术方法在全麻、低温体外循环下经胸骨正中切口行直视修补术。④经 APSD 前壁切口修补，能清楚显示局部解剖，同时使切缘和补片成夹片状，一次缝合，不仅牢固、节省时间，还能避免大动脉的狭窄或扭曲。⑤肺动脉前壁作补片重建主动脉后侧壁，心包补片修复肺动脉缺损。此方法由于未用人工材料，大动脉可获正常生长。及时诊断和手术可明显改善患者的生存率和生活质量，预后较好，但若发现较晚，可能丧失手术机会，在儿童时期的病死率很高。

（五）主动脉窦瘤破裂

主动脉窦瘤破裂（ruptured sinusof Valsalva aneurysm，RSVA）由于主动脉窦壁的环形纤维管状带局部发育不良，缺乏中层弹性组织，长时间承受高压血流冲击，逐渐向外膨出而形成主动脉窦瘤。动脉瘤呈乳头状囊袋，一般长 0.5～3.5 cm，直径为 0.5～1.2 cm，瘤体顶端薄弱处破裂血流至邻近心腔者，称为主动脉窦瘤破裂。破裂多发生于右冠状动脉窦，且破入右心室。其次为无冠状动脉窦，多破入右心房，是一种少见的先天性心脏病，约占先天性心脏病的 0.31%～3.56%。多合并其他心脏畸形，其中合并室间隔缺损最多见，亚洲国家发病率高，男性多于女性，年龄在 20～40 岁之间的占 80%，儿童甚少。极少数的主动脉窦瘤由于后天原因所致，多为感染，如细菌、真菌或风湿等侵蚀，后天者不多见，更罕见破裂。

主动脉窦瘤破裂可引起急性大量的左向右分流，引起心脏容量负荷增加，左心代偿性肥大，导致严重的急性心功能不全，并可导致主动脉瓣关闭不全及感染性心内膜炎的发生，约 40%的患者有突发心前区疼痛病史，随即出现心悸、气促、胸闷症状，甚至迅速出现心力衰竭。确诊为主动脉窦瘤破裂者需积极的尽早手术治疗，1956 年 McGoon 首次在体外循环下成功进行修复术，同年 Lilleihei 也成功进行了外科治疗，1959 年我国石美鑫开展了主动脉窦瘤破裂的直视修复术，此后陆续有不少报道。手术方法：患者均在全麻、中低体温体外循环下进行，取胸骨正中切口，心外探查进一步明确窦瘤破裂部位及合并畸形，因破口的部位不同，手术方法也不尽相同，但其治疗的关键是恰当切除瘤体，闭合主动脉窦瘤口，彻底矫治合并的心脏畸形。

二、术前护理

(一)一般准备

1.入院常规处置

(1)安排及准备床位、用具、并按病情危重程度安排。热情接待患者，态度和蔼可亲，尽快建立护患关系，排除生疏和恐惧感。

(2)介绍病房的内外环境、负责医生、责任护士，医疗工作，同时向家属介绍病区的作息时间、探视制度、四防安全等相关制度。保管好自带物品，非必需品或“危险”玩具请家长带回。防范发生意外事故，禁止爬、坐、靠、倚窗台，以免不慎滑坠楼下。凡是可能造成烫伤、刺割伤、误吸或窒息的物件均应由专人代为保管，告诉家长绝不要给患儿。及时沟通了解患儿的生活习惯、性格特点等，争取家属的理解和配合。

(3)按医嘱定时测量体温、脉搏、呼吸，密切观察和分析病情变化，尽可能找出变化的原因。经常巡视病房，观察液体滴速，严格防止输液过快、入量过多或不足，观察药物的作用及不良反应。

(4)长期卧床的患儿，每日按摩身体受压部位，保持床单、被褥、尿布等清洁、干燥、平整，无渣屑。

(5)患儿的餐具或奶具定期严格消毒，每周为患儿洗澡一次，更换衣裤，危重或卧床患儿可床上擦浴。每日早晚洗脸、洗脚，每周修剪指甲一次。

(6)备齐各种急救物品及药品，组织及安排好实施抢救的人力。

2.术前评估全身情况

(1)观察患儿的生命体征：①小儿年龄越小，心率越快，在哭闹、不安时心率明显增快，所以测心率时应在患儿安静状态下测量。小儿体层薄，容易显露异常的搏动，如颈根前部胸骨上窝的异常搏动可能提示有动脉导管未闭、主动脉瓣关闭不全、主动脉缩窄等畸形。②小儿年龄越小，血压越低。婴儿上肢血压多高于下肢，儿童则下肢血压高于上肢血压 10～20 mmHg，动脉导管未闭的患儿需注意测量四肢血压，对比上下肢血压，以排除可能合并的主动脉弓中断和主动脉缩窄，以确定手术方案。③婴幼儿肋间肌不发达，不同于成人，为腹式呼吸，以浅而快的呼吸作为代偿。体温升高提示有感染、炎症存在或散热不好，体温过低则提示循环功能不良或保温不够。出生一般为 40～44 次/分。

(2)发育和营养：手术应准确测量患者的身高和体重，并计算出体表面积。体重应以患者空腹、卸除厚重衣物且排尿后测定。体重和体表面积的测定不可忽视，可评价患者的发育和营养状况。

(3)评估患者面色和表情，熟悉每个患者的症状，有利于根据病情进行治疗及护理。

(4)检查全身各部位情况：包括胸部、腹部、四肢、神经系统、消化系统等，如有异常应明确诊断并确定是否影响心脏手术。

(5)注意询问既往病史、家族史、有无药物过敏史,输血史及手术史等。

(6)新生儿需注意评估:出生后1周内,应每日评估患儿的基本状态,如皮肤、胎脂、肤温、神经反射、体重等情况。

3.协助患者完善术前相关辅助检查

实验室检查包括全血细胞计数、凝血功能、血清电解质水平、肝肾功能、血气、血糖、心肌酶、尿液分析、血型检测和交叉配血等。

(1)心电图:评价心率、心律、心电轴、心肌肥厚、传导异常及心肌梗死等。

(2)X线胸片:后前位和侧位胸片检查是重要的术前检查,可提示心室扩张、肺水肿、主动脉位置。

(3)超声心动图:可提供心腔大小和功能,显示血流的方向,并可测出流速及压差,合并肺动脉高压者,可测量肺动脉压力,瓣膜形态和功能,心脏缺损或畸形等资料。房间隔缺损的患者作此项检查,尤应注意左心室大小,高度警惕左心发育不良。

(4)心脏导管检查:合并肺动脉高压者,右心导管检查可评估肺血管病变程度,作为选择手术适应证重要参考。

(5)CT和磁共振成像:对于大血管病变、脑部病变、肺内占位病变有诊断意义。

(6)食管超声检查:拟行经皮介入导管封堵术的患者术前需作此项检查。

4.呼吸道准备

保持室内空气清新,温度适宜。温度不宜大于30℃,以免引起患者脱水和出汗。预防和控制感染,合并呼吸道感染者应积极使用抗生素治疗,待感染控制后再手术。术前应指导患者戒烟,冬、春季节保暖,防止感冒和呼吸道感染。避免去公共场所,病室内限制探视。

5.心功能准备

对合并有肺动脉高压而无明显手术禁忌的患者,术前应遵医嘱给予吸氧和血管扩张药的治疗,采用低流量、低浓度鼻导管吸氧,每日2～3次,每次1～2 h。合并复杂畸形的患者,动脉导管未闭是作为体循环重要供血来源,在未纠正其他畸形前关闭PDA通常是致命的,如果SaO_2能维持在70%以上,尽量不吸氧,如吸氧浓度低于40%,静脉持续泵入前列腺素E_1,保持PDA开放。心力衰竭患者先强心利尿治疗来改善心功能,再积极纠正心力衰竭,补足营养,增强体质。心肌酶增高时,可使用心肌营养药物治疗,待结果正常后再进行手术。

6.加强营养状况

指导患者合理调配饮食,进食高热量、高蛋白及丰富维生素食物,保证充足的热量和补充足够的营养成分。对食欲差、摄食少、免疫功能低下的患儿指导合理喂养,改善营养状况。喂奶时可用滴管滴入,以减轻患儿体力消耗,喂哺后轻轻拍背后置于侧卧位,以防呕吐时引起窒息。

7.用药护理

指导患者遵医嘱服用药物,不能擅自添加或停服药物,口服地高辛者应注意观察有无恶心、呕吐、黄绿视等不良反应。口服利尿剂的患者,注意观察尿量,及检测离子情况。应用血管扩张剂如硝普钠、酚妥拉明、前列腺素E_1等药物,可降低心脏前后负荷及肺动脉压力,改善循环状况。用药期间要严密观察血压的变化，预防低血压的发生。术前纠正各种并发症，如贫血、营养不良、肺动脉高压等。

8.胃肠道准备

出生后6个月以下的小儿，术前4 h禁奶；6个月～3岁小儿，术前6 h禁食，但2 h前可进糖水；3岁以上小儿，术前8 h禁食，3 h前可进糖水。成人术前6～8 h禁食水。

9.其他准备

术前备血，剃除手术区皮肤毛发并清洁消毒，操作时动作要轻，避免划伤皮肤引起感染，注意保暖，避免受凉。做相关药物过敏试验。术前一日晚间保证充足的睡眠。

10.术前功能训练

(1)深呼吸训练：手术后由于胸部伤口疼痛患者不敢用力呼吸，使用腹式呼吸可提高呼吸效率，吸气时腹部鼓起，呼气时腹部收缩，在深而慢的吸气后缩唇呼气。指导患者在手术后拔除气管插管后用以上方法进行深呼吸锻炼，每小时5～10次。

(2)咳嗽训练：患者可以取坐位或半卧位，双手交叉按在胸壁切口部位，咳嗽时用手支托伤口，令患者做一个深吸气，在呼气时用力咳嗽1～2次。有效的咳痰可促进手术后肺扩张，预防肺不张和肺部感染。

(3)腿部运动：收缩小腿和大腿肌肉，持续几秒钟后再放松，如此重复至少10次为一组。膝关节弯曲90°至足掌平踏在床面上，再将腿部伸直置于床上，至少重复5次为一组练习床上翻身和起床。手术后身体上有各种管道，身体活动受限。但是翻身可促进呼吸道分泌物引流，促进胸腔引流，促进肠蠕动及预防皮肤压疮。

(4)指导患者利用床档翻身和坐起：指导患者床上使用便器，经过练习可使患者适应在床上大小便，消除心理压力和思想顾虑。

(二)心理准备

患者及家属对心脏手术均有不同程度的恐惧和焦虑情绪，担心手术的风险、预后、治疗效果、家里经济状况等。护士应根据每个患者的心态和接受能力，用易于接受的语言，形象地讲解该疾病的特点和对身体的影响，详细讲述手术的必要性，手术方法及效果，围术期注意事项。使其了解不手术将会妨碍健康，只有通过外科治疗才能使其康复和继续成长，尽力让患者以平静乐观的心态接受手术，消除恐惧焦虑和紧张心理，增强战胜疾病的信心，配合治疗和护理。与患儿及家属交谈，了解患儿的举动、情绪、态度及患病后的想法和对疾病的认知态度，对心脏手术的顾虑，给予患儿适当的帮助、安抚，使患儿了解心脏手术的目的和效果，取得对手术成功的信心和对医护人员的信任。

(三)术前访视

手术前患者大多对手术产生恐惧心理，使血压升高，体内儿茶酚胺增加，不利于围术期维持稳定的循环状态。因此，手术前一天巡回护士访视患者，根据其年龄特点、文化程度、手术方式，有针对性地做好患者的心理护理。尽量使患者处于最佳的生理和心理状态接受手术。访视时需向患者及家属介绍手术室环境、术前须知、麻醉方式、治疗方法，进出手术室过程及要求，监护室的环境，治疗经过，术后在监护室期间常用的监测设备，医生、护士人力资源的配备情况，要向家属强调术后禁止探视的原因和必要性。在病情及条件允许的情况下，可带领患者参观监护室，了解其环境，以消除术后回室后的紧张恐惧感，以防ICU综合征的发生。通过术前访视护士了解患者的身体状况、现病史、既往史、药物过敏史、手术史、家庭史等，便于术后病情的观察和治疗护理工作的进行。接受患者及家属的咨询，讲解以往手术成功的病例可增加亲属对手术的认识和理解，树立信心，减少不安与猜测，避免不必要的担忧。与手术医生沟通，了解手术方式、熟悉手术步骤，必要时参加手术讨论，做好充分的术前准备，特殊的器械和物品准备齐全，以免术中出现差错事故。

三、术中护理

(一)环境准备

做好术前手术间的消毒工作，严格控制手术室内的人员数量和人员进出，严格执行无菌操作技术与消毒隔离制度，室温 18～24 ℃，湿度 50%～60%，手术床上铺好电温毯以备术中升温。

(二)物品和器械准备

器械护士根据患者的病情、诊断、手术方式、年龄等备好相应的手术器械、物品，如器械包、敷料包、不同型号的各类血管缝线、冰屑、补片等，认真清点数量。

(三)配合要点

1.巡回护士

(1)巡回护士与麻醉师共同核对患者的各项信息，由于先心病患者以未成年居多，如患儿年龄较小，需做好安抚工作，诱导麻醉之前，巡回护士要站于手术床旁扶持，以防患儿坠床。

(2)协助麻醉医生做好辅助工作，严格执行医嘱，核对麻醉药。

(3)根据手术方式摆放好体位，手术体位，背后垫一软枕，垫高约 30°，颈部不宜过伸、悬空，注意避免因压迫颈部血管而影响脑部血供和血管内损伤，而致脑梗。患者两手置于身体两侧，防止上肢受挤压，注意支撑臂部。避免患者直接接触金属物，防止电刀灼伤皮肤，注意保暖。

(4)手术台距离地面高于 1 米，有利于体外循环引流。

(5)先建立一路外周静脉通路，施行麻醉后在进行导尿、动脉、深静脉穿刺，减轻患者痛苦。

(6)手术中注意各监测仪器的变化，手术进展，必须保持静脉通畅，观察各管路是否通畅，及时提供手术中所需药品、物品，详细填写手术护理记录单，如手术开始时间、转机时间、尿量、术中用药等。

(7)体温的监测：婴幼儿体温调节中枢发育不完善，体表面积与体重之比较大，体温容易受到周围环境影响，体温监测与调节在婴幼儿体外循环手术中尤为重要。手术前需要正确放置并固定测温探头，术中根据不同的手术及体外循环方式配合降温，复温过程遵循缓复温、慢复温、复透温的原则。

(8)肝素和鱼精蛋白的应用管理：对于肝素和鱼精蛋白的用量根据术中 ACT 的测定进行管理，术中应及时监测 ACT 并向灌注医师报告监测结果。体外循环结束时，予以鱼精蛋白中和肝素，一般肝素与鱼精蛋白之比为 1∶1。术前应注意询问患儿有无过敏史，注射鱼精蛋白时注意观察有无气道压力增高等异常反应。

2.器械护士

(1)器械护士应提前20～30 min刷手上台，按照手术步骤备好各种器械物品。电刀、吸引器、胸骨锯等用物，在切皮前应全部就位并试好。体外循环各种管道也应分别连接好接头，备好骨蜡、冰屑、垫片和各种带垫片的缝针。术中要高度集中注意力，做到忙而不乱，心中有数，预知下一步所需要的器械物品，每一个步骤必须配合的准确、迅速、到位，避免不必要的问答。如合并亚急性细菌性心内膜炎或有赘生物者，用自体心包补片修补，以免术后感染。器械护士应密切关注手术进程和方式，如需用自体心包，立即告知巡回护士协助配制0.5%戊二醛，注意浸泡心包片的时间。

(2)认真清点器械应特别注意清点橡皮蚊钳以及上、下腔管上的橡皮是否齐全，如橡皮管松动一定要立即更换，防止术中脱落难以寻找。术中使用的带针缝线较多，要随时清点。

(四)手术完毕

手术室护士和麻醉师一起护送患者回监护室，注意安全与保暖，并与监护室护士详细交接所施手术、麻醉方法、术中用药、手术和麻醉过程中患者的基本情况、麻醉后的注意事项等。

四、术后护理

(一)术后常规护理

1.ICU常规准备工作

包括床单位、心电监护仪、呼吸机、除颤仪的准备，根据病情备好各种抢救仪器及药品。

2.体位

全麻未清醒患者取去枕平卧位，头偏向一侧。气管插管期间，头颈保持平直位，防止扭曲。

3.各种管道管理

患者返回ICU后护士需与麻醉师共同检查气管插管的位置是否正确，听诊肺部，判断气管插管是否在气道内。测量气管插管距门齿及鼻尖的距离，便于及时发现气管插管是否脱位。必要时拍X线胸片，了解气管插管在气道内的位置。妥善固定松紧要适度，如过紧可造成人为的气道梗阻，过松则起不到固定的作用。其他管道包括输液管、测压管、深静脉置管、引流管、尿管、胃管等管路，应保持管路的通畅，勿打折、扭曲、脱出、受压，严密观察各引流液的颜色性质和量，如有病情变化及时报告医生。动脉导管未闭的患者术中损伤胸导管可产生乳糜胸，胸液呈典型的乳白色乳糜样。为减少乳糜的产生，应禁食或进低脂饮食。胸液引流＜20 mL/(kg·d)，采取非手术治疗，保持胸腔闭式引流通畅，提供良好的营养支持及维持电解质酸碱平衡。如胸液引流＞20 mL/(kg·d)，可考虑开胸结扎胸导管。

4.呼吸道管理

良好的呼吸支持是术后顺利恢复、减少各类并发症的关键环节。

(1)插管患者：当呼吸机与患者连接后，需观察胸廓的起伏的幅度、节律及双侧是否对称，机械通气期间应密切观察呼吸的频率、幅度、胸廓运动的对称性、有无鼻翼扇动、口唇发绀等。通过观察末梢皮肤、黏膜的色泽和温度，了解是否存在气体交换障碍。注意呼吸机管道的湿化，及时清除呼吸道分泌物。合并有肺动脉高压的患者，需延长呼吸机使用时间，患者需定时膨肺，避免恒定的潮气量导致限制性肺不张，及时检测血气分析，根据血气分析结果调整呼吸机参数。同时患者应充分保持镇静,可间断使用镇静剂、肌松剂(吗啡、地西泮、哌库溴胺等),避免因躁动损伤气管黏膜,减少拔管后的喉头水肿,减少回心血量,改善心功能。

(2)拔管后呼吸道管理:气管插管拔除后采用鼻塞或面罩吸氧,密切观察患者有无呼吸困难的表现和缺氧征象。嘱患者做深呼吸和自行咳痰,同时配合体疗,叩击和震颤胸背部,每侧不少于 10 min,使肺泡膨胀,预防肺不张。一般情况下不行气管内吸痰,以免刺激过度诱发气道痉挛,导致缺氧,引起呼吸暂停,或心搏骤停,适当清理喉鼻道分泌物即可。不会咳嗽的婴幼儿可定时按压胸骨上凹刺激咳嗽。如进行气管内吸痰,需有负责医生在床旁,并准备面罩加压给氧装置。吸痰时间应选择在餐前或餐后 2 h 为宜,以免引起患儿呕吐误吸。新生儿拔管后 4 h可喂水,喂水时注意有无呛咳,喂后及时抱起或托起患儿拍背,将胃内气体排出,取半卧位头偏向一侧,防止患儿呕吐、溢奶、误吸,甚至窒息。

5.心功能监测

(1)维持有效的循环血量:持续监测 LAP、CVP、有创动脉压和尿量。在术后早期,有效血容量减少,前负荷降低是低心排血量综合征(low cardiac output syndrome,LCOS)最常见的原因,为预防或纠正 LCOS,应适当补充胶体液,以提高胶体渗透压,输入清蛋白或血浆,以利于循环稳定和减轻组织水肿。常规使用降低心脏前后负荷药物及正性肌力药物,改善心功能,如硝普钠、多巴胺、多巴酚丁胺、米力农。循环稳定的情况下 CVP<8 cmH_2O,LAP<5 mmHg,补充晶体液量为 2 mL/(kg·h)以免液体输入过多而增加心脏负担。所有静脉通路均采用微量泵 24 h 泵入,同时帮助患者经口摄入。

(2)房缺修补术后出现的心律失常:常见有房性或室性期前收缩、房颤,较少有房室传导阻滞。应严密监测心律、心率变化,心动过缓者,需备好异丙肾上腺素,必要时使用临时心脏起搏器支持。

(3)及时纠正电解质紊乱和酸碱失衡:特别注意保持正常的血钾水平,当血清钾<3.5 mmol/L时可配制成 3%或 6%的氯化钾溶液用微量泵从中心静脉内补入。

6.中枢神经系统观察

(1)瞳孔:观察和记录患者双侧瞳孔的大小、是否对称、对光反射是否存在。如发现异常,应及时报告医生,并密切观察病情变化。

(2)意识:观察和记录患者清醒的时间,清醒后对周围事物、时间、人物、位置的定向力的表现,是否有头痛、头昏。注意检查患者有无肌张力减退、肢体运动功能障碍、抽搐、惊厥等临床表现。

7.尿量监测

尿量是反映循环功能是否良好的指标之一,婴幼儿越小,未成熟的肾单位越多,肾脏对水钠调节功能越差,肾小球对水分再吸收和浓缩功能差,加之术后心功能差,左心静脉压高而导致水肿,应积极利尿,以维持血管内外水平衡。术后维持尿量 1～2 mL/(kg·h),如果持续2 h尿量<0.5 mL/(kg·h),观察尿量、尿色、尿比重和血钾的变化。

8.体温监测

防止体温过高或过低,小儿的体温调节中枢发育不成熟,对外界环境的适应能力差,容易随着环境温度及病情的变化而变化,一个适宜的温度环境是令小儿保持最低新陈代谢水平的

重要因素,因此要做到:

(1)监护室应保持室内恒温 26～28 ℃。

(2)患儿回监护室后,要注意盖好被子,特别是四肢末端,可用特制的棉套或锡纸保暖,进行各种护理操作时应尽量减少暴露时间。当肛温<36 ℃要积极复温,当肛温>39 ℃时应采取降温措施,如酒精湿敷或凉水袋置婴儿颈下。对于 5 kg 以下的婴幼儿禁用酒精,温水擦浴即可。

9.口腔护理

患儿受手术影响,同时为预防细菌感染应用了大剂量的抗生素,气管插管时间较长,故患儿极易患口腔的真菌感染。因此要进行口腔护理,不给或少给甜性的饮料。每 4 小时用 0.9%氯化钠或 5%碳酸氢钠清洁口腔,以免发生鹅口疮。对已出现鹅口疮的患儿,除涂 5%碳酸氢钠外,还可以用制霉菌素粉剂或液体涂口腔。

10.皮肤护理

术后要约束四肢,以防患儿用手抓气管插管。需做好皮肤护理,尤其患儿发育较差、瘦弱者,平卧位易于出现压疮,经常按摩骨隆突部位,并在肩胛骨、臀部、足跟等处垫以常温水袋。

11.疼痛护理

疼痛如不能减轻将导致不良的身体和心理的影响,而且疼痛使呼吸急促、心动过速、肺膨胀不全、活动减弱以及组织缺血。充分的止痛是必要的,可使患儿舒适和防止有害的机体反应。在使用传统的药物止痛的同时,应鼓励用非药物的止痛方法。对婴儿可使用安抚奶嘴、抚慰、摇晃、抱、低调的声音等。对年长儿可根据年龄选择适合的游戏、活动、深呼吸、放松技术和抚摸以帮助和控制疼痛。

(二)术后并发症的观察与护理

1.低心排血量综合征

患者可表现为血压低、心率快、脉搏细弱、面色苍白、口唇发绀、皮肤花斑、尿少等。术前应积极改善心肌功能,术中尽量缩短心肌缺血时间,术后注意积极纠正低血容量,维持满意的中心静脉压、改善内环境、控制液体入量、并遵医嘱给予正性肌力药物支持。

2.肺动脉高压危象

肺动脉高压危象是 APSD 患者最常见的并发症,处理不及时可危及生命。表现为患儿清醒或吸痰刺激后,突然出现低氧、低血压、外周低灌注。治疗措施包括镇静、肌松、呼吸机辅助通气、吸入 NO 支持等。护士需注意减少对患儿的刺激、吸痰操作轻柔、根据痰液多少决定吸痰间隔时间,保证充分给氧。

3.残余漏

听诊有无残余分流的心脏杂音,一经确诊房间隔缺损应尽早手术,术后心功能良好,无慢性心力衰竭,即使有较小的残余分流但无血流动力学意义,无须再次手术,小的残余漏隙常可自行闭合。极少数较大的残余分流需要再次手术。

4.心律失常

注意观察心律变化,保持好输入抗心律失常药物的静脉通路。

5.应激性溃疡

消化系统常见并发症。发生于胃十二指肠的急性表浅性黏膜糜烂和溃疡。临床主要表现为出血,可通过放置胃管观察胃液的颜色、性质和量等,了解是否有此并发症的发生。

6.动脉导管结扎术后需注意观察有无喉返神经损伤

全麻清醒后同患者对话,观察有无声音嘶哑和呛咳。如发现声音嘶哑,应报告医生处理。进食时头偏向一侧,以免进食时呛咳,食物误入气管。同时应用维生素 B_{12}、谷维素等营养神经药物。由于导管离断后内脏血液重新分配的反应,术后早期出现短暂高血压,应及时处理。密切观察血压变化:遵医嘱及时使用降压药物,如硝普钠等。用药后密切观察血压变化,遵医嘱随时调节药物用量。更换药液时要迅速、准确,避免因更换不当引起患者的血压波动。如收缩压高于 120 mmHg,脉搏超过 140 次/分,应立即通报医生处理。

(三)术后康复护理

1.动脉导管未闭的患者

需注意左上肢的功能锻炼,避免失用综合征。

2.术后拔出气管插管后

即可适当床上翻身,坐起。逐渐过渡到床旁活动。

3.加强营养的供给

进食有营养的新鲜水果蔬菜、少量多餐,忌食生、冷、硬、刺激性食物。

五、健康指导

(一)药物指导

指导患者严格按照医嘱按时服药如卡托普利、地高辛、氢氯噻嗪等。不可随意停药,增减药物用量。并注意观察尿量,以免发生危险。

(二)饮食指导

儿童应加强营养的供给,饮食以高蛋白、高纤维素饮食为主,少量多餐,勿暴饮暴食,避免胃部抬高而影响心脏功能,建议一天至少用餐五次。加强对家属的培训指导,手术后应告诉家属婴幼儿喂养注意事项,喂奶的体位。如何防止窒息,如何分时喂养,防止引起心功能不良,回家后如何喂药。

(三)活动

出院后 3～6 个月内要限制剧烈活动和重体力劳动,逐步增加活动量,以免发生心衰。

(四)保健

注意气候变化,防止受凉,尽量避免到公共场合,预防感染。术后一年内尽量平卧,不宜侧卧,以至胸骨畸形愈合。

(五)复查

术后 3～6 个月去医院复查心电图、胸片、心脏彩超等。

第五节 右向左分流型先天性心脏病

一、概述

(一)法洛四联症

法洛四联症(tetralogy off allot,TOF)是常见的先天性心脏病之一,早在1672年stenson首先发现此症。1888年Fallot全面阐述该疾病四种心脏畸形,肺动脉狭窄、室间隔缺损、主动脉骑跨和右心室肥厚,故此病称为法洛四联症。本病在先天性心脏病中约占10%,在儿童发绀型心脏畸形中占50%~90%。其病因尚不清楚,可能有少数病例与母亲妊娠期感染和遗传有关。

法洛四联症的病理生理改变主要取决于右心室流出道和肺动脉系统的狭窄程度、体循环阻力和室间隔缺损的大小。典型临床表现为发绀,表现在唇、指(趾)甲、耳垂、鼻尖、口腔黏膜等毛细血管丰富的部位,蹲踞(特征性姿势),缺氧发作,呼吸急促,生长受限,杵状指。其中缺氧发作多发生于早晨,或受外界不良刺激之后。表现为烦躁、发绀严重、呼吸急促,如不及时处理,可发展为呼吸窘迫,最终意识丧失,反复或严重的缺氧发作可有不同程度的大脑损害,轻则智力减退,重则发生偏瘫等严重神经系统并发症,甚至死亡。

本病的自然预后主要取决于右心室流出道阻塞程度,平均寿命为12岁。据统计约有25%~35%未手术患者死于1岁以内,40%~50%死于3岁以内,70%~76%死于10岁以内,95%死于40岁以内。法洛四联症患者确诊后应早治、根治,降低死亡率。1944年Blalock首次对此症应用锁骨下动脉与肺动脉分流术,1946年Potts和1972年Waterston分别进行降主动脉与左肺动脉分流术和升主动脉与右肺动脉分流术。在我国1959年石美鑫首先采用左锁骨下动脉与肺动脉转流术。随着心血管外科的迅猛发展,手术效果明显增高。目前临床主张尽早施行手术治疗,绝大多数肺动脉及左、右分支发育正常的患儿,均争取在一岁以内行根治术。手术方法为在全麻低温体外循环下行右室流出道疏通,修补室间隔缺损术。出生后病情发展严重,不宜行根治术者,可先行姑息性手术,主要为在全麻低温体外循环下行左锁骨下动脉与肺动脉吻合术,或用人工血管在锁骨下动脉与肺动脉之间架桥。

(二)右室双出口

右室双出口(double-outlet right ventricle,DORV)是指主动脉和肺动脉均起自形态右心室,室间隔缺损是左心室唯一的出口,无主动脉瓣和二尖瓣纤维连接的一组复杂心脏畸形。早在1793年Abenethy和1898年Vierordt发现此畸形,1957年Withiam将此畸形命名为右心室双出口。是一种少见的先天性心脏病,占先心病的1%~2%。该疾病的分型方法很多,临床常见的3种类型有艾森曼格型、法洛四联症型、Taussing-Bing型。

绝大多数右心室双出口患者有非限制性室间隔缺损,室间隔缺损位于主动脉下或双动脉下者易合并肺动脉狭窄,罕见无室间隔缺损者。DORV伴有主动脉下室间隔缺损不伴有肺动脉狭窄,血流动力学变化主要为左向右分流,肺循环血流量增加,表现为充血性心力衰竭,有心悸、气短和呼吸道感染,无发绀。合并肺动脉狭窄者,有不同程度的发绀,严重狭窄出生后即出现明显的发绀、生长发育迟缓、活动后呼吸困难和蹲踞的症状。

1957 年 Kirklin 首次应用心内隧道修复右心室双出口伴主动脉下室间隔缺损获得成功。1971 年 Lincoln 和 1972 年 Danielson 等先后报道 SDL 型解剖性矫正大动脉异位施行右心室双出口心内隧道和右心室到肺动脉心外管道获得成功。直至 1985 年 Yacoub 首次开展 Taussig-bing 心脏畸形大动脉调转术，手术效果明显提高。1986 年，江曾炜开展了心内外双管道治疗右心室双出口伴有远离两大动脉室间隔缺损和 Taussig-bing 综合征，手术死亡率为 12.5%，并在全国推广。右室双出口的类型众多，产生的血流动力学变化各不相同，其手术时间和方法应根据室间隔缺损的位置、有无肺动脉狭窄、是否合并其他畸形而决定。目前临床最常用的方法为心室内隧道修复治疗右室双出口；伴有肺动脉下室间隔缺损，可行大动脉调转术；合并主动脉狭窄者，可做 Damus-Kaye-Stansel 手术；主动脉发育不良改做 Norwood 手术。

(三)单心室

单心室(univentricleor single heart，SH)是指一个共同的心室腔同时接受左右心房的血液，可能存在两组房室瓣或共同房室瓣，两大动脉均起自一个泵血功能的单心室。占先天性心脏病的 1.5%～3%，是一种罕见、复杂的先天性心脏畸形，男女比为(2～4)：1。根据 Van-Praagh 分类法分为四类，A 类：只有左室发育，无右室窦部残腔与单独左室相连；B 类：单纯右室，无左室窦部；C 类：室间隔未发育或仅有残余室间隔组织；D 类：左右心室窦部及室间隔均未发育。

单心室的病理生理取决于体循环和肺循环静脉血液在单心室腔内混合的程度，单心室腔向肺动脉和主动脉排血的阻力，以及肺血管程度，有无房室瓣反流等。婴幼儿期即可出现发绀，杵状指(趾)，肺动脉瓣区可听到收缩期杂音。对肺循环血量较多的患者，早期常不易发现。不经治疗，单心室患者的自然寿命较短，据统计 64%患者出现死亡，其中 50%死于出生后 1 个月内，74%死于出生后 6 个月内。死因主要是充血性心力衰竭和心律失常或原因不明的猝死等。

外科治疗分为三大类，生理矫治(Fontan 类手术、全腔静脉－肺动脉连接术)、姑息手术(Blalock-Taussing 分流手术和体－肺动脉分流手术、双向 Glenn 手术、肺动脉环缩术)、解剖矫治术。

(四)完全大动脉转位

完全大动脉转位(transpositionof great arteries，TGA)是一种心房与心室连接一致、心室与大动脉连接不一致的圆锥动脉干畸形。是一种较常见的发绀型心脏病之一，发病率仅次于法洛四联症，占先天性心脏的 5%～8%。治疗不及时，50%会在出生后 1 个月死亡，80%～90%的病例死于 1 岁以内，在 22 岁以内全部死亡。病因尚未完全清楚，胚胎学家认为由于胚胎期心球与其间隔吸收及旋转发生障碍，主、肺动脉与左、右心室的正常连接关系倒置。1979 年 Baillie 首次阐述此畸形的病理解剖。主要特点为主动脉起自于解剖右心室，位于肺动脉前方，偏右。肺动脉起自解剖左心室，位于主动脉后方，偏左。主动脉与肺动脉也可呈正前正后排列。大部分患者合并动脉导管未闭、房间隔缺损或卵圆孔未闭，如无此通路则难以生存。还可能存在其他心脏畸形包括主动脉弓缩窄或中断、冠状动脉畸形等。此畸形分为单纯型和复杂型两种。主要临床表现为发绀、低氧血症和充血性心力衰竭。

治疗应尽早手术，出生后3周内可行：①解剖矫治大动脉调转术（动脉Switch术）。②Lecompte和Rastelli手术。③生理矫治心房内调转术Senning和Musrard手术。近10～20年由于婴幼儿和新生儿心血管外科的迅猛发展，大动脉调转术的近期和远期治疗效果越来越好，现治疗首选为手术。手术死亡率为2%～5%。

（五）永存动脉干

永存动脉干（persistent truncus arteriosus，PTA）又名共同动脉干或主动脉肺动脉共干。它是胚胎发育期，原始的动脉干发育过程中早期停顿，未能正常分隔为主、肺动脉而遗留下的共同动脉干，是一种非常少见的先天性心脏畸形。发病率占先天性心脏病的0.5%～3%。1949年Collett和Edwards根据肺动脉的起源及主动脉的关系分为四种类型，Ⅰ型：左右肺动脉通过共同的肺动脉干起自共干，此型为最多见的类型（47%）。Ⅱ型：左右肺动脉起于肺动脉干后壁（29%）。Ⅲ型：左、右肺动脉分别起于动脉干侧壁（11%）。Ⅳ型：共干上没有左、右肺动脉，肺循环由降主动脉发出的支气管动脉供血。

永存动脉干的主要病理生理改变，其一为心室水平和动脉瓣水平氧合血和非氧合血的完全混合，其二为在大血管平面半月瓣以上的非限制性左向右双期分流，早期容易出现肺血管梗阻性病变。临床症状随着肺动脉发育情况及肺血管阻力而不同。在出生后的几周内肺血管阻力较高，症状并不明显。随着肺血管阻力的降低，常出现呼吸急促、多汗、烦躁、乏力、喂养困难、发育迟缓、反复呼吸道感染及不同程度的发绀、充血性心力衰竭的表现。

本病的自然预后极差，如不及时手术，75%于出生后早期死亡。一旦确诊，应考虑手术治疗。1962年Behrendt等成功的应用室间隔缺损修补术和无瓣膜导管建立右室肺动脉通道的方法治疗此病。1967年McGoon进一步应用带瓣管道纠治获得满意效果。Lecomptel 1982年报道了应用单瓣补片矫治永存动脉干的方法，1987年BarberoMarcial等加以改进，使单瓣补片矫治术进一步获得了较好效果。目前主张对患者尽早行根治手术，年龄原则上越早越好。手术方法有主动脉重建、带瓣管道连接右心室和肺动脉、共干瓣成形或置换。

（六）三尖瓣闭锁

三尖瓣闭锁（tricuspid atresia，TA）是指右心房与右心室之间没有血流通道，取而代之的是隔膜组织，多数病例合并房间隔缺损或卵圆孔未闭和室间隔缺损，是一种较少见的先天性心脏病。1817年Kreysig首次发现该畸形的病理解剖。1861年Schuberg首次命名为三尖瓣闭锁。此病的病因尚不清楚，往往发现该畸形胎儿的羊水过多和母亲患毒血症有关。又有报道称是因在妊娠早期，患儿母亲服用沙利度胺。三尖瓣闭锁分为5种类型：①肌肉型（占76%～84%）。②隔膜型（占8%～12%）。③Ebstein畸形（占6%）。④房室间隔缺损（占2%）。⑤瓣膜型（占6%）。

三尖瓣闭锁的病理生理学特征：其一为右心房的血液只能通过房间隔缺损到左心房，左心房成为体、肺循环静脉血液混合的心腔，患儿有不同程度的动脉血氧饱和度降低；其二由于右心室发育不全，左心室承担两循环的动力血泵。临床上患儿出生后即可出现发绀、并进行性加重，缺氧发作，往往有运动性呼吸困难，反复呼吸道感染，右心衰竭的症状。口唇可有严重发绀，杵状指（趾）。

三尖瓣闭锁的患者自然预后不佳，50% 6个月内死亡，66% 1岁内死亡，90% 10岁内死亡。早在1945年Blalock和1962年Waterston应用手术治疗可以消除或减轻发绀。1955—1958年Meshakin和Glenn先后为三尖瓣闭锁患者应用上腔静脉与右肺动脉分流术，后人称为Glenn分流术。1972年Azzolina首次应用双向腔肺动脉分流术，又称双Glenn分流术。在我国1984年江曾炜首次报道传统改良Fontan手术，1992年报道全腔静脉与肺动脉连接手术治疗三尖瓣闭锁获得成功，并向全国推广。近10年三尖瓣闭锁的外科治疗发展很快，应用双向腔肺动脉分流术和全腔静脉与肺动脉连接手术。

(七)Ebstein畸形

1866年德国人Ebstein根据尸体解剖资料，首次阐述了该畸形的病例解剖，故后人称为Ebstein畸形(又称为三尖瓣下移畸形)是一种少见的累及三尖瓣和右心室的复杂先心病。主要病理特征为三尖瓣隔瓣或后瓣起源处不同程度下移至右心室，部分心室壁心房化。在先天性心脏病中占0.5%～1%。本病的发病原因尚不清楚，现查明母亲在妊娠早期服用锂者，出生的婴儿发病率高。Ebstein畸形分为四型，A型：前叶位置正常无下移，后瓣、隔瓣下移，右心室房化部分不大，功能右心室容量大；B型：前瓣下移、发育不良、瓣叶活动受限，后瓣、隔瓣下移，但瓣叶面积减少不严重；C型：瓣叶面积严重减少，如隔瓣和后瓣仅为膜样残迹甚至缺如，前瓣下移，瓣叶、腱索及乳头肌严重发育不全，前瓣仅为条索状膜样组织且阻塞右心室流出道，右心室房化部分明显扩大，功能右心室发育不良，心脏显著扩大。

许多患有该畸形的患者在新生儿期即出现严重的呼吸困难、发绀、心律失常和右心衰竭，如不及时抢救，往往夭折。在儿童和成人患者中，表现为活动后心悸、气短、疲乏，50%以上的患者可出现发绀，运动性呼吸困难。约有10%～15%患者合并预激综合征，产生阵发性室上性心动过速和心房颤动或扑动，更加加重右心室功能障碍和心力衰竭。

1963年Barnard首次采用三尖瓣置换术治疗，获得成功。1964年Hardy和Danielson应用不同术式的房化心室折叠术和三尖瓣环成形术治疗，得到推广和广泛使用。1980年凌宏深首次报道3例应用生物瓣做三尖瓣置换术，获得成功。随着我国心脏外科治疗迅速发展和生物瓣不断改进，Ebstein畸形的瓣膜置换术效果逐渐提高。该疾病的手术适应证取决于三尖瓣叶前叶活动度及隔叶下移的严重度，严重发绀伴红细胞增多症及心律失常者应尽早做手术。A、B型可做瓣膜成形术，C型可行三尖瓣成形加双向Glenn手术或全腔静脉肺动脉连接术，或者进行瓣膜替换术或心脏移植术。

二、术前护理

(一)一般准备

1.入院常规处置

详见“左向右分流型先天性心脏病”中的入院常规处置。本组患儿表现为缺氧、心力衰竭、休克等，往往很危重，随时有死亡的危险，可根据病情，入院后即可收入ICU，进行监护及紧急处理和术前的诊断。

2.术前评估全身情况

详见“左向右分流型先天性心脏病”中的术前评估全身情况。观察患儿生命体征时需注意：

(1)呼吸：呼吸加快时应注意是否有缺氧、心力衰竭或呼吸道感染；呼吸浅慢时应注意是否有呼吸抑制或呼吸衰竭。

(2)体温:体温升高提示有感染、炎症存在或散热不好,体温过低则提示循环功能不良或保温不够。

(3)脉搏:心率过快时应注意是否有发热或心力衰竭;过缓时则应注意心律失常、药物影响等。

(4)血压:监测上下肢血压,血压过低应注意心力衰竭的可能。

3.协助患者完善术前相关辅助检查,尽快做出诊断,明确治疗方案

向患者及家属讲解相关辅助检查,包括胸部 X 线检查、心电图检查、超声心动图、右心导管检查、右心造影检查、磁共振检查等,每项检查的意义及注意事项。

主要根据病史、体征和超声心动图检查可作出初步诊断,超声心动图检查可初步了解动脉的位置关系,各个心腔的位置、大小,各瓣膜功能及合并的畸形情况。心导管检查和心血管造影也是术前的必需项目,需测定心室腔内压力及肺血管阻力,进一步明确心内畸形及肺血管发育情况。Ebstein 畸形右心造影可见增大的右心房、发育及功能不良的右心室、三尖瓣反流、右室房化部分的反常活动等。

4.呼吸道准备

保持病区空气清新,通风不少于 2 次/天,每次 15 min。预防和控制感染,加强呼吸道护理,定时给予患者拍背、雾化吸入、鼓励咳嗽,必要时吸痰,有利于术后缩短辅助通气时间,减少呼吸道并发症。新生儿免疫系统发育不够成熟,极易引起感染,应保持病室整洁卫生,每日空气消毒两次,桌面及物表用500 mg/L含氯消毒剂擦拭。室内温度应保持在 24 ℃左右。危重的患者或早产儿应置入保暖箱中严密监护。医务人员严格遵守无菌操作规程,护理新生儿前后必须洗手,有呼吸道感染者禁止进入病室,减少探视人群,同时避免与呼吸道感染者同居一室。奶瓶每日消毒,奶粉现配现用。脐带未脱落前每日行脐部护理。必要时必须使用足量有效的抗生素,加强对感染的控制。术前 1 周对患者进行有效的咳嗽训练,以及减轻切口疼痛的咳嗽方法。

5.改善心功能,预防和控制缺氧发作

减轻心脏负荷,遵医嘱给予强心利尿药,用心脏营养液或极化液保护心脏,提高心脏的耐受力。患儿术前均有不同程度发绀,在小儿啼哭、进食及活动后气喘及缺氧发作时,发绀加重,呼吸急促,同时有不同程度的意识改变。预防缺氧发作,常规给予低流量吸氧,1～2 小时/次,3 次/日,分别于清晨、中午、晚上患儿入睡后进行。只要患儿出现哭闹、屏气或异常紧张等状态应警惕缺氧发作,需及时将患儿直立抱于大人的肩膀上,屈曲膝关节,并让膝关节紧贴于患儿的胸腹部,即膝胸位团抱,给予 4～6 L/min 高流量吸氧,安抚患儿,可根据医嘱给予肌内注射吗啡 0.1～0.2 mg/kg,发作时间较长者,需遵医嘱给予 5%碳酸氢钠3～5 mg/kg静脉注射纠正酸中毒,必要时应气管插管,辅助通气。经常发作的患儿给予普萘洛尔1～2 mg/(kg·d),每日 3 次口服。同时尽量避免患儿哭闹,必要时应用镇静剂。重症患者应卧床休息,限制活动,避免寒冷等环境刺激因素。

6.预防血栓形成

发绀型先天性心脏病患儿因长期动脉血氧饱和度过低,血红蛋白较高,血液黏稠,容易发

生栓塞，表现有头痛、烦躁不安、厌食、呼吸困难等，所以鼓励患儿多饮水，小儿 3～4 h 喂糖水或淡奶一次，如喂水困难可考虑静脉输液，婴幼儿可以留置胃管，鼻饲前应确定胃管的位置，喂奶速度不宜过快。每次喂奶量10～30 mL，每 3 h1 次。喂奶前观察吸收情况，若吸收不良应延迟喂奶。

7.改善营养状况

提高和改善患儿的营养状况，精心喂养，正确添加辅食，减少零食摄入，少量多餐，保证足够的热卡及补充必要的营养成分，必要时进行静脉高营养，达到尽可能好的营养状态迎接手术。

8.用药护理

严重发绀的患儿，可用前列腺素 E_1 提高动脉血氧饱和度，一般应用 0.01～0.02 μg/(kg·min)，应用微量泵输入，此药物对血管的刺激性大，易导致静脉炎，应深静脉单一管道输注。

9.胃肠道准备

详见“左向右分流型先天性心脏病”术前护理的胃肠道准备。

10.其他准备

详见“左向右分流型先天性心脏病”术前护理的其他准备。

(二)心理准备

由于婴幼儿年龄小，无法用语言进行心理护理和指导。医护人员应有意识地多与患儿接触，全心爱护和关怀患儿，减少其陌生感，使之能获得像母亲一样的温暖、爱抚、安全感和舒适感，较好的心态配合治疗。患儿家属自得知自己的孩子患有先天性心脏病起，整个家庭都陷入不安与担忧之中，医护人员应当同情和理解家属的处境，帮助其面对现实，主动、耐心地协助家属了解病情，讲解其疾病的病理改变、对身体的影响，充分理解手术的迫切性和必要性。鼓励家长提问题，解除各种疑虑和担心，使他们与医护人员密切配合，共同争取孩子有最好的治疗。

(三)术前访视

术前诊断重症先天性心脏病多为疑难病症，患儿家长多焦急地想给孩子尽早做手术，挽救孩子的生命，同时又担心手术的风险，因此特别要注重术前访视，护士应用多媒体或图片向家属讲解手术室环境。详见“左向右分流型先天性心脏病”中的术前访视。

三、术中护理

(一)物品准备

手术室护士须参加术前讨论，并进行详细记录，了解手术程序，熟悉手术步骤，以及手术中所需的特殊物品，并提前做好准备，备好所需要的物品、器械等，以免延误手术。手术开始前要认真清点各物品的数量，无损伤缝线若干，起搏器、心外膜起搏导线、除颤器、心电监护仪、氩气刀等，术前将各种仪器摆放到位，进行调试，消毒灭菌待用。Switch 手术特殊物品准备：备心内精细镊子，角度剪，执笔式针持，小儿阻断钳，细小直角钳及术中用的 5×12 无损伤缝线，5-0、6-0、7-0 Prolene 缝线，起搏导线及延长线，止血用的止血纱布，凝胶海绵，生物蛋白胶。

为了提高手术质量，器械护士要具有处理心脏外科手术意外的应急能力。当心脏手术术式与术前诊断不符的情况发生时，对于瞬间变化的术式要尽快理顺配合思路，及时将术式变更后所需物品、器械准备齐全,能随机应变地跟上手术配合的步骤,传递器械要稳、准、快,配合工作要做到主动、积极,争分夺秒。手术中要注意眼观手术野,耳听医生讨论手术方案,快速准备好手术需要的器械及缝线,与手术医生默契配合,不延误手术时机。术中使用电刀止血和游离组织时,为防止电刀头过长而灼伤周边组织,需套上一段硅胶管在电刀头上,使前端露出3 mm左右。由于新生儿的心肌发育很不成熟,术中操作应轻柔,避免过度牵拉。合理选用精细易于操作的器械,并做好精细器械的检查工作,保证锐利、咬合好、无脱扣,并在手术过程中注意维护,避免前端的硬性接触,确保手术成功。

(二)巡回护士配合

1.体位

安置取仰卧位,肩背部(心脏区域)用软枕垫高10°左右,以利于手术视野暴露,便于操作。两上肢平放于身体两侧,并加以固定。由于新生儿或婴幼儿皮肤娇嫩、深低温低流量体外循环、手术时间长等因素,易产生压疮,故放置手术体位时体位垫要求平整柔软,在枕下、臀部、足跟放置海绵垫。

2.尽快建立静脉通道

协助麻醉师完成麻醉诱导,全麻后配合气管插管、锁骨下静脉或颈内静脉的深静脉穿刺以及留置尿管。

3.温度调节

术前依据手术方式的要求调节室温及变温毯温度,在患儿鼓膜与直肠两处分别放置测温探头,此两处温度分别代表脑部和内脏的温度。低温一般分为二种,一种为常规低温即肛门温度25～28 ℃(水毯温度为10 ℃),另一种为深低温即肛门温度18～20 ℃(水毯温度为4 ℃),待心脏手术结束复温时,根据体温回升情况,提高室温和变温毯温度,直至体温恢复到正常范围。

4.建立全程多项生命体征监测

主要有心电图、血氧饱和度、体温、动脉压、左房压和尿量等。术中应密切观察各参数变化,随时与手术医生、麻醉师、体外循环工作人员联系。注意保护患者,防止坠床、注意保暖。注意保护患者的眼睛,采取眼部保护罩。

(三)手术完毕

手术结束认真清点针、线、纱布、器械、各种带子,绳线钢丝断头等物品。详见“左向右分流型先天性心脏病”的术中护理。

四、术后护理

(一)术后常规护理

1.患者的交接及评估

患儿手术结束返室前30 min,监护室医师应向手术医师了解手术过程,并指导呼吸机治疗师调试好呼吸机,护士准备好监护仪,配置必要的血管活性药物。患者返回监护室后,按先接呼吸后接循环的顺序交接。快速连接好呼吸机,妥善固定同时观察呼吸情况,听诊双侧呼吸音是否对称,特别应注意因婴幼儿上呼吸道较短,气管插管过深可刺激隆突,诱发急性呼吸、循环衰竭。护士需与麻醉师共同检查气管插管的位置是否正确,必要时重新调整气管插管位置。

循环按心电一血压一血氧一液路顺序进行。各管道保持保持通畅，妥善固定。安置好患者后，可与手术医师和麻醉师了解患者术中过程，体外循环时间，术中用药情况，有无心律失常、出血或其他意外情况。

2.体位

术后 3～5 d 内取 V 字形体位，即上身抬高 45°下半身抬高 30°利用重力关系，有利于静脉血液回流，血液顺利由腔静脉达肺动脉，使肺血增多，改善循环，促进氧合，同时也利于胸液引流。

3.呼吸系统的监测

保证呼吸机工作正常，每班交接时测量气管插管暴露部分长度，以防止脱出或移位，气管导管的气囊，每 6 h 放气一次。维持动脉血气于偏碱状态，PCO_2在 20～30 mmHg 之间。法洛四联症患儿术后禁用呼气末正压(PEEP)，以减少肺血管痉挛，有助降低肺血管阻力，避免增加胸腔内力而影响上腔静脉血液的回流。对合并肺动脉高压及肺血管发育差的患儿，可应用 NO 吸入和适当的过度换气，以降低体一肺循环阻力。保持呼吸道通畅，15～30 min 听诊双肺呼吸音 1 次，2～4 h 吸痰 1 次。及时清除呼吸道分泌物，吸痰前充分吸氧，膨肺，吸痰时严格无菌操作。呼吸机辅助呼吸期间加强翻身拍背，良好的护理可缩短呼吸机使用时间。

术后 48～96 h 拔管时机的选择，在心、肺功能及体液平衡调整满意的基础上，拔管前要先停用各种镇静、镇痛、肌松药物，使患儿恢复正常的呼吸和肌力，重点观察心率(律)变化，左、右心房压、尿量及呼吸机参数变化。若出现心率增快或左房压的明显增高，提示心、肺储备功能尚不足，需要延迟脱机，1～2 d 后再评估。

拔管后保证充分的中流量吸氧，对于成人或可配合的患儿进行督促做有效的深呼吸和咳嗽，取半卧位，2～4 h 拍背一次，刺激咳嗽或深呼吸，不会咳嗽的婴幼儿可定时按压胸骨上凹刺激咳嗽。延长吸氧时间 3～5 d，持续雾化吸入，3 次/天，可采用面罩雾化吸氧，如进行气管内吸痰，须有负责医生在床旁。密切观察患儿呼吸情况并监测血氧饱和度，监测血气分析结果，定时听诊呼吸音并记录。若烦躁严重时可给予少量镇静剂，如水合氯醛或地西泮。拔管后 4 h 可给予 5 mL 5%的葡萄糖口服，观察是否有呛咳。

4.循环系统的监测

持续监测患者的生命体征，中心静脉压、动脉血压、左房压、肺动脉压、血氧饱和度，每30～60 min 记录一次。观察心律、心率的变化。Fontan 类术后 CVP 可允许提高到 25 cmH_2O，患儿的 CVP 维持在20～25 cmH_2O，以增加右心室舒张末期容量，提高心排血量。为提高 CVP，除应补充术后出血、渗血及引流液丢失的量外，仍需输注大量血浆、清蛋白等。Switch 术后患儿血压不宜过高，平均动脉压不低于 6 kPa 即可，持续监测左房压，严格控制在 0.8～1.07 kPa 或 5～8 mmHg。根据患儿体重计算入量，记录每小时出入量及 24 小时总量，应用微量泵输入血管活性药物，扩血管药物硝酸甘油 0.5～1.5 μg/(kg·min)或硝普钠 0.5～1.0 μg/(kg·min)。正性肌力药物，如多巴胺 2～5 μg/(kg·min)、米力农 0.5 μg/(kg·min)、肾上腺素 0.05～0.2 μg/(kg·min)，保证管路通畅，如药物浓度过大时，应泵对泵更换，尽量减少换药对循环系统的影响。注意观察患儿面色、口唇颜色及末梢肢体温度、湿度、毛细血管充盈度。有心脏临时起搏器的患者，应妥善固定好导线，查看起搏器的设置，电源电量等。Switch 手术需注意观察及早发现有无冠状动脉供血不足和低心排的表现，严密监测心电图，注意心率和心律的变化。

5.消化系统监测

应用呼吸机期间持续镇静，常规留置胃管，注意观察胃液及颜色，如有咖啡色胃液，及时给予洛赛克、西咪替丁或麦滋林。术后第2天开始保证患儿每天大便通畅，必要时给予开塞露灌肠，观察大便性状，如发现黑便则提示发生消化道溃疡，需及时处理。拔管后鼓励经口进食，如进食欠佳可给予胃管鼻饲奶30～40 mL，每3～4 h1次及小儿氨基酸静脉输入。每次喂奶前先抽吸胃液，观察其颜色，如有咖啡色胃液需禁食，若有未消化的奶瓣需将每次喂奶量减少或改喂藕粉。

6.泌尿系统的监测

严密监测每小时尿量，计算累计尿量，正常尿量>1 mL/(kg·h)，若尿量<0.5 mL/(kg·h)，诊断为少尿，临床上发现少尿或无尿应结合患者全身情况进行处理。观察尿液的颜色、性质，若出现严重的血红蛋白尿或肉眼血尿，应报告医生处理，用5%碳酸氢钠碱化尿液，防止酸性血红蛋白尿阻塞肾小管。测量尿比重了解肾功能情况，若尿量少而且尿比重低时，可能是急性肾衰的表现，应提高警惕。准确记录24 h出入量，注意出入量是否平衡。

7.神经系统的监测

患儿返回ICU后，观察和记录双侧瞳孔的大小、是否对称、对光反射是否存在。如两侧瞳孔不对称、对光反射迟钝或消失，提示有脑损害的可能，应及时向医生报告，并观察病情变化。记录患者清醒的时间，对周围事物、人物、时间、位置的定向力以及是否有头痛或再次出现嗜睡、昏迷、谵妄等临床表现，注意检查患者有无颈项强直、肌肉张力减退、单侧肢体运动障碍等表现。拔除气管插管后患者有无异常举动，或小儿异常哭闹。

8.胸腔引流的观察

患儿术前低氧血症、侧支循环丰富以及术中抗凝等，容易造成凝血功能紊乱，术后应妥善固定并严密观察胸腔引流量、颜色及性质。术后4 h内每15～20 min挤压引流管1次，如发现血性引流液2～4 mL/(kg·h)，连续2 h以上，应警惕是否有活动性出血，立即报告医生并做好二次开胸准备。

9.体温监测

详见“左向右分流型先天性心脏病”术后护理的体温监测。

10.维持水、电解质酸碱平衡

观察患儿囟门、眼睑、球结膜、皮肤皱褶，判断患儿体内水分分布情况。输入液体应用微量输液泵输入，严格控制输液量，冲洗管道肝素液记入总入量。胃管引流量，记入总出量。

(二)术后并发症的观察与护理

1.低心排综合征

是复杂先心病术后常见的并发症，是术后死亡的高危险因素之一。低心排综合征的治疗包括：优化心肌收缩力，改善舒张功能，维持足够的心脏前负荷，减轻后负荷。应用正性肌力药物和扩血管药物来重建适宜的心肌功能，增加心排血量，降低体、肺血管阻力，改善心室舒张功能。及时应用儿茶酚胺类药物：多巴胺、多巴酚丁胺3～10 μg/(kg·min)，肾上腺素0.01～0.05 μg/(kg·min)，米力农0.1～0.5 μg/(kg·min)支持循环功能，减轻后负荷。在护理上要严密监测各项生命体征指标，包括体温、心率、心律、血压、四肢末梢温度、尿量、血气分析和电解质，及时纠正酸碱失调，保持平衡。及时输入全血、血浆，使中心静脉压维持在 10 cmH_2O 以上。

2.灌注肺

法洛四联症患者由于丰富的侧支循环，体外循环期间可引起体循环血液向肺循环的分流，导致术后灌注肺综合征，表现为急性进行性呼吸困难、发绀、血水样痰和难以纠正的低氧血症，处治原则是延长呼吸机辅助时间、注意气道压变化，及时吸出呼吸道分泌物。严格控制液体入量，强心利尿。尽早应用肾上腺皮质激素，可抑制肺血管内血小板聚集，防止微血栓形成。保证患儿充分的镇静，防止躁动。

3.肺动脉高压及肺高压危象

临床表现为低氧血症，X 线胸片表现为肺血明显减少且分布不均匀、透光度增加。患儿可因体疗、烦躁等各种刺激导致急性肺血管痉挛、支气管痉挛。肺动脉压力持续升高导致右心衰竭。术后早期应用芬太尼持续镇静，尽量避免不必要的刺激，减少体疗、吸痰时间与次数。在进行各项操作前保持镇静，如气道内吸引，动、静脉穿刺，拔心内测压管等，气道内吸引前后用呼吸皮囊纯氧加压，使患儿处于短时高氧过度通气状态，吸引时间$<$15 s，同时监测肺动脉压力变化。适当延长呼吸机辅助时间，吸入一氧化氮（NO），降低肺阻力，提高肺血流量，改善肺通气－血流比例，在应用 NO 治疗期间，严密监测高铁血红蛋白水平$<$3%，以减轻 NO 的不良反应。在停用时，应逐渐减低 NO 浓度，直至微量吸入至停用，以防肺动脉压力反跳并使患者内源性 NO 的产生逐渐恢复至接近正常水平，渡过术后危险期。

4.心律失常

术后 48 h 内，多与传导组织的破坏及手术损伤窦房结有关。在护理中，要严密观察心率、心律，避免各种诱发因素，及时发现，及早干预。

（三）术后康复护理

（1）在患者渡过手术危险期意识清醒后，生命体征稳定，各项监测指标趋于平稳状态，即转回普通病房进一步康复治疗，并做好出院前各项检查的复查工作。

（2）保持病室环境清新，注意监测生命体征，观察病情变化，如发现异常及时采取积极的治疗和护理措施。

（3）饮食原则上以清淡、少盐为主，蛋白质适中，富含维生素，宜消化食物。服利尿药物时可多吃含钾的水果、蔬菜，如香蕉、橘子、番茄等，以补充因服用利尿药物而引起的低钾。教会家长母乳喂养方法。

（4）活动：遵循个性化、兴趣性、全面性、持之以恒的原则，鼓励练习床上坐起和翻身，进行关节主、被动运动，床边站立开始，先克服直立性低血压，站立无问题后开始步行，病房内走动，逐渐到走廊内走动，走动时要扶着东西。然后，感觉没有困难时，可以开始散步，最开始行走的速度、步伐以感觉舒适为标准，以后逐渐加快步伐。早期下床活动时，注意体力的恢复情况，先平台慢步行走，适应后再走楼梯。

（5）预防感染：指导注意休息，保证充足睡眠。

五、健康指导

(一)用药指导

严格按医嘱服用强心利尿药,强调服药的重要性,不可随意服药或增减剂量,并注意观察尿量,以免发生危险。

(二)预防和控制呼吸道感染

注意气候变化,尽量避免到公共场所,如发生急性感染者,需合理使用抗生素治疗,必要时需要住院、吸氧、输液等治疗。

(三)饮食

以普食、高蛋白、高纤维素饮食为主,少量多餐,勿暴饮暴食,避免胃部抬高而影响心脏功能,建议一天至少用膳五次。加强对家属的培训指导,手术后应告诉家属婴幼儿喂养注意事项,喂奶的体位,如何防止窒息,如何分时喂养,防止引起心功能不良的注意事项及正确喂药方法。

(四)智力和运动

大多数先天性心脏患儿智力和运动发育正常。有充血性心力衰竭或由于低氧血症显示出运动能力和发育能力很差的患儿不爱说话,要父母保护。鼓励家长尽早对高危患儿进行治疗,以促进患儿发育达到理想的智力和运动能力。

(五)活动

出院后 3～6 个月内要限制剧烈活动和重体力劳动,逐步增加活动量,以免发生心衰。术后一年内尽量平卧,不宜侧卧,避免胸骨畸形愈合。

(六)免疫接种

一般在手术前后一个月内应避免免疫接种。

(七)复查

术后 3～6 个月去医院复查心电图、胸片、心脏彩超等。

第六章 神经外科疾病护理

第一节 面肌痉挛

面肌痉挛是指以一侧面神经所支配的肌群不自主地、阵发性、无痛性抽搐为特征的慢性疾病。抽搐多起于眼轮匝肌，临床表现：从一侧眼轮匝肌很少的收缩开始，缓慢由上向下扩展到半侧面肌，严重可累及颈肩部肌群。抽搐为阵发性、不自主痉挛，不能控制，情绪紧张、过度疲劳可诱发或加重病情。开始抽搐较轻，持续仅几秒，之后抽搐逐渐延长至几分钟，频率增多，严重者致同侧眼不能睁开，口角向同侧歪斜，严重影响身心健康。女性患者多见，左侧多见，通常在青少年时期出现，神经外科常用手术方法为显微血管减压术。

一、护理措施

(一)术前护理

1.心理护理

充分休息，减轻心理负担，消除心理焦虑，并向患者介绍疾病知识、治疗方法及术后患者的康复情况，以及术后可能出现的不适和应对办法，使患者对手术做好充分的准备。

2.饮食护理

营养均衡，可进食高蛋白、低脂肪、易消化的食物。

3.术前常规护理

选择性备皮(术侧耳后向上、向下、向后各备皮约 5 cm，尤适用于长发女性，可以很好地降低外貌改变造成的不良心理应激)、配血、灌肠、禁食、禁水。

(二)术后护理

(1)密切观察生命体征、意识、瞳孔变化。

(2)观察有无继发性出血。

(3)保持呼吸道通畅，如有恶心、呕吐，去枕头偏向一侧，及时清除分泌物，避免吸入性肺炎。

(4)饮食：麻醉清醒 4 h 后且不伴恶心、呕吐，由护士亲自喂第一口水，观察有无呛咳，防止误吸。术后第一日可进流食，逐渐过渡至正常饮食。鼓励营养均衡，并适当摄取汤类食物，多饮水，以缓解低颅内压症状。

(5)体位：去枕平卧 4～6 h，患者无头晕、恶心、呕吐等不适主诉，在主管医师协助下给患者垫薄软枕或毛巾垫。如术后头晕、恶心等明显低颅内压症状，要遵医嘱去枕平卧 1～2 d。术后 2～3 d 可缓慢坐起，如头晕不适，立即平卧，反复锻炼至症状消失，在他人搀扶下可下床活动，注意避免跌倒。

(6)观察有无颅内感染、切口感染。观察伤口敷料，监测体温 4 次/d，了解有无头痛、恶心等不适主诉。

(7)手术效果观察：评估术后抽搐时间、强度、频率。部分患者术后面肌痉挛会立即消失，部分患者需要给予受损的神经营养支持，一段时间后可消失。

(8)对患者进行健康宣教，告知完全恢复需要3个月时间，加强护患配合。

(9)术后并发症护理。①低颅内压反应：术中为充分暴露手术视野需放出部分脑脊液，所以导致低颅内压。术后根据情况去枕平卧1～3 d，如恶心、呕吐，则头偏向一侧，防止误吸。每日补液1 500～2 000 mL，并鼓励患者多进水、汤类食物，促进脑脊液分泌。鼓励床上活动下肢，防止静脉血栓形成。②脑神经受累：手术中脑神经根受损可致面部感觉麻木，不完全面瘫。不完全面瘫者注意口腔和眼部卫生，给眼睑闭合不全者涂抹抗生素软膏；饭后及时清理口腔，遵医嘱给予营养神经药物，并做好细致解释，健康指导。③听力下降：术中损失相邻的听神经，导致同侧听力减退或耳聋。密切观察，耐心倾听不适主诉，及时发现异常。遵医嘱使用营养神经药物，并注意避免使用损害听力的药物，保持安静，避免噪声。

(三)健康指导

(1)避免情绪激动，去除不安、恐惧、愤怒、忧虑等不利因素，保持心情舒畅。

(2)饮食清淡，多吃含水分、含纤维素多的食物；多食蔬菜、水果。忌烟、酒及辛辣刺激性强的食物。

(3)定期复查病情。

二、主要护理问题

(1)知识缺乏：与缺乏面肌痉挛相关疾病知识有关。

(2)自我形象紊乱：与不自主抽搐有关。

(3)有出血的可能：与手术有关。

(4)有体液不足的危险：与体液丢失过多有关。

(5)有感染的危险：与手术创伤有关。

第二节　颅脑损伤

颅脑损伤在战时和平时都比较常见，占全身各部位伤的10%～20%，仅次于四肢损伤，居第2位。但颅脑损伤所造成的病死率则居第1位。重型颅脑伤患者病死率高达60%。颅脑火器伤的阵亡率占全部阵亡率的40%～50%，居各部位伤的首位。及早诊治和加强护理是提高颅脑伤救治效果的关键。

一、颅脑损伤的分类

(一)开放性颅脑损伤

1.火器性颅脑损伤

头皮伤、颅脑非穿透伤、颅脑穿透伤(盲管伤、贯通伤、切线伤)。

2.非火器性颅脑损伤

锐器伤、钝器伤(头皮开放伤、颅骨开放伤、颅脑开放伤)。

(二)闭合性颅脑损伤

1.头皮伤

头皮挫伤、头皮血肿(头皮下血肿、帽状腱膜下血肿、骨膜下血肿)。

2.颅骨骨折

颅盖骨骨折(线形骨折、凹陷性骨折、粉碎性骨折)、颅底骨折(颅前窝、颅中窝、颅后窝骨折)。

3.脑损伤

原发性(脑震荡、脑挫裂伤、脑干伤)、继发性(颅内血肿、硬膜外血肿、硬膜下血肿、脑内血肿、多发性血肿)、脑疝。

二、头皮损伤

(一)头皮的解剖特点

(1)头皮分为5层:表皮层、皮下层、帽状腱膜层、帽状腱膜下层及颅骨外膜层。①表皮层:含有汗腺、皮脂腺和毛囊,并长满头发,易藏污纳垢,易造成创口感染。②皮下层:具大量纵形纤维隔,紧密牵拉皮层与帽状腱膜层,使头皮缺乏收缩能力。③帽状腱膜层:坚韧并有一定张力,断裂时可使创口移开。④帽状腱膜下层:疏松结缔组织,没有间隔,损伤时头皮撕脱,出血易感染,沿血管侵犯颅内。⑤颅骨外膜层:在骨缝处与骨缝相连,并嵌入缝内。

(2)头皮血供丰富,伤口愈合及抗感染能力较强,但伤时出血多,皮肤收缩力差,不易自止,出血过多,易发生出血性休克,儿童更应提高警惕。

(二)临床表现

1.擦伤

擦伤是表皮层的损伤,仅为表皮受损脱落,有少量渗血或渗液,疼痛明显。

2.挫伤

除表皮局限擦伤外,损伤延及皮下层,可见皮下血肿、肿胀或有淤血,并发血肿。

3.裂伤

头皮组织断裂,帽状腱膜完整者,皮肤裂口小而浅;帽状腱膜损伤者,裂口可深达骨膜,多伴有挫伤。

4.头皮血肿

头皮血肿分为3种。①皮下血肿:一般局限于头皮伤部,质地硬,波动感不明显。②帽状腱膜下血肿:可以蔓及整个头部,不受颅缝限制,有波动感,严重出血可致休克。③骨膜下血肿:血肿边缘不超过颅缝,张力大,有波动感,常伴有颅骨骨折。

5.撕脱伤

大片头皮自帽状腱膜下撕脱,头皮自帽状腱膜下部分甚至整个头皮连同额肌、颞肌、骨膜一并撕脱,多为头皮强烈暴力牵拉所致。此撕脱伤,伤情重,可因大量出血而发生休克。可缺血、感染、坏死,后果严重。

(三)治疗原则

(1)头皮损伤,出血不易自止,极小的裂伤,仍多需缝合。

(2)头皮表皮层损伤,易隐匿细菌,清创要彻底。

(3)头皮血肿:除非过大,一般加压包扎,自行吸收;血肿巨大,时间长不吸收,可在严密消毒下做穿刺,吸除血液,并加压包扎,一旦感染应切开引流。

(4)大片缺损者:①可酌情采用成形手术修复。②止痛、止血、加压包扎。③必要时给予输血,补液抗休克。④防治感染。

三、颅骨骨折

颅骨骨折分为颅盖和颅底骨折。其分界线为眉间、眶上缘、颧弓、外耳孔、上项线及枕外隆凸。分界线以上为颅盖,以下为颅底。颅骨骨折常反映脑损伤部位和程度。按解剖分类为颅盖骨折、颅底骨折和颅缝分离。按骨折形态分为线性骨折、粉碎性骨折、凹陷骨折和洞形骨折。

(一)颅盖骨折

1.临床表现

(1)线形骨折:骨折线长短不一,单发或多发,需X线摄片明确诊断,无并发损害时,常无特殊临床表现。

(2)凹陷骨折:颅骨内板或全颅板陷入颅内,成人者凹陷骨折片周围有环形骨折线,中心向颅内陷入。

(3)粉碎性骨折:两条以上骨折线及骨折线相互交叉,将颅骨分裂为数块。

2.治疗原则

(1)骨折本身不需特殊处理。

(2)发生于婴幼儿,其骨板薄而有弹性,无骨折线,在生长发育过程中可自行复位。

(3)一般凹陷骨折均需手术治疗,而骨片无错位或无凹陷者无须手术。

(二)颅底骨折

单纯颅底骨折比较少见,常由颅盖骨折延续而引起。颅底骨折的诊断主要依靠临床表现。根据解剖部位分为颅前窝骨折、颅中窝骨折和颅后窝骨折。

1.临床表现

(1)颅前窝骨折:眼睑青紫肿胀,呈"熊猫眼",可有脑脊液鼻漏,常伴有额叶损伤和Ⅰ、Ⅱ对颅神经损伤。

(2)颅中窝骨折:颞肌下出血压痛、耳道流血,可有脑脊液耳漏或脑脊液鼻漏,常伴有颞叶损伤和Ⅲ～Ⅶ对颅神经损伤。

(3)颅后窝骨折:乳突皮下出血,咽后壁黏膜下出血,常伴有脑干损伤和Ⅸ～Ⅻ对颅神经损伤。

2.治疗原则

(1)脑脊液漏,一般在伤后3～7 d自行停止。若2周后仍不停止或伴颅内积气经久不消失,应行硬膜修补术。脑脊液漏患者注意事项:严禁堵塞,冲洗鼻腔、外耳道;避免擤鼻等动作,以防逆行感染;保持鼻部与耳部清洁卫生;应用适量抗生素预防感染;禁忌腰穿。

(2)颅底骨折本身无须特殊处理,重点是预防感染。

(3)口鼻大出血,应及时行气管切开,置入带气囊的气管导管。鼻出血可行鼻腔填塞暂时压迫止血,有条件可行急症颈内外动脉血管造影及血管内栓塞治疗,闭塞破裂血管。

(4)颅神经损伤:视神经管骨折压迫视神经时,应争取在伤后4～5 d内开颅行视神经管减压术；大部分颅神经损伤为神经挫伤，属部分性损伤，应用促神经功能恢复药物，如维生素 B 族、地巴唑、神经节苷脂等，配合针灸理疗，可以逐步恢复。完全性神经断裂恢复困难，常留有神经功能缺损症状。严重面神经损伤，可暂时缝合眼睑以防止角膜溃疡发生。吞咽困难及饮水呛咳者，置鼻饲管，长期不恢复时可做胃造瘘。

3.治愈标准

(1)软组织肿胀、淤血已消退。

(2)脑脊液漏已愈，无颅内感染征象。

(3)脑局灶症状和颅神经功能障碍基本消失。

四、脑损伤

(一)脑震荡

头部伤后，脑功能发生的短暂性障碍，称为脑震荡。

1.临床表现

(1)意识障碍：一般不超过 30 min。

(2)近事遗忘：清醒后不能叙述受伤经过，伤前不久之事也失去记忆，但往事仍能清楚回记。

(3)全身症状：醒后有头痛、耳鸣、失眠、健忘等症状，多于数日逐渐消失。

(4)生命体征：无明显改变。

(5)神经系统检查：无阳性体征，腰穿脑脊液正常。

2.治疗原则

(1)多数经过严格休息 7～14 d 即可恢复正常工作，完全康复，无须特殊治疗处理。

(2)对症治疗：诉头痛者，可给予颅痛定、去痛片等。有恶心呕吐可给予异丙嗪，每次 12.5 mg，每日 3 次；维生素 C 10 mg，每日 3 次。心情烦躁、忧虑失眠者可服镇静剂，如阿普唑仑(佳静安定)，每次 0.4 mg，每日 3 次。

(二)脑挫裂伤

脑挫裂伤为脑实质损伤，发生在着力部位称冲击伤，发生在对冲部位称对冲伤，两者可单独发生，也可同时存在。肉眼可见脑组织点状、片状出血及脑组织挫裂等。显微镜下皮层失去正常结构，神经元轴突碎裂，胶质细胞变性坏死及有点状或片状出血灶等。脑挫裂伤昏迷时间不超过 12 h，有轻度生命体征改变和神经系统阳性体征，而无脑受压症状者属中度脑损伤。广泛脑挫裂伤昏迷时间超过 12 h，有较明显生命体征改变或脑受压症状者属重型脑损伤。

1.临床表现

(1)意识障碍：持续时间较长，甚至持续昏迷。

(2)生命体征改变：轻、中度局灶性脑挫裂伤患者生命体征基本平稳，重度脑挫裂伤患者可发生明显的生命体征改变；急性颅内压增高的典型生命体征变化特点是“两慢一高”，即呼吸慢、脉搏慢、血压升高。

(3)定位症状：伤灶位于脑功能区会出现偏瘫、失语及感觉障碍等。

(4)精神症状：多见于双侧额颞叶挫裂伤，表现为情绪不稳定、烦躁、易怒、骂人或淡漠、痴呆等。

(5)癫痫发作:多见于运动区挫裂伤。

(6)脑膜刺激征:蛛网膜下隙出血所致,表现为颈项强直、克氏征阳性,腰穿为血性脑脊液。

(7)颅内压增高症状:意识恢复后仍有头痛、恶心、呕吐及定向力障碍等。

(8)CT 扫描:挫裂伤区呈点状、片状高密度区,常伴有脑水肿或脑肿胀、脑池和脑室受压、变形、移位等。

2.治疗原则

(1)保持呼吸道通畅,防治呼吸道感染。

(2)严密观察意识、瞳孔、颅内压、生命体征的变化,有条件时对重症患者进行监护。

(3)伤后早期行 CT 扫描,病情严重时应该行动态 CT 扫描。

(4)头部抬高 15°～30°。

(5)维持水、电解质平衡。

(6)给予脱水利尿剂,目前最常用的药物包括 20%甘露醇、呋塞米、人体清蛋白。用法:20%甘露醇0.5～1.0 g/kg每次,静脉滴注 2～3 次/d;呋塞米 20～40 mg/次,静脉注射 2～3 次/d;人体清蛋白 5～10 g/次,静脉滴注1～2 次/d。

(7)应用抗自由基及钙离子通道阻滞剂,如大剂量维生素 C 10～20 mg/d,25 %硫酸镁 10～20 mL/d,尼莫地平 10～20 mg/d 等。

(8)防治癫痫,应用地西泮、苯妥英钠、苯巴比妥等药物。

(9)脑细胞活化剂,主要包括:腺苷三磷酸、辅酶 A、脑活素及胞二磷胆碱。

(10)亚低温疗法,对于严重挫裂伤、脑水肿、脑肿胀患者宜采用正规亚低温疗法,使体温维持在32～34 ℃,持续 1 周左右,在降温治疗过程中,可给予适量冬眠药物和肌松剂。

(11)病情平稳后及时腰穿,放出蛛网膜下隙积血,必要时椎管内注入氧气。

3.治愈标准

(1)神志清楚,症状基本消失,颅内压正常。

(2)无神经功能缺失征象,能正常生活和从事工作。

4.好转标准

(1)意识清醒,但言语或智能仍较差。

(2)尚存在某些神经损害,如部分性瘫痪症状和体征或尚存在某些精神症状。

(3)生活基本自理或部分自理。

(三)脑干损伤

脑干损伤是指中脑、脑桥、延髓部分的挫裂伤。脑干伤分原发性和继发性两种。原发性脑干伤是指外力直接损伤脑干,伤后立即发生,常为脑干与天幕裂孔疝或斜坡相撞,或脑干移位扭转牵拉所造成的损伤,也可能是直接贯通伤所致。继发性脑干伤是指伤后由继发性颅内血肿或脑水肿引起的颅内压增高致脑疝形成压迫脑干,临床主要表现为长时间昏迷和双侧锥体束征阳性。伤后立即出现明显脑干损伤症状或脑疝晚期,脑干损伤严重者,属特重型脑损伤。

1.临床表现

(1)意识障碍:通常表现为伤后立即昏迷,昏迷持续长短不一,可长达数月或数年,甚至呈植物生存状态。

(2)眼球和瞳孔变化:可表现为瞳孔大小不一,形态多变且不规则,眼球偏斜或眼球分离。

(3)生命体征改变:伤后出现呼吸循环功能紊乱或呼吸循环衰竭,中枢性高热或体温不升。

(4)双侧锥体束征阳性:表现为双侧肌张力增高,腱反射亢进及病理征阳性,严重者呈弛缓状态。

(5)出现去皮层或去大脑强直。

(6)各部分脑干损伤可出现以下不同特点:中脑损伤见瞳孔大小,形态多变且不规则,对光反射减弱或消失,眼球固定、四肢肌张力增高。损伤在红核以上呈上肢屈曲、下肢伸直的去皮层强直。脑桥损伤见双瞳孔极度缩小,对光反射消失,眼球同向偏斜或眼球不在同一轴线上,损伤累及红核和前庭核间,则四肢张力均增高,呈伸直的去脑强直痉挛。延髓损伤突出表现为呼吸循环功能障碍,如呼吸不规则、潮式呼吸或呼吸停止;血压下降、心律不齐或心搏骤停。

(7)CT 扫描:基底池、环池、四叠体池、四脑室受压变小或闭塞,可见脑干点状、片状密度增高区。

(8)MRI 扫描:可见脑干肿胀、点状或片状出血等改变。

2.治疗

(1)严密观察意识、生命体征及瞳孔变化,有条件时在重症监护病房监护。

(2)保持呼吸道通畅,尽早行气管插管或气管切开。气管切开指征为:有颌面部伤、颅底骨折、合并上消化道出血、脑脊液漏较多;合并有严重胸部伤,尤其是多发性肋骨骨折和反常呼吸;昏迷较深,术后短时间内不能清醒;有慢性呼吸道疾患,呼吸道分泌物多不易咳出;术前有呕吐物或血液等气管内反流误吸。

(3)下列情况下应该行人工控制呼吸:PaO_2<8.0 kPa;$PaCO_2$>6.0 kPa;无自主呼吸或呼吸节律不规则,呼吸频率慢(<10 次/min)或呼吸浅快(>40 次/min);弥漫性脑损伤,颅内压>5.33 kPa,呈去脑或去皮层强直。

(4)维持水、电解质平衡,适当控制输入液体量和速度,防止高血糖,尽量少用含糖液体并加用胰岛素。

(5)脱水利尿,激素治疗,抗自由基和钙超载等处理方法同脑挫裂伤。

(6)预防消化道出血,早期行胃肠道减压,应用洛赛克、雷尼替丁等药物。

(7)亚低温治疗,体温宜控制在 32~34 ℃,维持 3~10 d,应用亚低温治疗时应该使用适量镇静剂和肌松剂。

(8)预防肺部并发症:雾化吸入,注意翻身、拍背及吸痰,加强气管切开后的呼吸道护理,应用生理盐水、庆大霉素和糜蛋白酶等气管冲洗液定时适量冲洗,也可根据痰细菌培养和药敏试验配制气管冲洗液。根据痰细菌培养和药敏试验选用敏感抗生素治疗。

(9)中枢性高热处理:使用冰袋、冰帽降温;50%酒精擦浴;退热剂;复方阿司匹林及消炎痛等;冬眠合剂;冬眠灵 25 mg+非那根 25 mg,肌内注射 1 次/6~8 h;采用全身冰毯机降温,通常能收到肯定的退热效果。

(10)长期昏迷处理,目前常用的催醒和神经营养药物,包括:脑复新、脑复康、脑活素、胞二磷胆碱及纳洛酮等。通常同时使用两种以上药物。另外,高压氧是促进患者苏醒的行之有效的措施,一旦生命体征稳定,应该尽早采用高压氧治疗,疗程一般为 30 d。

3.治愈标准

同脑挫裂伤。

4.好转标准

(1)神志清醒,可存有智力障碍。

(2)尚遗有某些脑损害征象。

(3)生活尚不能自理。

(四)颅内血肿

颅脑损伤致颅内出血,使血液在颅腔内聚集到一定体积称为颅内血肿。一般幕上血肿量在20 mL以上,幕下血肿量10 mL以上,即可引起急性脑受压症状。颅内血肿引起脑受压的程度主要与血肿量、出血速度及出血部位有关。

1.分类

根据血肿在颅腔内的解剖部位可分为以下几种。

(1)硬脑膜外血肿:血肿位于颅骨与硬脑膜之间,出血来源包括脑膜中动脉、板障血管、静脉窦及蛛网膜颗粒等,以脑膜中动脉出血最常见,多为加速伤,常伴有颅盖骨骨折。可出现中间清醒期。

(2)硬脑膜下血肿:硬脑膜与蛛网膜之间的血肿,出血来源于脑挫裂伤血管破裂、皮层血管、桥静脉、静脉窦撕裂,多为减速伤,血肿常发生于对冲部位。通常伴有脑挫裂伤。

(3)脑内血肿:脑伤后在脑实质内形成的血肿,常与对冲性脑挫裂伤和急性硬膜下血肿并存。多为减速伤,血肿常发生在对冲部位,均伴有不同程度脑挫裂伤。脑内血肿是一种较为常见的致命的,却又是可逆的继发性病变,血肿压迫脑组织引起颅内占位和颅内高压,若得不到及时处理,可导致脑疝,危及生命。

(4)多发性血肿:颅内同一部位或不同部位形成两个或两个以上的血肿。

(5)颅后窝血肿:由于颅后窝代偿容积很小,易发生危及生命的枕骨大孔疝。

(6)迟发性外伤性颅内血肿:伤后首次CT扫描未发现血肿,再次CT扫描出现的颅内血肿,随着CT扫描的普及,迟发性外伤性颅内血肿检出率明显增加。

根据血肿在伤后形成的时间可分为:特急性颅内血肿,伤后3 h形成;急性颅内血肿,伤后3 h～3 d形成;亚急性颅内血肿,伤后3 d～3周形成;慢性颅内血肿,伤后3周以上形成。

2.临床表现

(1)了解伤后意识障碍变化情况,昏迷程度和时间,有无中间清醒或好转期。

(2)颅内压增高症状:头痛、恶心、呕吐、视乳头水肿等;生命体征变化,典型患者出现“二慢一高”,即脉搏慢、呼吸慢、血压升高;意识障碍进行性加重。

(3)局灶症状:可出现偏瘫、失语、局灶性癫痫等,通常在伤后逐渐出现,与脑挫裂伤后立即出现上述症状有所区别。

(4)脑疝症状:一侧瞳孔散大,直、间接对光反射消失,对侧偏瘫,腱反射亢进及病理征阳性等,通常提示小脑幕切迹疝;双侧瞳孔散大,光反射消失及双侧锥体束征阳性,提示双侧小脑幕切迹疝晚期，病情危重；突然出现病理性呼吸困难，很快出现呼吸、心搏停止，提示枕骨大孔疝。

3.诊断

(1)了解病史，详细了解受伤时间、原因，以及头部着力部位等。

(2)了解伤后意识变化情况，是否有中间清醒期。

(3)症状：头痛呕吐，典型“二慢一高”。

(4)局灶症状：可出现偏瘫、失语、局灶性癫痫等。通常在伤后逐渐出现，与脑挫裂伤后立即出现上述症状有所区别。

(5)X线检查：颅骨平片为常规检查，颅骨骨折对诊断颅内血肿有较大的参考价值。CT扫描是诊断颅内血肿的首要措施，它具有准确率高、速度快及无损伤等优点，已成为颅脑损伤诊断的常规方法，对于选择治疗方案有重要意义。急性硬脑膜外血肿主要表现为颅骨下方梭形高密度影，常伴有颅骨骨折或颅内积气；急性硬膜下血肿常表现为颅骨下方新月形高密度影，伴有点状或片状脑挫裂伤灶；急性脑内血肿表现为脑高密度区，周围常伴有点状、片状高密度出血灶及低密度水肿区；亚急性颅内血肿常表现为等密度或混合密度影；慢性颅内血肿通常表现为低密度影。

(6)MRI扫描：对于急性颅内血肿诊断价值不如CT扫描。对亚急性和慢性颅内血肿特别是高密度血肿诊断价值较大。

4.治疗

(1)非手术治疗：适应证主要包括无意识进行性恶化；无新的神经系统阳性体征出现或原有神经系统阳性体征无进行性加重；无进行性加重的颅内压增高；CT扫描显示除颞区外大脑凸面血肿量＜30 mL，无明显占位效应(中线结构移位＜5 mm)，环池和侧裂池＞4 mm，颅后窝血肿量＜10 mL；颅腔容积压力反应良好。非手术治疗基本同脑挫裂伤，但需要特别注意观察患者意识、瞳孔和生命体征变化，动态作头颅CT扫描观察。若病情恶化或血肿增大，应立即行手术治疗。

(2)手术治疗：适应证主要包括有明显临床症状和体征的颅内血肿；CT扫描提示明显脑受压的颅内血肿；幕上血肿量＞30 mL，颞区血肿＞20 mL，幕下血肿＞10 mL；患者意识障碍进行性加重或出现再昏迷；颅内血肿诊断一旦明确应尽快手术，解除脑受压，并彻底止血；脑水肿严重者，可同时进行减压手术或去除骨瓣。

五、颅脑损伤的分型

目前国际上通用的是格拉斯哥昏迷量表(glasgow coma scale，GCS)方法。这是1974年英国格拉斯哥市一些学者设计的一种脑外伤昏迷评分法，经改进后被推广，现成为国际上公认评判脑外伤严重程度的准绳，它统一了对脑外伤严重程度的目标标准(表6-1)。根据GCS对昏迷患者检查睁眼、言语和运动反应进行综合评分。正常总分为15分，病情越重，积分越低，最低为3分。总分越低表明意识障碍越重，伤情越重。总分在8分以下表明已处于昏迷阶段。

表 6-1 脑外伤严重程度目标标准

项目	记分	项目	记分	项目	记分
睁眼反应		言语反应		运动反应	
正常睁眼	4	回答正确	5	按吩咐动作	6
呼唤睁眼	3	回答错乱	4	刺痛时能定位	5
刺痛时睁眼	2	词句不清	3	刺痛时躲避	4
无反应	1	只能发音	2	刺痛时肢体屈曲	3
		无反应	1	刺痛时肢体伸直	2
				无反应	1

我国的颅脑损伤分型大致划分为:轻型、中型、重型(其中包括特重型)。轻型 13～15 分,意识障碍时间在 30 min 内;中型 9～12 分,意识模糊至浅昏迷状态,意识障碍时间在 12 h 以内;重型 5～8 分,意识呈昏迷状态,意识障碍时间大于 12 h;特重型 3～5 分,伤后持续深昏迷。

(一)轻型(单纯脑震荡)

(1)原发意识障碍时间在 30 min 以内。

(2)只有轻度头痛、头晕等自觉症状。

(3)神经系统和脑脊液检查无明显改变。

(4)可无或有颅骨骨折。

(二)中型(轻的脑挫裂伤)

(1)原发意识障碍时间不超过 12 h。

(2)生命体征可有轻度改变。

(3)有轻度神经系统阳性体征,可有或无颅骨骨折。

(三)重型(广泛脑挫伤和颅内血肿)

(1)昏迷时间在 12 h 以上,意识障碍逐渐加重或有再昏迷的表现。

(2)生命体征有明显变化,即出现急性颅内压增高症状。

(3)有明显神经系统阳性体征。

(4)可有广泛颅骨骨折。

(四)特重型(有严重脑干损伤和脑干衰竭现象)

(1)伤后持续深昏迷。

(2)生命体征严重紊乱或呼吸已停止。

(3)出现去大脑强直,双侧瞳孔散大等体征。

六、重型颅脑损伤的急救和治疗原则

(一)急救

及时有效的急救,不仅可使当时的某些致命威胁得到缓解,而且是抢救颅脑损伤患者取得效果的关键。急救处置需视患者所在地点,所需救治器材及伤情而定。

1.维持呼吸道通畅

如患者受伤即来就诊或在现场急救,在重点了解受伤过程后,即刻观察呼吸情况,清除呼吸道梗阻，使呼吸道畅通，对颅脑伤严重者，在救治时应早做气管切开。

2.抗休克

在清理呼吸道同时，测量脉搏和血压，观察有无休克情况，如出现休克，应立即检查头部有无创伤、胸腹脏器及四肢有无大出血，及时静脉补液。

3.止血

对活动性出血能及时止血者，如头皮软组织出血，表浅可见，可即刻钳夹缝扎。

4.早期诊断治疗

患者昏迷加深，脉搏慢而有力，血压升高，则提示有颅内压增高，应尽早脱水治疗，限制摄入液量每日 1 500～2 000 mL，以葡萄糖水和半张(0.5%)盐水为主，不可过多，以免脑水肿加重。有 CT 的医院对患者宜行 CT 扫描，确定有无颅内血肿，如有颅内血肿，应尽早手术治疗。

5.正确及时记录

正确记录内容包括受伤经过，初步检查所见，急救处理及伤员的意识、瞳孔、生命体征、肢体活动等，为进一步抢救治疗提供依据。意识状态记录包括以下几点。①清醒：回答问题正确，判断力和定向力正确。②模糊：意识朦胧，可回答简单问话但不一定确切，判断和定向力差。③浅昏迷：意识丧失，对痛刺激尚有反应，角膜反射、吞咽反射和病理反射均存在。④深昏迷：对痛的刺激已无反应，生理反射和病理反射均消失，可出现去脑强直、尿潴留或充溢性尿失禁。

如发现伤者由清醒转为嗜睡或躁动不安，或有进行性意识障碍加重，应考虑可能有颅内血肿形成，要及时采取措施。

(二)治疗原则

1.最初阶段

(1)急救必须争分夺秒。

(2)解除呼吸道梗阻。

(3)及早清创，紧急开颅清除血肿。

(4)及早防治急性脑水肿。

(5)及时纠正水、电解质平衡紊乱，防治感染。

2.第 2 阶段

第 2 阶段即过渡期，经过血肿清除、减压术与脱水疗法等治疗，脑部伤情初步趋向稳定，这个阶段，多数患者可能仍处于昏迷状态。

(1)加强支持疗法，如鼻饲营养(包括多种维生素及高蛋白食品)；酌情使用促进神经营养与代谢的药物，如脑活素及中医中药等。

(2)积极防治并发症，如肺炎、胃肠道出血、水与电解质平衡失调、肾衰竭等。

(3)在过渡期患者出现谵妄、躁动，精神症状明显者，酌情使用冬眠、镇静药，保持患者安静。

3.第 3 阶段

第 3 阶段即恢复阶段，患者可能遗留精神障碍，神经功能缺损，如失语、瘫痪等或处于长期昏睡状态，可采用体疗、理疗、新针、中西医药等综合治疗，以促进康复。

七、重型颅脑损伤的护理

（一）卧位

依患者伤情取不同卧位。

(1)低颅压患者适取平卧位，如头高位时则头痛加重。

(2)颅内压增高时，宜取头高位，以利颈静脉回流，减轻颅内压。

(3)脑脊液漏时，取平卧位或头高位。

(4)重伤昏迷患者取平卧、侧卧与侧俯卧位，以利口腔与呼吸道分泌物向外引流，保持呼吸道通畅。

(5)休克时取平卧或头低卧位，时间不宜过长，避免增加颅内淤血。

（二）营养的维持与补液

重型颅脑损伤的患者由于创伤修复、感染和高热等原因，机体消耗量增加，维持营养及水、电解质平衡极为重要。

(1)伤后 2～3 d 内一般予以禁食，每日静脉输液量 1 500～2 000 mL，不宜过多或过快，以免加重脑水肿与肺水肿。

(2)应用脱水剂甘露醇时应快速输入。

(3)出血性休克的患者宜先输血。严重脑水肿患者先用脱水剂后酌情输液，补液需缓慢，限制入液量，以免脑水肿加重。

(4)脑损伤患者输浓缩人血清蛋白与血浆，既能增高血浆蛋白，也有利于减轻脑水肿。

(5)长期昏迷，营养与水分摄入不足，可输入氨基酸、脂肪乳剂，间断小量输血。

(6)准确记录出入量。

(7)颅脑伤可致消化吸收功能减退，肠鸣音恢复后，可用鼻饲给予高蛋白、高热量、高维生素和易于消化的流食，常用混合奶(每 1 000 mL 所含热量约 4.6 kJ)或要素饮食，用输液泵维持。

(8)患者吞咽反射恢复后，即可试行喂食，开始少量饮水，确定吞咽功能正常后，可喂少量流质饮食，逐渐增加，使胃肠功能逐渐适应，防止发生消化不良或腹泻。

（三）呼吸系统护理

(1)保持呼吸道通畅，防止缺氧、窒息及预防肺部感染。

(2)氧疗：术后(或入监护室后)常规持续吸氧 3～7 d，中等浓度吸氧(氧流量 2～4 L/min)。

(3)观察呼吸音和呼吸频率、节律并准确描述记录。

(4)深昏迷或长期昏迷、舌后坠影响呼吸道通畅者，早期行气管切开术。

(5)做好切开后护理，监护室做好空气消毒隔离，保持一定温度和湿度(温度 22～25 ℃，相对湿度约 60%)。

(6)吸痰要及时，按无菌操作，吸痰要充分和有效，动作要轻，防止损伤支气管黏膜，一次性吸痰管可防止交叉感染。一人一盘，每吸一次都要戴无菌手套，气管内滴入稀释的糜蛋白酶＋生理盐水＋庆大霉素，有利于黏稠痰液的排出。

(7)做好给氧，辅助呼吸：呼吸异常，可给氧或进行辅助呼吸，呼吸频率每分钟少于 9 次或超过 30 次，血气分析氧分压过低，二氧化碳分压过高，呼吸无力及呼吸不整等都是呼吸异常的征象。通过吸氧及浓度调整，使 PaO_2 维持在 1.3 kPa 以上，$PaCO_2$ 保持在 3.3～4 kPa。代谢性酸中毒者静脉补充碳酸氢钠，代谢性碱中毒者可静脉补生理盐水给予纠正。

(四)颅内伤情监护

监护重点是防治继发病理变化，在颅内血肿清除后脑水肿是颅脑损伤后最突出的继发变化，在伤后 48～72 h达到高峰，采用甘露醇或呋塞米＋血清蛋白 1 次/6 h 交替使用。

1.意识的判断

(1)清醒：回答问题正确，判断力和定向力正确。

(2)模糊：意识朦胧，可回答简单问话但不一定确切，判断力和定向力差，患者呈嗜睡状。

(3)浅昏迷：意识丧失，对痛刺激尚有反应，角膜反射、吞咽反射和病理反射均存在。

(4)深昏迷：对痛的刺激已无反应，生理反射和病理反射均消失，可出现去脑强直、尿潴留或充溢性失禁。如发现伤员由清醒转为嗜睡或躁动不安，或有进行性意识障碍，可考虑有颅内压增高表现，可能有颅内血肿形成，要及时采取措施。尽早行 CT 扫描确定有无颅内血肿，对判断原发损伤的程度和继发性损伤的发生、发展均是最可靠的指标。避免过度刺激和连续护理操作，以免引起颅内压持续升高。

2.严密观察瞳孔(大小、对称、对光反射)变化

病情变化往往可在瞳孔细微变化中发现，如瞳孔对称性缩小并有颈项强直、头剧痛等脑膜刺激征，常为伤后出现的蛛网膜下隙出血，可作腰椎穿刺放出 1～2 mL 脑脊液证实。如双侧瞳孔针尖样缩小、光反射迟钝，伴有中枢性高热、深昏迷则多为脑桥损害。如瞳孔光反射消失、眼球固定，伴深昏迷和颈项强直，多为原发性脑干伤。伤后伤侧瞳孔先短暂缩小继之散大，伴对侧肢体运动障碍，则往往提示伤侧颅内血肿。如一侧瞳孔进行性散大，光反射逐渐消失，伴意识障碍加重、生命体征紊乱和对侧肢体瘫痪，是脑疝的典型改变。如瞳孔对称性扩大、对光反射消失则伤员已濒危。

3.生命体征对颅内继发伤的反映

颅脑损伤对呼吸功能的影响主要有：①脑损伤直接导致中枢性呼吸障碍。②间接影响呼吸道发生支气管黏膜下水肿出血。意识障碍者，呼吸道分泌物不能主动排出，咳嗽和吞咽功能降低，引起呼吸道梗阻性通气障碍。③可引起肺部充血、淤血、水肿和神经源性肺水肿致换气障碍，伤后脑细胞脆弱，血氧供给不足将加重脑细胞损害。呼吸功能障碍是颅脑外伤最常见的死亡原因，加强呼吸功能的监护对脑保护是至关重要的。

4.护理操作时避免引起颅内压变化

头部抬高 30°，保持中位，避免前屈、过伸、侧转(均影响脑部静脉回流)，避免胸腹腔压升高，如咳嗽、吸痰、抽搐(胸腹腔内压增高可致脑血流量增高)。

5.掌握和准确执行脱水治疗

颅脑外伤的病员在抢救治疗中，常用的脱水剂有甘露醇。该药静脉快速注射后，血中浓度迅速增高，产生一时性血中高渗压，将组织间隙中水分吸入血管中，由于脱水剂在体内不易代谢，仍以原形经肾脏排泄而利尿且能使组织脱水。颅脑外伤使用脱水剂后，可明显降低颅内压力，一般注射后 10 min 可产生利尿作用，2～3 h血中达到高峰，维持 4～6 h。甘露醇脱水静脉

滴注时要求 15～30 min内滴完，必要时进行静脉推注，及时准确收集记录尿量。

（五）消化系统护理

重型颅脑损伤对消化系统的影响，一般认为可能有两个方面：一是交感神经麻痹使胃肠血管扩张、淤血，同时迷走神经兴奋使胃酸分泌增加，损害胃黏膜屏障，使黏膜缺血，局部糜烂。二是重型颅脑损伤均有不同程度缺氧，胃肠道黏膜也受累，缺氧水肿，影响胃肠道正常消化功能。对消化道功能监护主要是观察和防治胃肠道出血和腹泻，尤其是亚低温状态下，伤员胃肠道蠕动恢复慢。伤后几日内应放置胃管，待肠鸣音恢复后给予胃肠道营养。

重型颅脑损伤，特别是丘脑下部损伤的患者，可并发神经源性应激性胃肠道出血。出血之前患者多有呼吸异常、缺氧或并发肺炎、呃逆，随之出现咖啡色胃液及柏油样便，多次大量柏油样便，可导致休克和衰竭。在处理上，要改善缺氧，稳定生命体征，记录出血情况，禁食，药物止血，如给予甲氰咪胍、止血敏、止血芳酸、云南白药等。必要时胃内注入少量去甲肾上腺素稀释液，对止血有帮助。同时采取抗休克措施、输血或血浆，注意水、电解质平衡，对于便秘 3 d 以上者可给予缓泻剂、润肠剂或开塞露，必要时戴手套掏出干结大便块。

（六）五官护理

（1）注意保护角膜，由于外伤造成眼睑闭合不全，故要防止角膜干燥坏死。一般可戴眼罩，眼部涂眼药膏，必要时暂时缝合上下眼睑。

（2）脑脊液漏及耳漏，宜将鼻、耳血迹擦尽，禁用水冲洗，禁加纱条、棉球填塞。患者取半卧位或平卧位多能自愈。

（3）及时做好口腔护理，清除鼻咽与口腔内分泌物与血液。用 3%过氧化氢或生理盐水或 0.1%呋喃西林清洗口腔 4 次/d，长期应用多种抗生素者，可并发口腔霉菌，发现后宜用制霉菌素液每天清洗 3～4 次。

（七）皮肤护理

昏迷及长期卧床，尤其是衰竭患者易发生褥疮，预防要点如下。

（1）勤翻身，至少 1 次/2 h，避免皮肤连续受压，采用气垫床、海绵垫床。

（2）保持皮肤清洁干燥，床单平整，被大小便浸湿后随时更换。

（3）交接班时，要检查患者皮肤，如发现皮肤发红，只要避免再受压即可消退。

（4）昏迷患者如需应用热水袋，一定按常规温度 50 ℃，避免烫伤。

（八）泌尿系统护理

（1）留置导尿，每天冲洗膀胱 1～2 次，每周更换导尿管。

（2）注意会阴部护理，防止泌尿系统感染，观察有无尿液含血，重型颅脑伤者每日记尿量。

（九）血糖监测

高血糖在脑损伤 24 h 后发生较为常见，它可进一步破坏脑细胞功能，因此对高血糖的监测防治也是必须的。监测方法应每日采血查血糖，应用床边血糖监测仪和尿糖试纸监测血糖和尿糖 4 次/d，脑外伤术后预防性应用胰岛素 12～24 U 静脉滴注，每日 1 次。

护理要点是：①正确掌握血糖、尿糖测量方法。②掌握胰岛素静脉点滴的浓度，每 500 mL 液体中不超过 12 U，滴速＜60 滴/min。

(十)伤口观察与护理

(1)开放伤或开颅术后,观察敷料有无血性浸透情况,及时更换,头下垫无菌巾。

(2)注意是否有脑脊液漏。

(3)避免患侧伤口受压。

(十一)躁动护理

颅脑伤急性期因颅内出血,血肿形成,颅内压急剧增高,常引起躁动。此外,缺氧、休克兴奋期、尿潴留、膀胱过度膨胀、脑外伤恢复期也可有躁动。对患者躁动应适当将四肢加以约束,防止自伤、防止坠床,分析躁动原因并针对原因加以处理。

(十二)高热护理

当颅脑损伤患者出现高热时,急性期体温可在38～39 ℃,经过5～7 d逐渐下降。

(1)如体温持续不退或下降后又高热,要考虑伤口、颅内、肺部或泌尿系统并发感染。

(2)颅内出血,尤其脑室出血也常引起高热。

(3)丘脑下部损伤发生的高热可以持续较长时间,体温可高至41 ℃以上,部分患者因高热不退而死亡。

高热处理:①一般头部枕冰袋或冰帽,酌用冬眠药。②小儿及老年人应着重预防肺部并发症。③长期高热要注意补液。④冬眠低温是治疗重型颅脑伤、防治脑水肿的措施,也用于高热时。⑤目前我们采用亚低温,使患者体温降至34 ℃左右,一般3～5 d可自然复温。⑥冰袋降温时要外加包布,避免发生局部冻伤。⑦在降温时,观察患者需注意区别药物的作用与伤情变化引起的昏迷。

(十三)癫痫护理

颅骨凹陷骨折、急性脑水肿、蛛网膜下隙出血、颅内血肿、颅内压增高、高热等均可引起癫痫发作,应注意以下几点。

(1)防止误吸与窒息,有专人守护,将患者头转向一侧,上下牙之间加牙垫防舌咬伤。

(2)自动呼吸停止时,应立即行辅助呼吸。

(3)大发作频繁,连续不止,称为癫痫持续状态,可造成脑缺氧而加重脑损伤,一旦发现应及时通知医师做有效处理。

(4)详细记录癫痫发作的形式与频度及用药剂量。

(5)癫痫持续状态用药,常用地西泮、冬眠药、苯妥英钠。

(6)癫痫发作和发作后不安的患者,要倍加防范,避免坠床而发生意外。

(十四)亚低温治疗的护理

亚低温治疗重型颅脑伤是近几年临床开展的有效新方法。大量动物实验研究和临床应用结果都表明,亚低温对脑缺血和脑外伤具有肯定的治疗效果,但亚低温保护的确切机制尚不十分清楚,可能包括以下几个方面。

(1)降低脑组织氧耗量,减少脑组织乳酸堆积。

(2)保护血脑屏障,减轻脑水肿。

(3)抑制内源性毒性产物对脑细胞的损害作用。

(4)减少钙离子内流,阻断钙对神经元的毒性作用。

(5)减少脑细胞结构蛋白破坏,促进脑细胞结构和功能修复。

(6)减轻弥漫性轴索损伤,弥漫性轴索损伤是颅脑伤死残的主要病理基础,尤其是脑干网状上行激活系统轴索损伤是长期昏迷的确切因素。

亚低温能显著地控制脑水肿,降低颅内压,减少脑组织细胞耗能,减轻神经毒性产物过度释放等。目前临床常用半导体冰毯制冷与药物降温相结合的方法,使患者肛温一般维持在30～34 ℃,持续3～10 d。

亚低温治疗状态下护理要点如下所示。

(1)生命体征监测:亚低温状态下会引起血压降低和心率缓慢,护理工作中应该严密观察伤员心率、心律、血压等,尤其是儿童和老年患者及心脏病、高血压伤员应该予以重视,采用床边监护仪连续监测。

(2)降温毯置于患者躯干部,背部和臀部皮肤温度较低,血循环减慢,容易发生褥疮,每小时翻身一次,避免长时间压迫,血运减慢而发生褥疮。

(3)防治肺部感染。亚低温状态下,患者自身抵抗力降低,气管切开后较易发生肺部感染。加强翻身、叩背、吸痰,呼吸道冲洗时将冲洗液吸净是关键护理措施。

(十五)精神与心理护理

不论伤情轻重,患者都可能对脑损伤存在一定的忧虑,担心今后的工作能否适应、生活是否受影响。护士对患者从机体的代偿功能和可逆性方面多做解释,给患者安慰和鼓励,以增强自信心。对饮食、看书、学习等不宜过分限制,早期锻炼有利康复。因器质性损伤引起失语、瘫痪者,宜早期进行训练与功能锻炼。

(十六)康复催醒治疗的护理

目前认为颅脑伤患者伤后持续昏迷1个月以上为长期昏迷。长期昏迷催醒治疗应包括:预防各种并发症、使用催醒药物,减少或停用苯妥英钠和巴比妥类药物,交通性脑积水外科治疗等。

高压氧是目前用于长期昏迷患者催醒的行之有效的方法之一,颅脑伤昏迷患者一旦伤情平稳,应该尽早接受高压氧治疗,疗程通常30 d。对于高热、高血压、心脏病和活动性出血的昏迷患者应该慎用此类治疗以防发生意外。

长期昏迷的正规康复治疗包括早期和后期康复治疗。早期康复治疗是指患者在伤后住院期间由医护人员进行的康复治疗;后期康复治疗是指患者出院后转至康复中心,在康复体疗、心理等方面的医护人员指导下进行的康复训练和治疗。康复治疗的原则包括以下几点。

(1)从简单基本功能训练开始循序渐进。

(2)放大效应:如收录机音量适当放大,选用大屏幕电视机、放大康复训练器材和生活用具,选择患者喜爱的音像带等。

(3)反馈效应:在整个训练康复过程中,医护人员要经常给患者鼓励、称赞和指导性批评。有条件时将患者整个康复治疗过程进行录像并定期放给患者看,使其感受到康复的过程中,神经功能较前逐渐恢复,增强自信心。

(4)替代方法:若患者不能行走,则教会患者如何使用各种辅助工具行走。

(5)重复训练:在相当长的康复训练过程中,既要让患者反复训练以促进运动功能重建,又要不断改进训练方法和器材，才能不使患者产生厌倦情绪。迄今已经有大量随机双盲前瞻性临床观察结果表明，正规康复治疗对重型颅脑伤患者运动神经功能的恢复，相较于未接受正规康复治疗患者明显。早期（＜35 d）较晚期（＞35 d）开始正规康复治疗的患者神经功能恢复快1倍以上。对正规康复治疗伤后7 d内开始与7 d以上开始者进行评分，前者明显高于后者。一般情况下，早期康复治疗疗程1～3个月，重残颅脑伤患者需要1～2年。

目前，临床治疗颅脑伤患者智能障碍的主要药物包括三大类：儿茶酚胺类、胆碱能类和智能增强剂。近年来发现神经节苷脂和促甲状腺释放激素对颅脑伤患者智能的恢复也有促进作用。

颅脑伤患者伤后智力障碍的主要临床表现为：记忆力障碍、语言障碍和计数能力障碍。记忆力障碍主要包括视觉记忆力障碍、听觉记忆力障碍、空间记忆力障碍和颞叶定向障碍，语言障碍主要包括阅读理解障碍、失认症、失写症、语言理解障碍、发音和拼音障碍等。近年来采用智力训练和药物结合的方式治疗颅脑伤患者智力障碍已受到人们的重视。智力康复训练加药物治疗有助于颅脑伤患者的智力恢复。然而，智力康复训练应与体能康复训练同期进行。目前我们的智力康复训练主要包括仪器工具训练、反复操作程度训练及帮助记忆力的技巧训练等。

康复期伤病员需加强心理护理。对于轻型伤员应鼓励尽早自理生活，防止过度依赖医务人员。要鼓励他们树立战胜伤病的信心，消除对"脑外伤后综合征"的顾虑。脑外伤后综合征是指脑外伤后患者所出现的临床精神神经症，主要包括头痛、眩晕、记忆力减退、软弱无力、四肢麻木、恶心、复视和听力障碍等。应该向伤员做适当解释，让伤员知道有些症状属于功能性的，可以恢复。对于遗留神经功能残疾伤员的今后生活、工作问题，偏瘫失语的锻炼等问题，应该积极向伤员及家属提出合理建议和提供正确指导，帮助伤员恢复，鼓励伤员面对现实、树立争取完全康复的信心。

第三节　慢性硬膜下血肿

一、疾病概述

慢性硬膜下血肿是指脑外伤后3周以上出现临床症状者，血肿位于硬脑膜和蛛网膜之间，具有包膜，是小儿和老年颅内血肿中最常见的一种，约占颅内血肿的10%，占硬膜下血肿的25%。目前认为，慢性硬膜下血肿是因轻微颅脑外伤造成桥静脉撕裂，血液缓慢渗入硬脑膜下隙而成。血肿以单侧多见，双侧者占20%～25%。男性患者明显多于女性，男女之比为5∶1，当病程长、头颅外伤史不明确时，常被误诊为脑瘤、脑血管病、帕金森综合征等。如诊断不及时，治疗不当，可造成严重后果。临床表现是以颅内高压为主的一组症状。

（一）病因及发病机制

头部外伤是慢性硬膜下血肿最常见的致病原因，50%～84%的患者有明确的头部外伤史。但如果头部外伤轻微，外伤距发病时间较长时，一般容易被患者和家属忽略，部分患者在被追问病史时才发现。老年人由于脑组织萎缩，硬脑膜与皮质之间的空隙增大，当头部受到突然加速或减速运动时，可引起桥静脉的撕裂或造成皮质与硬脑膜间小交通静脉的损伤渗血。也可由静脉窦、蛛网膜颗粒或硬膜下水瘤受损出血引起。非损伤性硬膜下血肿非常少见，在慢性硬膜下血肿的患者中约有12.8%的患者伴有高血压。所以，高血压、动脉硬化可能是容易出血的原因之一。

此外，一些患有硬膜下血肿的老年患者，常有慢性乙醇中毒病史，长期饮酒可造成肝功能损伤，导致凝血机制障碍，酗酒后又易造成颅脑损伤。还有12%～38%与应用抗凝治疗有关，如长期服用阿司匹林、双嘧达莫等。

慢性硬膜下血肿的出血来源多为桥静脉或皮质小静脉，血液流至硬脑膜下隙后逐渐凝固，两周左右血肿开始液化，蛋白分解。以后血肿腔逐渐增大，引起颅内压增高，进一步对脑组织造成压迫，使脑循环受阻、脑萎缩及变性。促使血肿不断扩大的原因有以下几种。①血肿被膜反复出血：手术时可见血肿有被膜形成，外壁较厚有时可达数毫米，并富有血管，与硬脑膜粘连紧密，内膜甚薄与蛛网膜易分离。血肿外壁上的小血管不断破裂出血，是血肿体积不断增大的原因。②血管活性物质的释放：近期研究表明，血肿的外被膜（血肿被膜的硬脑膜层）不断释放出组织纤溶酶原激活物到血肿腔内，作用于纤溶酶原使其转化为纤溶酶，促使纤溶活性增加，造成溶血和小血管的再出血，从而使血肿体积不断增大。

（二）病理

慢性硬膜下血肿，多位于顶部，一般较大，血肿可覆盖在大脑半球表面的大部分，即额、顶、颞叶的外侧面。血肿的包膜多在发病后5～7 d初步形成，到2～3周基本完成，为一层黄褐色或灰色的结缔组织包膜，靠蛛网膜侧包膜较薄，血管少，与蛛网膜粘连，可轻易剥离；靠近硬脑膜一侧的包膜较厚与硬脑膜粘连较紧，该包膜在显微镜下有浆细胞、淋巴细胞和吞噬细胞，有丰富的新生毛细血管，亦有血浆渗出，有时见到毛细血管破裂的新鲜出血。血肿内容早期为黑褐色半固体黏稠物，晚期为黄色或酱油色液体。已往多数学者认为，脑轻微损伤后出血缓慢，量少，血肿内血液分解渗透压较高，脑脊液和周围脑组织水分不断渗入血肿壁，使血肿逐渐增大，但这种说法已被否定。目前大多认为，包膜的外层有新生而粗大的毛细血管，血浆由管壁渗出，或毛细血管破裂出血到囊腔内，而使血肿体积不断增大。晚期逐渐出现颅内高压及局灶症状。

（三）临床表现

多数患者在外伤后较长时间有轻微头痛、头昏等一般症状，亦有部分患者伤后长时间无症状，部分患者外伤史不详。多于2～3个月后逐渐出现恶心、呕吐、视物模糊、肢体无力、精神失常等全脑症状和局灶症状。症状大体可归纳为以下几类。

1.颅内高压症状

症状起初为轻微的头痛，当血肿逐渐增大时方出现明显的颅内压增高的症状，如头痛、恶心、呕吐、复视、视盘水肿等。临床上常以颅内压增高为主要症状。老年人因为脑萎缩，颅内压增高症状出现较晚或不明显。婴幼儿患者，颅内压增高，则表现为前囟饱满，头颅增大，可被误诊为先天性脑积水。

2.精神症状

老年人以精神障碍较为突出，常表现为表情淡漠、反应迟钝、记忆力减退、寡言少语、理解力差、进行性痴呆、淡漠、嗜睡、精神失常。痴呆多见于年龄较大者。

3.局灶性症状

患者亦可出现脑神经受损症状，如动眼神经、展神经及面神经损伤的症状；可出现帕金森综合征，如表现震颤、动作缓慢、肌力减退而肌张力增高；也可出现步态不稳及神经功能障碍，如偏瘫、失语、同向偏盲、偏身感觉障碍等，但均较轻。部分患者可出现局灶性癫痫。

(四)辅助检查

1.腰穿

除腰穿脑脊液压力增高外，常规检查可完全正常，病程越长，血肿包膜越厚，脑脊液化验变化越不明显。

2.颅骨平片

颅骨平片可显示脑回压迹，蝶鞍扩大，骨质吸收，患病多年者局部骨板变薄、外突，血肿壁可有圆弧形钙化。婴幼儿可有前囟扩大、颅缝分离和头颅增大等。

3.头部CT扫描

头部CT扫描是目前诊断慢性硬膜下血肿的最有效方法，早期(伤后3周至1个月)血肿呈高、低混合密度，新月形或半月形肿块，高密度系点片状新鲜出血，部分可见液平面；中期(1～2个月)血肿双凸形低密度；后期(2个月以上)呈低密度区，主要表现颅骨内板与脑表面之间出现新月形、双凸形、单凸形的低密度、高密度或混杂密度区，患侧脑室受压，中线移位，额角向下移位，枕角向内上移位。慢性硬膜下血肿有17%～25%表现为等密度，诊断较难。增强扫描更能清楚显示血肿内缘与脑组织交界面呈条状密度增高带，可见血肿包膜强化影，血肿区内无脑沟、脑回。

4.MRI检查

慢性硬膜下血肿有时在CT上呈等密度而显影不清，但在MRI上却相当清晰，既可定性，又可定位，对CT难以诊断的等密度慢性硬膜下血肿，其诊断准确率高达100%。早期在T_1、T_2加权像上均为高信号，后期血肿在T_1加权像上为高于脑脊液的低信号，T_2加权像上为高信号。例如，发病3周左右的硬膜下血肿，在CT上可能呈等密度，在T_1加权像上积血因T_1值短于脑脊液而呈高信号，在T_2加权像上因长T_2而呈高信号。冠状面在显示占位效应方面更明显优于CT。

5.其他检查

发射计算机断层显像(emission computed tomography，ECT)扫描，显示脑表面的新月形低密度区；脑电图显示局限性病灶；脑超声波检查可显示中线波移位。婴幼儿，可行前囟穿刺。

(五)诊断及鉴别诊断

1.诊断依据

(1)轻度头部外伤3周以后，逐渐出现头痛、头昏、视盘水肿、偏瘫、癫痫等症状。

(2)腰穿脑脊液压力高，常规变化不明显。

(3)脑血管造影可见颅内板下方新月形“无血管区”。

(4)CT扫描可确定诊断。

(5)婴幼儿可在前囟外角进行穿刺，可明确诊断。

2.鉴别诊断

(1)外伤性硬膜下积液:外伤性硬膜下积液或称外伤性硬膜下水瘤,系外伤后大量脑脊液积聚硬脑膜下,临床表现与硬膜下血肿相似,半数病例位于双额区,常深入纵裂前部,占位表现较硬膜下血肿轻。在CT上显示为新月形低密度影,CT值在7 Hu左右,近脑脊液密度。无论急性或慢性硬膜下积液在MRI上均成新月形长T_1与长T_2,信号强度接近脑脊液。慢性硬膜下血肿在CT上早期为高、低混合密度,部分可见液面;中、晚期呈低密度区。其在MRI上可有明显信号变化。

(2)脑蛛网膜囊肿:多位于颅中窝,外侧裂表面,临床表现与慢性硬膜下血肿相似,脑血管造影为脑底或脑表面无血管区,CT扫描亦为密度减低区,但其形状呈方形或不规则,这点与慢性硬膜下血肿相区别。

(3)其他:脑肿瘤、先天性脑积水,临床上往往与慢性硬膜下血肿难以区别,但行CT扫描及MRI,多可明确诊断。

(六)治疗

1.非手术疗法

对个别轻度病例,或缓慢性进行性颅内高压,可试用中药或大量脱水药物治疗,但疗效尚需长期观察。未经治疗的慢性硬膜下血肿患者由于高颅压脑疝而死亡,自然吸收的慢性硬膜下血肿少见。

2.手术治疗

手术治疗是公认的最有效的治疗方法。大多数患者需要手术治疗,部分非手术治疗效果不满意,病情继续发展的可行手术治疗,手术治疗包括以下几种。

(1)血肿引流:近年来盛行的方法,在血肿较厚部位钻孔引流并冲洗血肿后,置入一引流管与脑表面平行,行闭式引流48~72 h,此种方法多能顺利治愈,而且简单,损伤小,治愈率高,故多列为首选。近年来因YL-1型硬通道微刺针微创穿刺引流术简便易行,在临床广泛应用,根据头部CT检查定位,选择最后层面中心作为穿刺点。对于CT显示血肿腔内有明显分隔者,可采用颅骨钻孔神经内镜辅助血肿清除术。

(2)血肿切除。适应证:①血肿引流不能治愈者。②血肿内容为大量凝血块。③血肿壁厚引流后脑不膨起者。此种方法损伤较大,采用骨瓣开颅、连同血肿囊壁一并切除。

(3)前囟穿刺:适用于婴幼儿血肿,可在两侧前囟外角反复多次穿刺,多数患者可治愈。

二、护理

(一)入院护理

1.急诊入院常规护理

(1)立即通知医师接诊,为患者测量体温、脉搏、呼吸、血压;观察患者的意识、瞳孔变化及肢体活动等情况,如有异常及时通知医师。

(2)了解患者既往史。有无家族史、过敏史、吸烟史等。

(3)根据医嘱正确采集标本,进行相关检查。了解相关化验、检查报告的情况,如有异常及时与医师沟通。

(4)了解患者的心理状态,向患者讲解疾病的相关知识,增强患者治疗信心,减轻焦虑、恐惧心理。

(5)待患者病情稳定后向患者介绍病房环境(医师办公室、护士站、卫生间、换药室、配餐室的位置)、护理用具的使用方法(床单位、呼叫器等)、物品的放置、作息时间及餐卡的办理等;介绍科主任、护士长、负责医师及责任护士。病房应保持安静、舒适,减少人员流动,患者应避免外界刺激和情绪激动。

2.安全防护教育

常规安全防护教育。对于有癫痫发作史的患者,应保持病室内环境安静,减少人员探视,室内光线柔和,避免强光刺激。病室内的热水壶、锐器等危险物品应远离患者,避免癫痫发作时,伤及他人或患者自伤。若出现癫痫发作前兆,应立即卧床休息。癫痫发作时,在患者紧闭口唇之前,立即把缠有纱布的压舌板、勺子或牙刷把等垫在上下牙齿之间,防止患者咬伤自己的舌头。松开衣领,头偏向一侧,保持呼吸道通畅,通知医师。发作期间口中不可塞任何东西,不可强行灌药,防止窒息。不可暴力制动,以防止肌肉拉伤、关节脱臼或骨折,并加床档保护,避免坠床摔伤。有癫痫病史的患者,必须长期坚持服药,不可增减、漏服和停服药物。癫痫发作后,要及时清除患者口腔分泌物,保持呼吸道通畅,并检查患者有无肢体损伤,保证患者良好的休息。

(二)手术当日护理

1.送手术前

(1)为患者测量体温、脉搏、呼吸、血压及体重;如有发热、血压过高、女性月经来潮等情况应及时报告医师。

(2)告知患者手术的时间,术前禁食水等准备事项。

(3)修剪指(趾)甲、剃胡须,勿化妆及涂染指(趾)甲等。协助患者取下义齿、项链、耳钉、手链、发夹等物品,并交给家属妥善保管。

(4)根据医嘱正确行药物过敏试验、备血(复查血型)、术区皮肤准备(剃除全部头发及颈部毛发,保留眉毛)后,更换清洁病员服,术区皮肤异常及时通知医师。

(5)遵医嘱术前用药。

(6)携带病历、相关影像资料等物品,平车护送患者进入手术室。

2.术后回病房

(1)每15～30 min巡视患者,注意观察患者的生命体征、意识、瞳孔、肢体活动等,如异常及时通知医师。

(2)注意观察切口敷料有无渗血。

(3)密切观察引流液的颜色、性状、量等情况并记录,妥善固定引流管,引流袋置于头旁枕上或枕边,高度与头部创腔保持一致,保持引流管引流通畅;活动时注意引流管不要扭曲、受压,防止脱管。

(4)术后6 h内给予去枕平卧位,头偏向一侧,防止呕吐物误吸引起窒息;头部放置引流管的患者6 h后需平卧位,利于引流;麻醉清醒的患者可以协助床上活动,保证患者的舒适度。

(5)若患者出现不能耐受的头痛,及时通知医师,遵医嘱给予止痛药物,并密切观察患者的生命体征、意识、瞳孔等变化。

(6)术后 6 h 如无恶心、呕吐等麻醉反应,可遵医嘱进食;对于意识障碍的患者可遵医嘱鼻饲管注食。

(7)对于未留置导尿的患者,指导床上大小便,24 h 内每 4～6 h 嘱患者排尿 1 次。避免手术、麻醉刺激、疼痛等原因造成术后的尿潴留。若术后 8 h 仍未排尿且有下腹胀痛感、隆起时,可行诱导排尿、针刺或导尿等方法。

(8)麻醉清醒可以语言沟通的患者,向其讲解疾病术后的相关知识,增强患者恢复健康的信心,利于早日康复。带有气管插管或语言障碍的患者,可进行肢体语言和书面卡片的沟通,疏导患者紧张、恐惧的情绪。

(9)结合患者的个体情况,每 1～2 h 协助患者翻身,保护受压部位皮肤;如局部皮肤有压红,可缩短翻身的间隔时间,受压部位应予软枕垫高减压。

(三)术后护理

1.术后第 1 日至第 3 日

(1)每 1～2 h 巡视患者,注意观察患者的生命体征、意识、瞳孔、肢体活动等,如发现有头痛、恶心、呕吐等颅内压增高症状及时通知医师。

(2)注意观察切口敷料有无渗血。

(3)密切观察引流液的颜色、性状、量等情况并记录,妥善固定引流管,并保持引流管引流通畅,勿打折、扭曲、受压,防止脱管,不可随意调整引流袋的高度。

(4)加强对呼吸道的管理,鼓励患者深呼吸及有效咳嗽、咳痰,如痰液黏稠不易咳出可遵医嘱予雾化吸入,必要时吸痰。

(5)结合患者的个体情况,每 1～2 h 协助患者翻身,保护受压部位皮肤,如局部皮肤有压红,可缩短翻身的间隔时间,受压部位应予软枕垫高减压。

(6)指导肢体和语言功能锻炼。

2.术后第 4 日至出院日

(1)每 1～2 h 巡视患者,注意观察患者的生命体征、意识、瞳孔、肢体活动等,如发现异常及时通知医师。

(2)拔除引流管后注意观察切口敷料有无渗血、渗液及皮下积液等,如有异常及时通知医师。

(3)加强呼吸道的管理,鼓励深呼吸及有效咳嗽。

(4)指导患者注意休息,引流管拔除后指导患者床头摇高,逐渐坐起,再过渡到床边、病室、病区,活动时以不疲劳为宜。

(5)指导患者进行肢体和语言功能锻炼。

(四)出院指导

(1)家属应陪伴在患者身边,减轻患者的恐惧心理。

(2)给予患者高热量、高蛋白、高维生素、易消化吸收的饮食。

(3)患者出院后定期复查血压,遵医嘱用药,保持情绪稳定,保持大便通畅,坚持功能锻炼。

(4)1 个月后进行门诊影像学复查。

第四节　颅内压增高症

颅内压增高是颅内任何一种主要内容物(血液、脑脊液、脑组织)容积增加或者有占位性病变时,其所增加的容积超过代偿限度所致。正常人侧卧位时,测定颅内压为0.8～1.8 kPa(6～13.5 mmHg),大于2.0 kPa(15 mmHg)为颅内压增高,2.0～2.6 kPa(15～20 mmHg)为轻度增高,2.6～5.3 kPa(20～40 mmHg)为中度增高,大于5.3 kPa(>40 mmHg)为重度增高。

一、病因与发病机制

引起颅内压增高的疾病很多,发生颅内压增高的主要因素如下。

(一)脑脊液增多

(1)分泌过多,如脉络丛乳头状瘤。

(2)吸收减少,如交通性脑积水,蛛网膜下隙出血后引起蛛网膜粘连。

(3)循环交通受阻,如脑室及脑中线部位的肿瘤引起的梗阻性脑积水或先天性脑畸形。

(二)脑血液增多

(1)脑外伤后24 h内的脑血管扩张、充血,以及呼吸道梗阻、呼吸中枢衰竭引起的二氧化碳蓄积,高碳酸血症和丘脑下部、鞍区或脑干部位手术,使自主神经中枢或血管运动中枢受刺激引起的脑血管扩张充血。

(2)颅内静脉回流受阻。

(3)出血。

(三)脑容积增加

正常情况下颅内容积除颅内容物体积外有8%～10%的缓冲体积,即代偿容积。所以颅内容积很大,但代偿调节作用很小。如脑水肿可引起脑容积增加,是引发颅内高压增高症的重要原因之一。常见脑水肿分类如下。①血管源性脑水肿:多见于颅脑损伤、脑肿瘤、脑手术后。②细胞毒性脑水肿:多见于低氧血症、高碳酸血症、脑缺血和缺氧。③渗透性脑水肿:常见于严重电解质紊乱(Na^+丢失)渗透压降低,水中毒。

(四)颅内占位病变

病变常见于颅内血肿、颅内肿瘤、脑脓肿和脑寄生虫等。

二、临床表现

(一)头痛

头痛是颅内压增高最常见的症状,有时是唯一的症状。可呈持续性或间歇性发作,当用力、咳嗽、负重,早晨清醒时和较剧烈活动时加重,其原因是颅内压增高使脑膜、血管或神经受挤压、牵扯或炎症变化的刺激。急性和重度的颅内压增高可引起剧烈的头痛并常伴喷射性呕吐。

(二)恶心呕吐

多数颅内压增高患者都伴有恶心、不思饮食,重度颅内压增高可引起喷射性呕吐,呕吐之后头痛随之缓解,小儿较成人多见,其原因是迷走神经中枢和神经受刺激。

(三)视力障碍和眼底变化

长期颅内压增高,使视神经受压,眼底静脉回流受阻。引起视神经萎缩造成视力下降、模糊和复视,眼底视盘水肿,严重者出现失明和眼底出血。头痛、恶心呕吐、视盘水肿为颅内压增高的3大主要症状。

(四)意识障碍

意识障碍是反映脑受压的可靠及敏感指标,当大脑皮质、脑干网状结构广泛受压和损害即可出现意识障碍。颅内压增高早期患者可出现烦躁、嗜睡和定向障碍等意识不清的表现,晚期则出现朦胧和昏迷;末期出现深昏迷,梗阻性脑积水所引起的颅内压增高一般无意识障碍。

(五)瞳孔变化

颅内压不断增高而引起脑移位,中脑和脑干移位压迫和牵拉动眼神经可引起瞳孔对光反射迟钝。瞳孔不圆,瞳孔忽大忽小,一侧瞳孔逐渐散大,光反射消失;末期出现双侧瞳孔散大、固定。

(六)生命体征变化

颅内压增高,早期一般不会出现生命体征变化,急性或重度的颅内压增高可引起血压增高,脉压增大,呼吸、脉搏减慢综合征,随时有呼吸骤停及生命危险。常见于急性脑损伤患者,而脑肿瘤患者则很少出现血压升高。

(七)癫痫发作

约有20%的颅内压增高患者发生癫痫,为局限性癫痫小发作,如口角及单侧上、下肢抽搐,或癫痫大发作,大发作时可引起呼吸道梗阻,加重脑缺氧、脑水肿而加剧颅内压增高。

(八)颅内高压危象(脑疝形成)

1.颞叶钩回疝

由幕上肿瘤、水肿、血肿引起急剧的颅内压力增高,挤压颞叶向小脑幕裂孔或下方移位,同时压迫动眼神经、大脑后动脉和中脑,使脑干移位,产生剧烈的头痛、呕吐,血压升高,呼吸、脉搏减慢、不规则,很快进入昏迷,一侧瞳孔散大,光反射消失,对侧肢体偏瘫,去脑强直。此时如未进行及时的降颅压处理则会出现呼吸停止,双侧瞳孔散大、固定、血压下降、心跳停止。

2.枕骨大孔疝

枕骨大孔疝又称小脑扁桃体疝,主要是幕下肿瘤、血肿、水肿致颅内压力增高,挤压小脑扁桃体进入压力偏低的枕骨大孔,压迫延脑和颈1～2颈髓,患者出现剧烈头痛、呕吐、呼吸不规则、血压升高、心跳缓慢,随之很快出现昏迷、瞳孔缩小或散大、固定、呼吸停止。

三、护理

(一)护理目标

(1)了解引起颅内压增高的原因,及时对症处理。

(2)通过监测及早发现病情变化,避免意识障碍发生。

(3)颅内压得到控制,脑疝危象得以解除。

(4)患者主诉头痛减轻,自觉舒适,头脑清醒,睡眠改善。

(5)体液恢复平衡,尿比重在正常范围,无脱水症状和体征。

(二)护理措施

(1)观察神志、瞳孔变化1次/h。如出现神志不清及瞳孔改变,预示颅内压力增高,需及时报告医师进行降颅内压处理。

(2)观察头痛的程度、有无伴随呕吐,对剧烈头痛应及时对症降颅压处理。

(3)监测血压、脉搏、呼吸1次/1～2 h,观察有无呼吸、脉搏慢,血压高,即“两慢一高”征。

(4)保持呼吸道通畅:呼吸道梗阻时,患者呼吸困难,可致胸腔内压力增高、$PaCO_2$增高致脑血管扩张、脑血流量增多进而使颅内压增高。护理时应及时清除呼吸道分泌物和呕吐物。抬高床头15°～30°,持续或间断吸氧,改善脑缺氧,减轻脑水肿。

(5)脱水治疗的护理:应用高渗性脱水剂,使脑组织间的水分通过渗透作用进入血循环再由肾脏排出,可达到降低颅内压的目的。常用20%甘露醇250 mL,15～30 min滴完,2～4次/d;呋塞米20～40 mg,静脉或肌内注射,2～4次/d。脱水治疗期间,应准确记录24 h出入液量,观察尿量、色,监测尿素氮和肌酐含量,注意有无水、电解质紊乱和肝肾功能损害。脱水药物应严格按医嘱执行,并根据病情及时调整脱水药物的用量。

(6)激素治疗的护理:肾上腺皮质激素通过稳定血脑屏障,预防和缓解脑水肿,改善患者症状。常用地塞米松5～10 mg静脉注射或氢化可的松100 mg静脉注射,1～2次/d;由于激素有引起消化道应激性溃疡出血、增加感染机会等不良反应,故用药的同时应加强观察,预防感染,避免发生并发症。

(7)颅内压监护。①监护方法:颅内压监护有植入法和导管法两种。植入法:将微型传感器植入颅内,传感器直接与颅内组织(硬脑膜外、硬脑膜下、蛛网膜下隙、脑实质等)接触而测压。导管法:以引流出的脑脊液或生理盐水充填导管,将传感器(体外传感器)与导管相连接,借导管内的液体与传感器接触而测压。两种方法的测压原理均是利用压力传感器将压力转换为与颅内压力成正比的电信号,再经信号处理装置将信号放大后记录下来。植入法中的硬脑膜外法及导管法中的脑室法优点较多,使用较广泛。②颅内压监护的注意事项:监护的零点参照点一般位于外耳道的位置,患者需平卧或头抬高10°～15°;监护前注意记录仪与传感器的零点校正,并注意大气压改变而引起的“零点飘移”;脑室法时在脑脊液引流期间每4～6 h关闭引流管测压,了解颅内压真实情况;避免非颅内情况而引起的颅内压增高,如出现呼吸不畅、躁动、高热或体位不舒适、尿潴留,应及时对症处理;监护过程严格无菌操作,监护时间以72～96 h为宜,防止颅内感染。③颅内压监护的优点:颅内压增高早期,由于颅内容积代偿作用,患者无明显颅内压增高的临床表现,而颅内压监护时可发现颅内压提高和基线不平稳;较重的颅内压升高(ICP＞40 mmHg)时,颅内压监护基线水平与临床症状出现及其严重程度一致;有些患者临床症状好转,但颅内压逐渐上升,预示迟发性(继发性)颅内血肿的形成;根据颅内压监护使用脱水剂,可以避免盲目使用脱水剂及减少脱水剂的用量,减少急性肾衰竭及电解质紊乱等并发症的发生。

(8)降低耗氧量:对严重脑挫裂伤、轴索损伤、脑干损伤的患者进行头部降温,降低脑耗氧量。有条件者行冬眠低温治疗。①冬眠低温的目的:降低脑耗氧量,维持脑血流和脑细胞能量代谢,减轻乳酸堆积,降低颅内压;保护血脑屏障功能,抑制白三烯B_4生成及内源性有害因子的生成,减轻脑水肿反应;调节脑损伤后钙调蛋白酶Ⅱ活性和蛋白激酶活性,保护脑功能;当体温降至 30 ℃，脑的耗氧量约为正常的 55%，颅内压力较降温前低 56%。②降温方法：根据医嘱首先给予足量冬眠药物，如冬眠Ⅰ号合剂（包括氯丙嗪、异丙嗪及哌替啶）或冬眠Ⅱ号合剂（哌替啶、异丙嗪、双氢麦角碱），待自主神经充分阻滞，御寒反应消失，进入昏睡状态后，方可加用物理降温措施。物理降温方法可采用头部戴冰帽，在颈动脉、腋动脉、肱动脉、股动脉等主干动脉表浅部放置冰袋，此外还可采用降低室温、减少被盖、体表覆盖冰毯等方法。降温速度以每小时下降 1 ℃为宜，体温降至肛温 33～34 ℃，腋温 31～33 ℃较为理想。体温过低易诱发心律失常、低血压、凝血障碍等并发症；体温＞35 ℃，则疗效不佳。③缓慢复温：冬眠低温治疗一般为 3～5 d，复温应先停物理降温，再逐步减少药物剂量或延长相同剂量的药物维持时间直至停用；加盖被毯，必要时用热水袋复温，严防烫伤；复温不可过快，以免出现颅内压"反跳"、体温过高或中毒等。④预防并发症：定时翻身拍背、吸痰，雾化吸入，防止肺部感染；低温使心排出量减少，冬眠药物使外周血管阻力降低；在搬动患者或为其翻身时，动作应轻稳，以防发生直立性低血压；观察皮肤及肢体末端，冰袋外加用布套，并定时更换部位，定时局部按摩，以防冻伤。

(9)防止颅内压骤然升高：查明患者烦躁不安的原因，对症处理，必要时给予镇静剂，避免患者剧烈咳嗽和用力排便；控制液体摄入量，成人每日补液量＜2 000 mL，输液速度应控制在 30～40 滴/min；保持病室安静，避免情绪紧张，以免血压骤升而增加颅内压。

第五节　脑出血

脑出血是指原发于脑实质内的出血，主要发生于高血压和动脉硬化的患者。脑出血多发生于 55 岁以上的老年人，多数患者有高血压史。常在情绪激动或活动用力时突然发病，出现头痛、呕吐、偏瘫及不同程度昏迷等。

一、护理措施

(一)术前护理

(1)密切监测病情变化，包括意识、瞳孔、生命体征变化及肢体活动情况，定时监测呼吸、体温、脉搏、血压等，发现异常（瞳孔不等大、呼吸不规则、血压高、脉搏缓慢），及时报告医师立即抢救。

(2)绝对卧床休息，取头高位，15°～30°，头置冰袋可控制脑水肿，降低颅内压，利于静脉回流。吸氧可改善脑缺氧，减轻脑水肿。翻身时动作要轻，尽量减少搬动，加床档以防坠床。

(3)神志清楚的患者谢绝探视，以免情绪激动。

(4)脑出血昏迷的患者 24～48 h 禁食，以防止呕吐物反流至气管而造成窒息或吸入性肺炎，以后按医嘱进行鼻饲。

(5)加强排泄护理：若患者有尿潴留或不能自行排尿，应进行导尿，并留置尿管，定时更换尿袋，注意无菌操作，每日冲洗会阴 1～2 次，便秘时定期给予通便药或食用一些粗纤维的食物，嘱患者排便时勿用力过猛，以防再出血。

(6)遵医嘱静脉快速输注脱水药物，降低颅内压，适当使用降压药，使血压保持在正常水平，防止高血压引起再出血。

(7)预防并发症:①加强皮肤护理,每日擦浴1～2次,定时翻身,每2 h翻身1次,床铺干净平整,对骨隆突处的皮肤要经常检查和按摩,防止发生压力性损伤。②加强呼吸道管理,保持口腔清洁,口腔护理每日1～2次;患者有咳痰困难,要勤吸痰,保持呼吸道通畅;若患者呕吐,应使其头偏向一侧,以防发生误吸。③急性期应保持偏瘫肢体的生理功能位。恢复期应鼓励患者早期进行被动活动和按摩,每日2～3次,防止瘫痪肢体的挛缩畸形和关节的强直疼痛,以促进神经功能的恢复,对失语的患者应进行语言方面的锻炼。

(二)术后护理

1.卧位

患者清醒后抬高床头15°～30°,以利于静脉回流,减轻脑水肿,降低颅内压。

2.病情观察

严密监测生命体征,特别是意识及瞳孔的变化。术后24 h内易再次脑出血,如患者意识障碍继续加重、同时脉搏缓慢、血压升高,要考虑再次脑出血可能,应及时通知医师。

3.应用脱水剂的注意事项

临床常用的脱水剂一般是20%甘露醇,滴注时注意速度,一般20%甘露醇250 mL应在20～30 min输完,防止药液渗漏于血管外,以免造成皮下组织坏死;不可与其他药液混用;血压过低时禁止使用。

4.血肿腔引流的护理

注意引流液量的变化,若引流量突然增多,应考虑再次脑出血。

5.保持出入量平衡

术后注意补液速度不宜过快,根据出量补充入量,以免入量过多,加重脑水肿。

6.功能锻炼

术后患者常出现偏瘫和失语,加强患者的肢体功能锻炼和语言训练。协助患者进行肢体的被动活动,进行肌肉按摩,防止肌肉萎缩。

(三)健康指导

1.清醒患者

(1)应避免情绪激动,去除不安、恐惧、愤怒、忧虑等不利因素,保持心情舒畅。

(2)饮食清淡,多吃含水分、含纤维素多的食物;多食蔬菜、水果。忌烟、酒及辛辣、刺激性强的食物。

(3)定期测量血压,复查病情,及时治疗可能并存的动脉粥样硬化、高脂血症、冠心病等。

(4)康复活动。应规律生活,避免劳累、熬夜、暴饮暴食等不利因素,保持心情舒畅,注意劳逸结合。坚持适当锻炼。康复训练过程艰苦而漫长(一般为1～3年,长者需终生训练),需要信心、耐心、恒心,在康复医师指导下,循序渐进、持之以恒。

2.昏迷患者

(1)昏迷患者注意保持皮肤清洁、干燥,每日床上擦浴,定时翻身,防止压力性损伤形成。

(2)每日坚持被动活动,保持肢体功能位置。

(3)防止气管切开患者出现呼吸道感染。

(4)不能经口进食者,应注意营养液的温度、保质期,以及每日的出入量是否平衡。

(5)保持大小便通畅。

(6)定期高压氧治疗。

二、主要护理问题

(1)疼痛:与颅内血肿压迫有关。

(2)生活自理能力缺陷:与长期卧床有关。

(3)脑组织灌注异常:与术后脑水肿有关。

(4)有皮肤完整性受损的危险:与昏迷、术后长期卧床有关。

(5)躯体移动障碍:与出血所致的脑损伤有关。

(6)清理呼吸道无效:与长期卧床所致的机体抵抗力下降有关。

(7)有受伤的危险:与术后癫痫发作有关。

第六节　脑疝

当颅腔内某分腔有占位性病变时,该分腔的压力大于邻近分腔,脑组织由高压力区向低压力区移位,导致脑组织、血管及脑神经等重要结构受压或移位,产生相应的临床症状和体征,称为脑疝。

根据移位的脑组织及其通过的硬脑膜间隙和孔道,可将脑疝分为以下常见的三类。①小脑幕切迹疝:又称颞叶疝,为颞叶的海马回、钩回通过小脑幕切迹被推移至幕下。②枕骨大孔疝:又称小脑扁桃体疝,为小脑扁桃体及延髓经枕骨大孔被推挤向椎管内。③大脑镰下疝:又称扣带回疝,一侧半球的扣带回经镰下孔被挤入对侧分腔(图 6-1)。

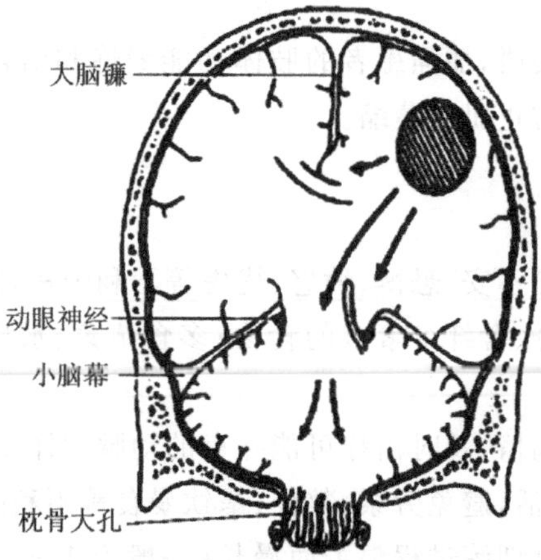

图 6-1　大脑镰下疝(上)、小脑幕切迹疝(中)、枕骨大孔疝(下)

脑疝是颅内压增高的危象和引起死亡的主要原因,常见的有小脑幕切迹疝和枕骨大孔疝。

一、病因与发病机制

(1)外伤所致的各种颅内血肿,如硬膜外血肿、硬膜下血肿及脑内血肿。

(2)颅内脓肿。

(3)颅内肿瘤,尤其是颅后窝、中线部位及大脑半球的肿瘤。

(4)颅内寄生虫病及各种肉芽肿性病变。

(5)医源性因素,对于颅内压增高患者,进行不适当的操作,如腰椎穿刺,放出脑脊液过多过快,使各分腔间的压力差增大,则可促使脑疝形成。

发生脑疝时,移位的脑组织在小脑幕切迹或枕骨大孔处挤压脑干,使脑干受压移位导致其实质内血管受到牵拉。严重时基底动脉进入脑干的中央支可被拉断而致脑干内部出血,出血常为斑片状,有时出血可沿神经纤维走行方向达内囊水平。同侧的大脑脚受到挤压会造成病变对侧偏瘫,同侧动眼神经受到挤压可产生动眼神经麻痹症状。钩回、海马回移位可将大脑后动脉挤压于小脑幕切迹缘上致枕叶皮层缺血坏死。移位的脑组织可致小脑幕切迹裂孔及枕骨大孔堵塞,使脑脊液循环通路受阻,颅内压增高进一步加重,形成恶性循环,使病情迅速恶化。

二、临床表现

(一)小脑幕切迹疝

(1)颅内压增高:剧烈头痛,进行性加重,伴躁动不安,频繁呕吐。

(2)进行性意识障碍:由于阻断了脑干内网状结构上行激活系统的通路,随脑疝的进展,患者出现嗜睡、浅昏迷、深昏迷。

(3)瞳孔改变:脑疝初期患侧动眼神经受刺激导致患侧瞳孔变小,对光反射迟钝;随病情进展,患侧动眼神经麻痹,患侧瞳孔逐渐散大,直接和间接对光反射均消失,并伴上睑下垂及眼球外斜;晚期,对侧动眼神经因脑干移位也受到推挤时,则出现双侧瞳孔散大,对光反射消失,患者多处于濒死状态(图 6-2)。

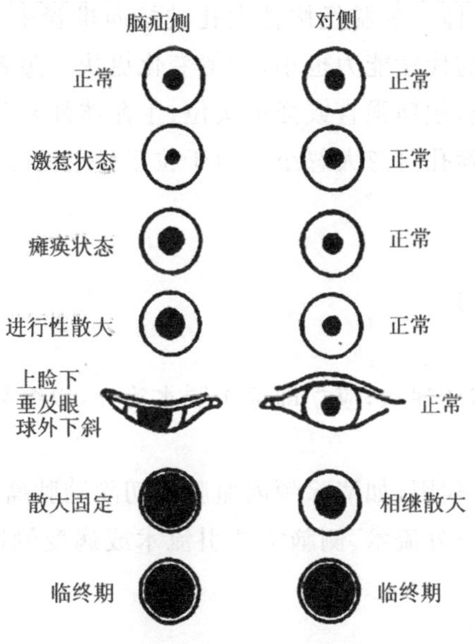

图 6-2　一侧颞叶钩回疝引起的典型瞳孔变化

(4)运动障碍:钩回直接压迫大脑脚,锥体束受累后,病变对侧肢体肌力减弱或麻痹,病理征阳性(图 6-3)。脑疝进展时可致双侧肢体自主活动消失,严重时可出现去皮质强直状,这是脑干严重受损的信号。

(5)生命体征变化:若脑疝不能及时解除,病情进一步发展,则患者出现深昏迷,双侧瞳孔散大固定,血压骤降,脉搏快弱,呼吸浅而不规则,呼吸、心跳相继停止而死亡。

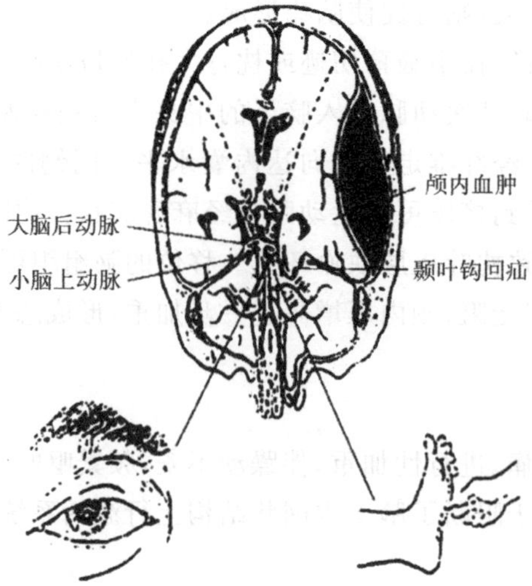

注：动眼神经受压导致同侧瞳孔散大，上睑下垂及眼外肌瘫痪；锥体束受压导致对侧肢体瘫痪，肌张力增加，腱反射活跃，病理反射阳性。

图 6-3 脑疝与临床病症的关系

(二)枕骨大孔疝

枕骨大孔疝是小脑扁桃体及延髓经枕骨大孔被挤向椎管中，又称小脑扁桃体疝。由于颅后窝容积较小，对颅内高压的代偿能力也小，病情变化更快。患者常有进行性颅内压增高的临床表现：头痛剧烈，呕吐频繁，颈项强直或强迫头位；生命体征紊乱出现较早，意识障碍、瞳孔改变出现较晚。因脑干缺氧，瞳孔可忽大忽小。由于位于延髓的呼吸中枢受损严重，患者早期即可突发呼吸骤停而死亡。

三、治疗要点

关键在于及时发现和处理。

(一)非手术治疗

患者一旦出现典型的脑疝症状，应立即给予脱水治疗，以缓解病情，争取时间。

(二)手术治疗

确诊后，尽快手术，去除病因，如清除颅内血肿或切除脑肿瘤等；若难以确诊或虽确诊但病变无法切除者，可通过脑脊液分流术、侧脑室外引流术或病变侧颞肌下、枕肌下减压术等降低颅内压。

四、急救护理

(1)快速静脉输入甘露醇、山梨醇、呋塞米等强效脱水剂，并观察脱水效果。

(2)保持呼吸道通畅，吸氧。

(3)准备气管插管盘及呼吸机，对呼吸功能障碍者，行人工辅助呼吸。

(4)密切观察呼吸、心跳、瞳孔的变化。

(5)紧急做好术前特殊检查及术前准备。

第七章　泌尿外科疾病护理

第一节　泌尿系统损伤

泌尿系统损伤包括肾、输尿管、膀胱及尿道的损伤，常是胸、腹、腰部或骨盆损伤的合并伤，其中以男性尿道损伤最多见，肾、膀胱损伤次之，输尿管损伤最少见。

一、肾损伤

肾的实质较脆弱，被膜薄且有张力，受到暴力打击时可发生肾损伤。

(一)病因

1.开放性损伤

刀刃、枪弹等锐器导致的损伤。

2.闭合性损伤

腰腹部受撞击、跌打、挤压或肋骨、椎骨横突骨折刺伤肾。

(二)病理和分类

根据损伤程度分四种类型。

1.肾挫伤

肾挫伤最常见，肾实质轻微损伤，有淤血、血肿，肾被膜及肾盂黏膜完整，多能自行愈合。

2.肾部分裂伤

肾实质部分裂伤，伴肾被膜破裂或肾盂肾盏黏膜破裂，肾周围血肿或明显血尿。

3.肾全层裂伤

肾全层裂伤指肾实质、肾被膜、肾盂肾盏全部裂伤，有广泛肾周围血肿及严重血尿，尿外渗。

4.肾蒂损伤

肾蒂损伤最严重，肾蒂血管裂伤或撕裂致大出血，大多数病例常因来不及救治而死亡。

(三)临床表现

1.失血性休克

严重肾损伤及合并其他脏器损伤时，因创伤和失血发生休克，重则危及生命。

2.血尿

血尿是最常见症状，其严重程度与损伤程度有关，如肾挫伤轻微血尿，肾裂伤大量肉眼血尿。血尿也可与损伤程度不一致，如血块堵塞、输尿管断裂等原因，血尿则不明显或无血尿。

3.腰腹部疼痛

肾损伤后出现腰部、上腹或全腹痛。肾实质损伤多为钝痛；血块通过输尿管时为绞痛；血、尿外渗至腹膜，出现全腹痛。

4.腰腹部肿块

腰腹部肿块是肾周围血肿或尿外渗而形成不规则的弥散性肿块。

5.发热

尿外渗易继发感染并形成肾周脓肿，出现全身中毒症状。

(四)辅助检查

1.实验室检查

(1)血常规：红细胞计数减少，血红蛋白与血细胞比容持续降低。

(2)尿常规：镜下见大量红细胞。

2.影像学检查

按照病情程度，有选择性的应用以下检查：B超，了解肾损伤程度；CT，为首选检查，可显示肾实质裂伤、血肿及尿外渗范围。

(五)诊断要点

1.症状与体征

腰腹部或下胸部外伤史，伴随程度不等的血尿、腰腹部疼痛和不规则的腹部肿块，即可初步诊断肾损伤。

2.怀疑肾损伤者

依据血尿常规、B超、CT检查结果可明确诊断。

(六)诊疗要点

1.急症处理

肾损伤合并休克者，紧急抢救同时做好术前准备。

2.非手术治疗

绝对卧床休息，严密观察生命体征、血尿变化，及时有效补充血容量，抗生素预防感染，使用止痛、镇静和止血药物等。

3.手术治疗

严重肾裂伤、肾蒂损伤及肾开放性损伤患者，应尽早施行手术。常见手术方式包括肾修补术、肾部分切除术、肾切除术。非手术治疗期间发生以下情况，也需施行手术治疗：①经抗休克治疗生命体征未见改善。②血尿逐渐加重，血红蛋白和血细胞比容继续降低。③腰、腹部肿块明显增大。④腹腔脏器损伤。

(七)护理评估

1.健康史

了解患者受伤时间，暴力强度、性质与作用部位。

2.目前身体状况

(1)局部：肾损伤的表现、程度及分类，有无血尿、尿外渗。

(2)全身：重点评估生命体征和重要脏器功能，有无休克及休克的程度。

(3)辅助检查：血尿常规检查，B超、CT检查，有关手术耐受性检查。

3.心理、社会状况

评估患者是否对伤情的严重性和手术的危险性而产生焦虑、恐惧。评估患者家庭和社会的支持程度，尤其是经济支持能力。

(八)常见的护理诊断/问题

1.疼痛

疼痛与肾实质损伤、血块阻塞输尿管有关。

2.组织灌注量的改变

组织灌注量的改变与肾实质损伤、肾蒂损伤引起大出血有关。

3.有感染的危险

感染的危险与肾周围血肿、组织坏死、尿外渗和引流无效有关。

4.恐惧/焦虑

恐惧/焦虑与突然受伤、惧怕手术和担心预后不良有关。

5.自理缺陷

自理缺陷与长期卧床有关。

(九)护理目标

(1)患者疼痛减轻。

(2)患者能维持充足的循环血量。

(3)能有效地预防感染的发生,如发生感染能及时发现和控制。

(4)患者恐惧/焦虑程度减轻。

(5)患者卧床期间生活需要得到满足。

(十)护理措施

1.术前护理

(1)严密观察病情变化:主要监测生命体征的变化,每隔 1～2 h 测量 1 次,病情重者,缩短间隔观察时间,发生休克者,积极抗休克治疗。

(2)肾损伤非手术治疗的护理。休息:绝对卧床休息 2～4 周。早期活动可致再出血。病情观察:观察并测量腹部肿块大小的变化,肿块渐大,说明有进行性出血;观察血尿颜色,每 2～4 h 1 次,颜色加重,提示出血加重。维持体液平衡:根据病情,补充血容量,维持足够尿量。对症治疗:疼痛明显者,镇静止痛,防止躁动加重出血;高热者,物理或药物降温。

(3)心理护理:肾损伤多为突发伤,患者承受严重心理应激,加之对血尿、绞痛的紧张、焦虑和恐惧,护士应详细解释病情及手术的重要性,安慰患者,消除顾虑,取得患者的配合。

(4)术前准备:凡有手术适应证者,做好各项术前准备工作,尽量不搬动患者,以免加重休克或损伤。

2.术后护理

(1)一般护理:术后病情平稳者,取半坐卧位。一般需卧床 2～4 周。术后一般禁食 2～3 d,肛门排气、肠蠕动恢复后开始进食。因术后卧床时间长,协助患者多饮水,勤翻身,鼓励床上功能性锻炼。

(2)预防感染的护理:早期合理应用广谱抗生素,严格无菌护理操作。保持导尿管通畅,避免受压、堵塞或扭曲,病情稳定后及时拔除导尿管。

(3)伤口及引流管护理:切口及时换药,保持敷料干燥清洁。妥善固定引流管,保持通畅,防止滑脱,严密观察引流物的颜色、性质、量及气味。肾周围放置的引流物,一般于术后 3～4 d拔除;肾造瘘管一般于手术 12 d 以后拔出,拔管前先夹管 2～3 d,患者无腰痛、发热等不良反应即可拔管;肾造瘘管长期放置者,应定时更换,第一次换管时间为术后 3～4 周,以后 2～3 周换管 1 次。

(十一)护理评价

(1)患者疼痛是否减轻。

(2)患者是否能维持充足的循环血量。

(3)是否发生感染,或感染发生后是否得到有效控制。

(4)患者恐惧/焦虑程度是否减轻。

(5)患者卧床期间生活需要是否得到满足。

(十二)健康指导

(1)教会长期带管患者自我护理。

(2)非手术治疗患者,绝对卧床休息,防止继发出血。

(3)患者出院后2～3个月不宜参加重体力劳动。

(4)一侧肾切除后,注意保护健存肾,尽量不用对肾有害的药物。

二、输尿管损伤

输尿管位置深、管径小,周围有丰富的脂肪保护,一般不易损伤。临床上以医源性因素所致的损伤多见,近年来开展的输尿管镜取石术增加了输尿管损伤的概率。

(一)病因及分类

1.手术损伤

手术损伤多发生于后腹膜、盆腔手术,多为钳夹、结扎误伤。

2.器械损伤

器械损伤常为输尿管逆行造影或扩张时插入导管所致。

3.外伤性损伤

外伤性损伤多见于腹部贯通伤,输尿管挫伤或断裂。

4.放射性损伤

腹腔、盆腔放疗时,输尿管发生水肿、出血、坏死。

(二)病理生理

输尿管损伤的病理改变与病因有关。损伤方式不同,病理结果亦不同。切断、断裂、撕裂伤者,发生尿外渗或尿性腹膜炎,感染后可致败血症;挫伤、粘连、钳夹、结扎可致管腔狭窄或堵塞,发生肾、输尿管积水,不及时解除梗阻会导致肾萎缩、肾衰竭。

(三)临床表现

1.症状

尿外渗时的腹膜炎表现,输尿管狭窄或梗阻时尿量减少、无尿。

2.体征

腰、腹部压痛或腹膜刺激征,肾区包块。

(四)辅助检查

1.实验室检查

输尿管挫伤可有镜下血尿,严重者则有肉眼血尿。

2.影像学检查

B超可发现腹膜腔积液和梗阻所致的肾积水。

(五)诊断要点

1.症状与体征

症状与体征有腹膜炎、尿量减少、血尿、无尿或漏尿。

2.怀疑输尿管损伤者

怀疑输尿管损伤者依据尿常规、B 超检查结果可协助诊断。

(六)诊疗要点

(1)输尿管挫伤或插管损伤不做特殊治疗。

(2)手术导致的输尿管损伤,应尽早发现,及时处理。酌情选择输尿管插管术、双 J 形输尿管支架引流、输尿管吻合修复术、输尿管膀胱吻合术等。

(3)输尿管损伤时间长的患者,行肾造瘘术,1～2 个月后再行修复。

(七)护理评估

1.健康史

询问是否有腹腔或盆腔的手术史、外伤史,输尿管肾镜检查、插管史及取石、套石史等。

2.目前身体状况

(1)局部表现:有无尿性腹膜炎,有无血尿、尿量减少,有无腰、腹部压痛及腹膜刺激征。

(2)辅助检查:有无血尿及血尿程度,B 超检查结果。

3.心理和社会状况

输尿管损伤多为医源性损伤,给患者和家属造成的心理伤害较大,术中必须仔细操作,避免误伤,一旦发生,积极处理。

(八)常见的护理诊断/问题

1.腹痛

腹痛与尿外渗、尿性腹膜炎有关。

2.血尿

血尿与输尿管黏膜损伤有关。

3.潜在并发症

潜在并发症为感染。

(九)护理目标

(1)患者腹痛减轻或消失。

(2)患者尿化验正常。

(3)感染得到预防或控制。

(十)护理措施

(1)鼓励患者多饮水,预防性应用抗生素。

(2)保持引流通畅,双 J 形输尿管支架引流的患者,留管 7～10 d,经膀胱镜拔除;输尿管吻合修复术的患者,留置输尿管支架 3～4 周;腹腔内放置的引流物,一般于术后 3～5 d 拔除。

(3)诊断不明时,慎用止痛药。

(十一)护理评价

(1)患者腹痛是否减轻或消失。

(2)患者尿化验是否恢复正常。

(3)感染是否得到预防或控制。

(十二)健康指导

(1)教会长期带管患者自我护理。

(2)指导患者定期复查。

(3)说明保留各种引流管的意义及注意事项。

三、膀胱损伤

膀胱充盈时膀胱壁变薄,伸展到下腹部;受到暴力作用时,易发生膀胱损伤。

(一)病因及分类

1.开放性损伤

开放性损伤多为锐器所致,形成各种尿瘘。

2.闭合性损伤

膀胱充盈时受到暴力,如踢伤、击伤和跌伤导致的损伤,骨盆骨折断端也可刺破膀胱;难产时,胎头长久压迫致膀胱壁缺血坏死。

3.手术损伤

膀胱镜、尿道扩张等器械检查可造成膀胱损伤。盆腔、下腹部手术亦可误伤膀胱。

(二)病理及分类

1.膀胱挫伤

膀胱挫伤为损伤达膀胱的黏膜或肌层,出血或形成血肿,有血尿。

2.膀胱破裂

膀胱破裂分为腹膜内型与腹膜外型。腹膜内型是指发生于膀胱后壁、顶部,充盈时受暴力打击致内压剧增,膀胱壁与腹膜同时破裂。腹膜外型是指发生于膀胱的腹膜外部位,多为骨盆骨折的断端刺破,尿外渗可致感染。

(三)临床表现

1.全身表现

骨盆骨折合并大出血,常有休克。

2.局部表现

(1)膀胱挫伤:表现为下腹不适,小量终末血尿,短期内症状可逐渐消失。

(2)膀胱破裂。①腹膜内破裂:弥散性腹膜刺激症状,如全腹压痛、肌紧张、移动性浊音等。②腹膜外破裂:下腹痛,血尿及排尿困难,不排尿,下腹膨胀、压痛及肌紧张;尿外渗和感染引起盆腔蜂窝组织炎时,患者可有全身中毒表现。

(四)辅助检查

1.实验室检查

骨盆骨折合并膀胱损伤时,血红蛋白、红细胞计数急剧下降。

2.其他检查

(1)导尿试验:如无尿道损伤,导尿管可顺利进入膀胱;若患者不能排尿,且导出尿液为血尿,应进一步了解是否有膀胱破裂。可保留导尿管以进行导尿试验,抽出量比注入量明显减少或明显增多时,表示有膀胱破裂。

(2)膀胱造影:经导尿管注入碘化钠或空气,拍摄膀胱前后位及斜位X线片,确定膀胱有无破裂。

(3)膀胱镜检查:对膀胱瘘的诊断有帮助。但当膀胱内有活动性出血或不能容纳液体时,不可采用。

(五)诊断要点

1.临床表现

下腹部外伤、骨盆骨折后,出现腹痛、压痛、肌紧张等征象,除考虑腹内脏器损伤外,也应怀疑膀胱损伤。出现尿外渗、尿性腹膜炎或尿瘘时,诊断基本肯定。

2.辅助检查

导尿检查及试验、膀胱造影等有助于诊断。合并休克者,积极抗休克。破裂者早用抗生素。

(六)诊疗要点

1.膀胱挫伤

膀胱挫伤无须手术。适当休息、充分饮水、消炎、镇静等,短期内可痊愈。

2.腹膜外破裂

手术探查膀胱,修补缝合,并行耻骨上造瘘。

3.腹膜内破裂

手术修补破裂膀胱,引流膀胱前间隙。

(七)护理评估

1.健康史

评估下腹部外伤史,骨盆骨折史,盆腔、下腹部手术史,膀胱镜、尿道扩张检查史。

2.目前身体状况

(1)全身表现:是否合并骨盆骨折,有无休克。

(2)局部表现:膀胱损伤的病因、病理类型,有无腹膜炎,是否有血尿。

(3)辅助检查:导尿检查及试验结果,造影结果。

3.心理和社会支持状况

了解患者是否对伤情、手术风险产生恐惧或焦虑,家属的心理状态及对患者的支持程度,对术后的护理配合及有关康复知识的掌握程度。

(八)常见的护理诊断/问题

1.组织灌注量不足

组织灌注量不足与出血、休克有关。

2.血尿

血尿与膀胱损伤黏膜出血有关。

3.排尿异常

排尿异常与膀胱破裂、排尿功能受损有关。

4.有感染的危险

感染的危险与膀胱破裂、尿外渗及尿性腹膜炎有关。

(九)护理目标

(1)休克得到预防或纠正。

(2)患者的血尿减轻,直至消失。

(3)患者的排尿异常得到控制。

(4)感染得到预防或控制。

(十)护理措施

1.全身护理

合并骨盆骨折者,伤后 2 d 内,严密观察生命体征,1～2 h 观察 1 次;发生休克者,积极进行抗休克治疗。

2.症状护理

(1)膀胱挫伤:休息、消炎、镇静等,短期内可痊愈。

(2)膀胱破裂。①观察腹部表现,判断有无再出血。②做好术前准备,向患者解释手术的重要性。③给予营养丰富易消化的食物,补液,保证抗生素输入,预防感染。④观察术后引流情况,记录 24 h 尿液的颜色、性状、量,每天 2 次擦拭尿道口,导尿管在术后8～10 d拔除,置管时间长者,拔管前夹管 1～2 d,以训练膀胱排尿功能。

(十一)护理评价

(1)休克是否得到预防或纠正。

(2)患者的血尿是否减轻或消失。

(3)患者的排尿异常是否得到控制。

(4)感染是否得到预防或控制。

(十二)健康指导

(1)多饮水,每日饮水量 2 000～3 000 mL。

(2)解释留置导尿管及其他引流管的意义,指导患者配合护理操作。

(3)解释训练膀胱排尿功能的意义。

四、尿道损伤

尿道损伤在泌尿系损伤中最常见。几乎全部发生于男性,尤其是壶腹部和膜部。早期处理不当,可致狭窄、尿瘘。

(一)病因

1.开放性损伤

开放性损伤多为锐器所致,形成阴茎、阴囊、会阴的贯通。

2.闭合性损伤

壶腹部损伤多由骑跨式下跌,会阴部撞击硬物所致;膜部损伤常由骨盆骨折断端刺破或撕裂尿生殖膈所致。

(二)病理和分类

1.尿道挫伤

尿道黏膜损伤,出血和水肿。

2.尿道部分断裂

尿道壁部分发生断裂,尿道周围血肿和尿外渗。

3.尿道断裂

尿道全层完全断裂、分离,血肿和尿外渗显著,可发生尿潴留、尿道狭窄。

4.尿外渗

(1)壶腹部损伤:尿液、血液渗入会阴浅筋膜所包绕的会阴袋,会阴、阴茎、阴囊和下腹壁出现肿胀、淤血。

(2)膜部损伤:出血和尿液沿前列腺尖部外渗至耻骨后间隙和膀胱周围,如合并耻骨前列腺韧带撕裂,前列腺向后上方移位。

(三)临床表现

1.休克

合并骨盆骨折时,损伤、出血而导致休克。

2.尿道流血

壶腹部损伤可见尿道外口流血,膜部损伤仅有少量血液流出,但可有血尿。

3.腹部、会阴部疼痛

壶腹部损伤时会阴部肿胀、疼痛,排尿时加重。膜部损伤时下腹部疼痛,可伴压痛、肌紧张。

4.排尿困难

尿道挫伤、断裂,由于疼痛、水肿可发生排尿困难。尿道完全断裂时不能排尿继发尿潴留。

(四)辅助检查

1.试插导尿管

严格无菌条件下试插导尿管,尿道仍然连续者,可顺利进入膀胱,否则插入困难。不可多次试插导尿管,以免加重损伤或引起不必要的感染。

2.X 线检查

怀疑骨盆骨折者,行骨盆前后位摄片。

(五)诊断要点

1.临床表现

伤处疼痛、尿道流血、排尿困难、局部血肿、瘀斑及尿外渗,均应考虑尿道损伤。

2.辅助检查

试插导尿管及 X 线检查有助于进一步明确损伤的部位及程度。

(六)诊疗要点

1.紧急处理

骨盆骨折的患者应平卧,少搬动,合并休克时及时处理。暂不能行手术者,可行耻骨上膀胱穿刺,引流尿液。

2.非手术治疗

尿道挫伤、轻度裂伤,排尿困难或不能排尿,试插导尿管成功者,留置尿管 1 周,并用抗生素预防感染,采取止血措施。

3.手术治疗

(1)壶腹部断裂治疗:行尿道修补或断端吻合术,术后留置尿管 2～3 周。病情严重暂时不可手术者,行耻骨上膀胱穿刺造瘘,3 个月后再行尿道修补术。

(2)膜部断裂治疗:若病情允许,骨折稳定,可行尿道会师复位术,留置尿管 3～4 周;若合并休克,骨折不稳定,暂行耻骨上膀胱穿刺造瘘;3 个月后,施行解除尿道狭窄的手术。

(3)并发症治疗:最常见并发症是尿道狭窄,多见于后尿道,应定期施行尿道扩张术;后期狭窄者，切除瘢痕组织，行尿道端吻合术，严重者行尿道成形术。

(七)护理评估

1.健康史

评估骑跨伤病史，骨盆外伤史，膀胱镜、尿道扩张检查及治疗史。

2.目前身体状况

(1)全身表现：是否合并骨盆骨折，有无休克。

(2)局部表现：尿道损伤的原因，有无尿道流血、会阴部剧烈疼痛，以及血肿、尿外渗，有无排尿困难或尿潴留。

(3)辅助检查：试插导尿管是否成功，X线检查结果。

3.心理、社会状况

评估患者对病情、手术效果是否产生恐惧或焦虑心理，对疾病严重性的认知情况，对术后的护理配合及有关康复知识的掌握程度，了解家庭的支持程度。

(八)常见的护理诊断/问题

1.组织灌注量不足

组织灌注量不足与伤后出血有关。

2.有尿道出血的可能

尿道出血与尿道损伤有关。

3.排尿形态异常

排尿形态异常与尿道断裂、移位、狭窄有关。

4.疼痛

疼痛与损伤、血肿、尿外渗有关。

5.潜在并发症

有感染的危险、尿道狭窄等。

(九)护理目标

(1)患者组织灌注量恢复，休克得到预防或纠正。

(2)患者尿道流血减轻，直至消失。

(3)患者恢复正常排尿或尿液得到引流。

(4)患者的疼痛与不适减轻。

(5)感染得到预防或控制。

(十)护理措施

1.全身护理

合并骨盆骨折者需卧硬板床，减少搬动，积极抗休克。

2.非手术治疗的护理

维持输液，保证抗生素、止血剂的输入；加强营养，鼓励患者多饮水；镇静止痛，保证休息。

3.手术护理

(1)切口的护理：保持敷料干燥，渗出多时及时换药，防止大小便污染切口和敷料。

(2)留置导尿管及膀胱造瘘管的护理。①记录24 h尿量，观察引流液的颜色与性状。②

保持各种引流管通畅，一旦阻塞，可用生理盐水冲洗。③留置尿管治疗的患者，选择合适的时间进行尿道扩张。④耻骨上膀胱穿刺造瘘患者，术后 2 周左右夹管观察，排尿顺利者拔管，瘘口覆盖无菌敷料，5～7 d 自行愈合。长期留管者，采取适时夹管、间歇引流方式，训练膀胱功能，防止膀胱肌无力。

(3)预防感染的护理。观察体温及白细胞变化。膀胱穿刺造瘘者，每天冲洗膀胱 1～2 次。观察尿外渗引流物的量、性状、颜色、气味，及时更换敷料。

(4)尿道扩张的护理：选择大小合适的尿道探子，定期扩张，严格无菌，动作轻柔。

(十一)护理评价

(1)患者组织灌注量是否恢复。

(2)患者尿道流血是否减轻，直至消失。

(3)患者是否恢复正常排尿。

(4)患者的疼痛与不适是否减轻。

(5)感染是否得到预防或控制。

(十二)健康指导

(1)解释留置尿管及膀胱造瘘的意义。

(2)解释尿道扩张的意义，指导患者配合。

(3)指导饮食，鼓励多饮水。

第二节　泌尿系统结石

结石是常见的泌尿外科疾病之一。男女比例约 3∶1，好发于 25～40 岁，复发率高。发病有地区性，我国南方多于北方。近年来，上尿路结石发病率明显提高，下尿路结石日趋减少。

一、肾、输尿管结石

肾和输尿管结石，又称上尿路结石。肾结石多原发，位于肾盂和肾盏。输尿管结石绝大多数来于肾，多为单侧发病。

(一)病因

结石成因不完全清楚。研究认为，脱落细胞和坏死组织形成的核基质与高浓度的尿盐，以及尿中抑制晶体形成的物质的不足，是尿结石形成的主要原因。

1.流行病学因素

结石的形成与年龄、性别、职业、饮食成分和结构、摄水量、气候、代谢及遗传等因素有关。

2.全身因素

长期卧床、甲亢，摄入过多的动物蛋白、维生素 D，以及维生素 C、维生素 B_6 摄入不足，与结石形成有关。

3.尿液因素

尿量减少、尿液浓缩；尿液中抑制晶体形成的物质不足；尿 pH 改变，盐类结晶；尿液中钙、草酸、尿酸物质排出过多。

4.局部因素

尿路狭窄、梗阻、感染及留置尿管常诱发结石。

(二)病因生理

1.直接损伤

结石损伤肾盂、输尿管黏膜导致出血。

2.梗阻

结石位于输尿管三个狭窄处致尿路梗阻。

3.感染

梗阻基础上,细菌逆行蔓延导致尿路感染。

4.癌变

肾盂内的结石长期慢性刺激诱发肾癌。

(三)临床表现

结石主要表现是与活动有关的疼痛和血尿,少数患者长期无症状。

1.疼痛

较大的结石,引起腰腹部钝痛或隐痛,活动后加重;较小的结石,梗阻后出现绞痛,肾绞痛常突然发生,如刀割般,沿输尿管向下腹部、外阴部和大腿内侧放射,伴有面色苍白、出冷汗、恶心、呕吐、血压下降,呈阵发性发作。输尿管末端结石引起尿路刺激症状。尿内排出结石,对诊断有重要意义。

2.血尿

血尿常在活动或剧痛后出现镜下血尿或肉眼血尿。

3.脓尿

脓尿并发感染时可有高热、腰痛,易被误诊为肾盂肾炎。

4.其他

梗阻引起肾积水,可触及肿大的肾脏。上尿路完全梗阻可导致无尿,继发肾功能不全。

(四)辅助检查

1.实验室检查

(1)尿常规:可有红细胞、白细胞或结晶。

(2)肾功能、血生化,有条件则化验尿石形成的相关因素。

2.影像学检查

(1)X线检查:95%以上的上尿路结石可在X线平片上显影。

(2)排泄性或逆行性尿路造影:对于确定结石的部位、有无梗阻及程度、对侧肾功能是否良好、鉴别钙化阴影等都有重要参考价值。

(3)B超:可探及密集光点或光团。

(五)诊断要点

1.临床表现

典型的肾绞痛、血尿,首先考虑上尿路结石,合并肾区压痛、肾肿大,则可能性更大。

2.检查结果

根据尿常规、X线平片可初步诊断,泌尿系统造影可确定结石。

(六)诊疗要点

1.非手术治疗

非手术治疗适用于直径小于0.6 cm的光滑圆形结石,无尿路梗阻、感染,肾功能良好者。

(1)充分饮水,根据结石成分调节饮食。

(2)根据结石性质选用影响代谢药物。

(3)酌情选用抗生素,预防或控制尿路感染。

(4)对症治疗:肾绞痛者,单独或联合应用解痉剂,酌情选用阿托品、哌替啶、黄体酮等药物。

2.体外冲击波碎石术

体外冲击波碎石术适用于直径小于2.5 cm左右的单个结石。有效率约90%。

3.手术治疗

手术治疗对不适于上述治疗者选用。

(1)非开放手术:包括输尿管镜取石或碎石术、经皮肾镜取石或碎石术、腹腔镜输尿管取石。

(2)开放手术:包括输尿管、肾盂、肾窦切开取石和肾部分、全部切除术。

4.中医中药

清热利湿,排石通淋。

(七)护理评估

1.健康史

评估年龄、性别、职业等个人生活史,泌尿系感染、梗阻或异物病史。

2.目前身体状况

(1)症状体征:是否出现肾绞痛,疼痛性质、压痛部位,有无血尿、膀胱刺激征。

(2)辅助检查:尿常规、X线平片及造影。

3.心理、社会状况

了解患者和家属对结石的危害、手术、治疗配合、康复知识、并发症的认知程度和心理承受能力。

(八)常见的护理诊断/问题

1.疼痛

疼痛与结石导致的损伤、炎症及平滑肌痉挛有关。

2.血尿

血尿与结石损伤肾及输尿管黏膜有关。

3.有感染的危险

感染与结石梗阻、尿液潴留有关。

4.知识缺乏

患者缺乏有关病因、预防复发的相关知识。

(九)护理目标

(1)患者的疼痛减轻。

(2)患者恢复正常排尿。

(3)感染得到预防或控制。

(4)患者能说出结石形成的原因、预防结石复发的方法。

(十)护理措施

1.非手术治疗的护理

(1)病情观察:排尿是否有结石排出,观察排出尿液的颜色。

(2)促进排石:鼓励患者多饮水,指导患者适当运动,如跳跃、跑步等。

(3)指导饮食、用药:根据结石成分指导饮食和用药,鼓励多食高纤维的食物,少食高动物蛋白、高脂肪、高糖食物。

(4)肾绞痛的护理:卧床休息,选用恰当的物理疗法,遵医嘱应用止痛药。

2.体外冲击波碎石术护理

(1)术前护理。①心理护理:解释治疗的原理、方法。②术前准备:术前 3 天忌食产气食物,术前 1 天服用缓泻剂,术晨禁饮食,术前排空膀胱。

(2)术后护理。①体位:术后患者无不适,可变换体位,适当活动,促进排石,巨大结石碎石后,采用患侧侧卧位。②指导饮食:术后大量饮水,无药物反应即可进食,硬膜外麻醉者术后 6 h 进食。③疗效护理:术后绞痛者,解痉镇痛;观察记录排石情况,定时拍腹平片了解排石效果。

3.手术取石的护理

(1)术前护理。①心理护理:解释手术相关知识,安慰患者。②术前准备:皮肤准备,女性患者行会阴冲洗,输尿管结石术前 X 线平片定位,供手术参考。

(2)术后护理。①病情观察:观察和记录尿液颜色、性状、量,术后 12 h 尿中有鲜血且较浓,提示出血严重。②体位:术后 48 h 内,麻醉平稳后取半卧位,以利于呼吸及引流,肾实质切开者,卧床 2 周。③输液与饮食:输液利尿,达到冲洗尿路和改善肾功能的目的;肠蠕动恢复、肛门排气,即可进食。④换药及引流管护理:保持伤口敷料的清洁干燥,防止尿液浸湿。观察引流液的颜色、性状与量;正确安置引流袋,防止逆流;严格无菌条件下换管或冲洗;按时更换引流管,导尿管每周更换 1 次。

(十一)护理评价

(1)患者的疼痛是否减轻、消失。

(2)患者能否正常排尿。

(3)感染是否得到预防或控制。

(4)患者是否了解结石形成的原因、预防结石复发的方法。

(十二)健康指导

(1)宣传预防结石的知识。

(2)讲解术后饮水、适当活动、放置引流管的重要性。

(3)熟悉食物理化特性,根据结石成分指导饮食。

(4)熟悉药物特性,正确指导患者用药。

二、膀胱结石

膀胱结石常在膀胱内形成,亦可来自肾脏。发病有地区性,多见于儿童及老年男性。

(一)病因分类

1.原发性结石

原发性结石与气候、饮水、营养不良和长期低蛋白饮食有关。

2.继发性结石

继发性结石与膀胱憩室、异物、出口梗阻有关,亦可从肾、输尿管移行而来。

(二)病理生理

结石、梗阻、感染三者互为因果关系。与肾结石相同,膀胱结石可直接刺激黏膜引起损伤,亦可阻塞尿道内口引起梗阻和感染,结石长期刺激可诱发癌变。

(三)临床表现

1.症状

典型表现是排尿突然中断,合并耻骨上剧烈疼痛,向阴茎头部、尿道远端放射。小儿常牵拉阴茎或变换体位后,疼痛缓解并继续排尿,伴随出现尿频、尿急和排尿终末疼痛及终末血尿。

2.体征

直肠指检或双合诊可触及较大结石。

(四)辅助检查

1.X线

X线可显示绝大多数膀胱内结石。

2.B超

B超可探及膀胱内结石声影,确定结石大小、形状、数目。

3.膀胱镜

X线、B超不能确诊时首选膀胱镜。

(五)诊断要点

根据典型病史、症状、体征,双合诊检查、X线及B超检查结果,一般确诊不难。膀胱镜不仅可以诊断,还可镜下取石。

(六)诊疗要点

小的膀胱结石可经尿道自行排出。较大结石可行膀胱内碎石术,包括体外冲击波、液电冲击波、超声波碎石及碎石钳碎石、气压弹道碎石。无条件碎石者行膀胱切开取石术。

(七)护理评估

1.健康史

评估是否有上尿路结石病史,以及饮水、饮食习惯。

2.目前的身体状况

(1)症状体征:是否有排尿突然中断的表现,是否伴随膀胱刺激征、血尿。

(2)辅助检查:X线、B超、膀胱镜检查。

3.心理、社会状况

评估患者和家属对结石、手术的危害及并发症的认知程度和心理承受能力,家庭和社会支持情况。

(八)常见的护理诊断/问题

1.疼痛

疼痛与结石导致的损伤、炎症及括约肌痉挛有关。

2.血尿

血尿与结石损伤膀胱黏膜有关。

3.排尿异常

排尿异常与结石导致的梗阻、尿液潴留有关。

(九)护理目标

(1)患者的疼痛减轻。

(2)患者尿液正常。

(3)患者恢复正常排尿。

(十)护理措施

(1)鼓励患者多饮水,观察结石排出情况。

(2)酌情应用抗生素,有效解痉止痛。

(3)经尿道碎石、取石后,观察出血的颜色、性状与量。

(4)耻骨上膀胱切开取石术后,保持切口清洁干燥,按时换药。术后留置尿管7～10 d,保持通畅,一旦堵塞,可用生理盐水冲洗。

(十一)护理评价

(1)患者疼痛是否减轻。

(2)患者尿液是否正常。

(3)患者能否正常排尿。

(十二)健康指导

(1)指导儿童多饮水、多食纤维含量高的食物。

(2)指导前列腺增生症患者尽早治疗。

三、尿道结石

尿道结石多由肾、输尿管或膀胱结石移行而来,常因阻塞尿道而就诊。多发生于1～10岁的儿童,90%为男性。

(一)临床表现

1.症状

排尿时疼痛,前尿道结石疼痛局限在结石停留处,后尿道放射至阴茎头部或会阴部。结石阻塞尿道引起排尿困难,尿线变细、滴沥,甚至急性尿潴留。

2.体征

后尿道结石经直肠指检触及,前尿道结石直接沿尿道体表扪及。

(二)辅助检查

1.尿道探子

尿道探子经尿道探查时可有摩擦音及碰击感。

2.X 线

X 线可明确结石部位、大小及数目。

3.尿道造影

明确结石与尿道的关系。

(三)诊断要点

根据肾、输尿管或膀胱结石病史及尿痛和排尿困难典型表现,辅助以尿道探子、X 线检查结果,不难确诊。

(四)诊疗要点

1.舟状窝结石

舟状窝结石直接用镊子取出或钳碎后取出,直径较大者,麻醉后切开尿道外口取出。

2.前尿道结石

前尿道结石经尿道直接取出,若失败,可用金属探子将结石推回到尿道壶腹部后行尿道切开取石。

3.后尿道结石

金属探子将结石推回膀胱,再按膀胱结石处理。

(五)护理评估

1.健康史

评估是否有肾、输尿管、膀胱结石的病史。

2.目前的身体状况

(1)症状体征:是否有尿痛和排尿困难的典型表现,是否合并急性尿潴留。

(2)辅助检查:尿道探子、X 线及造影检查结果。

3.心理、社会状况

评估患者和家属对结石、手术的危害,对并发症的认知程度。

(六)常见的护理诊断/问题

1.疼痛

疼痛与结石梗阻及尿道括约肌痉挛有关。

2.排尿异常

排尿异常与结石梗阻、尿潴留及感染有关。

3.潜在并发症

急性尿潴留。

(七)护理目标

(1)患者疼痛减轻。

(2)患者恢复正常排尿。

(3)患者不发生并发症或及时解除症状。

(八)护理措施

(1)尿道取石后,观察尿道出血的颜色、性状与量。

(2)尿道切开取石后,保持切口清洁干燥,按时换药。术后留置尿管 2 周左右,防止粘连、狭窄。

(3)术后尿道狭窄者,配合医师进行尿道扩张。

(九)护理评价

(1)患者的疼痛是否减轻或消失。

(2)患者能否正常排尿。

(3)患者有无发生并发症或及时解除症状。

(十)健康指导

(1)及时有效治疗肾、输尿管、膀胱结石。

(2)指导患者定时复查和治疗。

第三节　泌尿系统感染

泌尿系统感染一般又称为尿路感染(urinary tract infections,UTI)。泌尿生殖系统感染主要是病原微生物侵入泌尿、男生殖系统内繁殖而引起的炎症。尿路感染是常见的感染性疾病之一,目前已是仅次于呼吸道感染的第二大感染性疾病。病原微生物大多为革兰阴性杆菌。由于解剖学上的特点,泌尿道与生殖道关系密切,且尿道外口与外界相通,两者易同时引起感染或相互传播。

一、病因

尿路感染的病原微生物主要是细菌,极少数为厌氧菌、真菌、支原体、病毒和滴虫等。诱发感染的因素主要有以下四个方面。

(一)机体防御下降

局部抗感染能力及免疫功能下降都易诱发泌尿系统感染。如糖尿病、营养不良、肿瘤、妊娠及先天性免疫缺陷或长期应用免疫抑制剂治疗等。

(二)尿路结石及梗阻因素

结石、梗阻、感染三者常相互促发,互为因果。如先天性泌尿生殖系统异常、结石导致尿液引流不畅,引起尿液滞留,降低尿路及生殖道上皮防御细菌的能力。

(三)医源性因素

如留置导尿管、造瘘管、尿道扩张、前列腺穿刺活检、膀胱镜检查等操作,都可能不同程度损害尿路上皮的完整性,易引入致病菌而诱发或扩散感染。

(四)女性易感因素

女性尿道较短,容易招致上行感染,特别是经期、更年期、性交时更易发生。

二、发病机制

正常人的尿道口皮肤和黏膜有一些正常菌群停留。在致病菌未达到一定数量及毒力时,正常菌群对于致病菌起到抑制平衡的作用，而膀胱的排尿活动又可以将细菌冲刷出去，所以正常人对感染具有防御功能。尿路感染主要是尿路病原体和宿主之间相互作用的结果，尿路感染在一定程度上是由细菌的毒力、接种量和宿主的防御机制不完全造成的，这些因素在最终决定细菌定植水平及尿路损伤的程度方面也会起到一定作用。

三、感染途径

感染途径主要有四种，最常见为上行感染和血行感染。

（一）上行感染

致病菌经尿道进入膀胱，还可沿输尿管腔内播散至肾，占尿路感染的95%，大约50%下尿路感染病例会导致上尿路感染。病原菌也可沿男性生殖管道逆行感染引起细菌性前列腺炎、附睾睾丸炎。

（二）血行感染

血行感染较为少见，在机体免疫功能低下或某些因素促发下，某些感染病灶，如皮肤疖、痈、扁桃体炎、龋齿等细菌直接由血行传播至泌尿生殖系统器官，常见为肾皮质感染。病原菌多为金黄色葡萄球菌、溶血性链球菌等革兰阳性菌。

（三）淋巴感染

致病菌从邻近器官的病灶经淋巴管至泌尿生殖系统器官所致的感染，较少见，致病菌多为金黄色葡萄球菌。

（四）直接感染

邻近器官的感染为直接蔓延所致或外来的感染，致病菌经肾区瘘管和异物的感染等。

四、临床表现

临床表现以尿路及受累的器官为基础，重者出现全身感染表现。膀胱刺激症状是最常见的表现。

（一）症状

细菌性膀胱炎。

（二）急性肾盂肾炎

急性肾盂肾炎可有高热、寒战等全身症状。甚至双侧腰痛，多呈胀痛。有尿频、尿急、尿痛等膀胱刺激症状，多伴有急性期患侧肾区压痛、疼痛往往较为明显，可出现肌紧张，为病原菌入侵膀胱后引起，常伴尿道炎症。

（三）慢性肾盂肾炎

临床表现复杂，易反复发作。与急性肾盂肾炎相似，症状相对较轻，有时可表现为无症状性菌尿和脓尿。

五、辅助检查

（一）实验室检查

1.尿常规

尿常规包括尿生化检查和尿沉渣检查。尿中白细胞显著增加，出现白细胞管型提示肾盂肾炎。

2.尿培养

临床根据标本采集方式不同而应用不同的“有意义的细菌”计数,来表示尿路感染。同时治疗前的中段尿标本培养是诊断尿路感染最可靠的指标。

3.血液检查

上尿路感染多出现白细胞计数和中性粒细胞比值升高。

(二)影像学检查

影像学检查包括超声、尿路平片、静脉尿路造影、膀胱或尿道造影、CT、放射性核素和磁共振水成像(magnetic resonance hydrography,MRH)等。其中超声检查无创、简单可作为首选,CT有助于确定感染诱因,尿路平片有助于发现结石。影像学检查在慢性泌尿系感染和久治不愈的患者中有重要意义。

六、诊断要点

泌尿系统非特异性感染需与泌尿系统结核相鉴别,尤其是反复出现尿路感染症状者。另外有尿路感染症状时应考虑妇科疾病等。

七、治疗原则

(一)一般治疗

急性治疗期间注意休息、营养,避免性生活。给予饮食指导,多饮水,保持每日尿量在2 000 mL以上,有助于细菌的排出。

(二)抗感染治疗

选用适当抗生素。单纯性尿路感染者应持续使用敏感抗生素至症状消失,尿常规检查恢复正常,尿细菌培养转阴。

(三)对症治疗

使用解热镇痛药缓解高热、疼痛;使用碱性药物,如碳酸氢钠降低尿液酸性,缓解膀胱刺激症状。

(四)纠正基础疾病

需积极纠正引起局部和全身免疫功能下降的疾病,如糖尿病、营养不良等。

(五)去除诱发因素

非单纯性尿路感染需针对合并的危险因素采取相应治疗措施。

八、临床护理

(一)评估要点

1.健康史

了解患者基本情况包括:年龄、职业、生活环境、饮食饮水习惯等。

2.相关因素

了解患者的既往史和家族史,包括每天排尿的次数、尿量,询问尿频、尿急、尿痛的起始时间,有无发热、腰痛等伴随症状,有无导尿、尿路器械检查等明显诱因,有无泌尿系统畸形、前列腺增生、妇科炎症等相关疾病病史;询问患病以来的治疗经过,药物使用情况,包括药物的名称、剂量、用法、疗程及其疗效,有无发生不良反应。

3.心理和社会支持状况

本病起病急，易反复发作，伴有尿路刺激征、血尿、乏力等不适的症状，应评估患者有无紧张、焦虑等不良心理反应。

(二)护理诊断/问题

1.排尿异常

排尿异常与尿频、尿急、尿痛有关。

2.体温过高

体温过高与疾病炎症有关。

3.焦虑/恐惧

焦虑/恐惧与患者疾病迁延不愈，担心预后有关。

4.舒适的改变

舒适的改变与疼痛有关。

5.睡眠形态紊乱

睡眠形态紊乱与焦虑/恐惧、疼痛不适、排尿异常等有关。

6.潜在并发症

精索静脉曲张、精索炎、前列腺炎、肾炎等肾脏疾病。

(三)护理目标

(1)患者自述尿频、尿急、尿痛症状减轻。

(2)患者恢复正常的体温。

(3)患者了解相关疾病知识及预防知识。

(4)患者减轻痛苦、舒适度增加。

(5)患者睡眠情况得到改善。

(6)积极预防潜在并发症发生。

(四)护理措施

1.疼痛护理

向患者解释疼痛的原因、机制，讲解有关疾病发展及预后的相关知识，缓解其负面情绪及疼痛压力。遵医嘱使用止痛药物，或进行封闭治疗。合理运用冷、热疗法减轻局部疼痛，分散患者注意力。尽可能满足患者对舒适的需求，如变换体位，减少压迫等。用物放于患者易取用处。

2.发热护理

遵医嘱应用药物进行降温，可用温水擦浴、冰袋降温及乙醇擦浴等。维持水、电解质平衡，必要时静脉补充液体、电解质等。增进舒适度，预防并发症，高热时绝对卧床休息，做好基础护理。

3.用药护理

联合用药时，注意药物配伍禁忌。遵医嘱正确选择抗生素，同时指导患者切勿擅自停药。

4.心理护理

关心了解患者感受，给予患者心理上的安慰和支持，针对患者个体情况进行针对性心理护理。鼓励患者积极参与感兴趣的活动，学会自我放松法，保持乐观情绪。同时做好家属的工作，争取家属的支持和配合，鼓励家属及朋友给予患者心理上的支持。

(五)健康指导

1.疾病预防指导

多饮水、勤排尿是预防尿路感染最简便而有效的措施。另外，保持规律生活，避免劳累，注意个人卫生，尤其女性在月经期、妊娠期、产褥期。学会正确清洁外阴部的方法。与性生活有关的反复发作者，应注意性生活后立即排尿。

2.疾病知识指导

告知患者疾病的病因、疾病特点和治愈标准，使其理解多饮水、保持个人卫生的重要性，确保其出院后仍能严格遵从。教会患者识别尿路感染的临床表现，一旦发生尽快到医院诊治。

3.用药指导

嘱患者按时、按量、按疗程服药，勿擅自停药并遵医嘱定期随访。

第四节　泌尿系统梗阻

尿路上任何部位发生梗阻都可导致肾积水、肾功能损害，重则肾衰竭。泌尿系统梗阻最基本的病理变化是尿路扩张，从代偿到失代偿，诱发肾积水、尿潴留、肾脏滤过率和浓缩能力受损，最终导致肾功能障碍。

一、前列腺增生症

良性前列腺增生症主要是前列腺组织及上皮增生，简称前列腺增生，是老年男性常见病，50岁以后发病，随着年龄增长发病率不断升高。

(一)病因

目前病因不十分清楚，研究认为前列腺增生与体内雄激素及雌激素的平衡失调关系密切，睾酮对细胞的分化、生长产生作用，雌激素对前列腺增生亦有一定影响。

(二)病理

前列腺分两组，外为前列腺组，内为尿道腺组。前列腺增生有两类结节，包括由增生的纤维和平滑肌细胞组成的基质型和由增生的腺组织组成的腺泡型。增生的最初部位多在尿道腺组，增生的结节挤压腺体形成外科包膜，是前列腺摘除术的标志。前列腺增生使尿道弯曲、受压、伸长、狭窄，出现尿道梗阻。

(三)临床表现

1.尿频

尿频是最常见的症状，夜间明显，逐渐加重。早期是由膀胱颈部充血引起。晚期是由增生前列腺引起尿道梗阻，膀胱内残余尿增多，膀胱有效容量减少所致。

2.进行性排尿困难

进行性排尿困难是最重要的症状，表现为起尿缓慢、排尿费力、射尿无力、尿线细小、尿流滴沥、分段排尿及排尿不尽等。

3.尿潴留、尿失禁

前列腺增生晚期，膀胱残余尿增加，收缩无力，发生尿潴留，当膀胱内压力增高超过尿道阻力后，发生充盈性尿失禁。前列腺增生常因受凉、劳累、饮酒等诱发急性尿潴留。

4.其他表现

常因局部充血、出血发生血尿。合并感染或结石，可有膀胱刺激症状。

(四)辅助检查

1.尿流动力学检查

尿道梗阻时，最大尿流率小于每秒 15 mL；当尿流率小于每秒 10 mL 时，表示梗阻严重。

2.残余尿测定

膀胱残余尿量反映膀胱代偿衰竭的严重程度，不仅是重要的诊断步骤之一，也是决定手术治疗的因素。

3.膀胱镜检查

膀胱镜检查直接观察前列腺各叶增生情况。

4.B 超检查

B 超测定前列腺的大小和结构，测量残余尿量。

(五)诊断要点

1.临床表现

老年男性出现夜尿频、进行性排尿困难表现就应考虑前列腺增生，排尿后直肠指检，可触及增大的腺体，光滑、质韧、中央沟变浅或消失。

2.辅助检查

尿动力学、膀胱镜、B 超等检查有助于确定前列腺增生程度及膀胱功能。

(六)诊疗要点

1.急性尿潴留的治疗

急性尿潴留是前列腺增生常见急症，需紧急治疗。选用肾上腺素受体阻滞剂、留置导尿管或耻骨上膀胱穿刺造瘘术等以解除潴留。

2.药物治疗

药物治疗适用于尿道梗阻较轻，或年老体弱、心肺功能不全等不能耐受手术的患者。常用药物有特拉唑嗪、哌唑嗪等。

3.手术治疗

前列腺摘除术是理想的根治方法，手术方式有经尿道、经耻骨上、经耻骨后及经会阴四种。目前临床常用前两种。

4.其他治疗

尿道梗阻严重而不宜手术者，冷冻治疗、微波和射频治疗、激光治疗、体外超声、金属耐压气囊扩张术等都能产生一定疗效。

(七)护理评估

1.健康史

评估患者的年龄、诱因,既往病史。

2.目前的身体状况

(1)症状体征:是否有夜尿频、进行性排尿困难的表现,是否合并尿潴留、尿失禁。

(2)辅助检查:尿流动力学、膀胱镜、B超检查结果。

3.心理、社会状况

评估患者对疾病和手术的心理反应及对并发症的认知程度,评估患者及家属对术后护理配合及有关康复知识的掌握程度。

(八)常见的护理诊断/问题

(1)恐惧/焦虑:与认识不足、角色改变、对手术和预后的担忧有关。

(2)排尿型态异常:与尿道梗阻、残余尿量增多、留置导管等有关。

(3)有感染的危险:与尿路梗阻、导尿、免疫力低下、伤口引流有关。

(4)潜在并发症:出血。

(九)护理目标

(1)患者的恐惧/焦虑减轻。

(2)患者能够正常排尿。

(3)患者感染风险下降或未感染。

(4)患者术后未发生出血。

(十)护理措施

1.非手术治疗的护理

(1)饮食护理:为防止尿潴留,不可在短期内大量饮水,忌饮酒、辛辣食物,有尿意勤排尿,适当运动,预防便秘。

(2)观察疗效:药物治疗3个月之后前列腺缩小、排尿功能改善。

(3)适应环境:前列腺增生患者多为老年人,行动不便,对医院环境不熟悉,加之夜尿频,入院后帮助患者适应环境,确保舒适和安全。

2.手术治疗的护理

(1)术前护理。观察生命体征,测量各项生理指标。做好重要脏器功能检查,了解患者能否耐受手术。术前已有造瘘管或留置导尿管的患者,保证引流通畅。

(2)术后护理。

病情观察:观察记录24 h出入量,判断血容量有无不足。观察意识状态和生命体征。

体位:平卧2 d后改为半卧位,固定各种导管的肢体不得随意移动。

饮食与输液:术后6 h时无不适即可进流质饮食,鼓励多饮水,1～2 d无腹胀即可恢复饮食,以易消化、营养丰富、富含纤维素的食物为主,必要时静脉补液,但要注意输液速度。

预防感染:早期预防性应用抗生素。保持切口敷料的清洁与干燥。置管引流者常规护理尿道外口。

膀胱冲洗:术后用生理盐水持续冲洗膀胱 3～7 d,保持引流通畅,必要时高压冲洗抽吸血块。根据尿液颜色控制冲洗速度,色深则快、色浅则慢。

不同手术方式的护理。①经尿道切除术:观察有无经尿道电切综合征的发生,即术后几小时内有无出现恶心、呕吐、烦躁、抽搐、昏迷或严重的脑水肿、肺水肿、心力衰竭等。可能是冲洗液被吸收,血容量剧增,稀释性低钠血症所致,护理时应减慢输液速度,遵医嘱应用利尿剂、脱水剂,对症处理。②开放手术:固定各种引流管,观察记录引流液量、颜色,保持引流通畅。及时拔除引流管,如耻骨后引流管,术后 3～4 d 拔除;耻骨上引流管,术后 5～7 d 拔除;膀胱造瘘管多在术后 10～14 d 排尿通畅后拔除;瘘口无菌堵塞或压迫,防止漏尿,一般 2～3 d 愈合。③预防并发症:出血是常见并发症;术后 1 周,患者可逐渐离床活动,禁止灌肠、肛管排气,同时避免腹压增高的诱因。

(十一)护理评价

(1)患者的恐惧/焦虑是否减轻。

(2)患者能否正常排尿。

(3)患者感染未发生或得到及时治疗。

(4)患者术后是否出血,或出血后是否得到有效处理。

(十二)健康指导

(1)讲解手术、术式及手术前后护理的注意事项。

(2)术后 1～2 个月避免剧烈活动,忌烟酒,防感冒。

(3)指导患者学会提肛肌锻炼,以尽快恢复尿道括约肌的功能。

(4)指导患者定期复查尿流率及残余尿量。

二、肾积水

结石、肿瘤、结核等原因导致尿液排出受阻、肾内压力增高、肾盂肾盏扩张、肾实质萎缩、肾功能减退,称为肾积水。成人积水超过 1 000 mL,小儿超过 24 h 的正常尿量,为巨大肾积水。

(一)临床表现

1.腰痛

腰痛是重要症状。慢性梗阻仅为钝痛,急性梗阻出现明显腰痛或肾绞痛。

2.腰部肿块

慢性梗阻形成肾脏肿大,长期梗阻者在腹部可扪及囊性肿块。

3.多尿和无尿

慢性梗阻致肾功损害表现为多尿,而双侧完全梗阻、孤立肾完全梗阻可发生无尿。

4.其他表现

当结石、肿瘤、结核等继发肾积水时,原发病表现掩盖了肾积水征象。肾积水并发感染或肾积脓时,出现全身中毒症状。

(二)辅助检查

1.实验室检查

血尿常规,必要时做尿细菌检查,化验血生化、电解质等,以了解肾功能情况。

2.影像学检查

(1)B超检查:鉴别肾积水和腹部肿块的首选方法。

(2)X线造影:排泄性尿路造影可了解肾积水程度和对侧肾功能。

(3)CT、MRI检查:明确腰部肿块的性质,对确诊肾积水有重要价值。

(三)诊断要点

根据原发病史、典型症状、腰腹部肿块,以及B超等辅助检查结果,可明确诊断、确定原发病,对诊断有重要意义。

(四)诊疗要点

1.病因治疗

最理想的治疗是根除肾积水的病因,保留患肾。

2.肾造瘘术

原发病严重或肾积水病因暂不能去除者,先行肾引流术,病情好转或稳定后行去除病因的手术。

3.肾切除术

肾积水后功能丧失或并发肾积脓,对侧肾功能良好者,可切除患肾。

(五)护理评估

1.健康史

评估患者是否有肾结石、肿瘤、结核等原发病史。

2.目前的身体状况

(1)症状体征:原发病基础上是否出现腰痛、腰腹部肿块,是否有肾功能减退表现。

(2)辅助检查:血、尿常规化验,B超、X线等影像学检查结果。

3.心理、社会状况

评估患者对肾积水及治疗的认知程度,对术后康复知识的掌握程度,家人及社会的心理和经济支持程度。

(六)常见的护理诊断/问题

1.排尿型态异常

排尿型态异常与尿路急慢性梗阻有关。

2.有感染的危险

感染与尿路梗阻、免疫低下、肾造瘘引流有关。

3.潜在并发症

潜在并发症为尿漏。

(七)护理目标

(1)患者排尿型态正常。

(2)患者感染风险下降或未感染。

(3)患者未发生尿漏。

(八)护理措施

1.饮食

多食含纤维较高的食物,多饮水。

2.活动

鼓励患者加强床上活动，定时按序协助患者变换体位。

3.感染的护理

遵医嘱使用抗生素；用0.1%苯扎氯铵清洗尿道口，每天2次；每天更换引流袋；及时更换浸湿的切口敷料。

4.引流管的护理

妥善固定，引流通畅，观察记录引流量与颜色，冲洗肾盂引流管，每天2次。若无尿漏，肾周围引流物一般术后3～4 d拔除；肾盂输尿管支架引流管一般于术后3周拔除；肾造瘘管在吻合口通畅后拔除。

（九）护理评价

（1）患者排尿型态是否正常。

（2）患者感染是否得到治疗或术后有无感染发生。

（3）患者有无发生尿漏。

（十）健康指导

（1）向患者讲解手术及术后引流的重要性。

（2）指导患者养成良好的排便习惯。

（3）指导患者进行正确的摄水、饮食搭配。

三、尿道狭窄

尿道因损伤、炎症使尿道壁形成瘢痕，瘢痕萎缩导致尿道扭曲、狭窄。

（一）病因及分类

1.先天性尿道狭窄

先天性尿道狭窄如尿道外口狭窄、尿道瓣膜狭窄等。

2.炎症性尿道狭窄

炎症性尿道狭窄，如淋病性尿道狭窄，留置导尿管引起的尿道狭窄。

3.外伤性尿道狭窄

外伤性尿道狭窄最常见，尿道损伤严重，由初期处理不当或不及时所致。

（二）病理生理

其与狭窄的程度、深度及长度有关。淋病性狭窄为多处狭窄，狭窄易继发感染，形成尿道憩室、周围炎、前列腺炎、附睾睾丸炎。尿道梗阻如长期不能解除，则导致肾积水。肾功能损害，出现尿毒症。

（三）临床表现

1.排尿异常

最常见的是排尿困难，重者出现尿潴留。

2.继发疾病表现

尿道长期狭窄继发膀胱炎、睾丸附睾炎等，出现膀胱刺激征、血尿症状。

3.并发症表现

排尿困难而使腹内压长期增高，并发疝、痔、直肠脱垂等，并出现相应症状。

(四)辅助检查

1.尿道探子检查

尿道探子检查可确定狭窄部位及程度。

2.B超

B超明确尿道狭窄长度、程度及周围瘢痕组织的厚度。

3.膀胱尿道造影

膀胱尿道造影确定尿道狭窄的部位、程度、长度。

(五)诊断要点

根据尿道外伤史、感染史及典型的排尿困难、尿潴留表现,结合尿道探子检查、B超、膀胱尿道造影结果,诊断尿道狭窄一般不难。

(六)诊疗要点

1.尿道扩张术

尿道扩张术是防止和治疗尿道狭窄的有效措施。尿道狭窄的原因不同,扩张的时间就不同。

2.耻骨上膀胱造瘘术

耻骨上膀胱造瘘术适用于慢性尿潴留或已有肾功能损害的患者。

3.尿道内切开术

尿道内切开术是目前临床治疗的主要术式,术后放置网状合金支架管于狭窄部位扩张,一般放置4～8周,术后不需尿道扩张。

4.开放手术

切除尿道狭窄部分及周围瘢痕后,行尿道吻合术。

(七)护理评价

1.健康史

儿童尿道狭窄多为先天性,成人有外伤、感染病史者,多为继发性狭窄。

2.目前的身体状况

(1)症状体征:原发病基础上是否出现排尿困难、尿潴留,是否继发感染、结石。

(2)辅助检查:尿道探子检查、B超、膀胱尿道造影的检查结果。

3.心理、社会状况

评估患者对尿道狭窄的严重性及手术治疗的认知程度,对术后康复知识的掌握程度。

(八)常见的护理诊断/问题

1.排尿型态异常

排尿型态异常与尿道狭窄、梗阻有关。

2.有感染的危险

感染与尿道梗阻、免疫力低下、膀胱造瘘引流、手术等有关。

3.潜在并发症

潜在并发症为尿失禁。

(九)护理目标

(1)患者排尿型态正常。

(2)患者感染风险下降或未感染。

(3)患者未发生尿失禁。

(十)护理措施

1.尿道扩张术的护理

导患者定时进行尿道扩张;术后观察尿量及颜色,有无尿道出血;患者疼痛明显者给予止痛处理。

2.尿道内切开术的护理

严密观察血尿转清情况;留置导尿管1个月左右,保持通畅,遵医嘱尿道冲洗,及时拔出尿管,防止狭窄复发。

3.开放手术的护理

遵医嘱应用抗生素,及时更换切口浸湿的敷料,确保各种引流导管通畅。

4.并发症护理

术后尿失禁常为暂时性,用较细导尿管引流数日后可恢复,如不能恢复,指导患者进行肛门括约肌收缩练习。

(十一)护理评价

(1)患者排尿型态是否正常。

(2)患者是否感染或感染后是否得到控制。

(3)患者是否发生尿失禁。

(十二)健康指导

(1)指导患者定时进行尿道扩张。

(2)讲解尿道扩张的意义及护理配合注意事项。

(3)鼓励患者多饮水。适当运动,进食纤维素高的食物,防止便秘。

第五节　尿潴留

尿潴留是指尿液潴留在膀胱内不能排出,常常是排尿困难发展到一定程度而引起。尿潴留分为急性与慢性两种。急性尿潴留发病突然,十分痛苦,是一种常见急症,需及时处理;慢性尿潴留起病缓慢,病程较长,下腹部可触及充满尿液的膀胱,但患者却无明显痛苦。

一、病因

引起尿潴留的病因很多,可分为机械性梗阻和动力性梗阻两类,其中以机械性梗阻病变最多见。

(一)机械性梗阻

任何导致膀胱颈部及尿路梗阻的病变,如良性前列腺增生、前列腺肿瘤、膀胱颈挛缩、膀胱颈部肿瘤;先天性后尿道瓣膜及各种原因引起的尿道损伤、尿道狭窄、异物、肿瘤和尿道结石均可引起尿潴留;此外,处女膜闭锁的阴道积血、盆腔肿瘤、妊娠的子宫等也可引起尿潴留。

(二)动力性梗阻

膀胱、尿道无器质性梗阻病变,尿潴留系排尿动力障碍所致。中枢和周围神经系统病变是最常见的病因,如脊髓或马尾损伤、肿瘤、糖尿病等造成神经源性膀胱功能障碍继而引起尿潴留。妇科盆腔根治性手术损伤副交感神经分支、肛管直肠手术及腰椎麻醉术后均可能出现排尿困难,引起尿潴留。此外,各种松弛平滑肌的药物,如阿托品、山莨菪碱等,偶尔亦可导致排尿困难并引起尿潴留;高热、昏迷、低钾血症后不习惯卧床排尿者亦会出现尿潴留。

二、临床表现

尿潴留患者体检时耻骨上区常可见到半球形膨隆,用手按压有明显尿意,叩诊为浊音。

(一)急性尿潴留

发病突然,膀胱胀满但滴不出尿,胀痛难忍,辗转不安,有时从尿道溢出部分尿液,但不能减轻下腹疼痛。

(二)慢性尿潴留

起病缓慢,膀胱内尿液长期不能完全排空,有残余尿存留,多表现为排尿不畅、尿频,常有排尿不尽感,有时出现尿失禁现象,因而慢性尿潴留患者多以充盈性尿失禁而就诊。

三、诊断要点

根据病史及典型的临床表现,尿潴留诊断并不困难。超声检查可以明确诊断。

尿潴留应与无尿鉴别,无尿是指肾衰竭或上尿路完全梗阻,膀胱内空虚无尿,两者含义不同,不能混淆。

四、治疗原则

(一)急性尿潴留

1.非手术治疗

(1)病因处理:及时解除病因,对症处理,恢复排尿。

(2)诱导、药物或导尿:对术后动力性梗阻引起的尿潴留可采用诱导排尿、针灸、穴位注射新斯的明或病情允许下改变排尿姿势。如病因不明或梗阻一时难以解除,急诊处理可行导尿术,然后做进一步检查明确病因并进行治疗。

2.手术治疗

梗阻病因不能解除时,可行膀胱造瘘术,长期引流尿液。

急性尿潴留放置导尿管或膀胱穿刺造瘘引流尿液时,应间歇缓慢地放出尿液,避免快速排空膀胱,一次放尿量不可超过 1 000 mL,以免内压骤然降低而引起膀胱内大量出血。

(二)慢性尿潴留

若为机械性梗阻引起的尿潴留,有上尿路扩张肾积水、肾功能损害者,应先引出膀胱内尿液,待肾积水缓解、肾功能改善后,针对病因择期手术或采取其他方法治疗。若为动力性梗阻引起的尿潴留,多数患者需间歇清洁自我导尿,如自我导尿困难或上尿路积水严重者,可作耻骨上膀胱造瘘术或者其他尿流改道术(图 7-1)。

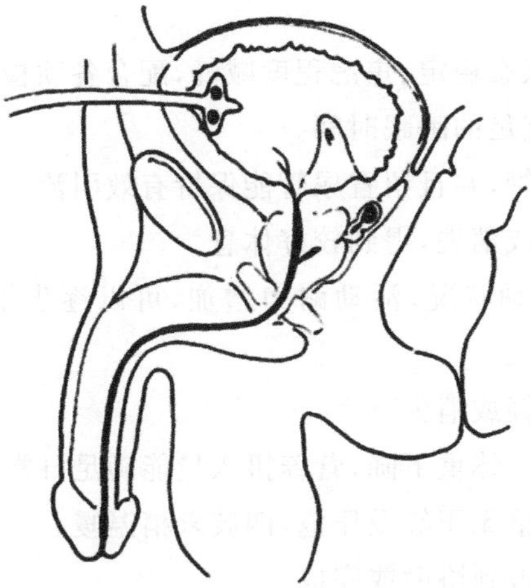

图 7-1　耻骨上膀胱造瘘术

五、临床护理

(一)护理诊断/问题

1.焦虑

焦虑与患者对手术的惧怕、担心预后及住院费用高有关。

2.睡眠形态紊乱

睡眠形态紊乱与尿潴留、尿路梗阻有关。

3.排尿型态改变

排尿型态改变与留置尿管有关。

4.舒适的改变

舒适的改变与手术后卧床、留置尿管及手术创伤有关。

5.活动无耐力

活动无耐力与手术创伤所致的乏力有关。

6.疼痛

疼痛与尿路梗阻、手术创伤有关。

7.营养失调

营养失调与术后食欲下降、机体摄入不足或丢失过多有关。

8.有皮肤完整性受损的危险

有皮肤完整性受损的危险与年龄及卧床有关。

9.部分自理能力缺陷

部分自理能力缺陷与留置尿管有关。

10.知识缺乏

缺乏疾病、手术及麻醉相关知识。

11.潜在并发症

潜在并发症为膀胱出血。

(二)护理目标

(1)患者情绪平稳、心理状态稳定、焦虑程度减轻,配合各项检查、治疗及护理。

(2)患者安静入睡,保证充足的睡眠时间。

(3)患者可以适应留置尿管,并且留置尿管能保持有效引流。

(4)患者主诉不适感减轻或消失,得到较好休息。

(5)患者能改善自身的活动状况,活动耐力增加,可以逐步增加活动量达到特定的活动水平。

(6)患者主诉疼痛症状减轻或消失。

(7)患者食欲恢复且无明显体重下降,营养摄入量能满足日常活动和机体代谢的需要。

(8)患者受压部位皮肤完整无压红及压疮,四肢末梢温暖。

(9)患者合理的生活需要得到协助或完成。

(10)患者对疾病和治疗的认识提高,充分了解疾病的相关知识及相关治疗配合要点。

(11)术后未发生相关并发症,或并发症发生后能得到及时的治疗与处理,术后恢复顺利。

(三)护理措施

1.术前护理措施

(1)心理护理:充分了解患者的心理及身体情况,针对焦虑、恐惧及情绪不稳等心理反应的产生原因,给予正确的引导,向患者及家属详细讲解手术的必要性,消除其恐惧情绪,并积极配合治疗。选用盐酸坦索罗辛、非那雄胺等药物治疗时,向患者说明药物的用法、用量及用药注意事项。

(2)观察患者排尿情况:有尿潴留时及时留置尿管或耻骨上膀胱造瘘。观察患者尿液颜色、性状及排尿量,有血尿必要时可行持续膀胱冲洗,并及时通知医师。

2.术前常规准备

(1)协助完善相关术前检查:如心电图、X线片、B超、CT、MRI、出凝血试验等。

(2)预防尿潴留:忌辛辣刺激性饮食,如烟酒及咖啡,预防感冒和便秘。

(3)抗生素的选择:术前行抗生素皮试,术晨遵医嘱带入术中用药。

(4)饮食指导:术前进食易消化、高营养的食物,维持体液平衡和内环境稳定,有效改善患者的营养状况,提高对手术的耐受力。术前禁食8 h,禁饮4 h。

(5)术前健康指导:指导患者提前练习床上排尿、排便,自行调整卧位和床上翻身的方法;督促患者活动与休息相结合,减少明显的体力消耗;术前睡眠不佳者可遵医嘱适当给予安眠药物,术晨需取下活动义齿、金属饰品及其他贵重物品。

(6)术前协助患者沐浴或清洁会阴部,做好手术区域皮肤准备,术晨更换清洁病员服。

(7)术晨与手术室人员进行患者相关信息的核对后,做好交接,将患者送入手术室。

3.术后护理措施

(1)外科术后护理常规。①全麻术后护理常规:了解手术和麻醉方式、术中情况,了解切口部位及敷料包扎情况,了解皮肤及末梢循环情况,了解感知觉的恢复情况和四肢活动度、判断手术创伤对机体的影响,持续低流量吸氧,严密监测生命体征,床档保护防坠床。②管道观察及护理:留置针妥善固定且输液通畅,注意观察穿刺部位皮肤情况,常规留置尿管护理,如拔管应注意关注患者排尿情况。③基础护理:做好口腔护理、会阴护理、皮肤护理,定时翻身,协助患者清洁,取舒适卧位等工作。

(2)饮食护理:术后 6 h 内禁食水;6 h 排气后可开始饮水,饮水后无恶心、呕吐等不适症状,则可改为普食。

(3)体位与活动。①全麻清醒前:去枕平卧位,头偏向一侧。②全麻清醒后手术当日:低半卧位,可床上轻微活动。③术后第 1 日:床上自由体位,半卧位为主。

(4)缓解疼痛:了解患者疼痛的部位、程度、诱因等,遵医嘱给予止痛药物。

(5)并发症预防:避免膀胱出血,注意一次放尿量不可超过 1 000 mL,以免引起膀胱出血。

(四)健康指导

(1)患者应注意不可一次摄入水分过多,防止诱发尿潴留;但也不可摄入水分过少,否则可能加重尿路结石、尿路感染等并发症。

(2)教会患者明确并注意避免尿潴留的诱因,对于药物引起的尿潴留,告知患者今后应禁用或慎用这类药物;对于前列腺增生引起的尿潴留者,戒烟、戒酒,不可久坐不可过劳,防止便秘和憋尿等。

(3)教会患者及家属诱导排尿的方法,如听流水声、热敷下腹部,但嘱患者诱导排尿无效时应立即导尿,不可憋尿过久。

(4)长期留置尿管者应定期更换尿管,更换时注意避免污染。教会患者观察尿液的颜色及性质,如发现有尿液混浊、有异味或发热等全身症状时应及时就诊。

(5)定期随访,积极治疗引起尿潴留的原发病,避免疾病进展引起的肾功能损害等严重后果。

第六节　肾积水

尿液由肾排出受阻,蓄积后肾内压力增高,造成肾盂肾盏扩张和肾实质压迫性萎缩,功能减退,致尿液积聚在肾内,称为肾积水。肾积水容量超过 1 000 mL 或小儿超过 24 h 尿液总量时,称为巨大肾积水。各种原因导致的尿路任何部位的梗阻最终都可引起肾积水,上至肾盂,下至尿道外口。正常妊娠所导致的肾积水是一种可复性生理改变。

一、病因及发病机制

泌尿系统发生梗阻的部位及程度不同,尿路中各个器官的病理改变亦各有异,但基本的病理改变是发生梗阻的部位以上压力增高,尿路扩张积水,长时间未能解除梗阻将导致肾积水和肾功能损害。

上尿路慢性梗阻时,梗阻部位以上压力增高,输尿管收缩力增加,蠕动增强,管壁因平滑肌增生而增厚。当尿路内压力增高到一定程度时,肾小球滤过压降低,滤过率减少,但肾内的血液循环仍可保持正常,肾的泌尿功能仍能持续一段时间。此时肾内尿液可通过肾盂静脉、集合管、淋巴逆流,使肾盂和肾小管的压力有所下降,肾小球泌尿功能得以维持,起到暂时平衡的作用。当尿路梗阻不能及时解除,尿液的回流无法缓冲不断分泌的尿液时,梗阻进一步加重,肾盂内压力持续升高，压迫肾小球、肾小管及附近的血管，造成肾脏缺血缺氧，尿路平滑肌逐渐萎缩，张力减退，管壁变薄，蠕动减弱乃至消失，失去代偿能力，导致肾内积水逐渐增多，肾功能受损，最后肾脏成为一个无功能的巨大水囊。

二、临床表现

肾积水由于原发病因、梗阻部位、程度、时间长短及病情发展快慢不同，肾积水的临床表现各不相同，甚至可全无症状。

（一）导致梗阻的原发病

因泌尿系统肿瘤多为肉眼血尿，泌尿系统结石引起的梗阻常表现镜下血尿；前列腺增生或尿道狭窄导致膀胱出口梗阻时可有排尿困难、炎症或结核所引起的继发性肾积水，多以原发病因的症状和体征为主要表现，很少显现出肾积水的征象。

（二）肿块

由肾下极异位血管或纤维束压迫输尿管、先天性肾盂输尿管连接处狭窄等所引起的肾积水，病情发展常较缓慢，临床症状常不明显或仅有腰部隐痛不适，但当肾积水达较严重程度时，可出现腹部肿块，有些患者特别是小儿以腹部肿块就诊，体检时腹部可触及肿大的肾脏，表面光滑且多有囊性感，也是大多数此类患者就诊的最初原因。

（三）疼痛

疼痛是肾积水较常见的症状，多表现为间歇性腰部和（或）腹部胀痛。引起疼痛的主要原因是大量饮水，积水的肾脏增大，肾包膜受牵拉。

（四）感染

肾积水易引发感染，合并感染时可出现尿频、尿急、尿痛及脓尿，严重时可以出现全身中毒症状，但是老年、免疫功能下降、营养不良患者的临床表现可不明显，甚至不出现任何症状。

（五）肾衰竭

尿路梗阻引起的肾积水，如梗阻长时间不能解除，可导致肾功能损害严重，出现程度不同的食欲缺乏、恶心呕吐、乏力、水肿等肾衰竭表现。双侧或孤立肾发生急性梗阻时可出现少尿或无尿等急性肾衰竭表现。

三、辅助检查

根据临床表现和相关检查结果判断肾积水的存在及程度，还应同时明确引起肾积水的病因、梗阻的部位及有无感染，评估患侧肾脏的损害程度，以及对侧肾脏的功能状况。

（一）实验室检查

1.血液检查

了解有无感染、氮质血症、酸中毒、电解质紊乱及总肾功能。

2.尿液检查

除尿常规检查和尿细菌培养外，必要时需进行结核杆菌和脱落细胞的检查。发生慢性梗阻时，尿液检查可发现尿钠浓度升高、尿液渗透压降低、尿/血浆肌酐比率降低。

（二）影像学检查

1.X线平片

X线平片对肾积水的诊断有重要价值。如肾积水是结石所致，尿路平片可见到尿路结石影及积水增大的肾轮廓。

2.B 超

超声可以明确判定增大的肾是实性肿块还是肾积水,清晰的显示肾实质、肾盂及输尿管扩张情况,并可确定肾积水的程度和肾皮质萎缩情况,也可能显示梗阻的部位及病因,简便易行无创伤,尤其是对造影剂过敏者、妊娠妇女、婴儿及胎儿更为适宜,是诊断肾积水的首选检查方法。

3.静脉尿路造影

早期可见肾盏、肾盂扩张,肾盏杯口消失或呈囊状显影,了解肾积水的梗阻部位、原因、程度及患肾的功能状况,也可反映对侧肾功能及整个尿路状况。

4.肾图

尤其利尿性肾图,对判定上尿路有无机械性梗阻及梗阻的程度有一定帮助,利尿性肾图还可检查肾功能损害程度,对判定肾积水的治疗是否需要手术亦有帮助,还可作为肾盂成形术后肾功能恢复的监测手段。

5.CT 检查

CT 尿路成像可清晰显示肾、输尿管、膀胱的形态,可清楚显示肾积水程度和肾实质萎缩情况,判断肾积水的原因和程度,有助于腹腔、腹膜后和盆腔病变的鉴别诊断。

6.MRI 检查

主要了解肾积水的尿路形态学改变,对肾积水的诊断有独到之处。肾积水导致肾功能损害严重时,排泄性尿路造影患肾多不显影,MRI 水成像则可以清晰地显示梗阻部位及其以上的尿路形态,可代替逆行性尿路造影。

7.内镜和尿动力学检查

膀胱尿道镜检查可了解下尿路梗阻情况,经膀胱镜将输尿管导管插至梗阻部位以上时,可见尿液快速滴出。输尿管镜检查则可了解上尿路梗阻的原因和部位。输尿管镜及膀胱镜可用于对部分尿路梗阻患者的检查和对腔内病变引起的梗阻可明确诊断,而且还可以同时进行治疗。尿动力学检查可用来鉴别下尿路梗阻的原因,区别膀胱逼尿肌收缩功能障碍或膀胱出口梗阻。

四、治疗原则

尿路发生急性完全性梗阻 24 h 就可以导致肾单位损害,如梗阻未能及时解除,梗阻持续 10 d 则肾功能下降 30%,梗阻持续 30～40 d 造成的肾功能损害则难以恢复。慢性尿路梗阻病因解除后肾功能则可得到改善。因此,争取时间尽早解除梗阻,去除病因,控制感染,最大限度地保护肾功能且预防并发症的发生是治疗肾积水的主要原则。

(一)非手术治疗

非手术治疗适用于可自行缓解的梗阻病变,如炎症、水肿、输尿管小结石、早期的肾盂输尿管连接部梗阻、间歇性发生肾积水的肾下垂等,但是对于此类患者必须进行严密随访观察。当患者病情较危重,不能承受较大的手术或梗阻暂时不能解除时,可先在超声引导进行造瘘,引流出尿液,利于感染的控制和肾功能的改善。对于肾积水合并继发感染的患者,应定期检查尿常规和尿培养,及时应用敏感抗生素控制感染,避免感染加重。

(二)手术治疗

对于全身情况许可,并且能够通过手术治疗解除梗阻的患者,均应尽早施行手术,去除病因,恢复肾功能。如遇输尿管周围严重病变而导致梗阻需长期引流者,可经膀胱镜放置输尿管双J管。如患侧肾已无功能或严重受损,预测及时解除梗阻亦无恢复的可能,则考虑肾切除术。

1.肾造瘘术

若肾功能损害较为严重,病情危重者,病因暂不能处理,应先在梗阻以上部位进行引流,待感染控制、肾功能改善后,再针对病因治疗。如梗阻病因不能去除,肾造瘘则作为永久性治疗措施。

2.肾切除术

严重肾积水导致肾实质显著破坏、萎缩,剩余的肾实质过少且功能受损严重,引起肾性高血压,或伴有严重感染致肾积脓时,在确保健侧肾功能良好的情况下,可根据情况切除患肾。

五、临床护理

(一)护理诊断/问题

1.焦虑

焦虑与患者对手术的惧怕、担心预后及住院费用高有关。

2.排尿型态改变

排尿型态改变与留置尿管有关。

3.舒适的改变

舒适的改变与手术后卧床、留置尿管及手术创伤有关。

4.活动无耐力

活动无耐力与手术创伤所致的乏力有关。

5.疼痛

疼痛与尿路梗阻、手术创伤有关。

6.营养失调

营养失调与术后食欲下降、机体摄入不足或丢失过多有关。

7.有皮肤完整性受损的危险

有皮肤完整性受损的危险与年龄及卧床有关。

8.部分自理能力缺陷

部分自理能力缺陷与留置尿管有关。

9.知识缺乏

缺乏疾病、手术及麻醉相关知识。

10.潜在并发症

潜在并发症为肾脓肿、肾衰竭。

(二)护理目标

(1)患者情绪平稳、心理状态稳定、焦虑程度减轻,配合各项检查、治疗及护理。

(2)患者可以适应留置尿管,并且留置尿管能保持有效引流。

(3)患者主诉不适感减轻或消失,得到较好休息。

(4)患者能改善自身的活动状况,活动耐力增加,可以逐步增加活动量并达到特定的活动水平。

(5)患者主诉疼痛症状减轻或消失。

(6)患者食欲恢复、无明显体重下降,营养摄入量能满足日常活动和机体代谢的需要。

(7)患者受压部位皮肤完整无压红及压疮,四肢末梢温暖。

(8)患者合理的生活需要得到协助或完成。

(9)患者对疾病和治疗的认识提高,充分了解疾病的相关知识及相关治疗配合要点。

(10)术后未发生相关并发症,或并发症发生后能得到及时治疗与处理,术后恢复顺利。

(三)护理措施

1.术前护理措施

(1)心理护理:充分了解患者的心理及身体情况,针对焦虑、恐惧及情绪不稳等心理反应的产生原因,给予正确的引导,向患者及家属详细讲解手术的必要性,消除其恐惧情绪,并积极配合治疗。

(2)用药指导:向患者说明药物的用法、用量及用药注意事项。

(3)观察患者排尿情况:观察患者尿液颜色、性状及排尿量,并及时通知医师。

2.术前常规准备

(1)协助完善相关术前检查:如心电图、X线片、B超、CT、MRI、出凝血试验等。

(2)预防尿潴留:忌辛辣刺激性饮食,如烟酒及咖啡,预防感冒和便秘。

(3)抗生素的选择:术前行抗生素皮试,术晨遵医嘱带入术中用药。

(4)饮食指导:术前进食易消化、高营养的食物,维持体液平衡和内环境稳定,有效改善患者的营养状况,提高对手术的耐受力。术前禁食8 h,禁饮4 h。

(5)术前健康指导:指导患者提前练习床上排尿排便,自行调整卧位和床上翻身的方法。督促患者活动与休息相结合,减少明显的体力消耗,术前睡眠不佳者可遵医嘱适当给予安眠药物,术晨需取下活动义齿、金属饰品及其他贵重物品。

(6)术前协助患者沐浴或清洁会阴部,做好手术区域皮肤准备,术晨更换清洁病员服。

(7)术晨与手术室人员进行患者相关信息的核对后,做好交接,将患者送入手术室。

3.术后护理措施

(1)外科术后护理常规。见“尿潴留”术后护理措施。

(2)饮食护理:见“尿潴留”术后护理措施。

(3)体位与活动。①全麻清醒前:去枕平卧位,头偏向一侧。②全麻清醒后手术当日:低半卧位,可床上轻微活动。③术后第1日:床上自由体位,半卧位为主。活动能力应当根据患者个体化情况,循序渐进,对于年老体弱患者应减慢活动进度。术后适度活动对于预防肺不张、肺感染、静脉血栓、促进疾病康复等有重要意义,但不能活动过度,否则容易造成创面出血的增加。

(4)缓解疼痛:了解患者疼痛的部位、程度、诱因等,遵医嘱给予止痛药物。

(5)并发症的观察、预防和护理。观察和预防感染:注意患者的排尿情况、腹部肿块大小和体温变化。肾盂成形术后保持各引流管通畅及切口清洁,若无漏尿,肾周引流管可于术后 3～4 d 拔除。若切口处或肾周引流管内流出较多的淡黄色液体,常提示有吻合口瘘的发生,应及时与医师联系,予以相应处理。体温过高的患者应给予物理降温,注意末梢保暖,必要时遵医嘱用药,对并发感染者合理使用抗菌药。

观察和预防肾衰竭:给予低盐、低蛋白质、高热量饮食,严格限制入量,记录 24 h 出入量。如发生肾衰竭,应及时通知医师并协助处理,尽早恢复肾功能。

(四)健康宣教

(1)多饮水以冲洗尿路,防止尿路感染。

(2)保持造瘘口周围皮肤清洁、干燥,防止感染。

(3)放置双 J 管的患者,告知术后 1～3 个月经膀胱镜拔除。

(4)长期留置尿管者应定期更换尿管,更换时注意避免污染。教会患者观察尿液的颜色及性质,当发现尿液混浊、有异味或发热等全身症状时应及时就诊。

(5)恢复期患者均衡饮食、合理摄入营养,注意休息,劳逸结合,活动量从小到大。

(6)定期复诊,了解肾积水程度是否减轻及肾功能恢复情况。

第八章　普外科疾病护理

第一节　甲状腺疾病

甲状腺分左、右两叶，覆盖并附着于甲状软骨下方的器官两侧，中间以峡部相连，由内、外两层被膜包裹，手术时分离甲状腺即在此两层被膜之间进行。在甲状腺背面、两层被膜的间隙内，一般附有4个甲状旁腺，成人甲状腺重约30 g。正常者进行颈部检查时，既不能清楚地看到，也不易摸到甲状腺。由于甲状腺借外层被膜固定于气管和环状软骨上，还借两叶上极内侧的悬韧带悬吊于环状软骨，所以做吞咽动作时，甲状腺随之上下移动，临床上常以此鉴别颈部肿块是否与甲状腺有关（甲状腺的解剖结构，图8-1）。

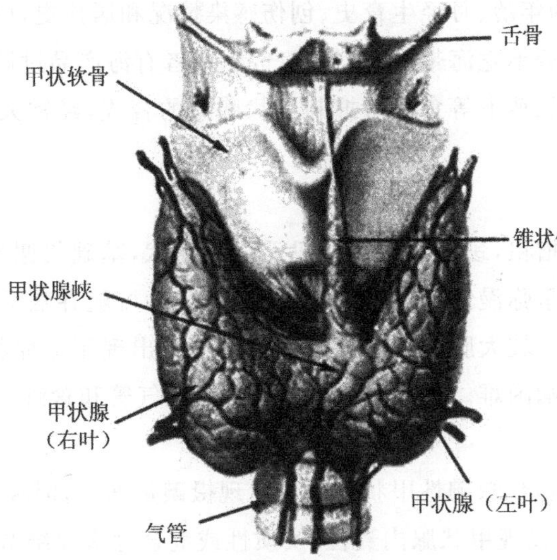

图8-1　甲状腺的解剖结构

甲状腺的血液供应非常丰富，主要来自两侧的甲状腺上、下动脉。甲状腺有3条主要静脉，即甲状腺上、中、下静脉。甲状腺的淋巴液汇入颈深淋巴结。甲状腺的神经支配来自迷走神经，其中，喉返神经穿行于甲状腺下动脉的分支之间，支配声带运动，喉上神经的内支（感觉支）分布于喉黏膜，外支（运动支）支配环甲肌，与甲状腺上动脉贴近走行，使声带紧张。

甲状腺有合成、贮存和分泌甲状腺素的功能。甲状腺素的主要作用是：①加快全身细胞利用氧的效能，加速蛋白质、糖类和脂肪的分解，全面增高人体的代谢，增加热量的产生。②促进人体的生长发育，在出生后影响脑与长骨的生长、发育。

一、单纯性甲状腺肿

(一)概述

单纯甲状腺肿发病率5%,甚至更高,女性好发,缺碘是主要原因。由于离海远的山区饮用水和食物中含碘量低,发病者较多,故常称为地方性甲状腺肿。在缺乏碘而仍需甲状腺功能维持身体需要的前提下,垂体前叶促甲状腺激素的产生就会增加,导致甲状腺代偿性肿大。病变早期为弥漫性肿大,随着增生和再生反复出现,会出现结节;晚期部分腺泡坏死、出血、囊性变、纤维化、钙化等,可出现质地不等、大小不一的结节,称为结节性甲状腺肿。

除甲状腺素的合成原料碘缺乏外,当机体对甲状腺激素的需要量较正常增高,或其他原因导致甲状腺素合成和分泌障碍时,也会引起甲状腺肿大。前者常见于青春期、妊娠期、绝经期、创伤或感染患者;后者原因众多,可以是大脑皮质—下丘脑—垂体前叶—甲状腺系统任意环节的失调。两者与地方性甲状腺肿的主要不同是,后者往往腺体肿大很突出,并多发生在地方性甲状腺肿的流行区。

(二)护理评估

1.健康史

评估时应询问患者的年龄、月经生育史、创伤感染情况和居住史,以及饮食习惯,如是否居住于远离海的山区,如是否不吃海带、紫菜等海产品,或者有海产品过敏或禁忌。据报道,卷心菜、花生、菠菜、大豆、豌豆、萝卜等食物可抑制甲状腺素的合成,经常大量进食,亦能导致甲状腺肿大。

2.临床表现

局部表现为主,颈部增粗,颈前肿块。一般无全身症状,基础代谢率正常。甲状腺可有不同程度的肿大,早期两侧呈弥漫性肿大,表面光滑,质地软,可随吞咽上下移动;随后可触及单个或多个结节,增长缓慢。较大腺体压迫周围器官或组织出现压迫症状,可表现为呼吸困难、气管软化、声音嘶哑或吞咽困难。胸骨后甲状腺肿易压迫气管和食管。

3.辅助检查

(1)甲状腺摄I^{131}率测定:缺碘性甲状腺肿可出现摄碘量增高,但吸碘高峰一般正常。

(2)B超检查:有助于发现甲状腺内囊性、实质性或混合性多发结节的存在。

(3)颈部X线检查:可发现不规则的胸骨后甲状腺肿及钙化的结节,还能确定有无气管受压、移位及狭窄的程度。

(4)细针穿刺细胞学检查:病变性质可疑时,可行细针穿刺细胞学检查以确诊。

(三)护理问题

1.焦虑

焦虑与疾病、担心手术预后等因素有关。

2.知识缺乏

缺乏进食加碘食盐或含碘丰富的食品的有关知识。

3.疼痛

疼痛与手术引起的组织损伤有关。

(四)护理目标

(1)患者紧张情绪缓解或减轻,积极配合手术。

(2)患者能够叙述相关知识。

(3)患者疼痛减轻或消失。

(五)护理措施

1.一般护理

(1)皮肤的准备:男性患者刮胡须,女性患者发髻低需要理发。

(2)胃肠道的准备:术前禁食 8～12 h,禁水 4～6 h。

(3)体位训练:术前指导患者进行头颈过伸位的训练。

2.心理护理

针对患者术前紧张和担心手术预后进行心理护理。

(1)讲解手术的必要性。

(2)讲解此手术为外科中等手术,手术医师经验丰富。

(3)讲解手术及麻醉方式。

(4)讲解过于紧张会影响手术的进行及麻醉效果。

(5)请手术已经康复的患者与之交流经验体会。

(6)调动社会支持体系,给患者予以协助和鼓励。

3.术后护理

主要针对术后并发症。

(1)出血:术后 48 h 内出现,表现为颈部迅速肿大、呼吸困难、烦躁不安,甚至窒息;伤口渗血或出血。护理如下:①预防术后出血,适当加压包扎伤口敷料;予半坐卧位,减轻术后颈部切口张力;避免大声说话、剧烈咳嗽,以免伤口裂开、出血;术后 6 h 内进食温凉流质、半流质饮食,避免进过热饮食,减少伤口部位充血。②观察伤口渗血情况及颈后有无渗血;观察患者呼吸情况,有无呼吸困难;观察患者颈部情况,有无颈部肿大。床旁备气管切开包,如发生出血,应立即剪开缝线,消除积血,必要时送手术室止血。

(2)呼吸困难和窒息:表现为颈部压迫感、紧缩感或梗阻感,还可表现为进行性呼吸困难、呼吸费力、烦躁、发绀及气管内痰鸣音。护理如下:①术后 24～48 h 严密观察病情变化,每 2 h 测量血压、脉搏、呼吸1 次,观察伤口敷料及引流管引流液的情况,尤应注意颈部敷料有无渗血。②预防术后出血:适当加压包扎伤口敷料;予半坐卧位,减轻术后颈部切口张力,避免大声说话、剧烈咳嗽,以免伤口裂开出血;术后6 h内进食温凉流质、半流质饮食,避免进过热饮食,减少伤口部位充血。③保持呼吸道通畅:指导患者有效咳嗽、排痰的方法并示范,即先深吸一口气,然后用手按压伤口处,快速用力将痰咳出,但避免剧烈咳嗽,以免伤口裂开;痰液黏稠不易排出时,给予雾化吸入,每天 2～3 次,并协助患者翻身叩背,促进痰液排出。④及时处理:发现患者有颈部紧缩感和压迫感、呼吸困难、烦躁不安、心动加速、发绀时,应立即检查伤口。如果是出血引起,立即就地松开敷料,剪开缝线,敞开切口,迅速除去血肿;如血肿清除后患者呼吸仍无改善,则应立即施行气管切开,并予吸氧,待患者情况好转后,再送手术室进行进一步检查止血和其他处理。⑤术前常规在床旁准备气管切开包和抢救药品。⑥手术后如近期出现呼吸困难，宜先试行插管，插管失败后再做气管切开。

(3)喉返神经损伤：可分暂时性(约 2/3 以上的患者是暂时性损伤)和持久性损伤两种。评估患者有无声音嘶哑、失声，如果症状出现，注意给予安慰和解释，减轻其恐惧和焦虑，使其积极配合治疗。同时，应用促进神经功能恢复的药物，结合理疗、针灸，促进声带功能的恢复(暂时性损伤可在术后几周内恢复功能)。注意声带的休息，避免不必要的谈话。在后期要多与患者交流，并要求患者尽量用简短的语言回答或点头，亦可使用写字板，鼓励患者自己说出来，提高其自信心，促进声带功能的恢复。

(4)喉上神经损伤：喉上神经外支损伤可引起环甲肌瘫痪，使声带松弛，患者发音产生变化，常感到发音弱、音调低、无力、缺乏共振，最大音量降低。喉上神经内支损伤可使咽喉黏膜的感觉丧失，易引起误咽，尤其是喝水时出现呛咳。要指导患者取坐位进食，或进半固体饮食。一般理疗后可恢复。

(5)甲状旁腺功能减退：可出现低血钙，表现为面部、口唇周围及手、足针刺感及麻木感或强直感，还可表现为畏光、复视、焦虑、烦躁不安。重者可有面肌和手足阵发性痛性痉挛，甚至喉、膈肌痉挛，出现呼吸困难和窒息，血清钙低于正常。但只要有一枚良好的甲状旁腺保留下来，就可维持甲状旁腺的正常功能，故临床上出现严重的手足抽搐者并不多见，其发生率与甲状腺手术范围及以往手术次数直接相关。如果出现症状，护理上需注意以下事项：①限制含磷较高的食物，如牛奶、瘦肉、蛋类、鱼类。②症状轻者，可口服葡萄糖酸钙 2～4 g，每日 3 次，2～3周损伤的甲状旁腺代偿性增生，症状消失；症状较重者或长期不能恢复者，加服维生素 D，每日 5 万～10 万 U，促进钙在肠道中的吸收。口服二氢速固醇油剂，有提高血清钙含量的特殊作用，从而降低神经肌肉的应激性，效果最好。③抽搐发作：注意患者安全，医护人员不要用手强力按压患者制止抽搐发作，避免受伤。

4.健康指导

(1)在甲状腺肿流行地区推广加碘食盐：告知居民勿因价格低廉而购买和食用不加碘食盐。日常烹调使用加碘食盐，每 10～20 kg 食盐中均匀加入碘化钾或碘化钠 1 g 即可满足人体每日的需碘量。

(2)告知患者碘是甲状腺素合成的必需成分，食用高碘含量食品有助于增加体内甲状腺素的合成，改善甲状腺肿大症状。鼓励进食海带、紫菜等含碘丰富海产品。

二、甲状腺功能亢进

(一)概述

1.病因

甲状腺功能亢进(简称甲亢)的原因尚未完全明了，目前多认为它是一种自身免疫性疾病。此外，情绪、应激等因素也被认为是对其发病有重要的影响。

2.分类

(1)原发性甲状腺功能亢进症(Graves 病、突眼性甲状腺肿或者毒性甲状腺肿)，最常见，多发于 20～40 岁，女性较男性发病率高，甲状腺呈弥漫性肿大、对称，有突眼征。

(2)继发性甲状腺功能亢进症，少见，多发于 40 岁以上，甲状腺肿大呈结节性、不对称，一般无突眼。

(3)高功能腺瘤是继发性甲状腺功能亢进症的特殊类型,少见,多为单发,无突眼。

(二)护理评估

1.健康史

(1)患者的年龄、性别。

(2)患者是否有情绪急躁、容易激动、失眠、两手颤动、怕热、多汗、食欲亢进而体重减轻、消瘦、心悸、胸闷、脉快有力(每分钟脉率在100次以上,休息和睡眠时快)、月经失调等症状。

(3)是否进行过甲状腺手术或者放射治疗。

(4)甲状腺功能亢进症的药物治疗情况。

(5)患者及其家属对疾病的认识及心理反应。

2.临床表现

(1)代谢率增高的表现:食欲亢进、食量大,但反见消瘦,体重下降;多汗、不耐热;紧张、神经过敏,手细颤;心律失常和心悸;皮肤毛发柔弱,易脱落;腹泻。

(2)性格的改变:烦躁易激惹,情绪波动大,可表现为时而兴奋,时而抑郁;言语及动作速度加快。

(3)心血管系统功能改变:患者主诉心悸、心慌,脉快有力,多在每分钟100次以上,休息和睡眠时亦快;脉压增大,常大于40 mmHg(5.32 kPa),脉率增快和脉压的增大为重要临床表现,可作为判断病情程度和治疗效果的重要标志。

(4)内分泌紊乱:月经失调、不孕、早产等。

(5)眼征:瞬目减少,辐辏运动减弱,眼球内聚困难。突眼征:液体积聚在眼眶,球后水肿,造成眼球突出,但并非必然存在。突眼的严重程度与甲状腺功能亢进症的严重程度无明显关系,继发于结节性甲状腺肿的甲状腺功能亢进症患者多无突眼征,通常治疗不会改善。

3.辅助检查

(1)基础代谢率(basal metabolic rate,BMR)测定:BMR=脉率+脉压-111。BMR正常为±10%,增高至+20%~+30%为轻度甲状腺功能亢进症,+30%~+60%为中度甲状腺功能亢进症,+60%以上为重度甲状腺功能亢进症。

(2)甲状腺摄碘率的测定:给受试者一定剂量的放射性I^{131},再探测甲状腺摄取I^{131}的程度,可以判断甲状腺的功能状态。正常甲状腺24 h摄碘量为人体总量的30%~40%,如果在2 h内甲状腺的摄碘量超过了人体总量的25%,或在24 h内超过了人体总量的50%,且吸碘高峰提前出现,都提示有甲状腺功能亢进症。注意如果患者在近2个月内吃含碘较高的食物,如海带、紫菜或服用含碘药物,如甲状腺素片、复方碘溶液等,需停药2个月才能做试验,否则影响检测效果。

(3)血清T_3、T_4测定:甲状腺功能亢进症时T_3可高出正常值4倍左右,T_4高出正常2.5倍。

(4)B超:甲状腺呈弥漫性或结节性肿大。

(5)心电图:显示心动过速或心房颤动,P波和T波改变。

(三)护理问题

(1)焦虑:与担心疾病及手术预后等因素有关。

(2)活动无耐力:与代谢率增高、氧的供应不能满足机体需要有关。

(3)睡眠形态紊乱:与无法耐受炎热、大汗或性情急躁等因素有关。

(4)营养失调,低于机体需要量:与代谢率增高有关。

(5)疼痛:与手术引起的组织损伤有关。

(6)潜在并发症:出血、呼吸困难或窒息、喉返神经损伤、喉上神经损伤、甲状旁腺损伤、甲状腺危象等。

(四)护理目标

(1)患者紧张情绪缓解或减轻,积极配合手术。

(2)患者活动能力逐渐增强,能满足自我护理要求或患者日常需求得到满足。

(3)患者能得到充足的休息和睡眠。

(4)患者甲状腺功能亢进症症状得到控制,体重增加。

(5)患者疼痛减轻或消失。

(6)患者病情变化能够被及时发现和处理。

(五)护理措施

1.一般护理

(1)皮肤的准备:男性患者刮胡须,女性患者发髻低需要理发。

(2)胃肠道的准备:术前禁食 8~12 h,禁水 4~6 h。

(3)体位训练:术前指导患者进行头颈过伸位的训练。

(4)术前药物准备:用药目的是降低甲状腺功能和基础代谢率,控制甲状腺功能亢进症症状,减轻甲状腺肿大及充血;先使用硫氧嘧啶类抗甲状腺药物,待基础代谢率正常后加用碘剂,适用于重度甲状腺功能亢进症患者;硫氧嘧啶类药物主要抑制甲状腺素分泌,但能使甲状腺肿大、充血;加用碘剂可以抑制甲状腺素的释放,并能使腺体缩小、变硬,减少充血,利于手术,常用碘剂为饱和碘化钾溶液,或用鲁哥氏溶液。服用方法有二。①增量:常用的碘剂是复方碘化钾溶液,每日 3 次,第 1 日每次由 3 滴开始,逐日每次递增 1 滴,至每次 16 滴为止。然后,维持此剂量至手术。②恒量法:10 滴,每日 3 次或 4~5 滴,每日3 次,给抗甲状腺药物和碘剂时,多需 2~3 周或以上方可手术;为缩短术前准备时间,目前常给普萘洛尔口服,替代抗甲状腺药物和碘剂做药物准备。

用药注意事项:①硫氧嘧啶类药物的突出副作用是白细胞和粒细胞减少,当发现患者有咽痛、发热、皮疹等主诉或症状时,应及时与医师联系,进一步检查分析是否需要停药。②服用碘剂时要将碘溶液滴在水、果汁、牛奶里,并用吸管饮用,以减少碘液的不良味道和对黏膜的刺激及牙齿的损害。切忌将浓的碘剂直接滴入口腔,以免灼伤口腔黏膜,刺激口腔和胃黏膜引起恶心、呕吐、食欲不振等,且要强调一定要按剂量服用。③碘剂不能单独治疗甲状腺功能亢进症,仅用于手术前的准备。因为碘剂只能抑制甲状腺激素的释放,而不能抑制其合成,因此一旦停药,贮存于甲状腺滤泡内的甲状腺球蛋白分解,大量甲状腺激素释放到血液,使甲状腺功能亢进症症状加重。④使用普萘洛尔的禁忌证为心脏束支传导阻滞、支气管哮喘,对使用普萘洛尔的患者应监测心率,发现心率低于60 次/min时,应及时提醒医师停药。

2.心理护理

针对术前紧张和担心手术预后的患者进行心理护理。多与患者交谈,消除患者的顾虑和恐惧心理，向患者讲解甲状腺功能亢进症是一种可治愈的良性疾病。安排通风良好、安静的休息环境，指导患者减少活动，适当卧床，以免体力消耗。限制探视，避免过多外来刺激，使患者情绪稳定。

3.术后并发症的护理

(1)出血、呼吸困难、喉返神经损伤、喉上神经损伤及甲状旁腺功能减退的护理，同“单纯性甲状腺肿”术后护理。

(2)甲状腺危象：原因尚不清楚。表现为术后 12～36 h 出现高热、脉快且弱(大于120 次/min)、烦躁、谵妄，甚至昏迷，常伴恶心、呕吐。如果症状出现，要及时处理：①物理或药物降温，必要时可用冬眠药，使其体温维持在 37 ℃左右。②吸氧：减轻组织缺氧。③静脉输入大量葡萄糖溶液：降低循环血液中的甲状腺激素水平。④烦躁不安、谵妄者，注意患者安全，防止外伤。⑤遵医嘱用药：口服复方碘化钾溶液3～5 mL。紧急时用 10 %碘化钠溶液 5～10 mL加入 10 %葡萄糖溶液 500 mL 中，静脉滴注；氢化可的松，每日200～400 mg，分次静脉滴注，拮抗应激；利舍平 1～2 mg，肌内注射或普萘洛尔 5 mg 加入 10 %葡萄糖溶液 100 mL 中静脉滴注，以降低周围组织对儿茶酚胺的反应。镇静剂常用苯巴比妥钠 100 mg 或冬眠合剂Ⅱ号半量，肌内注射，6～8 h 一次；有心衰者加用洋地黄制剂。⑥提供心理支持，减轻恐惧和焦虑，促进症状缓解。

4.健康指导

(1)用药指导：说明甲状腺功能亢进症术后继续服药的重要性并督促执行。教会患者正确服用碘剂的方法，如将碘剂滴在饼干、面包等固体食物上，一并服下，以保证剂量准确。

(2)复诊指导：嘱咐出院患者定期至门诊复查，了解甲状腺的功能，出现心悸、手足震颤、抽搐等情况时，及时就诊。

三、甲状腺腺瘤

(一)概述

甲状腺腺瘤是最常见的甲状腺良性肿瘤，多见于 40 岁以下的女性，病理上可分为滤泡状和乳头状囊性腺瘤两种，前者较常见。乳头状囊性腺瘤少见，不易与乳头状腺癌区别。腺瘤周围有完整的包膜。

(二)护理评估

1.健康史

(1)患者的年龄。

(2)肿物生长速度。

(3)有无压迫症状。①压迫气管：导致呼吸困难。②压迫食管：可致吞咽困难。③压迫静脉：表现为面部淤血、青紫、水肿、浅表静脉怒张。④压迫神经：喉返神经受压，可引起声带麻痹、声音嘶哑。

2.临床表现

多为单发，表面光滑，边界清，随吞咽上下活动，多无不适，生长缓慢。肿块较大时可有压迫症状。多为实性，部分为囊性，当囊壁血管破裂发生囊内出血时，肿块迅速增大，伴局部胀痛。

3.辅助检查

(1)颈部B超:用来测定甲状腺肿物的大小及其与周围组织的关系。

(2)穿刺细胞学检查:用以明确甲状腺肿块的性质。

(三)护理问题

(1)焦虑:与担心手术及预后有关。

(2)疼痛:与手术引起的组织损伤有关。

(四)护理目标

(1)患者紧张情绪缓解或减轻,积极配合手术。

(2)患者疼痛减轻或消失。

(五)护理措施

1.术前护理

(1)皮肤的准备:男性患者刮胡须,女性患者发髻低需要理发。

(2)胃肠道的准备:术前禁食8～12 h,禁水4～6 h。

(3)体位训练:术前指导患者进行头颈过伸位的训练。

2.心理护理

针对患者术前紧张和手术预后进行心理护理。

(1)讲解手术的必要性,若不进行手术治疗,则有恶变的可能。

(2)讲解此手术为外科中等手术,手术医师经验丰富。

(3)讲解手术及麻醉方式。

(4)讲解过于紧张影响手术的进行及麻醉效果。

(5)请手术已经康复的患者与之交流经验体会。

(6)调动社会支持体系给予患者协助和鼓励。

3.术后护理

同"单纯性甲状腺肿"术后护理。

4.健康指导

术后多做吞咽动作,防止颈前肌粘连;伤口拆线后适当进行颈部运动,防止瘢痕挛缩。定期门诊复查。

四、甲状腺癌

(一)概述

甲状腺癌是最常见的甲状腺恶性肿瘤,发病率因国家和地区而不同,在我国约占全身恶性肿瘤的1%,近年有增长趋势,女性多见。发病年龄不同于一般癌肿多发于老年人的特点,此病从儿童到老年人都可发生,青壮年占大多数。

(二)护理评估

1.健康史

(1)患者的性别、年龄。

(2)肿物生长速度。

(3)有无压迫症状:呼吸困难、吞咽困难、声音嘶哑、面部淤血、青紫、水肿、浅表静脉怒张等。

2.临床表现

肿块特点是质硬、不规则、边界不清,随吞咽活动度差。局部淋巴结转移时伴有颈部淋巴结肿大。晚期常因压迫邻近组织,如喉返神经、气管、食管、交感神经节而出现相应的压迫症状。

3.辅助检查

(1)颈部B超检查:用来测定甲状腺肿物的大小及其与周围组织的关系。

(2)放射性同位素扫描:多为冷结节或凉结节。

(3)CT/MRI检查:能更清楚地定位病变范围及淋巴结转移灶。

(4)穿刺细胞学检查:用以明确甲状腺肿块的性质。

4.心理社会因素

近期有无心理应激,如家庭生活、工作等方面。

(三)护理问题

(1)焦虑:与甲状腺肿块性质不明、担心手术及预后有关。

(2)知识缺乏:缺乏甲状腺手术术前、术后康复知识。

(四)护理目标

(1)患者焦虑减轻,舒适感增加,积极配合治疗。

(2)患者能够叙述相关知识。

(五)护理措施

1.一般护理

(1)皮肤的准备:男性患者刮胡子,女性患者发髻低需要理发。

(2)胃肠道的准备:术前禁食8～12 h,禁水4～6 h。

(3)体位训练:术前指导患者进行头颈过伸位的训练。

2.心理护理

针对患者术前紧张和担心手术预后进行心理护理。

(1)讲解手术的必要性,若不进行手术治疗,则病情有恶化的可能。

(2)讲解此手术为外科中等手术,手术医师经验丰富。

(3)讲解手术及麻醉方式。

(4)讲解过于紧张影响手术的进行及麻醉效果。

(5)请手术已经康复的患者与之交流经验体会。

(6)调动社会支持体系,给予患者协助和鼓励。

3.术后护理

同“单纯性甲状腺肿”术后护理。

4.健康指导

(1)甲状腺全部切除的患者需终身服用甲状腺制剂,以满足机体对甲状腺素的需要。常用的甲状腺制剂有甲状腺素片、左甲状腺素等。要使患者了解不正确的用药可导致严重心血管合并症。指导患者:①每天按时服药。②出现心慌、多汗、急躁或畏寒、乏力、精神萎靡不振、嗜睡、食欲减退等体内甲状腺激素过多或过少表现时,应及时就诊,以便调整剂量。③不随意自行停药或变更剂量。④随年龄变化,药物剂量有可能需要调整,故最好至少每年到医院复查一次。

(2)不同病理类型的甲状腺癌患者的预后有明显差异,乳头状腺癌恶性程度低,预后较好。指导患者调整心态,积极配合后续治疗。

五、甲状腺结节

(一)概述

甲状腺结节是指在甲状腺内出现的肿块,临床上是一种常见病症,可由甲状腺各种疾病引起,因而怎样区分结节的良、恶性,对如何选择治疗方案有重要意义。儿童时期出现的甲状腺结节50%为恶性。发生于年轻男性的单发结节,也应警惕恶性的可能。如果患者突然出现甲状腺结节,且短期内发展较快,则恶性的可能性较大,但有些早已存在的乳头状囊性腺瘤,因重体力劳动或剧烈咳嗽而发生囊内出血时,短期内可迅速增大,应加以区分,后者病变局部常有胀痛感。

(二)护理评估

1.健康史

(1)患者的性别、年龄。

(2)结节生长速度。

(3)有无压迫症状。

2.临床表现

甲状腺单个孤立结节比多个结节的恶性机会大。触诊时,良性腺瘤表面平滑,质地较软,随吞咽移动度大;而腺癌常表现为不平整,质地较韧,随吞咽移动度较小,可同时触及颈部肿大的淋巴结。有时腺癌结节很小,而同侧已有肿大的淋巴结。

3.辅助检查

(1)核素扫描:单个冷结节恶性的可能性较大;温结节多为良性腺瘤,癌的概率较小;热结节则几乎为良性。

(2)B超检查:能测定甲状腺结节大小及数目,可区分甲状腺结节为实质性肿块、囊肿或囊实性,因此,可弥补放射性核素扫描检查的不足。如扫描为冷结节、超声检查为囊性者,则恶性的可能性大大减低。此外,还可经超声定位指导针吸活检。

(3)穿刺细胞学检查:明确甲状腺结节性质的有效方法。若细胞学检查结果阴性,则90%为良性。

(三)护理问题

(1)焦虑:与担心甲状腺肿块性质、预后等因素有关。

(2)疼痛:与手术引起的组织损伤有关。

(四)护理目标

(1)患者焦虑减轻,舒适感增加,积极配合治疗。

(2)患者疼痛减轻或消失。

(五)护理措施

1.一般护理

(1)皮肤的准备:男性患者刮胡子,女性患者发髻低需要理发。

(2)胃肠道的准备：术前禁食 8～12 h，禁水 4～6 h。

(3)体位训练：术前指导患者进行头颈过伸位的训练。

2.心理护理

针对患者术前紧张和担心手术预后进行心理护理。

(1)讲解手术的必要性，若不进行手术治疗，病情有恶化的可能。

(2)讲解此手术为外科中等手术，手术医师经验丰富。

(3)讲解手术及麻醉方式。

(4)讲解过于紧张影响手术的进行及麻醉效果。

(5)请手术已经康复的患者与之交流经验体会。

(6)调动社会支持体系，给患者予协助和鼓励。

3.术后护理

同“甲状腺功能亢进”术后护理。

4.健康指导

良性肿瘤的健康指导同甲状腺腺瘤，恶性肿瘤的健康指导同甲状腺癌。

(六)最新进展

近年来，随着腔镜手术技能的不断成熟及腔镜手术器械的不断发展，腔镜技术在甲状腺外科中已广泛使用，如腔镜甲状腺肿物切除术、一侧腺叶切除术或甲状腺大部分切除术，甚至甲状腺全切除合并颈中央区淋巴结清扫术等。这些术式与传统开放的甲状腺手术相比，其术后并发症并无增多，且具有手术损伤小、恢复快、住院时间短，以及除颈入路途径外，术后在身体暴露部位不留下手术瘢痕，能达到较满意的美容效果等优点。

1.腔镜甲状腺手术概况

医学专家冈纳(Gagner)成功进行了首例腔镜甲状旁腺部分切除术，手术的成功和所取得的满意的美容效果，为腔镜甲状腺手术的开发和推广奠定了基础。从此以后，腔镜甲状腺手术在国内外迅速开展，且未出现手术死亡病例或严重并发症的报道。腔镜甲状腺手术可分为经颈、经胸和经腋入路 3 种途径。

2.腔镜甲状腺手术后护理

腔镜手术较普通术式术后易发生脂肪液化、皮下积液、皮肤红肿、瘀斑。皮下瘀斑、皮下红肿一般可自行消除，严重者先行冷敷后行热敷，加用活血化瘀药物治疗后可消失。脂肪液化者予拆除乳沟处切口缝线，使其自然引流，定时换药，加用抗生素抗感染后可消失。皮下积液者，量少可自行吸收，量多者用针刺抽吸或切开引流，以防皮瓣坏死。其他护理同甲状腺功能亢进患者术后护理。

第二节　急性乳腺炎

一、疾病概述

(一)概念

急性乳腺炎是乳腺的急性化脓性感染,多发生于产后 3～4 周的哺乳期妇女,以初产妇最常见。其主要致病菌为金黄色葡萄球菌,少数为链球菌。

(二)相关病理生理

急性乳腺炎开始时局部出现炎性肿块,数天后可形成单房或多房性的脓肿。表浅脓肿可向外破溃或破入乳管自乳头流出;深部脓肿不仅可向外破溃,也可向深部穿至乳房与胸肌间的疏松组织中,形成乳房后脓肿。感染严重者,还可并发脓毒血症。

(三)病因与诱因

1.乳汁淤积

乳汁是细菌繁殖的理想培养基,引起乳汁淤积的主要原因有:①乳头发育不良(过小或凹陷)妨碍哺乳。②乳汁过多或婴儿吸乳过少导致乳汁不能完全排空。③乳管不通(脱落上皮或衣服纤维堵塞),影响乳汁排出。

2.细菌入侵

当乳头破损时,细菌沿淋巴管入侵是感染的主要途径。细菌也可直接侵入乳管,上行至腺小叶而致感染。细菌主要来自婴儿口腔、母亲乳头或周围皮肤。多数发生于初产妇,因其缺乏哺乳经验,也可发生于断奶时,6 个月以后的婴儿已经长牙,易致乳头损伤。

(四)临床表现

1.局部表现

初期患侧乳房红、肿、胀、痛,可有压痛性肿块,随病情发展症状进行性加重,数天后可形成单房或多房性的脓肿。脓肿表浅时局部皮肤可有波动感和疼痛,脓肿向深部发展可穿至乳房与胸肌间的疏松组织中,形成乳房后脓肿和腋窝脓肿,并出现患侧腋窝淋巴结肿大、压痛。局部表现可有个体差异,应用抗生素治疗的患者,局部症状可被掩盖。

2.全身表现

感染严重者,可并发败血症,出现寒战、高热、脉快、食欲减退、全身不适、白细胞上升等症状。

(五)辅助检查

(1)实验室检查:白细胞计数及中性粒细胞比例增多。

(2)B 超检查:确定有无脓肿及脓肿的大小和位置。

(3)诊断性穿刺:在乳房肿块波动最明显处或压痛最明显的区域穿刺,抽出脓液可确诊脓肿已经形成。脓液应做细菌培养和药敏试验。

(六)治疗原则

主要原则为控制感染,排空乳汁。脓肿形成以前以抗菌药治疗为主,脓肿形成后,需及时切开引流。

1.非手术治疗

(1)一般处理:①患乳停止哺乳,定时排空乳汁,消除乳汁淤积。②局部外敷,用25%硫酸镁湿敷,或采用中药蒲公英外敷,也可用物理疗法促进炎症吸收。

(2)全身抗菌治疗:原则为早期、足量应用抗生素;针对革兰阳性球菌有效的药物,如青霉素、头孢菌素等。由于抗生素可被分泌至乳汁,故避免使用对婴儿有不良影响的抗菌药,如四环素、氨基苷类、磺胺类和甲硝唑。如治疗后病情无明显改善,则应重复穿刺以了解有无脓肿形成,或根据脓液的细菌培养和药敏试验结果选用抗生素。

(3)中止乳汁分泌:患者治疗期间一般不停止哺乳,因停止哺乳不仅影响婴儿的喂养,且提供了乳汁淤积的机会。但患侧乳房应停止哺乳,并以吸乳器或手法按摩排出乳汁,局部热敷。若感染严重或脓肿引流后并发乳瘘(切口常出现乳汁)需回乳,常用方法:①口服溴隐亭1.25 mg,每日2次,服用7～14 d;或口服己烯雌酚1～2 mg,每日3次,2～3 d。②肌内注射苯甲酸雌二醇,每次2 mg,每日1次,至乳汁分泌停止。③中药炒麦芽,每日60 mg,分2次煎服或芒硝外敷。

2.手术治疗

脓肿形成后切开引流。于压痛、波动最明显处先穿刺抽吸取得脓液后,该处切开放置引流,脓液做细菌培养及药物敏感试验。脓肿切开引流时注意:①切口一般呈放射状,避免损伤乳管而引起乳瘘;乳晕部脓肿沿乳晕边缘做弧形切口;乳房深部较大脓肿或乳房后脓肿,沿乳房下缘做弧形切口,经乳房后间隙引流。②分离多房脓肿的房间隔以利引流。③为保证引流通畅,引流条应放在脓腔最低部位,必要时另加切口作对口引流。

二、护理评估

(一)一般评估

1.生命体征(T、P、R、BP)

评估是否有体温升高,脉搏加快。急性乳腺炎患者通常有发热,可有低热或高热;发热时呼吸、脉搏加快。

2.患者主诉

询问患者是否为初产妇,有无乳腺炎、乳房肿块、乳头异常溢液等病史;询问有无乳头内陷;评估有无不良哺乳习惯,如婴儿含乳睡觉、乳头未每日清洁等;询问有无乳房胀痛,浑身发热、无力、寒战等症状。

3.相关记录

体温、脉搏、皮肤异常等记录结果。

(二)身体评估

1.视诊

乳房皮肤有无红、肿、破溃、流脓等异常情况;乳房皮肤红肿的开始时间、位置、范围、进展情况。

2.触诊

评估乳房乳汁淤积的位置、范围、程度及进展情况;乳房有无肿块,乳房皮下有无波动感,脓肿是否形成，脓肿形成的位置、大小。

(三)心理一社会评估

评估患者心理状况，是否担心婴儿喂养与发育、乳房功能及形态改变。

(四)辅助检查阳性结果评估

患者血常规检查示血白细胞计数及中性粒细胞比例上升，则高提示有炎症的存在；根据B超检查的结果判断脓肿的大小及位置，诊断性穿刺后方可确诊脓肿形成；根据脓液的药物敏感试验选择抗生素。

(五)治疗效果的评估

1.非手术治疗评估要点

评估应用抗生素是否有效果，乳腺炎症是否得到控制，患者体温是否恢复正常；评估回乳措施是否起效，乳汁淤积情况有无改善，患者乳房肿胀疼痛有无减轻或加重；评估患者是否了解哺乳卫生和预防乳腺炎的知识，情绪是否稳定。

2.手术治疗评估要点

评估手术切开排脓是否彻底；伤口愈合情况是否良好。

三、主要护理诊断(问题)

(一)疼痛

疼痛与乳汁淤积、乳房急性炎症使乳房压力显著增加有关。

(二)体温过高

体温过高与乳腺急性化脓性感染有关。

(三)知识缺乏

与不了解乳房保健和正确哺乳知识有关。

(四)潜在并发症

潜在并发症为乳瘘。

四、护理措施

(一)缓解疼痛

1.防止乳汁淤积

患乳暂停哺乳，定时用吸乳器吸净乳汁。

2.按摩、热敷

每天定时给予手法按摩以辅助热敷物理治疗，疏通阻塞的乳腺管，刺激乳窦使乳汁流畅，淤积的硬块消散，预防乳腺脓肿发生。

3.托起乳房

用三角巾或宽松胸罩掩起患侧乳房，减轻疼痛和肿胀。

(二)控制体温和感染

1.控制感染

遵医嘱抽血培养和药物敏感试验，使用抗菌药物并观察疗效。

2.病情观察

定时测量体温、脉搏、呼吸，监测白细胞、中性粒细胞的变化。

3.高热护理

发热期间给予温水擦浴、冰袋降温等物理降温方法，必要时遵医嘱予药物降温；伴有畏寒、发抖等症状者，注意保暖；保持口腔和皮肤清洁。

(三)脓肿切开引流术后护理

保持引流通畅，观察引流液的量、性状、颜色及气味变化，及时更换敷料。

(四)用药护理

遵医嘱早期使用抗菌药，根据药物敏感试验选择合适的抗菌药，注意评估患者有无药物不良反应。

(五)饮食与运动

给予高蛋白、高维生素、低脂肪食物，保证足量水分摄入。注意休息，适当运动，劳逸结合。

(六)心理护理

观察了解患者心理状况，给予必要的疾病有关的知识宣教，抚慰其紧张急躁情绪。

(七)健康指导

1.保持乳头和乳晕清洁

每次哺乳前后清洁乳头，保持局部干燥清洁。

2.纠正乳头内陷

妊娠期每天挤捏、提拉乳头。

3.养成良好的哺乳习惯

定时哺乳，每次哺乳时让婴儿吸净乳汁，如有淤积及时用吸乳器或手法按摩排出乳汁；培养婴儿不含乳头睡眠的习惯；注意婴儿口腔卫生，及时治疗婴儿口腔炎症。

4.及时处理乳头破损

乳晕破损或皲裂时暂停哺乳，用吸乳器吸出乳汁哺乳婴儿；局部用温水清洁后涂以抗菌药软膏，待愈合后再行哺乳；症状严重时及时诊治。

五、护理评价

(1)患者的乳汁淤积情况有无改善，是否学会正确排出淤积乳汁的方法，是否坚持每天挤出已经淤积的乳汁，回乳措施是否产生效果，乳房胀痛有无逐渐减轻。

(2)患者乳房皮肤的红肿情况有无好转，乳房皮肤有无溃烂，乳房肿块有无消失或增大。

(3)患者应用抗生素后体温有无恢复正常，炎症有无消退，炎症有无进一步发展为脓肿。

(4)患者脓肿有无及时切开引流，伤口愈合情况是否良好。

(5)患者是否了解哺乳卫生和预防乳腺炎的知识，焦虑情绪是否改善。

第三节　乳腺癌

一、概述

乳腺癌(breast cancer)是一种常见的恶性肿瘤，大多发生于40～60岁的妇女，男性少见，女性的发病率约为男性的100倍。乳腺癌的发生率不断上升，尽管在大多数病例中，致癌的原因仍然不清楚，但许多因素已经得到证实。这些因素中，如初潮早、绝经迟及未经产或高龄妊娠有一定的临床意义。与全身其他恶性肿瘤一样，乳腺癌的病因尚未完全明确，已证实的某些发病因素仍存在不少争议。绝经前和绝经后雌激素是刺激发生乳腺癌的明显因素。

二、诊断

(一)症状

1.乳房肿块

乳腺内无痛性肿块，常是患者就诊的主要症状，多由患者或其配偶无意中发现，也有体格检查时发现。但也有10%～15%可伴疼痛。

2.乳头溢液

约有5%的乳腺癌可有乳头溢液症状或为乳腺导管内乳头状瘤恶变。患者更换内衣时发现有少许污迹而来就诊。

3.乳头和乳房皮肤改变

乳头扁平、回缩，皮肤凹陷，皮肤水肿，此表现常被患者忽视。晚期乳房出现溃破而形成溃疡。乳头粗糙、糜烂如湿疹样，进而形成溃疡，是乳头湿疹样乳腺癌的表现，而常被误诊为普通皮肤湿疹。炎性乳腺癌表现为局部皮肤可呈炎症样表现，即皮肤发红、水肿、增厚。

4.腋窝淋巴结

晚期可出现腋窝肿大淋巴结，也有患者乳房病灶很小未被发现而先出现腋窝肿大淋巴结。

5.乳房疼痛

乳房疼痛不是乳腺癌常见症状，晚期乳腺癌疼痛为癌肿直接侵犯神经所致。

(二)体征

1.乳房肿块

早期多为无痛、单发的小肿块。以乳房外上象限为常见，质硬、表面不光滑，与周围组织分界不清楚，在乳房内不易被推动。随着肿瘤增大，可引起乳房局部隆起。若累及乳房悬韧带，可使其缩短而致肿瘤表面皮肤凹陷，即“酒窝征”。癌肿继续增大，如皮下淋巴管被癌细胞堵塞，引起淋巴回流障碍，出现真皮水肿，皮肤呈“橘皮”样改变。乳腺癌发展至晚期，可侵入胸筋膜、胸肌，以致癌块固定于胸壁而不易推动。如癌细胞侵入大片皮肤，可出现多数小结节，甚至彼此融合。有时皮肤可溃破而形成溃疡，这种溃疡常有恶臭，容易出血。

2.腋窝淋巴结

乳腺癌淋巴转移最初多见于腋窝。肿大淋巴结质硬、无痛、可被推动，以后数目增多，并融合成团，甚至与皮肤或深部组织粘连。

3.远处转移

乳腺癌转移至肺、骨、肝脏时，可出现相应的症状。例如肺转移可出现胸痛、气急，骨转移可出现局部疼痛，肝转移可出现肝大、黄疸，等等。

4.特殊类型

有两种特殊类型乳腺癌的临床表现与一般乳腺癌不同，即炎性乳腺癌和乳头湿疹样乳腺癌。炎性乳腺癌并不多见，但特点是发展迅速、预后差，局部皮肤可呈炎症样表现，开始时比较局限，不久即扩展到乳房大部分皮肤，皮肤发红、水肿、增厚、粗糙、表面温度升高。乳头湿疹样乳腺癌少见，恶性程度低，发展慢，乳头有瘙痒、烧灼感，以后出现乳头变粗糙、糜烂如湿疹样，进而形成溃疡，有时覆盖黄褐色鳞屑样痂皮。部分病例于乳晕区可扪及肿块，较晚发生腋淋巴转移。

(三)检查

1.钼靶X线摄片

钼靶X线摄片是诊断乳房疾病的重要手段。乳腺癌的表现为边界不规则的肿块影，密度较高，肿块边缘有长短不一的毛刺。病灶内存在钙化点是乳腺癌在X线摄片上的另一个特点。

2.B超检查表现

检查表现为单发的实性低回声肿块，边界不清，周围常有晕征，内部回声不均匀，有不同程度的后方声影衰减，可有点状强回声的钙化点，肿块血流丰富，上方皮肤可能增厚或凹陷，腋下可能触及肿大的淋巴结。

3.CT检查

乳腺癌可表现为瘤体密度高于腺体密度的不规则肿块，边缘不光滑有毛刺，肿块内可能有钙化微粒，亦可能有液化坏死的低密度区。皮肤可能有增厚，可看到乳房悬韧带受侵皮肤凹陷，受累的乳头可回缩。累及胸壁时，乳腺后间隙可消失。增强扫描时，肿块有明显强化。CT亦可同时清楚显示腋淋巴结和内乳淋巴结的情况。

4.MRI检查

检查可表现为乳腺内边界不清的肿块，边界不规则有毛刺，可能显示有钙化微粒。T_1相肿块强度低于周围组织，T_2相肿块强度明显增高。

5.乳管镜检查

检查常可见到2级、3级导管腔内有不规则隆起，或多发性小结节，沿导管内壁纵向蔓延。基底宽，易出血，管壁僵硬，弹性差。

6.液晶及远红外热像图

乳腺癌血供丰富，肿瘤所在部位的皮肤温度比正常部位要高，液晶及热像图即利用这一现象来探测肿瘤部位。

7.穿刺活检

细针穿刺细胞学检查是一种安全、简便、快速而有效的诊断方法，一般主张在做好必要的根治术的术前准备后，再行穿刺活检，或穿刺证实为恶性肿瘤后，应尽快行根治性手术，间隔时间应控制1周之内，最多不超过2周。

8.切除活检或切取活检

这是应用最广泛、结果最可靠的诊断方法。对于乳腺内肿块凡考虑为肿瘤病变或不能排除肿瘤可能性者均应行切除活检，若怀疑为恶性病变者则应在有冷冻切片设备及做好根治性手术准备的情况下进行。只有肿瘤巨大或已有周围广泛粘连，甚至破溃者，才用切取活检方法。

(四)诊断要点

(1)乳腺癌大多发生于40～50岁妇女，近年有年龄提前的倾向。月经初潮早、绝经晚、生育、未生育、有乳腺癌家族史及长期高脂饮食者为高危人群。

(2)无痛性肿块为常见症状,少数可有疼痛,肿块质地较硬,边界不清,活动度差,表面不光滑。

(3)局部皮肤凹陷、水肿,呈“橘皮”样改变,晚期可破溃、感染、坏死呈“火山口”样改变并伴有恶臭,肿瘤细胞向皮肤扩散而形成“卫星”结节。

(4)乳头凹陷、抬高,可有乳头溢液(血性或浆液性)。乳晕可有糜烂、渗出、皲裂、增厚等湿疹样变。

(5)淋巴结肿大,早期同侧腋窝淋巴结肿大,质硬,无压痛,分散分布或融合成团及锁骨上淋巴结肿大。

(6)可有上肢水肿及血行转移到肺、肝、脑、骨骼而出现相应症状。

(7)B超、CT、钼靶X线摄片及MRI、红外线等辅助检查可协助诊断。穿刺细胞学检查及病理活检可明确诊断。

(五)鉴别诊断

1.纤维腺瘤

纤维腺瘤常见于青年妇女,肿瘤大多为圆形或椭圆形,边界清楚、活动度大,发展缓慢,一般易于诊断。但40岁以后的妇女不要轻易诊断为纤维腺瘤,必须排除恶性肿瘤的可能。

2.乳腺增生症

乳腺增生症多见于中年妇女,特点是乳房胀痛,肿块可呈周期性,与月经周期有关。肿块或局部乳腺增厚与周围乳腺组织分界不明显。可观察1至数个月经周期,若月经来潮后肿块缩小、变软,则可继续观察,如无明显消退,可考虑手术切除及活检。

3.浆细胞性乳腺炎

乳腺组织的无菌性炎症,炎性细胞中以浆细胞为主。临床上60%呈急性炎症表现,肿块大时皮肤可呈橘皮样改变。40%患者开始即为慢性炎症,表现为乳晕旁肿块,边界不清,可有皮肤粘连和乳头凹陷。

4.乳腺结核

乳腺结核是由结核分枝杆菌所致的乳腺组织的慢性炎症,好发于中、青年女性。病程较长,发展较缓慢。局部表现为乳房内肿块,肿块质硬韧,部分区域可有囊性感。肿块边界有时不清楚。活动度可受限。

三、治疗

(一)手术治疗

手术治疗是乳腺癌的主要方法之一,还有内分泌、放射、生物治疗和辅助化学药物等。对病灶仍局限于局部及区域淋巴结的患者,手术治疗是首选。目前应用的5种手术方式均属治疗性手术,而不是姑息性手术。

1.乳腺癌根治术

手术应包括整个乳房、胸大肌、胸小肌、腋窝及锁骨下淋巴结的整块切除。有多种切口设计方法,可采取横向或纵行梭形切口,皮肤切除范围一般距肿瘤3 cm,手术范围上至锁骨,下至腹直肌上段,外至背阔肌前缘,内至胸骨旁或中线。该术式可清除腋下组(胸小肌外侧)、腋中组(胸小肌深面)及腋上组(胸小肌内侧)3 组淋巴结。乳腺癌根治术的手术创伤较大,故术前必须明确病理诊断,对未确诊者应先将肿瘤局部切除,立即进行冰冻切片检查,如证实是乳腺癌,随即进行根治术。

2.乳腺癌扩大根治术

即在上述的清除腋下、腋中、腋上 3 组淋巴结的基础上,同时切除胸廓内动、静脉及其周围的淋巴结(胸骨旁淋巴结)。

3.乳腺癌改良根治术

有 2 种术式:①保留胸大肌,切除胸小肌;②保留胸大、小肌。前者淋巴结清除范围与根治术相仿,后者不能清除腋上淋巴结。根据大量病例观察,认为Ⅰ、Ⅱ期乳腺癌应用根治术及改良根治术的生存率无明显差异,且该术式保留了胸肌,术后外观效果较好,目前已成为常用的手术方式。

4.全乳房切除术

手术范围必须切除整个乳腺,包括腋尾部及胸大肌筋膜。该术式适宜于原位癌、微小癌及年迈体弱不宜做根治术者。

5.保留乳房的乳腺癌切除术

手术包括完整切除肿块及腋淋巴结清扫。肿块切除时要求肿块周围包裹适量正常乳腺组织,确保切除标本的边缘无肿瘤细胞浸润。术后必须辅以放射治疗、化学治疗。

手术方式的选择还应根据病理分型、疾病分期及辅助治疗的条件而定。对可切除的乳腺癌患者,手术应达到局部及区域淋巴结被最大限度地清除,以提高生存率,然后再考虑外观及功能。对Ⅰ、Ⅱ期乳腺癌可采用乳腺癌改良根治术及保留乳房的乳腺癌切除术。在综合辅助治疗较差的地区,乳腺癌根治术还是比较适合的手术方式。胸骨旁淋巴结有转移者,如术后无放疗条件可行扩大根治术。

(二)化学药物治疗

浸润性乳腺癌术后应用化学药物辅助治疗,可改善生存率。乳腺癌是实体瘤中应用化疗有效的肿瘤之一,化疗在整个治疗中占有重要的地位。常用的有 CMF 方案(环磷酰胺、甲氨蝶呤、氟尿嘧啶)。根据病情可在术后尽早(1 周内)开始用药,剂量为环磷酰胺(C)400 mg/m^2,甲氨蝶呤(M)20 mg/m^2,氟尿嘧啶(F)400 mg/m^2,均为静脉注射,在第 1 日及第 8 日各用1 次,为 1 个疗程,每 4 周重复,6 个疗程结束。因单药应用多柔比星的效果优于其他抗癌药,所以对肿瘤分化差、分期晚的患者可应用 CAF 方案(环磷酰胺、多柔比星、氟尿嘧啶)。环磷酰胺(C)400 mg/m^2,静脉注射,第 1 日;多柔比星(A)40 mg/m^2,静脉注射,第 1 日;氟尿嘧啶(F)400 mg/m^2,静脉注射第 1 日、第 8 日,每 28 日重复给药,共 8 个疗程。化疗前患者应无明显骨髓抑制,白细胞$>4\times10^9$/L,血红蛋白$>$80 g/L,血小板$>50\times10^9$/L。化疗期间应定期检查肝、肾功能,每次化疗前要查白细胞计数,如白细胞$<3\times10^9$/L,应延长用药间隔时间。应用多柔比星者要注意心脏毒性,或用表柔比星替代,其心脏毒性比较轻。

术前化疗目前多用于Ⅲ期病例,可探测肿瘤对药物的敏感性,并使肿瘤缩小,减轻与周围组织的粘连。药物治疗一般可采用 CMF、CAF 方案,一般用 2～3 个疗程。

(三)内分泌治疗

癌肿细胞中雌激素受体(estrogen receptor,ER)含量高者,称激素依赖性肿瘤,内分泌治疗对这类患者有效。而ER含量低者,称激素非依赖性肿瘤,内分泌治疗效果差。因此,对手术切除标本除做病理检查外,还应测定ER和孕激素受体(progesterone receptor,PGR)。不仅可帮助选择辅助治疗方案,对判断预后也有一定作用。

他莫昔芬为非甾体激素的抗雌激素药物,其结构式与雌激素相似,可在靶器官内与雌二醇争夺ER,他莫昔芬、ER复合物能影响DNA基因转录,从而抑制肿瘤细胞生长。临床应用表明,该药可降低乳腺癌术后复发及转移,对ER、PGR阳性的绝经后妇女效果尤为明显。同时可减少对侧乳腺癌的发生率。他莫昔芬的用量为每日20 mg,一般服用5年。该药安全有效,不良反应有潮热、恶心、呕吐、静脉血栓形成、眼部不良反应、阴道干燥或分泌物多。长期应用后小部分患者可能发生子宫内膜癌。

新近发展的芳香化酶抑制剂如来曲唑等,有资料证明其效果优于他莫昔芬,这类药物能抑制肾上腺分泌的雄激素转变为雌激素过程中的芳香化环节,从而降低雌二醇,达到治疗乳腺癌的目的。

(四)放射治疗

放射治疗是乳腺癌局部治疗的手段之一。在保留乳房的乳腺癌手术后治疗中,放射治疗是重要的组成部分,应于肿块局部广泛切除后给予较高剂量放射治疗。单纯乳房切除术后可根据患者年龄、疾病分期、分类等情况,决定是否应用放疗。根治术后是否应用放疗,多数认为对Ⅰ期病例无益,对Ⅱ期以后病例可能降低局部复发率。

目前根治术后不做常规放疗,而对复发高危病例,放疗可降低局部复发率,提高生存质量。指征如下:①病理报告有腋中或腋上淋巴结转移者;②阳性淋巴结占淋巴结总数1/2以上或有4个以上淋巴结阳性者;③病理证实胸骨旁淋巴结阳性者(照射锁骨上区);④原发灶位于乳房中央或内侧而做根治术后,尤其是腋淋巴结阳性者。

(五)生物治疗

近年临床上已逐渐推广使用的曲妥珠单抗注射液,系通过转基因技术制备,对C-erbB-2过度表达的乳腺癌患者有一定效果,特别是对其他化疗药无效的乳腺癌患者也能有部分疗效。

四、护理措施

(一)术前护理

1.心理护理

针对患者对病情的发展、手术及对预后的恐惧心理,加强对其心理疏导,向患者和家属说明手术的必要性,告诉患者术后择期行乳房再造手术,以弥补手术造成的胸部缺陷,树立其战胜疾病的信心。

2.支持疗法

加强营养,改善患者心、肝、肺、肾功能,提高患者对手术的耐受力。

3.皮肤准备

乳腺癌根治术切除范围大,应做好手术区皮肤的准备。需要植皮的患者,要做好供皮区皮肤的准备。

(二)术后护理

1.体位

患者血压平稳后取半卧位，有利于切口引流，防止积液导致皮瓣坏死和切口感染，也利于呼吸和有效咳嗽，预防肺不张和肺炎。

2.饮食和营养

手术后 6 h，若患者没有出现胃肠道反应，可正常进食，并保证有足够的热量和维生素摄入，促进术后康复。

3.切口护理

切口用多层敷料或棉垫加压包扎，使皮瓣紧贴创面，包扎松紧度适宜，维持正常血供。若患侧上肢远端皮肤发绀、温度降低、上肢脉搏不能扪及，应及时调整胸带的松紧度。若绷带松脱，应及时加压包扎，必要时用沙袋压迫。若发现皮下有积液，在严格消毒后抽液，并局部加压包扎；若皮瓣边缘发黑坏死，应予以剪除，防止感染，待肉芽组织生长良好后再植皮。

4.引流通畅

保持皮下的负压引流管通畅，观察引流液性质和颜色。术后 1～2 d，每天有 50～100 mL 血性引流液，2～3 d 渗出基本停止，可拔除引流管，用绷带加压包扎切口。

5.预防并发症的发生

(1)患侧上肢水肿：术后引起患侧上肢水肿的原因有上肢淋巴回流不畅、头静脉被结扎、腋静脉栓塞、局部积液等。手术后指导患者抬高患侧上肢制动，下床活动时用吊带固定患侧上肢，防止皮瓣滑动影响切口愈合。同时手术后避免在患侧上肢进行测血压、静脉注射、抽血等治疗。

(2)气胸：手术若损伤胸膜，可引起气胸。术后要严密观察患者的呼吸情况，以便及早发现和及时处理。

6.功能锻炼

鼓励并协助患者开展患侧上肢的功能锻炼，减少或避免术后的残疾。术后 3 d 内，患侧上肢制动，避免外展，可做手指的运动、伸指、握拳等活动。术后 4 d，活动肘部。术后 1 周皮瓣基本愈合，可进行肩部活动、做手指爬墙运动等，直至患者能自行用患侧手梳头或手高举过头。

7.放疗或化疗的护理

放、化疗期间，定期复查肝、肾功能及血常规，若出现严重肝、肾功能损害，骨髓抑制现象，应立即停止放、化疗。

8.健康指导

(1)宣传乳腺癌的早期自我检查及普查的重要性，成年女性每月乳房自我检查 1 次。

(2)术后患侧上肢避免负重，5 年内避免妊娠。

(3)定期门诊随访，术后 1～2 年，每 3 个月随诊 1 次；3～5 年每半年随诊 1 次，包括体检、血常规、肝功能、肾功能及细胞免疫功能检查、胸透、肝 B 型超声检查。必要时，行骨核素扫描或 CT 检查；5 年后每年随诊 1 次，共 10 年。

第四节 胰腺疾病

一、胰腺解剖生理概要

(一)解剖

胰腺位于腹膜后,横贴在腹后壁,相当于第1至第2腰椎前方。分头、颈、体、尾四部分,总长15～20 cm,头部与十二指肠第二段紧密相连,两者属同一血液供应系统。胰尾靠近脾门,这两者也属同一血液供应系统。胰管与胰腺长轴平行,主胰管直径2～3 mm,多数人的主胰管与胆总管汇合形成共同通道开口于十二指肠第二段的乳头部,少数人胰管与胆总管分别开口在十二指肠。两者开口于十二指肠,又是胆、胰发生逆行感染的解剖基础。胰腺除主胰管外,有时有副胰管。

(二)生理

胰腺具有内、外分泌的双重功能,内分泌主要由分散在胰腺实质内的胰岛来实现,其最主要功能是调控血糖。胰腺的外分泌功能是分泌胰液,每日分泌可达750～1 500 mL,呈强碱性,含有多种消化酶,其中含有蛋白酶、淀粉酶、脂肪酶等。外分泌是由腺细胞分泌的胰液,进入胰管,经共同通道排入十二指肠,胰液的分泌受神经、体液的调节。

二、急性胰腺炎

(一)病因

1.梗阻因素

梗阻是最常见原因,常见于胆总管结石,胆道蛔虫症,oddi括约肌水肿和痉挛等引起的胆管梗阻,以及胰管结石、肿瘤导致的胰管梗阻。

2.乙醇中毒

乙醇引起oddi括约肌痉挛,使胰管引流不畅、压力升高。同时乙醇刺激胃酸分泌,胃酸又刺激促胰液素和胆囊收缩素分泌增多,促使胰腺外分泌增加。

3.暴饮暴食

尤其是高蛋白、高脂肪食物、过量饮酒可刺激胰腺大量分泌,胃肠道功能紊乱,或因剧烈呕吐导致十二指肠内压骤增,十二指肠液反流,共同通道受阻。

4.感染因素

由腮腺炎病毒、肝炎病毒、伤寒杆菌等经血流、淋巴进入胰腺所致。

5.损伤或手术

胃胆管手术或胰腺外伤、内镜逆行胰管造影等因素可直接或间接损伤胰腺,导致胰腺缺血、oddi括约肌痉挛或刺激迷走神经,使胃酸、胰液分泌增加亦可导致发病。

6.其他因素

内分泌或代谢性疾病,如高脂血症、高钙血症等;某些药物,如利尿剂、吲哚美辛、硫唑嘌呤等均可损害胰腺。

(二)病理生理

根据病理改变可分为水肿性胰腺炎和出血坏死性胰腺炎两种。基本病理改变是水肿、出血和坏死,严重者可并发休克、化脓性感染及多脏器衰竭。

(三)临床表现

1.腹痛

大多为突然发作性腹痛,常在饱餐后或饮酒后发病。多为全上腹持续剧烈疼痛伴有阵发性加重,向腰背部放射,疼痛与病变部位有关:胰头部以右上腹痛为主,向右肩部放射;胰尾部以左上腹为主,向左肩放射;累及全胰则呈束带状腰背疼痛。重型患者腹痛延续时间较长,由于渗出液扩散,腹痛可弥散至全腹,并有麻痹性肠梗阻现象。

2.恶心、呕吐

早期为反射性频繁呕吐,多为胃十二指肠内容物,后期因肠麻痹或肠梗阻可呕吐小肠内容物。呕吐后腹胀不缓解为其特点。

3.发热

发热与病变程度相一致。重型胰腺炎继发感染或合并胆管感染时可持续高热,如持续高热不退则提示合并感染或并发胰腺周围脓肿。

4.腹胀

腹胀是重型胰腺炎的重要体征之一,其原因是腹膜炎造成麻痹性肠梗阻。

5.黄疸

黄疸多在胆源性胰腺炎时发生。严重者可合并肝细胞性黄疸。

6.腹膜炎体征

水肿性胰腺炎时,压痛只局限于上腹部,常无明显肌紧张;出血性坏死性胰腺炎压痛明显,并有肌紧张和反跳痛,范围较广泛或波及全腹。

7.休克

严重患者出现休克,表现为脉细速、血压降低、四肢厥冷、面色苍白等。有的患者以突然休克为主要表现,称为暴发性急性胰腺炎。

8.皮下瘀斑

少数患者因胰酶及坏死组织液穿过筋膜与基层渗入腹壁下,可在季肋及腹部形成蓝棕色斑(grey-turner征)或脐周皮肤青紫(cullen 征)。

(四)辅助检查

1.胰酶测定

(1)血清淀粉酶:90%以上的患者血清淀粉酶升高,通常在发病后 3～4 h 开始升高,12～24 h 达到高峰,3～5 d 恢复正常。

(2)尿淀粉酶测定:通常在发病后 12 h 开始升高,24～48 h 开始达高峰,持续 5～7 d开始下降。

(3)血清脂肪酶测定:在发病 24 h 升高至 1.5 U(正常值 0.5～1.0 U)。

2.腹腔穿刺

穿刺液为血性混浊液体,可见脂肪小滴,腹水淀粉酶较血清淀粉酶值高 3～8 倍。并发感染时显脓性。

3.B 超检查

B 超检查可见胰腺弥漫性均匀肿大，界限清晰，内有光点反射但较稀少，若炎症消退，上述变化持续 1～2 周即可恢复正常。

4.CT 检查

CT 扫描显示胰腺弥漫肿大，边缘不光滑，当胰腺出现坏死时可见胰腺上有低密度、不规则的透亮区。

(五)临床分型

1.水肿性胰腺炎(轻型)

水肿性胰腺炎主要表现为腹痛、恶心、呕吐、腹膜炎体征、血和尿淀粉酶增高，经治疗后短期内可好转，死亡率低。

2.出血坏死性胰腺炎(重型)

除上述症状、体征继续加重外，出血坏死性胰腺炎可有高热持续不退，黄疸加深，神志模糊和谵妄，高度腹胀，血性或脓性腹水，两侧腰部或脐下出现青紫瘀斑，胃肠出血，休克等。实验室检查：白细胞增多($>16\times10^9$/L)，红细胞和血细胞比容降低，血糖升高(>11.1 mmol/L)，血钙降低(<2.0 mmol/L)，$PaO_2<8.0$ kPa(<60 mmHg)，血尿素氮或肌酐增高，酸中毒等，甚至出现急性肾衰竭、弥散性血管内凝血、急性呼吸窘迫综合征等，病死率较高。

(六)治疗原则

1.非手术治疗

急性胰腺炎大多采用非手术治疗：①严密观察病情。②应用抑制或减少胰液分泌的药物。③解痉镇痛。④有效抗生素防治感染。⑤抗休克、纠正水、电解质平衡失调。⑥抗胰酶疗法。⑦腹腔灌洗。⑧激素和中医中药治疗。

2.手术治疗

(1)目的：清除含有胰酶、毒性物质和坏死的组织。

(2)指征：采用非手术疗法无效者、诊断未明确而疑有腹腔脏器穿孔或肠坏死者、合并胆管疾病并发胰腺感染者，应考虑手术探查。

(3)手术方式：有灌洗引流、坏死组织清除和规则性胰腺切除术，胆管探查，T 形管引流和胃造瘘、空肠造瘘术等。

(七)护理措施

1.非手术期间的护理

(1)病情观察：严密观察神志，监测生命体征和腹部体征的变化，监测血气、凝血功能、血电解质变化，及早发现坏死性胰腺炎、休克和多器官衰竭。

(2)维持正常呼吸功能：给予高浓度氧气吸入，必要时给予呼吸机辅助呼吸。

(3)维护肾功能：详细记录每小时尿量、尿比重、出入水量。

(4)控制饮食、抑制胰腺分泌：对病情较轻者，可进少量清淡流质或半流质饮食，限制蛋白质摄入量，禁进脂肪。对病情较重或频繁呕吐者要禁食，行胃肠减压。遵医嘱给予抑制胰腺分泌的药物。

(5)预防感染:对病情重或胆源性胰腺炎患者给予抗生素,为预防真菌感染,应加用抗真菌药物。

(6)防治休克:维持水、电解质平衡,应早期迅速补充水、电解质和血浆、全血。患者还易发生低钾血症、低钙血症,在疾病早期应注意观察,及时矫正。

(7)心理护理:指导患者减轻疼痛的方法,解释各项治疗措施的意义。

2.术后护理

(1)术后各种引流管的护理:①熟练掌握各种管道的作用,将导管贴上标签后与引流装置正确连接,妥善固定,防止导管滑脱。②分别观察记录各引流管的引流液性状、颜色、量。③严格遵循无菌操作规程,定期更换引流装置。④保持引流通畅,防止导管扭曲,重型患者常有血块坏死、组织脱落,容易造成引流管阻塞。如有阻塞可用无菌温生理盐水冲洗。经常更换体位,以利引流。⑤冲洗液、灌洗液现用现配。⑥拔管护理:当患者体温正常并稳定10 d左右,白细胞计数正常,腹腔引流液少于每天5 mL,引流液淀粉酶测定正常后可考虑拔管。拔管后要注意拔管处伤口有无渗漏,如有渗液应及时更换敷料。拔管处伤口可在1周左右愈合。

(2)伤口护理:观察有无渗液、有无裂开,按时换药;并发胰外瘘时,要注意保持负压引流通畅,并用氧化锌糊剂保护瘘口周围皮肤。

(3)营养支持治疗与护理:根据患者营养评定状况,计算需要量,制定计划。第1阶段,即术前和术后早期,需抑制分泌功能,使胰腺处于休息状态,同时因胃肠道功能障碍,此时需完全胃肠外营养2～3周。第2阶段,即术后3周左右,病情稳定,肠道功能基本恢复,可通过空肠造瘘提供营养3～4周,称为全肠内营养。第3阶段,逐渐恢复经口进食,称为肠内营养。

(4)做好基础生活护理和心理护理。

(5)并发症的观察与护理。①胰腺脓肿及腹腔脓肿:术后2周的患者出现高热,腹部肿块,应考虑其可能。一般均为腹腔引流不畅,是胰腺坏死组织及渗出液局部积聚感染所致。非手术疗法无效时应手术引流。②胰瘘:如观察到腹腔引流有无色透明腹腔液经常外漏,其中淀粉酶含量高,为胰液外漏所致,合并感染时引流液可显脓性。多数可逐渐自行愈合。③肠瘘:主要表现为明显的腹膜刺激征,引流液中伴有粪渣。瘘管形成后用营养支持治疗,长期不愈者,应考虑手术治疗。④假性胰腺囊肿:多数需手术行囊肿切除或内引流手术,少数患者经非手术治疗6个月可自行吸收。⑤糖尿病:胰腺部分切除后,可引起内、外分泌缺失。注意观察血糖、尿糖的变化,根据化验报告补充胰岛素。⑥心理护理:由于病情重,术后引流管多,恢复时间长,患者易产生悲观急躁情绪,因此应关心体贴、鼓励患者,帮助患者树立战胜疾病的信心,积极配合治疗。

(八)健康指导

(1)饮食应少量多餐,注意食用富有营养易消化食物,避免暴饮暴食及酗酒。

(2)有胆管疾病、病毒感染者应积极治疗。

(3)告知患者会引发胰腺炎的药物种类,不得随意服药。

(4)有高糖血症,应遵医嘱口服降糖药或注射胰岛素,定时查血糖、尿糖,将血糖控制在稳定水平,防治各种并发症。

(5)出院4～6周,避免过度疲劳。

(6)门诊应定期随访。

三、胰腺癌、壶腹部癌

胰腺癌是常见消化道肿瘤之一,以男性多见,40 岁以上患者占 80%,癌肿发生在胰头部位占70%~80%,胰体尾癌约占 12%。其转移途径有血行、淋巴途径转移和直接浸润,癌细胞还可沿胰周神经由内向外扩散。壶腹部癌是指胆总管末段壶腹部和十二指肠乳头的恶性肿瘤,在临床上与胰腺癌有不少共同点,统称为壶腹周围癌。

(一)临床表现

1.腹痛和上腹饱胀不适

初期仅表现为上腹部胀闷感及隐痛。随病情加重,疼痛逐渐剧烈,并可牵涉背部,胰头癌疼痛多位于上腹居中或右上腹部疼痛,胰体尾癌疼痛多在左上腹或左季肋部疼痛。晚期可向背部放射,少数患者以此为首发症状,当癌肿侵及腹膜后神经丛时,疼痛常剧烈难受,尤以夜间为甚,以至于患者常取端坐位。

2.消化道症状

患者常有食欲缺乏、恶心、呕吐、厌食油腻和动物蛋白饮食、消化不良、腹泻或便秘、呕吐和黑便。

3.黄疸

胰腺癌侵及胆管时可出现黄疸,其特征是进行性加深并伴尿黄,大便呈陶土色及皮肤瘙痒。胰头癌因其靠近胆管,故黄疸发生较早,胰体尾癌距胆管较远,通常到晚期才发生黄疸。

4.乏力和消瘦

胰腺癌较早出现乏力及消瘦,常于短期内出现明显消瘦。

5.发热

少数患者可出现持续性或间歇性低热。

6.腹部肿块

患者主要表现为肝肿大,胆囊肿大,晚期患者可扪及胰腺肿大。

7.腹水

晚期患者可见腹水。

(二)辅助检查

1.实验室检查

(1)免疫学检查:癌胚抗原、胰胚胎抗原、胰腺癌相关抗原、胰腺特异性抗原、糖类抗原 19-9 均增高。

(2)血清生化检查:早期可有血、尿淀粉酶增高、空腹血糖增高,糖耐量试验阳性;有黄疸时,血清胆红素增高,碱性磷酸酶升高,转氨酶轻度升高,尿胆红素阳性;无黄疸的胰体尾癌可见转肽酶升高。

2.影像学检查

主要影像学检查有超声波检查、CT、经内镜逆行胰胆管造影、腹腔镜检查、X 线钡餐检查。

(三)治疗原则

早期发现,早期诊断,早期手术治疗。手术切除是胰头癌最有效的治疗方法。胰腺癌无远处转移者，应争取手术切除，常用的手术方法有胰头十二指肠切除术。对不能切除的患者，应行内引流手术，即胆总管与空肠或十二指肠吻合。术后采用综合治疗包括化学、免疫和放射疗法及中医中药治疗。为控制晚期患者的疼痛可采用剖腹或经皮行腹腔神经丛无水乙醇注射治疗。

（四）护理措施

1.手术前护理

(1)心理支持：每次检查及护理前给予解释，尊重患者心理调适的过程。

(2)血糖控制在稳定水平：检查患者血糖、尿糖，如有高血糖，应在严密监测血糖、尿糖的基础上调整胰岛素用量，将血糖控制在稳定水平。

(3)改善凝血功能：遵医嘱给予维生素 K。

(4)改善营养：术前应鼓励患者进富有营养的饮食，必要时给予胃肠外营养。

(5)术前日常规皮肤准备，术前一晚灌肠。

2.手术后护理

(1)观察生命体征：由于胰头癌切除涉及的器官多、创伤重，术后要严密观察生命体征。

(2)防治感染：胰头十二指肠切除术手术大、范围广，消化道吻合多，感染机会多，故术后应遵医嘱静脉加用广谱抗生素。术后更换敷料应严格遵循无菌操作规程。

(3)维持水、电解质和酸碱平衡：手术范围大、创伤大，术后引流管多，消化液及体液丢失，易导致脱水、低钾、低钙等，应准确记录出入量。按医嘱及时补充水和电解质，以维持其平衡。

(4)加强营养：术后给予静脉高营养，静脉输血、血浆、清蛋白及脂肪乳、氨基酸等。限制脂肪饮食，少量多餐。

(5)引流管护理：应妥善固定引流管，保持引流通畅，并观察记录引流液的颜色、性质和量。患者无腹胀、无腹腔感染、无引流液时可去除引流管。

(6)术后出血的防治与护理：观察患者有无切口出血、胆管出血及应激性溃疡出血。

(7)低血糖监测：胰头十二指肠切除患者术后易发生低血糖，注意每日监测血糖、尿糖变化。

(8)胰瘘的预防与护理：胰瘘多发生在术后 5～7 d。

(9)胆瘘的预防与护理：多发生于术后 2～9 d，表现为右上腹痛、发热、腹腔引流液呈黄绿色，T 形管引流量突然减少，有局限性或弥漫性腹膜炎表现，严重者出现休克症状。术后应保持 T 形管引流畅通，将每日胆汁引流量做好记录，发现问题，及时与医师联系。

(10)化疗护理：适用于不能行根治性切除的胰腺癌，术后复发性胰腺癌和合并肝转移癌。

(11)心理护理：给予心理支持，促进早日痊愈。

（五）健康指导

(1)出院后对于胰腺功能不足，消化功能差的患者，除应用胰酶代替剂外，同时采用高蛋白、高糖、低脂肪饮食，给予脂溶性维生素。

(2)定期检测血糖、尿糖，发生糖尿病时给予药物治疗。

(3)3～6 个月复查一次，如出现进行性消瘦、乏力、贫血、发热等症状，应回医院诊治。

第五节　胃、十二指肠损伤

一、概述

胃、十二指肠由于有肋弓保护且活动度较大，柔韧性较好，壁厚，钝挫伤时胃很少受累，只有胃膨胀时偶有发生胃损伤。上腹或下胸部的穿透伤则常导致胃损伤，多伴有肝、脾、横膈及胰等损伤。胃镜检查及吞入锐利异物或吞入酸、碱等腐蚀性毒物也可引起穿孔，但很少见。十二指肠损伤是上中腹部受到间接暴力或锐器的直接刺伤而引起的，缺乏典型的腹膜炎症状和体征，术前诊断困难，漏诊率高，多伴有腹部脏器合并伤，病死率高，术后并发症多，肠瘘发生率高。

二、护理评估

(一)健康史

详细询问患者、现场目击者或陪同人员，以了解受伤的时间地点、环境、受伤的原因、外力的特点、大小和作用方向、坠跌高度；了解受伤前后饮食及排便情况、受伤时的体位、有无防御、伤后意识状态、症状、急救措施、运送方式、既往疾病及手术史。

(二)临床表现

(1)胃损伤若未波及胃壁全层，可无明显症状。全层破裂，由于胃酸有很强的化学刺激性，可立即出现剧痛及腹膜刺激征。当破裂口接近贲门或食管时，可因空气进入纵隔而呈胸壁下气肿。较大的穿透性胃损伤时，可自腹壁流出食物残渣、胆汁和气体。

(2)十二指肠破裂后，因有胃液、胆汁及胰液进入腹腔，早期即可发生急性弥漫性腹膜炎，有剧烈的刀割样持续性腹痛伴恶心、呕吐，腹部检查可见有板状腹、腹膜刺激征症状。

(三)辅助检查

(1)疑有胃损伤者，应置胃管，若自胃内吸出血性液或血性物者可确诊。

(2)腹腔穿刺术和腹腔灌洗术：腹腔穿刺抽出不凝血液、胆汁，灌洗吸出 10 mL 以上肉眼可辨的血性液体，即为阳性结果。

(3)X 线检查：腹部 X 线片可显示腹膜后组织积气、肾脏轮廓清晰、腰大肌阴影模糊不清等，有助于腹膜后十二指肠损伤的诊断。

(4)CT 检查：可显示少量的腹膜后积气和渗至肠外的造影剂。

(四)治疗原则

抗休克和及时、正确的手术处理是治疗的两大关键。

(五)心理、社会因素

胃、十二指肠外伤性损伤多数在意外情况下发生，患者出现突发外伤后易出现紧张、痛苦、悲哀、恐惧等心理变化，担心手术成功及疾病预后。

三、护理问题

(一)疼痛

疼痛与胃肠破裂、腹腔内积液、腹膜刺激征有关。

(二)组织灌注量不足

这与大量失血、失液，严重创伤，有效循环血量减少有关。

(三)焦虑或恐惧

这种情绪与经历意外及担心预后有关。

(四)潜在并发症

出血、感染、肠瘘、低血容量性休克。

四、护理目标

(1)患者疼痛减轻。

(2)患者血容量得以维持，各器官血供正常，功能完整。

(3)患者焦虑或恐惧减轻或消失。

(4)护士密切观察病情变化，如发现异常，及时报告医师，并配合处理。

五、护理措施

(一)一般护理

1.预防低血容量性休克

吸氧、保暖、建立静脉通道，遵医嘱输入温热生理盐水或乳酸盐林格液，抽血查全血细胞计数、血型和交叉配血。

2.密切观察病情变化

每15～30 min应评估患者情况。评估内容包括意识状态、生命体征、肠鸣音、尿量、氧饱和度、有无呕吐、肌紧张和反跳痛等。观察胃管内引流物颜色、性质及量，若引流出血性液体，提示有胃、十二指肠破裂的可能。

3.术前准备

胃、十二指肠破裂大多需要手术处理，故患者入院后，在抢救休克的同时，尽快完成术前准备工作，如备皮、备血、插胃管及留置尿管、做好抗生素皮试等，一旦需要，可立即实施手术。

(二)心理护理

评估患者对损伤的情绪反应，鼓励他们说出自己内心的感受，帮助建立积极有效的应对措施。向患者介绍有关病情、损伤程度、手术方式及疾病预后，鼓励患者，告诉患者良好的心态、积极的配合有利于疾病早日康复。

(三)术后护理

1.体位

患者意识清楚、病情平稳，给予半坐卧位，有利于引流及呼吸。

2.禁食、胃肠减压

观察胃管内引流液颜色、性质及量，若引流出血性液体，提示有胃、十二指肠再出血的可能。十二指肠创口缝合后，胃肠减压管置于十二指肠腔内，使胃液、肠液、胰液得到充分引流，一定要妥善固定，避免脱出。一旦脱出，要在医师的指导下重新置管。

3.严密监测生命体征

术后15～30 min监测生命体征直至患者病情平稳。注意肾功能的改变，胃十二指肠损伤后，特别有出血性休克时，肾脏会受到一定的损害，尤其是严重腹部外伤伴有重度休克者，有发生急性肾功能障碍的危险，所以，术后应密切注意尿量，争取保持每小时尿量在50 mL以上。

4.补液和营养支持

根据医嘱，合理补充水、电解质和维生素，必要时输新鲜血、血浆，维持水、电解质和酸碱平衡。给予肠内、外营养支持，促进合成代谢，提高机体防御能力。继续应用有效抗生素，控制腹腔内感染。

5.术后并发症的观察和护理

(1)出血。如胃管内 24 h 内引流出新鲜血液大于 200～300 mL，提示吻合口出血，要立即配合医师给予胃管内注入凝血酶粉、冰盐水洗胃等止血措施。

(2)肠瘘。患者术后持续低热或高热不退，腹腔引流管中引流出黄绿色或褐色渣样物，有恶臭或引流出大量气体，提示肠瘘发生，要配合医师进行腹腔双套管冲洗，并做好相应护理。

(四)健康指导

(1)讲解术后饮食注意事项，当患者胃肠功能恢复，一般 3～5 d 开始恢复饮食，由流质逐步恢复至半流质、普食，进食高蛋白、高能量、易消化饮食，增强抵抗力，促进愈合。

(2)行全胃切除或胃大部分切除术的患者，因胃肠吸收功能下降，要及时补充微量元素和维生素等营养素，预防贫血、腹泻等并发症。

(3)避免工作过于劳累，注意劳逸结合。讲明饮酒、抽烟对胃、十二指肠疾病的危害性。

(4)避免长期大量服用非甾体抗感染药，如布洛芬等，以免引起胃肠道黏膜损伤。

第六节　胃、十二指肠溃疡

一、胃溃疡和十二指肠溃疡

胃十二指肠溃疡(gastroduodenal ulcer)是指发生于胃、十二指肠黏膜的局限性圆形或椭圆形的全层黏膜缺损。因溃疡的形成与胃酸和蛋白酶的消化作用有关，故又称为消化性溃疡。纤维内镜技术的不断完善、新型制酸剂和抗幽门螺杆菌药物的合理应用使得大部分患者经内科药物治疗可以痊愈，需要外科手术的溃疡患者显著减少。外科治疗主要用于溃疡穿孔、溃疡出血、瘢痕性幽门梗阻、药物治疗无效及恶变的患者。

(一)病因与发病机制

胃十二指肠溃疡病因复杂，是多种因素综合作用的结果。其中最为重要的是幽门螺杆菌感染、胃酸分泌异常和黏膜防御机制的破坏，某些药物的作用及其他因素也参与溃疡病的发病。

1.幽门螺杆菌(helieobacter pylori，HP)感染

幽门螺杆菌感染与消化性溃疡的发病密切相关。90%以上的十二指肠溃疡患者与近70%的胃溃疡患者中检出 HP 感染，HP 感染者发展为消化性溃疡的累计危险率为15%～20%；HP 可分泌多种酶，部分 HP 还可产生毒素，使细胞发生变性反应，损伤组织细胞。HP 感染破坏胃黏膜细胞与胃黏膜屏障功能，损害胃酸分泌调节机制，引起胃酸分泌增加，最终导致胃十二指肠溃疡。幽门螺杆菌被清除后，胃十二指肠溃疡易被治愈且复发率低。

2.胃酸分泌过多

溃疡只发生在经常与胃酸相接触的黏膜。胃酸过多的情况下，激活胃蛋白酶，可使胃、十

二指肠黏膜发生自身消化。十二指肠溃疡可能与迷走神经张力及兴奋性过度增高有关，也可能与壁细胞数量的增加，以及壁细胞对胃泌素、组胺、迷走神经刺激的敏感性增高有关。

3.黏膜屏障损害

非甾体抗炎药(nonsteroidal ant-iinflammatory drug，NSAID)、肾上腺皮质激素、胆汁酸盐、酒精等均可破坏胃黏膜屏障，造成 H^+ 逆流入黏膜上皮细胞，引起胃黏膜水肿、出血、糜烂，甚至溃疡。长期使用 NSAID 者胃溃疡的发生率显著增加。

4.其他因素

其他因素包括遗传、吸烟、心理压力和咖啡因等。遗传因素在十二指肠溃疡的发病中起一定作用。O 型血者患十二指肠溃疡的概率比其他血型者显著增高。

正常情况下，酸性胃液对胃黏膜的侵蚀作用和胃黏膜的防御机制处于相对平衡状态。如平衡受到破坏，侵害因子的作用增强、胃黏膜屏障等防御因子的作用削弱，胃酸、胃蛋白酶分泌增加，最终导致消化性溃疡的形成。

(二)临床表现

典型消化道溃疡的表现为节律性和周期性发作的腹痛，与进食有关，且呈现慢性病程。

1.症状

(1)十二指肠溃疡：主要表现为上腹部或剑突下的疼痛，有明显的节律性，与进食密切相关，常表现为餐后延迟痛(餐后 3～4 h 发作)，进食后腹痛能暂时缓解，服制酸药物能止痛。饥饿痛和夜间痛是十二指肠溃疡的特征性症状，与胃酸分泌过多有关，疼痛多为烧灼痛或钝痛，程度不一。腹痛具有周期性发作的特点，好发于秋冬季。十二指肠溃疡每次发作时，症状持续数周后缓解，间歇 1～2 个月再发。若间歇期缩短，发作期延长，腹痛程度加重，则提示溃疡病变加重。

(2)胃溃疡：腹痛是胃溃疡的主要症状，多于餐后 0.5～1 h 开始疼痛，持续 1～2 h，进餐后疼痛不能缓解，有时反而加重，服用抗酸药物疗效不明显。疼痛部位在中上腹偏左，但腹痛的节律性不如十二指肠溃疡明显。胃溃疡经抗酸治疗后常容易复发，除易引起大出血、急性穿孔等严重并发症外，约有 5% 胃溃疡可发生恶变。其他症状：反酸、嗳气、恶心、呕吐、食欲缺失，病程迁延可致消瘦、贫血、失眠、心悸及头晕等症状。

2.体征

溃疡活动期剑突下或偏右有一固定的局限性压痛，十二指肠溃疡压痛点在脐部偏右上方，胃溃疡压痛点位于剑突与脐的正中线或略偏左。缓解期无明显体征。

(三)实验室及其他检查

1.内镜检查

胃镜检查是诊断胃、十二指肠溃疡的首选检查方法，可明确溃疡部位，并可经活检做病理学检查及幽门螺杆菌检测。

2.X 线钡餐检查

可在胃、十二指肠部位显示一周围光滑、整齐的龛影或见十二指肠壶腹部变形。上消化道大出血时不宜行钡餐检查。

(四)治疗要点

无严重并发症的胃、十二指肠溃疡一般采取内科治疗，外科手术治疗主要针对胃、十二指肠溃疡的严重并发症进行治疗。

1.非手术治疗

(1)一般治疗包括:养成生活规律、定时进餐的良好习惯,避免过度劳累及精神紧张等。

(2)药物治疗包括:根除幽门螺杆菌、抑制胃酸分泌和保护胃黏膜的药物。

2.手术治疗

(1)适应证。十二指肠溃疡外科治疗:外科手术治疗的主要适应证包括十二指肠溃疡急性穿孔、内科无法控制的急性大出血、瘢痕性幽门梗阻,以及经内科正规治疗无效的十二指肠溃疡,即顽固性溃疡。

胃溃疡外科手术治疗的适应证:①包括抗幽门螺杆菌措施在内的严格内科治疗8～12周,溃疡不愈合或短期内复发者。②发生胃溃疡急性大出血、溃疡穿孔及溃疡穿透至胃壁外者。③溃疡巨大(直径>2.5 cm)或高位溃疡者。④胃十二指肠复合型溃疡者。⑤溃疡不能除外恶变或已经恶变者。

(2)手术方式。胃大部切除术:治疗胃、十二指肠溃疡的首选术式。胃大部切除术治疗溃疡的原理是:①切除胃窦部,减少G细胞分泌的胃泌素所引起的体液性胃酸分泌。②切除大部分胃体,减少了分泌胃酸、胃蛋白酶的壁细胞和主细胞数量。③切除了溃疡本身及溃疡的好发部位。胃大部切除的范围是胃远侧2/3～3/4,包括部分胃体、胃窦部、幽门和十二指肠壶腹部的近胃部分。胃大部切除术后胃肠道重建的基本术式包括胃十二指肠吻合或胃空肠吻合。术式包括以下几种。

毕Ⅰ式胃大部切除术:在胃大部切除后将残胃与十二指肠吻合(图8-2),多适用于胃溃疡。其优点是重建后的胃肠道接近正常解剖生理状态,胆汁、胰液反流入残胃较少,术后因胃肠功能紊乱而引起的并发症亦较少;缺点是有时为避免残胃与十二指肠吻合口的张力过大致切除胃的范围不够,增加了术后溃疡的复发机会。

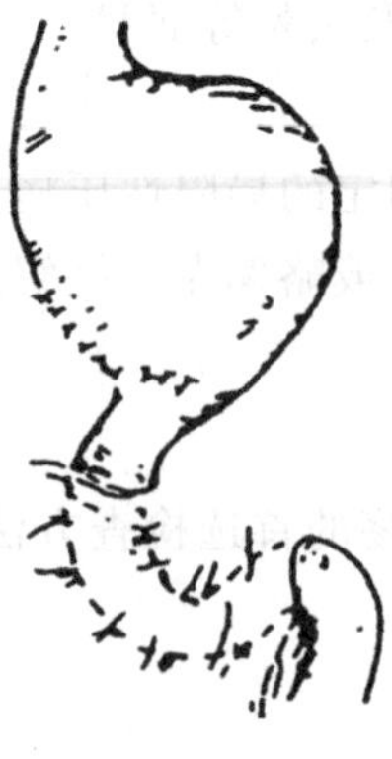

图8-2 毕Ⅰ式胃大部切除术

毕Ⅱ式胃大部切除术:切除远端胃后,缝合关闭十二指肠残端,将残胃与空肠行断端侧吻合(图8-3)。适用于各种胃及十二指肠溃疡,特别是十二指肠溃疡。十二指肠溃疡切除困难时,可行溃疡旷置。优点是即使胃切除较多,胃空肠吻合口张力也不致过大,术后溃疡复发率低;缺点是吻合方式改变了正常的解剖生理关系,术后发生胃肠道功能紊乱的可能性较毕Ⅰ式大。

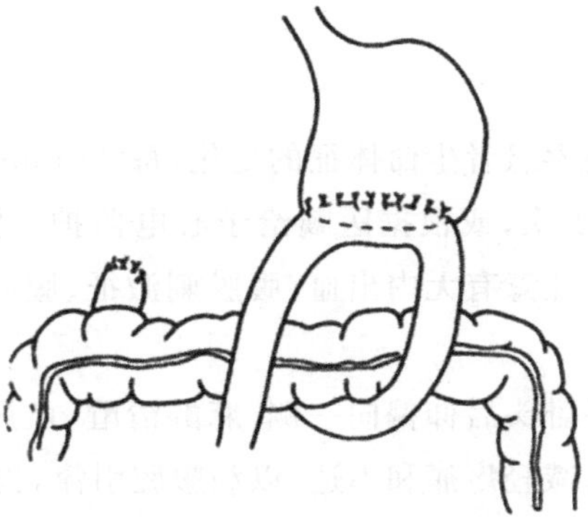

图 8-3　毕Ⅱ式胃大部切除术

胃大部切除后胃空肠 Roux-en-Y 吻合术:胃大部切除后关闭十二指肠残端,在距十二指肠悬韧带 10～15 cm 处切断空肠,将残胃和远端空肠吻合,据此吻合口以下 45～60 cm 处将空肠与空肠近侧断端吻合。此法临床应用较少,但有防止术后胆汁、胰液进入残胃的优点。

胃迷走神经切断术:临床已较少使用。迷走神经切断术治疗溃疡的原理是:①阻断迷走神经对壁细胞的刺激,消除神经性胃酸分泌。②阻断迷走神经引起的促胃泌素的分泌,减少体液性胃酸分泌。可分为 3 种类型:①迷走神经干切断术。②选择性迷走神经切断术。③高选择性迷走神经切断术。

(五)常见护理诊断/问题

1.焦虑、恐惧

焦虑、恐惧与对疾病缺乏了解,担心治疗效果及预后有关。

2.疼痛

疼痛与胃十二指肠黏膜受侵蚀及手术后创伤有关。

3.潜在并发症

有出血、感染、十二指肠残端破裂、吻合口瘘、胃排空障碍、消化道梗阻、倾倒综合征等潜在并发症。

(六)护理措施

1.术前护理

(1)心理护理:关心、了解患者的心理和想法,告知有关疾病治疗和手术的知识、手术前和手术后的配合,耐心解答患者的各种疑问,消除患者的不良心理,使其能积极配合疾病的治疗和护理。

(2)饮食护理:一般择期手术患者饮食宜少食多餐,给予高蛋白、高热量、高维生素等易消化的食物,忌酸辣、生冷、油炸、浓茶、烟酒等刺激性食品。患者营养状况较差或不能进食者常伴有贫血、低蛋白血症,术前应给予静脉输液,补充足够的热量,必要时补充血浆或全血,以改善患者的营养状况，提高其对手术的耐受力。术前 1 d 进流质饮食，术前 12 h 禁食水。

(3)协助患者做好各种检查及手术前常规准备，做好健康指导，如教会患者深呼吸、有效咳嗽、床上翻身及肢体活动方法等。

(4)术日晨留置胃管，必要时遵医嘱留置胃肠营养管，并铺好麻醉床，备好吸氧装置，综合心电监护仪等。

2.术后护理

(1)病情观察：术后严密观察患者生命体征的变化，每 30 min 测量 1 次，直至血压平稳，如病情较重仍需每 1～2 h 测量 1 次，或根据医嘱给予心电监护。同时观察患者神志、体温、尿量、伤口渗血、渗液情况。并且注意有无内出血、腹膜刺激征、腹腔脓肿等迹象，发现异常及时通知医师给予处理。

(2)体位：麻醉患者去枕平卧头后仰偏向一侧，麻醉清醒、血压平稳后改半卧位，以保持腹部松弛，减少切口缝合处张力，减轻疼痛和不适，以利腹腔引流，也有利于呼吸和循环。

(3)引流管护理：十二指肠溃疡术后患者常留有胃管、尿管及腹腔引流管等。护理时应注意：①妥善固定各种引流管，防止松动和脱出，并做好标识，一旦脱出后不可自行插回。②保持引流通畅、持续有效，防止引流管受压、扭曲及折叠等，可经常挤捏引流管以防堵塞。如堵塞，可在医师指导下用生理盐水冲洗引流管。③密切观察并记录引流液的性质、颜色和量，发现异常及时通知医师，协助处理。

留置胃管可减轻胃肠道张力，促进吻合口愈合。护理时还应注意：胃大部切除术后 24 h 内可由胃管内引流出少量血液或咖啡样液体，若引流液有较多鲜血，应警惕吻合口出血，需及时与医师联系并处理；术后胃肠减压量减少，腹胀减轻或消失，肠蠕动功能恢复，肛门排气后可拔除胃管。

(4)疼痛护理：术后切口疼痛的患者，可遵医嘱给予镇痛药物或应用自控止痛泵，应用自控止痛泵的患者应注意预防并处理可能发生的并发症，如尿潴留、恶心、呕吐等。

(5)禁食及静脉补液：禁食期间应静脉补充液体。因胃肠减压期间，引流出大量含有各种电解质的胃肠液，加之患者禁食水，易造成水、电解质及酸碱失调和营养缺乏。因此，术后需及时补充患者所需的各种营养物质，包括糖、脂肪、氨基酸、维生素及电解质等，必要时输血、血浆或清蛋白，以改善患者的营养状况，促进切口的愈合。同时详细记录 24 h 液体出入量，为合理补液提供依据。

(6)早期肠内营养支持的护理：术前或术中放置空肠喂养管的患者，术后早期(术后 24 h)可经喂养管输注肠内营养制剂，对改善患者的全身营养状况、维持胃肠道屏障结构和功能、促进肠功能恢复等均有益处。护理时应注意：①妥善固定喂养管，避免过度牵拉，防止滑脱、移动、扭曲和受压；保持喂养管的通畅，每次输注前后及输注中间每隔4～6 h用温开水或温生理盐水冲洗管道，防止营养液残留堵塞管腔。②肠内营养支持早期，应遵循从少到多、由慢至快和由稀到浓的原则，使肠道能更好地适应。③营养液的温度以 37 ℃左右为宜，温度偏低会刺激肠道引起肠痉挛，导致腹痛、腹泻；温度过高则可灼伤肠道黏膜，甚至可引起溃疡或出血。同时观察患者有无恶心、呕吐、腹痛、腹胀、腹泻和水、电解质紊乱等并发症的发生。

(7)饮食护理：功能恢复、肛门排气后可拔除胃管，拔除胃管后当日可给少量饮水或米汤；

如无不适，第 2 天进半量流食，每次 50～80 mL；第 3 天进全量流食，每次 100～150 mL；进食后若无不适，第 4 天可进半流食，以温、软、易于消化的食物为好；术后第 10 天至第 14 天可进软食，忌生、冷、硬和刺激性食物。要少食多餐，开始每天5～6餐，以后逐渐减少进餐次数并增加每餐进食量，逐步过渡到正常饮食。术后早期禁食牛奶及甜品，以免引起腹胀及胃酸。

(8)鼓励患者早期活动：卧床期间，鼓励并协助患者翻身，病情允许时，鼓励并协助患者早期下床活动。如无禁忌，术日可活动四肢，术后第 1 天床上翻身或坐起做轻微活动，第 2 天至第 3 天视情况协助患者床边活动，第 4 天可在室内活动。患者活动量应根据个体差异而定，以不感到劳累为宜。

(9)胃大部切除术后并发症的观察及护理。

术后出血包括：胃和腹腔内出血。胃大部切除术后 24 h 内可由胃管内引流出少量血液或咖啡样液体，一般 24 h 内不超过 300 mL，且逐渐减少、颜色逐渐变浅变清，出血自行停止；若术后短期内从胃管不断引流出新鲜血液，24 h 后仍未停止，则为术后出血；发生在术后 24 h 以内的出血，多属术中止血不确切；术后 4～6 h 发生的出血，常为吻合口黏膜坏死脱落所致；术后 10～20 h 发生的出血，与吻合口缝线处感染或黏膜下脓肿腐蚀血管有关。术后要严密观察患者的生命体征变化，包括血压、脉搏、心率、呼吸、神志和体温的变化；加强对胃肠减压及腹腔引流的护理，观察和记录胃液及腹腔引流液的量、颜色和性质，若短期内从胃管引流出大量新鲜血液，持续不止，应警惕有术后胃出血；若术后持续从腹腔引流管引出大量新鲜血性液体，应怀疑腹腔内出血，需立即通知医师协助处理。遵医嘱采用静脉给予止血药物、输血等措施，或用冰生理盐水洗胃，一般可控制。若非手术疗法不能有效止血或出血量大于每小时 500 mL 时，需再次手术止血，应积极完善术前准备，并做好相应的术后护理。

十二指肠残端破裂：一般多发生在术后 24～48 h，是毕Ⅱ式胃大部切除术后早期的严重并发症，原因与十二指肠残端处理不当及胃空肠吻合口输入袢梗阻引起的十二指肠腔内压力升高有关。临床表现为突发性上腹部剧痛、发热和出现腹膜刺激征及白细胞计数增加，腹腔穿刺可有胆汁样液体，一旦确诊，应立即进行手术治疗。

胃肠吻合口破裂或吻合口瘘：胃大部切除术后早期并发症，常发生在术后 1 周左右。原因与术中缝合技术不当、吻合口张力过大、组织供血不足有关，表现为高热、脉速等全身中毒症状，上腹部疼痛及腹膜炎的表现，如发生较晚，多形成局部脓肿或外瘘。临床工作中应注意观察患者生命体征和腹腔引流情况，一般情况下，患者术后体温逐渐趋于正常，腹腔引流液逐日减少和变清。若术后腹腔引流量仍不减、伴有黄绿色胆汁或呈脓性、带臭味，伴腹痛，体温再次升高，应警惕吻合口瘘的可能，需及时通知医师，协助处理。处理包括：①出现吻合口破裂伴有弥漫性腹膜炎的患者需立即手术治疗，做好急症手术准备。②症状较轻无弥漫性腹膜炎的患者，可先行禁食、胃肠减压、充分引流，合理应用抗生素并给予肠外营养支持，纠正水、电解质紊乱和酸碱平衡失调。③保护瘘口周围皮肤，应及时清洁瘘口周围皮肤并保持干燥，局部可涂以氧化锌软膏或使用皮肤保护膜加以保护，以免皮肤破溃继发感染。经上述处理后多数患者吻合口瘘可在 4～6 周自愈；若经久不愈，需再次手术。

胃排空障碍：也称胃瘫，常发生在术后 4～10 d，发病机制尚不完全明了。临床表现为拔除胃管后，患者出现上腹饱胀、钝痛和呕吐，呕吐物含食物和胆汁，消化道 X 线造影检查可见残胃扩张、无张力、蠕动波少而弱，且通过胃肠吻合口不畅。处理措施包括：①禁食、胃肠减压，减少胃肠道积气、积液，降低胃肠道张力，使胃肠道得到充分休息，并记录24 h出入量。②输液及肠外营养支持，纠正低蛋白血症，维持水、电解质和酸碱平衡。③应用胃动力促进剂如甲氧氯普胺、多潘立酮，促进胃肠功能恢复，也可用3%温盐水洗胃。一般经上述治疗均可痊愈。

术后梗阻：根据梗阻部位可分为输入袢梗阻、输出袢梗阻和吻合口梗阻。

输入袢梗阻可分为急、慢性两类。①急性完全性输入袢梗阻：多发生于毕Ⅱ式结肠前输入段对胃小弯的吻合术式。临床表现为上腹部剧烈疼痛，频繁呕吐，呕吐量少、多不含胆汁，呕吐后症状不缓解，且上腹部有压痛性肿块。系输出袢系膜悬吊过紧压迫输入袢，或是输入袢过长穿入输出袢与横结肠的间隙孔形成内疝所致，属闭袢性肠梗阻，易发生肠绞窄，应紧急手术治疗。②慢性不完全性输入袢梗阻患者：表现为进食后出现右上腹胀痛或绞痛，呈喷射状呕吐大量不含食物的胆汁，呕吐后症状缓解，多由于输入袢过长扭曲或输入袢过短在吻合口处形成锐角，使输入袢内胆汁、胰液和十二指肠液排空不畅而滞留。由于消化液潴留在输入袢内，进食后消化液分泌明显增加，输入袢内压力增高，刺激肠管发生强烈的收缩，引起喷射样呕吐，也称输入袢综合征。

输出袢梗阻：多为粘连、大网膜水肿或坏死、炎性肿块压迫所致。临床表现为上腹饱胀，呕吐食物和胆汁。如果非手术治疗无效，应手术解除梗阻。

吻合口梗阻：因吻合口过小或是吻合时胃肠壁组织内翻过多而引起，也可因术后吻合口炎性水肿出现暂时性梗阻。患者表现为进食后出现上腹部饱胀感和溢出性呕吐等，呕吐物含或不含胆汁，应即刻禁食，给予胃肠减压和静脉补液等保守治疗。若保守治疗无效，可手术解除梗阻。

倾倒综合征：胃大部切除术后，胃失去幽门窦、幽门括约肌、十二指肠壶腹部等结构对胃排空的控制，导致胃排空过速所产生的一系列综合征，可分为早期倾倒综合征和晚期倾倒综合征。

早期倾倒综合征：多发生在进食后半小时内，患者以循环系统症状和胃肠道症状为主要表现。患者可出现心悸、乏力、出汗、面色苍白等一过性血容量不足表现，并有恶心、呕吐、腹部绞痛、腹泻等消化道症状。处理：主要采用饮食调整，嘱患者少食多餐，饭后平卧20～30 min，避免过甜食物、减少液体摄入量并降低食物渗透浓度，多数可在术后半年或一年内逐渐自愈。极少数症状严重而持久的患者需手术治疗。

晚期倾倒综合征：主要因进食后，胃排空过快，高渗性食物迅速进入小肠被过快吸收而使血糖急剧升高，刺激胰岛素大量释放，而当血糖下降后，胰岛素并未相应减少，继而发生低血糖，故又称低血糖综合征。表现为餐后2～4 h，患者出现心慌、无力、眩晕、出汗、手颤、嗜睡以至虚脱。消化道症状不明显，可有饥饿感，出现症状时稍进饮食即可缓解。饮食中减少糖类含量，增加蛋白质比例，少食多餐可防止其发生。

(七)健康指导

(1)向患者及家属讲解有关胃、十二指肠溃疡的知识，使之能更好地配合治疗和护理。

(2)指导患者学会自我情绪调整，保持乐观进取的精神风貌，注意劳逸结合，减少溃疡病的客观因素。

(3)指导患者饮食应定时定量,少食多餐,营养丰富,以后可逐步过渡至正常人饮食。少食腌、熏食品,避免进食过冷、过烫、过辣及油煎炸食物,切勿酗酒、吸烟。

(4)告知患者及家属有关手术后期可能出现的并发症的表现和预防措施。

(5)定期随访,如有不适及时就诊。

二、胃、十二指肠溃疡急性穿孔

胃、十二指肠溃疡急性穿孔是胃、十二指肠溃疡的严重并发症,为常见的外科急腹症,起病急,变化快,病情严重,需要紧急处理,若诊治不当可危及生命。其发生率呈逐年上升趋势,发病年龄逐渐趋于老龄化。十二指肠溃疡穿孔男性患者较多,胃溃疡穿孔则多见于老年妇女。

(一)病因及发病机制

溃疡穿孔是活动期胃、十二指肠溃疡向深部侵蚀、穿破浆膜的结果。胃溃疡穿孔60%发生在近幽门的胃小弯,而90%的十二指肠溃疡穿孔发生在壶腹部前壁偏小弯侧。急性穿孔后,具有强烈刺激性的胃酸、胆汁、胰液等消化液和食物进入腹腔,引起化学性腹膜炎和腹腔内大量液体渗出,6～8 h细菌开始繁殖并逐渐转变为化脓性腹膜炎。病原菌以大肠埃希菌、链球菌多见,因剧烈的腹痛、强烈的化学刺激、细胞外液的丢失及细菌毒素吸收等因素,患者可出现休克。

(二)临床表现

1.症状

穿孔多突然发生于夜间空腹或饱食后,主要表现为突发性上腹部刀割样剧痛,很快波及全腹,但仍以上腹为重。患者疼痛难忍,常伴恶心、呕吐、面色苍白、出冷汗、脉搏细速、血压下降、四肢厥冷等表现。其后由于大量腹腔渗出液的稀释,腹痛略有减轻,继发细菌感染后,腹痛可再次加重;当胃内容物沿右结肠旁沟向下流注时,可出现右下腹痛。溃疡穿孔后病情的严重程度与患者的年龄、全身情况、穿孔部位、穿孔大小和时间及是否空腹穿孔密切相关。

2.体征

体检时患者呈急性病容,表情痛苦,蜷曲位、不愿移动;腹式呼吸减弱或消失;全腹有明显的压痛、反跳痛,腹肌紧张呈"木板"样强直,以右上腹部最为明显,肝浊音界缩小或消失、可有移动性浊音,肠鸣音减弱或消失。

(三)实验室及其他检查

1.X线检查

大约80%的患者行站立位腹部X线检查时,可见膈下新月形游离气体影。

2.实验室检查

提示血白细胞计数及中性粒细胞比例增高。

3.诊断性腹腔穿刺

临床表现不典型的患者可行诊断性腹腔穿刺,穿刺抽出液可含胆汁或食物残渣。

(四)治疗要点

根据病情选用非手术或手术治疗。

1.非手术治疗

(1)适应证:一般情况良好,症状及体征较轻的空腹状态下穿孔者,穿孔超过24 h,腹膜炎症已局限者，胃、十二指肠造影证实穿孔已封闭者，无出血、幽门梗阻及恶变等并发症者。

(2)治疗措施：①禁食、持续胃肠减压，减少胃肠内容物继续外漏，以利于穿孔的闭合和腹膜炎症消退。②输液和营养支持治疗，以维持机体水、电解质平衡及营养需求。③全身应用抗生素，以控制感染。④应用抑酸药物，如给予 H_2 受体拮抗剂或质子泵抑制剂等制酸药物。

2.手术治疗

(1)适应证：①上述非手术治疗措施 6～8 h，症状无减轻，而且逐渐加重者要改手术治疗。②饱食后穿孔，顽固性溃疡穿孔和伴有幽门梗阻、大出血、恶变等并发症者，应及早进行手术治疗。

(2)手术方式。①单纯缝合修补术：缝合穿孔处并加大网膜覆盖。此方法操作简单，手术时间短，安全性高。适用于穿孔时间超过 8 h，腹腔内感染及炎症水肿严重者；以往无溃疡病史或有溃疡病史但未经内科正规治疗，无出血、梗阻并发症者；有其他系统器质性疾病不能耐受急诊彻底性溃疡切除手术者。②彻底的溃疡切除手术(连同溃疡一起切除的胃大部切除术)：手术方式包括胃大部切除术，对十二指肠溃疡穿孔行迷走神经切断加胃窦切除术，或缝合穿孔后行迷走神经切断加胃空肠吻合术，或行高选择性迷走神经切断术。

(五)常见护理诊断/问题

1.疼痛

疼痛与胃、十二指肠溃疡穿孔后消化液对腹膜的强烈刺激及手术后切口有关。

2.体液不足

体液不足与溃疡穿孔后消化液的大量丢失有关。

(六)护理措施

1.术前护理/非手术治疗的护理

(1)禁食、胃肠减压：溃疡穿孔患者要禁食禁水，有效地胃肠减压，以减少胃肠内容物继续流入腹腔。做好引流期间的护理，保持引流通畅和有效负压，注意观察和记录胃液的颜色、性质和量。

(2)体位：休克者取休克体位(头和躯干抬高 20°～30°角、下肢抬高 15°～20°角)，以增加回心血量；无休克者或休克改善后取半卧位，以利于漏出的消化液积聚于盆腔最低位和便于引流，减少毒素的吸收，同时也可降低腹壁张力和减轻疼痛。

(3)静脉输液，维持体液平衡。①观察和记录 24 h 出入量，为合理补液提供依据。②给予静脉输液，根据出入量和医嘱，合理安排输液的种类和速度，以维持水、电解质及酸碱平衡；同时给予营养支持和相应护理。

(4)预防和控制感染：遵医嘱合理应用抗菌药。

(5)做好病情观察：密切观察患者生命体征、腹痛、腹膜刺激征及肠鸣音变化等。若经非手术治疗6～8 h病情不见好转，症状、体征反而加重者，应积极做好急诊手术准备。

2.术后护理

加强术后护理，促进患者早日康复。

三、胃、十二指肠溃疡大出血

胃、十二指肠溃疡出血是上消化道大出血中最常见的原因，占 50%以上，其中 5%～10%

需要手术治疗。

(一)病因与病理

溃疡基底的血管壁被侵蚀而导致破裂出血，患者过去多有典型溃疡病史，近期可有服用非甾体抗炎药、疲劳、饮食不规律等诱因。胃溃疡大出血多发生在胃小弯，出血源自胃左、右动脉及其分支或肝胃韧带内较大的血管。十二指肠溃疡大出血通常位于壶腹部后壁，出血多来自胃十二指肠动脉或胰十二指肠上动脉及其分支；溃疡基底部的血管侧壁破裂出血不易自行停止，可引发致命的动脉性出血。大出血后，因血容量减少、血压下降、血流变慢，可在血管破裂处形成血凝块而暂时止血。由于胃酸、胃肠蠕动和胃十二指肠内容物与溃疡病灶的接触，部分病例可发生再次出血。

(二)临床表现

1.症状

患者的主要表现是呕血和黑便，多数患者只有黑便而无呕血，迅猛的出血则表现为大量呕血和排紫黑色血便。呕血前患者常有恶心，便血前多突然有便意，呕血或便血前后患者常有心悸、目眩、无力甚至昏厥。如出血速度缓慢则血压、脉搏改变不明显。如果短期内失血量超过400 mL时，患者可出现面色苍白、口渴、脉搏快速有力，血压正常或略偏高的循环系统代偿表现；当失血量超过800 mL时，可出现休克症状，患者烦躁不安、出冷汗、脉搏细速、血压下降、呼吸急促、四肢厥冷等。

2.体征

腹稍胀，上腹部可有轻度压痛，肠鸣音亢进。

(三)实验室及其他检查

1.内镜检查

胃十二指肠纤维镜检查可明确出血原因和部位，出血24 h内阳性率可达70%～80%，超过24 h则阳性率下降。

2.血管造影

选择性腹腔动脉或肠系膜上动脉造影可明确病因与出血部位，并可采取栓塞治疗或动脉注射垂体升压素等介入性止血措施。

3.实验室检查

大量出血早期，由于血液浓缩，血常规变化不大；以后红细胞计数、血红蛋白、血细胞比容均呈进行性下降。

(四)治疗要点

胃、十二指肠溃疡出血的治疗原则：补充血容量防止失血性休克，尽快明确出血部位并采取有效止血措施。

1.非手术治疗

(1)补充血容量：迅速建立静脉通路，快速静脉输液、输血。失血量达全身总血量的20%时，应输注右旋糖酐、羟乙基淀粉或其他血浆代用品，出血量较大时可输注浓缩红细胞，必要时可输全血，保持血细胞比容不低于30%。

(2)禁食、留置胃管：用生理盐水冲洗胃腔，清除血凝块，直至胃液变清。还可经胃管注入

200 mL 含8 mg去甲肾上腺素的生理盐水溶液，每 4～6 h 1 次。

(3)应用止血、制酸等药物：经静脉或肌内注射立止血等止血药物；静脉给予 H_2 受体拮抗剂(西咪替丁等)、质子泵抑制剂(奥美拉唑)或生长抑素等。

(4)胃镜下止血：急诊胃镜检查明确出血部位后同时实施电凝、激光灼凝、注射或喷洒药物、钛夹夹闭血管等局部止血措施。

2.手术治疗

(1)适应证：①重大出血，短期内出现休克，或短时间内(6～8 h)需输入大量血液(>800 mL)方能维持血压和血细胞比容者。②正在进行药物治疗的胃十二指肠溃疡患者发生大出血，说明溃疡侵蚀性大，非手术治疗难以止血，或暂时血止后又复发。③60 岁以上伴血管硬化症者自行止血机会较小，应及早手术。④近期发生过类似的大出血或合并溃疡穿孔或幽门梗阻。⑤胃镜检查发现动脉搏动性出血或溃疡底部血管显露、再出血危险性大者。

(2)手术方式：①胃大部切除术，适用于大多数溃疡出血的患者。②贯穿缝扎术，在病情危急，不能耐受胃大部切除手术时，可采用单纯贯穿缝扎止血法。③在贯穿缝扎处理溃疡出血后，可行迷走神经干切断加胃窦切除或幽门成形术。

(五)常见护理诊断/问题

1.焦虑、恐惧

焦虑、恐惧与突发胃、十二指肠溃疡大出血及担心预后有关。

2.体液不足

体液不足与胃、十二指肠溃疡出血致血容量不足有关。

(六)护理措施

1.非手术治疗的护理(包括术前护理)

(1)缓解焦虑和恐惧：关心和安慰患者，给予心理支持，减轻患者的焦虑和恐惧。及时为患者清理呕吐物。情绪紧张者，可遵医嘱适当给予镇静剂。

(2)体位：取平卧位，卧床休息。有呕血者，头偏向一侧。

(3)补充血容量：迅速建立多条畅通的静脉通路，快速输液、输血，必要时可行深静脉穿刺输液。开始输液时速度宜快，待休克纠正后减慢滴速。

(4)采取止血措施：遵医嘱应用止血药物或冰盐水洗胃，以控制出血。

(5)做好病情观察：严密观察患者生命体征的变化，判断、观察和记录呕血、便血情况，观察患者有无口渴、肢端湿冷、尿量减少等循环血量不足的表现。必要时测量中心静脉压并做好记录。观察有无鲜红色血性胃液从胃管流出，以判断有无活动性出血和止血效果。若出血仍在继续，短时间内(6～8 h)需大量输血(>800 mL)才能维持血压和血细胞比容，或停止输液、输血后，病情又恶化者，应及时报告医师，并配合做好急症手术的准备。

(6)饮食：出血时暂禁食，出血停止后，可进流质或无渣半流质饮食。

2.术后护理

加强术后护理，促进患者早日康复。

四、胃、十二指肠溃疡瘢痕性幽门梗阻

胃、十二指肠溃疡患者因幽门管、幽门溃疡或十二指肠壶腹部溃疡反复发作形成瘢痕狭

窄、幽门痉挛水肿而造成幽门梗阻(pyloric obstruction)。

(一)病因与病理

瘢痕性幽门梗阻常见于十二指肠壶腹部溃疡和位于幽门的胃溃疡。溃疡引起幽门梗阻的机制有幽门痉挛、炎性水肿和瘢痕三种,前两种情况是暂时的和可逆的,在炎症消退、痉挛缓解后梗阻解除,无须外科手术;而瘢痕性幽门梗阻属于永久性,需要手术方能解除梗阻。梗阻初期,为克服幽门狭窄,胃蠕动增强,胃壁肌肉代偿性增厚。后期,胃代偿功能减退,失去张力,胃高度扩大,蠕动减弱,甚至消失。胃内容物潴留引起呕吐而致水、电解质的丢失,导致脱水、低钾低氯性碱中毒;长期慢性不全性幽门梗阻者由于摄入减少,消化吸收不良,可出现贫血与营养障碍。

(二)临床表现

1.症状

患者表现为进食后上腹饱胀不适并出现阵发性胃痉挛性疼痛,伴恶心、嗳气与呕吐。呕吐多发生在下午或晚间,呕吐量大,一次达 1 000～2 000 mL,呕吐物内含大量宿食,有腐败酸臭味,但不含胆汁。呕吐后自觉胃部舒适,故患者常自行诱发呕吐以缓解症状。常有少尿、便秘、贫血等慢性消耗表现,体检时可见患者常有消瘦、皮肤干燥、皮肤弹性消失等营养不良的表现。

2.体征

上腹部可见胃型和胃蠕动波,用手轻拍上腹部可闻及振水声。

(三)实验室及其他检查

1.内镜检查

内镜检查可见胃内有大量潴留的胃液和食物残渣。

2.X 线钡餐检查

X 线钡餐检查可见胃高度扩张,24 h 后仍有钡剂存留(正常 24 h 排空)。已明确幽门梗阻者避免做此检查。

(四)治疗要点

瘢痕性幽门梗阻以手术治疗为主。最常用的术式是胃大部切除术,但年龄较大、身体状况极差或合并其他严重内科疾病者,可行胃空肠吻合加迷走神经切断术。

(五)常见护理诊断/问题

1.体液不足

体液不足与大量呕吐、胃肠减压引起水、电解质的丢失有关。

2.营养失调,低于机体需要量

营养失调,低于机体需要量与幽门梗阻致摄入不足、禁食和消耗、丢失体液有关。

(六)护理措施

1.术前护理

(1)静脉输液:根据医嘱和电解质检测结果合理安排输液种类和速度,以纠正脱水及低钾、低氯性碱中毒。密切观察及准确记录 24 h 出入量,为静脉补液提供依据。

(2)饮食与营养支持:非完全梗阻者可给予无渣半流质饮食,完全梗阻者术前应禁食水,以减少胃内容物潴留。根据医嘱于手术前给予肠外营养,必要时输血或其他血液制品,以纠正营养不良、贫血和低蛋白血症，提高患者对手术的耐受力。

(3)采取有效措施，减轻疼痛，增进舒适。禁食，胃肠减压：完全幽门梗阻患者，给予禁食，保持有效胃肠减压，减少胃内积气、积液，减轻胃内张力。必要时遵医嘱给予解痉药物，以减轻疼痛，增加患者的舒适度。体位：取半卧位，卧床休息。呕吐时，头偏向一侧。呕吐后及时为患者清理呕吐物。情绪紧张者，可遵医嘱给予镇静剂。

(4)洗胃：完全幽门梗阻者，除持续胃肠减压排空胃内潴留物外，需做术前胃的准备，即术前 3 天每晚用 300～500 mL 温盐水洗胃，以减轻胃黏膜水肿和炎症，有利于术后吻合口愈合。

2.术后护理

加强术后护理，促进患者早日康复。

第七节　脾破裂

一、概述

脾脏是一个血供丰富而质脆的实质性器官，脾脏是腹部脏器中最容易受损伤的器官，发生率几乎占各种腹部损伤的 40%左右。它被与其包膜相连的诸韧带固定在左上腹的后方，尽管有下胸壁、腹壁和膈肌的保护，但外伤暴力很容易使其破裂引起内出血，以真性破裂多见，约占 85%。根据不同的病因，脾破裂分成两大类：①外伤性破裂，占绝大多数，都有明确的外伤史，裂伤部位以脾脏的外侧凸面为多，也可在内侧脾门处，主要取决于暴力作用的方向和部位。②自发性破裂，极少见，且主要发生在病理性肿大(门静脉高压症、血吸虫病、淋巴瘤等)的脾脏；如仔细追询病史，多数仍有一定的诱因，如剧烈咳嗽、打喷嚏或突然改变体位等。

二、护理评估

(一)健康史

了解患者腹部损伤的时间、地点，以及致伤源、伤情、就诊前的急救措施、受伤至就诊之间的病情变化，如果患者神志不清，应询问目击人员。患者一般有上腹火器伤、锐器伤或交通事故、工伤等外伤史或病理性(门静脉高压症、血吸虫病、淋巴瘤等)的脾脏肿大病史。

(二)临床表现

脾破裂的临床表现以内出血及腹膜刺激征为特征，并常与出血量和出血速度密切相关。出血量大而速度快的很快就出现低血容量性休克，伤情十分危急；出血量少而慢者症状轻微，除左上腹轻度疼痛外，无其他明显体征，不易诊断。随着时间的推移，出血量越来越大，才出现休克前期的表现，继而发生休克。由于血液对腹膜的刺激而有腹痛，起始在左上腹，慢慢涉及全腹，但仍以左上腹最为明显，同时有腹部压痛、反跳痛和腹肌紧张。

(三)诊断及辅助检查

创伤性脾破裂的诊断主要依赖：①损伤病史或病理性脾脏肿大病史。②临床有内出血的表现。③腹腔诊断性穿刺抽出不凝固血液等。④对诊断确有困难、伤情允许的病例，采用腹腔灌洗、B 超、核素扫描、CT 或选择性腹腔动脉造影等帮助明确诊断。B 超是一种常用检查，可明确脾脏破裂程度。⑤实验室检查发现红细胞、血红蛋白和血细胞比容进行性降低，提示有内出血。

(四)治疗原则

随着对脾功能认识的深化，在坚持"抢救生命第一，保留脾第二"的原则下，尽量保留脾的原则已被绝大多数外科医师接受。彻底查明伤情后尽可能保留脾脏，方法有生物胶黏合止血、物理凝固止血、单纯缝合修补、部分脾切除等，必要时行全脾切除术。

(五)心理、社会因素

导致脾破裂的原因均是意外，患者痛苦大、病情重，且在创伤、失血之后，处于紧张状态，患者常有恐惧、急躁、焦虑，甚至绝望，又担心手术的结果，对手术产生恐惧心理。

三、护理问题

(一)体液不足

体液不足与损伤致腹腔内出血、失血有关。

(二)组织灌注量减少

组织灌注量减少与导致休克的因素依然存在有关。

(三)疼痛

疼痛与脾部分破裂、腹腔内积血有关。

(四)焦虑或恐惧

焦虑或恐惧与意外创伤的刺激、出血及担心预后有关。

(五)潜在并发症

出血。

四、护理目标

(1)患者体液平衡能得到维持，不发生失血性休克。

(2)患者神志清楚，四肢温暖、红润，生命体征平稳。

(3)患者腹痛缓解。

(4)患者焦虑或恐惧程度缓解。

(5)护士要密切观察病情变化，如发现异常，及时报告医师，并配合处理。

五、护理措施

(一)一般护理

(1)严密观察监护伤员病情变化：把患者的脉率、血压、神志、氧饱和度及腹部体征作为常规监测项目，建立治疗时的数据，为动态监测患者生命体征提供依据。

(2)补充血容量：建立两条静脉通路，快速输入平衡盐溶液及血浆或代用品，扩充血容量，维持水、电解质及酸碱平衡，改善休克状态。

(3)保持呼吸道通畅：及时吸氧，改善失血而导致的机体缺氧状态，改善有效通气量，并注意清除口腔中异物、假牙，防止误吸，保持呼吸道通畅。

(4)密切观察患者尿量变化：怀疑脾破裂病员应常规留置导尿管，观察单位时间的尿量，如尿量＞30 mL/h，说明病员休克已纠正或处于代偿期。如尿量＜30 mL/h 甚至无尿，则提示患者已进入休克或肾衰竭期。

(5)术前准备：观察中如发现继续出血(48 h 内输血超过 1 200 mL)或有其他脏器损伤，应立即做好药物皮试、备血、腹部常规备皮等手术前准备。

(二)心理护理

耐心对患者要做好心理安抚,让患者知道手术的目的、意义及手术效果,消除紧张恐惧心理,还要尽快通知家属并取得其同意和配合,使患者和家属都有充分的思想准备,积极主动配合抢救和治疗。

(三)术后护理

(1)体位:术后应去枕平卧,头偏向一侧,防止呕吐物吸入气管,如清醒后血压平稳,病情允许可采取半卧位,以利于腹腔引流。患者不得过早起床活动,一般需卧床休息 10～14 d,以 B 超或 CT 检查为依据,观察脾脏愈合程度,确定能否起床活动。

(2)密切观察生命体征变化:按时测血压、脉搏、呼吸、体温,观察再出血倾向。部分脾切除患者,体温持续在 38～40 ℃ 2～3 周,化验检查白细胞计数不高称为"脾热"。对"脾热"的患者,按高热护理及时给予物理降温,并补充水和电解质。

(3)管道护理:保持大静脉留置管输液通畅,保持无菌,定期消毒。保持胃管、导尿管及腹腔引流管通畅,妥善固定,防止脱落,注意引流物的量及性状的变化。若引流管引流出大量的新鲜血性液体,提示活动性出血,及时报告医师处理。

(4)改善机体状况,给予营养支持:术后保证患者有足够的休息和睡眠,禁食期间补充水、电解质,避免酸碱平衡失调,肠功能恢复后方可进食。应给予高热量、高蛋白、高维生素饮食,静脉滴注复方氨基酸、血浆等,保证机体需要,促进伤口愈合,减少并发症。

(四)健康指导

(1)患者住院 2～3 周出院,出院时复查 CT 或 B 超,嘱患者每月复查 1 次,直至脾损伤愈合,脾脏恢复原形态。

(2)嘱患者若出现头晕、口干、腹痛等不适,均应停止活动并平卧,及时到医院检查治疗。

(3)继续注意休息,脾损伤未愈合前避免体力劳动,避免剧烈运动,如弯腰、下蹲、骑摩托车等。注意保护腹部,避免外力冲撞。

(4)避免增加腹压,保持排便通畅,避免剧烈咳嗽。

(5)脾切除术后,患者免疫力低下,注意保暖,预防感冒,避免进入拥挤的公共场所。坚持锻炼身体,提高机体免疫力。

第八节　小肠破裂

一、概述

小肠是消化管中最长的一段肌性管道,也是消化与吸收营养物质的重要场所。人类小肠全长 3～9 m,平均 5～7 m,个体差异很大,其分为十二指肠、空肠和回肠三部分,十二指肠属上消化道,空肠及其以下肠段属下消化道。

各种外力的作用所致的小肠穿孔称为小肠破裂。小肠破裂在战时和平时均较常见,多见于交通事故、工矿事故、生活事故如坠落、挤压、刀伤和火器伤。小肠可因穿透性与闭合性损伤造成肠管破裂或肠系膜撕裂。小肠占满整个腹部，又无骨骼保护，因此易于受到损伤。由于小肠壁厚，血运丰富，故无论是穿孔修补还是肠段切除吻合术，其成功率均较高，发生肠瘘的机会少。

二、护理评估

（一）健康史

了解患者腹部损伤的时间、地点及致伤源、伤情、就诊前的急救措施、受伤至就诊之间的病情变化，如果患者神志不清，应询问目击人员。

（二）临床表现

小肠破裂后在早期即产生明显的腹膜炎的体征，这是由肠管破裂，肠内容物溢出至腹腔所致。症状以腹痛为主，程度轻重不同，可伴有恶心及呕吐，腹部检查肠鸣音消失，腹膜刺激征明显。

小肠损伤初期一般均有轻重不等的休克症状，休克的深度除与损伤程度有关外，主要取决于内出血的多少，表现为面色苍白、烦躁不安、脉搏细速、血压下降、皮肤发冷等。若为多发性小肠损伤或肠系膜撕裂大出血，可迅速发生休克并进行性恶化。

（三）辅助检查

1.实验室检查

白细胞计数升高说明腹腔炎症；血红蛋白含量取决于内出血的程度，内出血少时变化不大。

2.X 线检查

X 线透视或摄片，检查有无气腹与肠麻痹的征象，因为一般情况下小肠内气体很少，且损伤后伤口很快被封闭，不但膈下游离气体少见，且使一部分患者早期症状隐匿。因此，阳性气腹有诊断价值，但阴性结果也不能排除小肠破裂。

3.腹部 B 超检查

B 超检查对小肠及肠系膜血肿、腹腔积液均有重要的诊断价值。

4.CT 或磁共振检查

这两项检查对小肠损伤有一定诊断价值，而且可对其他脏器进行检查，有时可能发现一些未曾预料的损伤，有助于减少漏诊。

5.腹腔穿刺

有混浊的液体或胆汁色的液体，说明肠破裂，穿刺液中白细胞、淀粉酶含量均升高。

（四）治疗原则

小肠破裂一旦确诊，应立即进行手术治疗，手术方式以简单修补为主。肠管损伤严重时，则应做部分小肠切除吻合术。

（五）心理、社会因素

小肠损伤大多在意外情况下突然发生，加之伤口、出血及内脏脱出的视觉刺激和对预后的担忧，患者多表现为紧张、焦虑、恐惧。应了解其患病后的心理反应，对本病的认知程度和心理承受能力，家属及亲友对其支持情况，经济承受能力等。

三、护理问题

(一)有体液不足的危险

这与创伤致腹腔内出血、体液过量丢失、渗出及呕吐有关。

(二)焦虑、恐惧

这与意外创伤的刺激、疼痛、出血、内脏脱出的视觉刺激及担心疾病的预后等有关。

(三)体温过高

这与腹腔内感染毒素吸收和伤口感染等因素有关。

(四)疼痛

这与小肠破裂或手术有关。

(五)潜在并发症

腹腔感染、肠瘘、失血性休克。

(六)营养失调,低于机体需要量

这与消化道的吸收面积减少有关。

四、护理目标

(1)患者体液平衡得到维持,生命体征稳定。

(2)患者情绪稳定,焦虑或恐惧减轻,主动配合医护工作。

(3)患者体温维持正常。

(4)患者主诉疼痛有所缓解。

(5)护士密切观察病情变化,如发现异常,及时报告医师,并配合处理。

(6)患者体重不下降。

五、护理措施

(一)一般护理

1.伤口处理

对开放性腹部损伤者,妥善处理伤口,及时止血和包扎固定。若有肠管脱出,可用消毒或清洁器皿覆盖保护后再包扎,以免肠管受压、缺血而坏死。

2.病情观察

密切观察生命体征的变化,每 15 min 测定脉搏、呼吸、血压一次。重视患者的主诉,若主诉心慌、脉快、出冷汗等,及时报告医师。不注射止痛药(诊断明确者除外),以免掩盖伤情。不随意搬动伤者,以免加重病情。

3.腹部检查

每 30 min 检查一次腹部体征,注意腹膜刺激征的程度和范围变化。

4.禁食和灌肠

禁食和灌肠可避免肠内容物进一步溢出,造成腹腔感染或加重病情。

5.补充液体和营养

注意纠正水、电解质及酸碱平衡失调,保证输液通畅,对伴有休克或重症腹膜炎的患者可进行中心静脉补液,这不仅可以保证及时大量的液体输入,而且有利于中心静脉压的监测,根据患者具体情况,适量补给全血、血浆或人血清白蛋白,尽可能补给足够的热量和蛋白质、氨基酸及维生素等。

(二)心理护理

关心患者,加强交流,讲解相关病情、治疗方式及预后,使患者了解自己的病情,消除患者的焦虑和恐惧,保持良好的心理状态,并与其一起制定合适的应对机制,鼓励患者,增加治疗的信心。

(三)术后护理

1.妥善安置患者

麻醉清醒后取半卧位,有利于腹腔炎症的局限,改善呼吸状态。了解手术的过程,查看手术的部位,对引流管、输液管、胃管及氧气管等进行妥善固定,做好护理记录。

2.监测病情

观察患者血压、脉搏、呼吸、体温的变化。注意腹部体征的变化。适当应用止痛药,减轻患者的不适。若切口疼痛明显,应检查切口,排除感染。

3.引流管的护理

腹腔引流管保持通畅,准确记录引流液的性状及量。腹腔引流液应为少量血性液,若为绿色或褐色渣样物,应警惕腹腔内感染或肠瘘的发生。

4.饮食

继续禁食、胃肠减压,待肠功能逐渐恢复、肛门排气后,方可拔除胃肠减压管。拔除胃管当日可进清流质饮食,第 2 日进流质饮食,第 3 日进半流质饮食,逐渐过渡到普食。

5.营养支持

维持水、电解质和酸碱平衡,增加营养。维生素主要是在小肠被吸收,小肠部分切除后,要及时补充维生素 C、D、K 和复合维生素 B 等维生素和微量元素钙、镁,可经静脉、肌内注射或口服进行补充,预防贫血,促进伤口愈合。

(四)健康指导

(1)注意饮食卫生,避免暴饮暴食,进易消化食物,少食刺激性食物,避免腹部受凉和饭后剧烈活动,保持排便通畅。

(2)注意适当休息,加强锻炼,增加营养,特别是回肠切除的患者要长期定时补充维生素 B_{12} 等营养素。

(3)定期门诊随访。若有腹痛、腹胀、停止排便及伤口红、肿、热、痛等不适,应及时就诊。

(4)加强社会宣传,增进劳动保护、安全生产、安全行车、遵守交通规则等知识,避免损伤等意外的发生。

(5)普及各种急救知识,在发生意外损伤时,能进行简单的自救或急救。

(6)无论腹部损伤的轻重,都应经专业医务人员检查,以免贻误诊治。

第九节　急性阑尾炎

急性阑尾炎是腹部外科常见的疾病之一，是外科急腹症中最常见的疾病，其发病率约为1∶1 000。各年龄段(不满1岁至90岁，甚至90岁以上)人及妊娠期妇女均可发病，但以青年最为多见。阑尾切除术也是外科最常施行的一种手术。急性阑尾炎临床表现变化较多，需要与许多腹腔内外疾病相鉴别。早期明确诊断，及时治疗，可使患者在短期内恢复健康。若延误诊治，则可能出现严重后果。因此对本病的处理需予以重视。

一、病因

阑尾管腔较细且系膜短，常使阑尾扭曲，内容物排出不畅，阑尾管腔内本来就有许多微生物，远侧又是盲端，很容易发生感染。一般认为急性阑尾炎是由下列几种因素综合而发生的。

(一)梗阻

梗阻为急性阑尾炎发病最常见的基本因素，常见的梗阻原因有：①粪石和粪块等。②寄生虫，如蛔虫堵塞。③阑尾系膜过短，造成阑尾扭曲，引起部分梗阻。④阑尾壁的改变，以往发生过急性阑尾炎后，肠壁可以纤维化，使阑尾腔变小，亦可减弱阑尾的蠕动功能。

(二)细菌感染

阑尾炎的发生也可能是细菌直接感染的结果。细菌可通过直接侵入，经由血运或邻近感染等方式侵入阑尾壁，从而形成阑尾的感染和炎症。

(三)其他

与急性阑尾炎发病有关的因素还有饮食习惯、遗传因素和胃肠道功能障碍等。阑尾先天性畸形，如阑尾过长、过度扭曲、管腔细小、血供不佳等都是易于发生急性炎症的条件。胃肠道功能障碍(如腹泻、便秘等)引起内脏神经反射，导致阑尾肌肉和血管痉挛，当超过正常强度时，可致阑尾管腔狭窄、血供障碍、黏膜受损，细菌入侵而致急性炎症。

二、病理

根据急性阑尾炎的临床过程和病理解剖学变化，可将其分为四种病理类型，这些不同类型可以是急性阑尾炎在其病变发展过程中不同阶段的表现，也可能是不同的病因和发病原理所产生的直接结果。

(一)急性单纯性阑尾炎

阑尾轻度肿胀，浆膜表面充血。阑尾壁各层组织间均有炎性细胞浸润，以黏膜和黏膜下层为最显著；黏膜上可能出现小的溃疡和出血点，阑尾腔内可能有少量渗出液，临床症状和全身反应也较轻，如能及时处理，其感染可以消退、炎症完全吸收，阑尾也可恢复正常。

(二)急性化脓性阑尾炎

阑尾明显肿胀，壁内有大量炎性细胞浸润，可形成大量大小不一的微小脓肿；浆膜高度充血并有较多脓性渗出物，作为肌体炎症防御、局限化的一种表现，常有大网膜下移、包绕部分或全部阑尾。此类阑尾炎的阑尾已有不同程度的组织破坏，即使经保守治疗恢复，阑尾壁仍可留有瘢痕挛缩，致阑尾腔狭窄，因此，日后炎症可反复发作。

(三)坏疽性及穿孔性阑尾炎

坏疽性及穿孔性阑尾炎是一种重型的阑尾炎。根据阑尾血运阻断的部位,坏死范围可仅限于阑尾的一部分或累及整个阑尾。阑尾管壁坏死或部分坏死,呈暗紫色或黑色。阑尾腔内积脓,且压力升高,阑尾壁血液循环障碍。穿孔部位多位于阑尾根部和尖端。穿孔如未被包裹,感染继续扩散,则可引起急性弥漫性腹膜炎。

(四)阑尾周围脓肿

急性阑尾炎化脓坏疽或穿孔,如果此过程进展较慢,大网膜可移至右下腹部,将阑尾包裹并形成粘连,形成炎性肿块或阑尾周围脓肿。

阑尾穿孔并发弥漫性腹膜炎最为严重,常见于坏疽穿孔性阑尾炎,婴幼儿大网膜过短、妊娠期的子宫妨碍大网膜下移,故易于在阑尾穿孔后出现弥漫性腹膜炎。阑尾炎症严重,进展迅速,局部大网膜或肠袢粘连尚不足以局限之,故一旦穿孔,感染很快蔓及全腹腔。患者有全身性感染、中毒和脱水等现象,有全腹性的腹壁强直和触痛,并有肠麻痹的腹胀、呕吐等症状。如不经适当治疗,病死率很高;即使经过积极治疗后全身性感染获得控制,也常因发生盆腔脓肿、膈下脓肿或多发性腹腔脓肿等并发症而需多次手术引流,甚至出现腹腔窦道、肠瘘、粘连性肠梗阻等并发症而使病情复杂、病期迁延。

三、临床表现

急性阑尾炎不论其病因如何,亦不论其病理变化为单纯性、化脓性或坏疽性,在阑尾未穿孔、坏死或并有局部脓肿以前,临床表现大致相似。多数急性阑尾炎都有较典型的症状和体征。

(一)症状

症状一般表现在三个方面。

1.腹痛不适

腹痛不适是急性阑尾炎最常见的症状,约有98%急性阑尾炎患者以此为首发症状。典型的急性阑尾炎腹痛开始时多在上腹部或脐周围,有时为阵发性,并常有轻度恶心或呕吐,一般持续6～36 h(通常约12 h)。当阑尾炎症涉及壁腹膜时,腹痛变为持续性并转移至右下腹部,疼痛加剧,不少患者伴有呕吐、发热等全身症状。此种转移性右下腹痛是急性阑尾炎的典型症状,70%以上的患者具有此症状。该症状在临床诊断上有重要意义。但也应该指出,不少患者其腹痛可能开始时即在右下腹,不一定有转移性腹痛,这可能与阑尾炎病理过程不同有关。没有明显管腔梗阻而直接发生的阑尾感染,腹痛可能一开始就是右下腹炎症性持续性疼痛。异位阑尾炎在临床上虽同样也可有初期梗阻性、后期炎症性腹痛,但其最后腹痛所在部位因阑尾部位不同而异。

腹痛的轻重程度与阑尾炎的严重性之间并无直接关系。虽然腹痛的突然减轻一般显示阑尾腔的梗阻已解除或炎症在消退,但有时因阑尾腔内压过大或组织缺血坏死,神经末梢失去感受和传导能力,腹痛也可减轻;有时阑尾穿孔以后,由于腔内压随之减低,自觉的腹痛也可突然消失。故腹痛减轻,必须伴有体征消失,方可视为是病情好转的证据。

2.胃肠道症状

恶心、呕吐、便秘、腹泻等胃肠道症状是急性阑尾炎患者所常有的。呕吐是急性阑尾炎常见的症状，当阑尾管腔梗阻及炎症程度较重时更为突出。呕吐与发病前有无进食有关，阑尾炎发生于空腹时，往往仅有恶心；饱食后发生者多有呕吐；偶然于病程晚期亦见有恶心、呕吐者，则多由腹膜炎所致。食欲缺乏，不思饮食，则更为患者常有的现象。

当阑尾感染扩散至全腹时，恶心、呕吐可加重。其他胃肠道症状如食欲缺乏、便秘、腹泻等也偶可出现，腹泻多为阑尾炎症扩散至盆腔内形成脓肿，刺激直肠而引起肠功能亢进，此时患者常有排便不畅、便次增多、里急后重及便中带黏液等症状。

3.全身反应

急性阑尾炎患者的全身症状一般并不显著。当阑尾化脓坏疽并有扩散性腹腔内感染时，可以出现明显的全身症状，如寒战、高热、反应迟钝或烦躁不安；当弥漫性腹膜炎严重时，可同时出现血容量不足与脓毒症表现，甚至有心、肺、肝、肾等生命器官功能障碍。

(二)体征

急性阑尾炎的体征在诊断上较自觉症状更具重要性。它的表现决定于阑尾的部位、位置的深浅和炎症的程度，常见的体征有下列几类。

1.患者体位

不少患者来诊时常见弯腰行走，且往往以双手按在右下腹部。在床上平卧时其右髋关节常呈屈曲位。

2.压痛和反跳痛

最主要和典型的是右下腹压痛，其存在是诊断阑尾炎的重要依据，典型的压痛较局限，位于麦氏点(阑尾点)或其附近。无并发症的阑尾炎其压痛点比较局限，有时可以用一个手指在腹壁找到最明显压痛点；待出现腹膜炎时，压痛范围可变大，甚至全腹压痛，但压痛最剧点仍在阑尾部位。压痛点具有重大诊断价值，即使患者自觉腹痛尚在上腹部或脐周围，体检时往往已能发现在右下腹有明显的压痛点，常借此可获得早期诊断。

年老体弱、反应差的患者炎症有时即使很重，但压痛可能比较轻微，或必须深压才痛。压痛表明阑尾炎症的存在和其所在的部位，较转移性腹痛更具诊断意义。

反跳痛具有重要的诊断意义，体检时将压在局部的手突然松开，患者感到剧烈疼痛，更重于压痛。这是腹膜受到刺激的反应，可以更肯定局部炎症的存在。阑尾部位压痛与反跳痛的同时存在对诊断阑尾炎比单个存在更有价值。

3.右下腹肌紧张和强直

肌紧张是腹壁对炎症刺激的反应性痉挛，强直则是一种持续性不由自主的保护性腹肌收缩，都见于阑尾炎症已超出浆膜并侵及周围脏器或组织时。检查腹肌有无紧张和强直要求动作轻柔，患者情绪平静，以避免引起腹肌过度反应或痉挛，导致得出不正确结论。

4.疼痛试验

有些急性阑尾炎患者以下几种疼痛试验可能呈阳性，其主要原理是处于深部但有炎症的阑尾黏附于腰大肌或闭孔肌，在行以下各种试验时，局部受到明显刺激而出现疼痛。①结肠充气试验(Rovsing 征)：深压患者左下腹部降结肠处，患者感到阑尾部位疼痛。②腰大肌试验：患者左侧卧，右腿伸直并过度后伸时阑尾部位出现疼痛。③闭孔内肌试验：患者屈右髋右膝并内旋时感到阑尾部位疼痛。④直肠内触痛：直肠指检时按压右前壁患者有疼痛感。

(三)化验

急性阑尾炎患者的血常规、尿常规检查有一定重要性。90%的患者常有白细胞计数增多，是临床诊断的重要依据，一般为$(10\sim15)\times10^9/L$。随着炎症加重，白细胞可以增加，甚至可在$20\times10^9/L$以上。但年老体弱或免疫功能受抑制的患者，白细胞不一定增多，甚至反而下降。白细胞数增多常伴有核左移。急性阑尾炎患者的尿液检查一般无特殊改变，但对排除类似阑尾炎症状的泌尿系统疾病，如输尿管结石，常规检查尿液仍有必要。

四、诊断

多数急性阑尾炎的诊断以转移性右下腹痛或右下腹痛、阑尾部位压痛和白细胞升高三者为决定性依据。典型的急性阑尾炎(约占 80%)均有上述症状、体征，易于据此作出诊断。对于临床表现不典型的患者，尚需考虑借助其他一些诊断手段，以做进一步肯定。

五、鉴别诊断

典型的急性阑尾炎一般诊断并不困难，但在另一部分病例，由于临床表现并不典型，诊断相当困难，有时甚至诊断错误，以致采用错误的治疗方法或延误治疗，产生严重并发症，甚至死亡。要与急性阑尾炎相鉴别的疾病很多，常见的为以下 3 类。

(一)内科疾病

临床上，不少内科疾病具有急腹症的临床表现，常被误诊为急性阑尾炎而施行不必要的手术探查，将无病变的阑尾切除，甚至危及患者生命，故诊断时必须慎重。常见的需要与急性阑尾炎鉴别的内科疾病有以下几种。

1.急性胃肠炎

一般急性胃肠炎患者发病前常有饮食不慎或食物不洁史。症状虽亦以腹痛、呕吐、腹泻为主，但通常以呕吐或腹泻较为突出，有时在腹痛之前即已有吐泻。急性阑尾炎患者即使有吐泻，一般也不严重，且多发生在腹痛以后。急性胃肠炎的腹痛有时虽很剧烈，但其范围较广，部位较不固定，更无转移至右下腹的特点。

2.急性肠系膜淋巴结炎

本病多见于儿童，往往发生于上呼吸道感染之后。患者过去大多有同样腹痛史，且常在上呼吸道感染后发作。起病初期于腹痛开始前后往往即有高热，此与一般急性阑尾炎不同；腹痛初起时即位于右下腹，而无急性阑尾炎之典型腹痛转移史。其腹部触痛的范围亦较急性阑尾炎为广，部位亦较阑尾的位置高，并较靠近内侧。腹壁强直不甚明显，反跳痛亦不显著。Rovsing 征和肛门指检都是阴性。

3.Meckel 憩室炎

Meckel 憩室炎往往无转移性腹痛，局部压痛点也在阑尾点之内侧，多见于儿童，由于1/3Meckel憩室中有胃黏膜存在，患者可有黑粪史。Meckel 憩室炎穿孔时成为外科疾病。临床上如诊断为急性阑尾炎而手术中发现阑尾正常者，应立即检查末段回肠至少 100 cm，以视有无 Meckel 憩室炎，免致遗漏而造成严重后果。

4.局限性回肠炎

典型局限性回肠炎不难与急性阑尾炎相区别。但不典型急性发作时，右下腹痛、压痛及白细胞升高与急性阑尾炎相似，必须通过细致临床观察，发现局限性回肠炎所致的部分肠梗阻的症状与体征(如阵发绞痛和可触及条状肿胀肠袢),方能鉴别。

5.心胸疾病

如右侧胸膜炎、右下肺炎和心包炎等均可有反射性右侧腹痛,甚至右侧腹肌反射性紧张等,但这些疾病以呼吸、循环系统功能改变为主,一般没有典型急性阑尾炎的转移性右下腹痛和压痛。

6.其他

如过敏性紫癜、铅中毒等,均可有腹痛,但腹软无压痛。详细的病史、体检和辅助检查可予以鉴别。

(二)外科疾病

1.胃、十二指肠溃疡急性穿孔

本病为常见急腹症,发病突然,临床表现可与急性阑尾炎相似。溃疡病穿孔患者多数有慢性溃疡史,穿孔大多发生在溃疡病的急性发作期。溃疡穿孔所引起的腹痛,虽亦起于上腹部并可累及右下腹,但一般均迅速累及全腹,不像急性阑尾炎有局限于右下腹的趋势。腹痛发作极为突然,程度也颇剧烈,常可导致患者休克。体检时右下腹虽也有明显压痛,但上腹部溃疡穿孔部位一般仍为压痛最显著地方;腹肌的强直现象也特别显著,常呈“板”样强直。腹内因有游离气体存在,肝浊音界多有缩小或消失现象;X线透视如能确定膈下有积气,有助于诊断。

2.急性胆囊炎

总体上急性胆囊炎的症状与体征均以右上腹为主,常可扪及肿大和有压痛的胆囊,墨菲征阳性,辅以B超不难鉴别。

3.右侧输尿管结石

本病有时表现与阑尾炎相似。但输尿管结石以腰部酸痛或绞痛为主,可有向会阴部放射痛,右肾区叩击痛(+),肉眼或镜检尿液有大量红细胞,B超检查和肾、输尿管、膀胱X线片可确诊。

(三)妇科疾病

1.右侧异位妊娠破裂

这是育龄妇女最易与急性阑尾炎相混淆的疾病,尤其是未婚怀孕女性,诊断时更要细致。异位妊娠患者常有月经过期或近期不规则史,在腹痛发生以前,可有阴道不规则的出血史。其腹痛之发作极为突然,开始即在下腹部,并常伴有会阴部垂痛感觉。全身无炎症反应,但有不同程度的出血性休克症状。妇科检查常能发现阴道内有血液,子宫颈柔软而有明显触痛,一侧附件有肿大且具压痛;如阴道后穹隆或腹腔穿刺抽出新鲜不凝固血液,同时妊娠试验阳性可以确诊。

2.右侧卵巢囊肿扭转

本病可突然出现右下腹痛,囊肿绞窄坏死可刺激腹膜而致局部压痛,与急性阑尾炎相似。但急性扭转时疼痛剧烈而突然,坏死囊肿引起的局部压痛位置偏低,有时可扪到肿大的囊肿,都与阑尾炎不同,妇科双合诊或B超检查等可明确诊断。

3.其他

如急性盆腔炎、右侧附件炎、右侧卵巢滤泡或黄体破裂等，可通过病史、月经史、妇科检查、B超检查、后穹隆或腹腔穿刺等做出正确诊断。

六、治疗

手术切除是治疗急性阑尾炎的主要方法，但阑尾炎症的病理变化比较复杂，非手术治疗仍有其价值。

(一)非手术治疗

1.适应证

(1)患者一般情况差或因客观条件不允许，如合并严重心、肺功能障碍，也可先行非手术治疗，但应密切观察病情变化。

(2)急性单纯性阑尾炎早期，药物治疗多有效，其炎症可吸收消退，阑尾能恢复正常，也可不再复发。

(3)当急性阑尾炎已被延误诊断超过48 h，病变局限，已形成炎性肿块，也应采用非手术治疗，待炎症消退，肿块吸收后，再考虑择期切除阑尾。当炎性肿块转成脓肿时，应先行脓肿切开引流，以后再进行择期阑尾切除术。

(4)急性阑尾炎诊断尚未明确，临床观察期间可采用非手术治疗。

2.方法

非手术治疗的内容和方法有卧床，禁食，静脉补充水、电解质和热量，同时应用有效抗生素，以及对症处理(如镇静、止痛、止吐等)。

(二)手术治疗

绝大多数急性阑尾炎诊断明确后均应采用手术治疗，以去除病灶、促进患者迅速恢复。但是急性阑尾炎的病理变化和患者条件常有不同，因此也要根据具体情况，对不同时期、不同阶段的患者采用不同的手术方式分别处理。

七、急救护理

(一)护理目标

(1)患者焦虑情绪明显好转配合治疗及护理。

(2)患者主诉疼痛明显缓解或消失。

(3)术后未发生相关并发症或并发症发生后能得到及时治疗与处理。

(二)护理措施

1.非手术治疗

(1)体位：取半卧位休息，以减轻疼痛。

(2)饮食：轻者可进流质，重症应禁食以减少肠蠕动，利于炎症局限。

(3)加强病情观察：定时测量生命体征，密切观察患者的腹部症状和体征，尤其注意腹痛的变化；观察期间禁用镇静止痛剂，如吗啡等，以免掩盖病情。

(4)避免增加肠内压力：禁服泻药及灌肠，以免肠蠕动加快，增高肠内压力，导致阑尾穿孔或炎症扩散。

(5)使用有效的抗生素控制感染。

(6)心理护理:耐心做好患者及家属的解释工作,减轻其焦虑和紧张情绪;向患者和家属介绍疾病相关知识,使之积极配合治疗和护理。

2.术后护理

(1)体位:患者全麻术后清醒或硬膜外麻醉平卧 6 h 后,血压平稳,采用半卧位,以减少腹壁张力,减轻切口疼痛,有利于呼吸和引流。

(2)饮食护理:患者术后禁食,禁食期间给予静脉补液。待肛门排气,肠蠕动恢复后,进流质饮食,逐渐向半流质和普食过渡。

(3)合理使用抗生素:术后遵医嘱及时正确使用抗生素,控制感染,防止并发症发生。

(4)早期活动:鼓励患者术后在床上活动,待麻醉反应消失后可起床活动,以促进肠蠕动恢复,防止肠粘连,增进血液循环,促进伤口愈合。

(5)切口的护理:①及时更换污染敷料,保持切口清洁、干燥。②密切观察切口愈合情况,及时发现出血及感染征象。

(6)引流管的护理:①妥善固定引流管和引流袋,防止引流管折叠、受压或牵拉而脱出,并减少牵拉引起的疼痛。②保持引流通畅,经常从近端至远端挤压引流管,防止血块或脓液堵塞。如发现引流液突然减少,应检查引流管有无脱落和堵塞。③观察并记录引流液的颜色、性状及量,准确记录 24 h 的引流量。当引流液量逐渐减少、颜色逐渐变淡至浆液性,患者体温及血象正常,可考虑拔管。④每周更换引流袋2～3 次。更换引流袋和敷料时,严格执行无菌操作,防止污染和避免引起逆行感染。

(7)术后并发症的观察及护理。①切口感染:阑尾切除术后最常见的并发症,多见于化脓性或穿孔性阑尾炎。切口感染可通过术中有效保护切口、彻底止血、消灭无效腔等措施得到预防。一般临床表现为术后 2～3 d体温升高,切口处出现红、肿、痛。治疗原则:先试穿刺抽脓液,一经确诊立即充分敞开引流,排出脓液,放置引流,定期换药,短期内可愈合。②粘连性肠梗阻:与局部炎性渗出、手术损伤和术后长期卧床等因素有关。早期手术、术后早期下床活动可以有效预防该并发症,完全性肠梗阻者应手术治疗。③腹腔内出血:常发生在术后 24～48 h,多由阑尾系膜结扎线松脱或止血不彻底而引起。临床表现为腹痛、腹胀和失血性休克等。一旦发生出血,应立即输血、补液,紧急手术止血。④腹腔感染或脓肿:多发生于化脓性或坏疽性阑尾炎术后,尤其阑尾穿孔伴腹膜炎的患者。患者表现为体温升高,腹痛、腹胀、腹部压痛及全身中毒症状。按腹膜炎治疗和护理原则处理。⑤阑尾残株炎:阑尾残端保留过长超过 1 cm 时,术后残株易复发炎症,仍表现为阑尾炎的症状。X 线钡剂检查可明确诊断。症状较重者,应手术切除阑尾残株。⑥粪瘘:很少见。残端结扎线脱落、盲肠原有结核或癌肿等病变,手术时误伤盲肠等因素均是发生粪瘘的原因。临床表现类似阑尾周围脓肿,经非手术治疗后,粪瘘多可自行闭合。少数需手术治疗。

(三)健康指导

(1)术前向患者解释禁食的目的和意义,指导患者采取正确的卧位。

(2)指导患者术后早期下床活动,促进肠蠕动恢复,避免肠粘连。

(3)术后鼓励患者进食营养丰富的食物,以利于伤口愈合。

(4)出院指导,若出现腹痛、腹胀等症状,应及时就诊。

第十节　急性肠梗阻

一、概述

肠梗阻(intestinal obstruction)指肠内容物在肠道中通过受阻,为常见急腹症,可由多种因素引起。起病初梗阻肠段先有解剖和功能性改变,继而发生体液和电解质的丢失、肠壁循环障碍坏死和继发感染,最后可致毒血症休克死亡。当然如能及时诊断、积极治疗大多能逆转病情的发展,并治愈。

二、病因

(一)机械性肠梗阻

1.肠外原因

(1)粘连与粘连带压迫:粘连可引起肠折叠扭转而造成梗阻。先天性粘连带较多见于小儿;腹部手术或腹内炎症产生的粘连是成人肠梗阻最常见的原因,但少数病例可无腹部手术及炎症史。

(2)嵌顿性外疝或内疝。

(3)肠扭转常由粘连所致。

(4)肠外肿瘤或腹块压迫。

2.肠管本身的原因

(1)先天性狭窄和闭孔畸形。

(2)炎症肿瘤吻合手术及其他因素所致的狭窄,如炎症性肠病、肠结核、放射性损伤、肠肿瘤(尤其是结肠瘤)、肠吻合等。

(3)肠套叠在成人较少见,多因息肉或其他肠管病变引起。

3.肠腔内原因

成团蛔虫异物或粪块等引起肠梗阻已不常见。巨大胆石通过胆囊或胆总管十二指肠瘘管进入肠腔,产生胆石性肠梗阻的病例时有报道。

(二)动力性肠梗阻

(1)麻痹性:腹部大手术后腹膜炎、腹部外伤、腹膜后出血、某些药物肺炎、脓胸脓毒血症、低钾血症,或其他全身性代谢紊乱均可并发麻痹性肠梗阻。

(2)痉挛性:肠道炎症及神经系统功能紊乱均可引起肠管暂时性痉挛。

(三)血管性肠梗阻

肠系膜动脉栓塞或血栓形成和肠系膜静脉血栓形成为主要病因。各种病因引起肠梗阻的频率随年代地区、民族医疗卫生条件等不同而有所不同。例如,以前嵌顿疝所致的机械性肠梗阻的发生率最高,随着医疗水平的提高,预防性疝修补术得到普及,现已明显减少,而粘连所致的肠梗阻的发生率明显上升。

三、病理改变

单纯性完全机械性肠梗阻发生后,梗阻部位以上的肠腔扩张,肠壁变薄,黏膜易有糜烂和溃疡发生，浆膜可被撕裂，整个肠壁可因血供障碍而坏死穿孔，梗阻以下部分肠管多呈空虚坍陷。麻痹性肠梗阻时肠管扩张肠壁变薄。

在绞窄性肠梗阻的早期，由于静脉回流受阻，小静脉和毛细血管可发生淤血、通透性增加，甚至破裂而渗出血浆或血液，此时肠管内因充血和水肿而呈紫色，继而出现动脉血流受阻、血栓形成，肠壁因缺血而坏死，肠内细菌和毒素可通过损伤的肠壁进入腹腔，坏死的肠管呈紫黑色，最后可自行破裂。

四、病理生理改变

肠梗阻的主要病理生理改变为肠膨胀、体液和电解质的丢失，以及感染和毒血症。这些改变的严重程度视梗阻部位的高低、梗阻时间的长短及肠壁有无血液供应障碍而不同。

（一）肠膨胀

机械性肠梗阻时，梗阻以上的肠腔因积液积气而膨胀，肠段对梗阻的最先反应是增强蠕动，而强烈的蠕动引起肠绞痛。此时食管上端括约肌发生反射性松弛，患者在吸气时不自觉地将大量空气吞入胃肠，因此肠腔积气的70%是咽下的空气，其中大部分是氮气，不易被胃肠吸收，其余30%的积气是肠内酸碱中和与细菌发酵作用产生的。正常成人每日消化道分泌的唾液、胃液、胆液、胰液和肠液的总量约8 L，绝大部分被小肠黏膜吸收，以保持体液平衡。肠梗阻时大量液体和气体聚积在梗阻近端引起肠膨胀，而膨胀能抑制肠壁黏膜吸收水分，以后又刺激其增加分泌，如此肠腔内液体越积越多，使肠膨胀进行性加重。单纯性肠梗阻肠管内压力一般较低，初期常低于8 cmH_2O。

但随着梗阻时间的延长，肠管内压力甚至可达到18 cmH_2O。结肠梗阻时肠腔内压力平均在25 cmH_2O以上，甚至有高52 cmH_2O的水柱。肠管内压力的增高可使肠壁静脉回流障碍，引起肠壁充血水肿，通透性增加。肠管内压力继续增高可使肠壁血流阻断使单纯性肠梗阻变为绞窄性肠梗阻。严重的肠膨胀甚至可使横膈抬高，影响患者的呼吸和循环功能。

（二）体液和电解质的丢失

肠梗阻时肠膨胀可引起反射性呕吐。高位小肠梗阻时呕吐频繁，大量水分和电解质被排出体外。如梗阻位于幽门或十二指肠上段，呕出过多胃酸，则易产生脱水和低氯低钾性碱中毒，如梗阻位于十二指肠下段或空肠上段，则重碳酸盐的丢失严重。低位肠梗阻，呕吐虽远不如高位者少见，但因肠黏膜吸收功能降低而分泌液量增多，梗阻以上肠腔中积留大量液体，有时多达5～10 L，内含大量碳酸氢钠。这些液体虽未被排出体外，但封闭在肠腔内不能进入血液，等于体液的丢失。此外，过度的肠膨胀影响静脉回流，导致肠壁水肿和血浆外渗，在绞窄性肠梗阻时，血和血浆的丢失尤其严重。因此，患者多发生脱水伴少尿、氮质血症和酸中毒。如脱水持续，血液进一步浓缩，则导致低血压和低血容量休克。失钾和不进饮食所致的血钾过低可引起肠麻痹，进而加重肠梗阻的发展。

（三）感染和毒血症

正常人的肠蠕动使肠内容物经常向前流动和更新，因此小肠内是无菌的，或只有极少数细菌。单纯性机械性小肠梗阻时，肠内纵有细菌和毒素也不能通过正常的肠黏膜屏障，因而危害不大。若梗阻转变为绞窄性，开始时，静脉血流被阻断，受累的肠壁渗出大量血液和血浆，使血容量进一步减少，继而动脉血流被阻断而加速肠壁的缺血性坏死。绞窄段肠腔中的液体含大量细菌(如梭状芽孢杆菌、链球菌、大肠埃希菌等)、血液和坏死组织,细菌的毒素及血液和坏死组织的分解产物均具有极强的毒性。这种液体通过破损或穿孔的肠壁进入腹腔后,可引起强烈的腹膜刺激和感染,被腹膜吸收后,则引起脓毒血症。严重的腹膜炎和毒血症是导致肠梗阻患者死亡的主要原因。

除上述三项主要的病理生理改变之外,如发生绞窄性肠梗阻往往还伴有肠壁、腹腔和肠腔内的渗血,绞窄的肠袢越长,失血量越大,亦是导致肠梗阻患者死亡的原因之一。

五、临床表现

症状和体征典型的肠梗阻是不难诊断的,但缺乏典型表现者诊断较困难。X线腹部透视或摄片检查对证实临床诊断、确定肠梗阻的部位很有帮助。正常人腹部X线平片上只能在胃和结肠内见到少量气体。如小肠内有气体和液平面,表明肠内容物通过障碍,提示肠梗阻的存在。急性小肠梗阻通常要经过6 h肠内才会积聚足够的液体和气体,形成明显的液平面;经过12 h,肠扩张的程度肯定达到诊断水平。结肠梗阻发展到X线征象出现的时间就更长。充气的小肠特别是空肠可从横绕肠管的环状襞加以辨认,并可与具有结肠袋影的结肠相区别。此外,典型的小肠肠型多在腹中央部分,而结肠影在腹周围或在盆腔。根据患者体力情况可采用立或卧式,从正位或侧位摄片,必要时进行系列摄片。

肠梗阻的诊断确定后,应进一步鉴别梗阻的类型。因治疗及预后方面差异很大,如机械性肠梗阻多需手术解除,动力性肠梗阻则可用保守疗法治愈,绞窄性肠梗阻应尽早进行手术,而单纯性机械性肠梗阻可先试行保守治疗。应鉴别之点如下。

(一)鉴别机械性肠梗阻和动力性肠梗阻

首先要从病史上分析有无机械梗阻因素。动力性肠梗阻包括常见的麻痹性和少见的痉挛性肠梗阻。机械性肠梗阻的特征是阵发性肠绞痛、肠鸣音亢进和非对称性腹胀;而麻痹性肠梗阻的特征为无绞痛、肠鸣音消失和全腹均匀膨胀;痉挛性肠梗阻可有剧烈腹痛突然发作和消失,间歇期不规则,肠鸣音减弱而不消失,但无腹胀。X线腹部平片有助于鉴别:机械性梗阻的肠胀气局限于梗阻部位以上的肠段;麻痹性梗阻时,全部胃、小肠和结肠均有胀气,程度大致相同;痉挛性梗阻时,肠无明显胀气和扩张。每隔5 min拍摄正、侧位腹部平片以观察小肠有无运动,常可鉴别机械性与麻痹性肠梗阻。

(二)鉴别单纯性肠梗阻和绞窄性肠梗阻

绞窄性肠梗阻可发生于单纯性机械性肠梗阻的基础上,单纯性肠梗阻因治疗不善而转变为绞窄性肠梗阻的占15%～43%,一般认为出现下列征象应疑有绞窄性肠梗阻。

(1)急骤发生的剧烈腹痛持续不减,或由阵发性绞痛转变为持续性腹痛,疼痛的部位较为固定。若腹痛涉及背部提示肠系膜受到牵拉,更提示为绞窄性肠梗阻。

(2)腹部有压痛、反跳痛和腹肌强直,腹胀与肠鸣音亢进则不明显。

(3)呕吐物、胃肠减压引流物、腹腔穿刺液含血液,亦可有便血。

(4)全身情况急剧恶化,毒血症表现明显,可出现休克。

(5)X线平片检查可见梗阻部位以上肠段扩张并充满液体,状若肿瘤或呈"C"形面,被称为"咖啡豆"征,在扩张的肠管间常可见有腹腔积液。

(三)鉴别小肠梗阻和结肠梗阻

高位小肠梗阻呕吐频繁而腹胀较轻,低位小肠梗阻则反之。结肠梗阻的临床表现与低位小肠梗阻相似。但X线腹部平片检查则可区别。小肠梗阻是充气之肠袢遍及全腹,液平较多,而结肠则不显示。若为结肠梗阻则在腹部周围可见扩张的结肠和袋形,小肠内积气则不明显。

(四)鉴别完全性肠梗阻和不完全性肠梗阻

完全性肠梗阻多为急性发作而且症状明显,不完全性肠梗阻则多为慢性梗阻,症状不明显,往往为间隙性发作。X线平片检查完全性肠梗阻者肠袢充气扩张明显,不完全性肠梗阻则反之。

(五)肠梗阻病因的鉴别诊断

判断病因可从年龄、病史、体检、X线检查等方面的分析着手。例如以往有过腹部手术、创伤、感染的病史,应考虑肠粘连或粘连带所致的梗阻;如患者有肺结核,应想到肠结核或腹膜结核引起肠梗阻的可能。遇风湿性心瓣膜病伴心房纤颤、动脉粥样硬化或闭塞性动脉内膜炎的患者,应考虑肠系膜动脉栓塞;而门静脉高压和门静脉炎可致门静脉栓塞。这些动静脉血流受阻是血管性肠梗阻的常见原因。在儿童中,蛔虫引起肠堵塞偶可见到,3岁以下婴幼儿中原发性肠套叠多见;青、中年患者的常见病因是肠粘连、嵌顿性外疝和肠扭转;老年人的常见病因是结肠癌、乙状结肠扭转和粪块堵塞,而结肠梗阻病例的90%为癌性梗阻。成人中肠套叠少见,多继发于Meckel憩室、肠息肉和肿瘤。在腹部检查时,要特别注意腹部手术切口瘢痕和隐蔽的外疝。

腹痛、呕吐、腹胀、便秘和停止排气是肠梗阻的典型症状,但在各类肠梗阻中轻重并不一致。

1.腹痛

肠梗阻的患者大多有腹痛。在急性完全性机械性小肠梗阻患者中,腹痛表现为阵发性绞痛,是由梗阻部位以上的肠管强烈蠕动引起,多位于腹中部,常突然发作,逐步加剧至高峰,持续数分钟后缓解。间隙期可以完全无痛,但过段时间后可以再发,绞痛的程度和间隙期的长短则视梗阻部位的高低和病情的缓急而异。一般而言,十二指肠、上段空肠梗阻时呕吐可起减压作用,患者绞痛较轻。而低位回肠梗阻则可因肠胀气抑制肠蠕动,故绞痛亦轻。唯急性空肠梗阻时绞痛较剧烈,一般每2～5 min即发作一次。不完全性肠梗阻腹痛较轻,在一阵肠鸣或排气后可见缓解。慢性肠梗阻亦然,且间隙期亦长。急性机械性结肠梗阻时腹痛多在下腹部,一般较小肠梗阻为轻。结肠梗阻时若回盲瓣功能正常,结肠内容物不能逆流到小肠,肠腔逐渐扩大,压力增高,因而除阵发性绞痛外可有持续性钝痛。此种情况的出现应注意有闭袢性肠梗阻的可能性。发作间隙期的持续性钝痛亦是绞窄性肠梗阻的早期表现。如肠壁已发生缺血坏死则呈持续性剧烈腹痛。至于麻痹性肠梗阻,由于肠肌已无蠕动能力,无肠绞痛发作,可由高度肠管膨胀而引起腹部持续性胀痛。

2.呕吐

肠梗阻患者几乎都有呕吐,早期为反射性呕吐,吐出物多为胃内容物。后期则为反流性呕吐,因梗阻部位高低而不同,部位越高,呕吐越频越剧烈。低位小肠梗阻时呕吐较轻亦较疏。

结肠梗阻时，回盲瓣可以阻止反流故早期可无呕吐，但后期回盲瓣因肠腔过度充盈而关闭不全时亦有较剧烈的呕吐，吐出物可含粪汁。

3.腹胀

腹胀是较迟出现的症状，其程度与梗阻部位有关。高位小肠梗阻由于频繁呕吐多无明显腹胀；低位小肠梗阻或结肠梗阻的晚期常有显著的全腹膨胀。闭袢性梗阻的肠段膨胀很突出，常呈不对称的局部膨胀。麻痹性肠梗阻时，全部肠管均膨胀扩大，故腹胀显著。

4.便秘和停止排气

完全性肠梗阻时，患者排便和排气现象消失。但在高位小肠梗阻的最初2～3 d，如梗阻以下肠腔内积存了粪便和气体，则仍有排便和排气现象，不能因此否定完全性梗阻的存在。同样，在绞窄性肠梗阻，如肠扭转、肠套叠，以及结肠癌所致的肠梗阻等都仍可有血便或脓血便排出。

5.全身症状

单纯性肠梗阻患者一般无明显的全身症状，但呕吐频繁和腹胀严重者必有脱水，血钾过低者有疲软、嗜睡、乏力和心律失常等症状。绞窄性肠梗阻患者的全身症状最显著，早期即有虚脱，很快进入休克状态。伴有腹腔感染者，腹痛持续并扩散至全腹，同时有畏寒、发热、白细胞增多等感染和毒血症表现。

六、治疗措施

肠梗阻的治疗方法取决于梗阻的原因、性质、部位、病情和患者的全身情况。但不论采取何种治疗方法，纠正肠梗阻所引起的水、电解质和酸碱平衡的失调，做胃肠减压以改善梗阻部位以上肠段的血液循环及控制感染等皆属必要。

(一)纠正脱水、电解质丢失和酸碱平衡失调

脱水、电解质的丢失与病情、疾病分型有关。应根据临床经验与血化验结果予以估计。一般成人症状较轻的约需补液 1 500 mL，有明显呕吐的则需补 3 000 mL，而伴周围循环虚脱和低血压时则需补液4 000 mL以上。若病情一时不能缓解则尚需补给从胃肠减压及尿中排泄的量及正常的每日需要量。当尿量排泄正常时，尚需补给钾盐。低位肠梗阻多因碱性肠液丢失易有酸中毒，而高位肠梗阻则因胃液和钾的丢失易发生碱中毒，皆应予相应的纠正。在绞窄性肠梗阻和机械性肠梗阻的晚期，可有血浆和全血的丢失，产生血液浓缩或血容量的不足，故尚应补给全血或血浆、白蛋白等方能有效地纠正循环障碍。

在制订或修改此项计划时，必须根据患者的呕吐情况、脱水体征、每小时尿量和尿比重及血钠、钾、氯离子与二氧化碳结合力，血肌酐，以及血细胞比容、中心静脉压的测定结果加以调整。由于酸中毒、血浓缩、钾离子从细胞内逸出，血钾测定有时不能真实地反映细胞缺钾情况。而应进行心电图检查作为补充。补充体液和电解质、纠正酸碱平衡失调的目的在于维持机体内环境的相对稳定，保持机体的抗病能力，使患者在肠梗阻解除之前渡过难关，能在有利的条件下经受外科手术治疗。

(二)胃肠减压

通过胃肠插管减压可引出吞入的气体和滞留的液体，解除肠膨胀，避免吸入性肺炎，减轻呕吐，改善由腹胀引起的循环和呼吸窘迫症状，在一定程度上能改善梗阻以上肠管的淤血、水

肿和血液循环。少数轻型单纯性肠梗阻经有效的减压后肠腔可恢复通畅。胃肠减压可减少手术操作困难,增加手术的安全性。

减压管一般有两种:较短的一种(Levin 管)可放置在胃或十二指肠内,操作方便,对高位小肠梗阻减压有效;另一种减压管长数米(Miller-Abbott 管),适用于较低位小肠梗阻和麻痹性肠梗阻的减压,但操作费时,放置时需要 X 线透视以确定管端的位置。结肠梗阻发生肠膨胀时,插管减压无效,常需手术减压。

(三)控制感染和毒血症

肠梗阻时间过长或发生绞窄时,肠壁和腹膜常有多种细菌感染(如大肠埃希菌、梭形芽孢杆菌、链球菌等),积极地采用以抗革兰阴性杆菌为重点的广谱抗生素静脉滴注治疗十分重要,动物实验和临床实践都证实应用抗生素可以显著降低肠梗阻的死亡率。

(四)解除梗阻恢复肠道功能

对单纯性机械性肠梗阻,尤其是早期不完全性肠梗阻,如由蛔虫、粪块堵塞或炎症粘连所致的肠梗阻等可做非手术治疗。早期肠套叠、肠扭转引起的肠梗阻亦可在严密的观察下先行非手术治疗。动力性肠梗阻除非伴有外科情况,否则不需手术治疗。非手术治疗除前述各项治疗外尚可加用下列措施。

(1)油类:可用石蜡油、生豆油或菜油 200～300 mL 分次口服或由胃肠减压管注入。适用于病情较重,体质较弱者。

(2)麻痹性肠梗阻如无外科情况可用新斯的明注射、腹部芒硝热敷等治疗。

(3)针刺足三里、中脘、天枢、内关、合谷、内庭等穴位可作为辅助治疗。

绝大多数机械性肠梗阻需做外科手术治疗,缺血性肠梗阻和绞窄性肠梗阻更宜及时手术处理。

外科手术的主要内容为:①松解粘连或嵌顿性疝,整复扭转或套叠的肠管等,以消除梗阻的局部原因。②切除坏死的或有肿瘤的肠段,引流脓肿等,以清除局部病变。③肠造瘘术可解除肠膨胀,便利肠段切除,肠吻合术可绕过病变肠段,恢复肠道的通畅。

七、急救护理

急性肠梗阻护理要点是矫正因肠梗阻引起的全身性生理紊乱和解除梗阻而采取的相应措施,即胃肠减压,纠正水、电解质紊乱和酸碱失衡,防治感染和中毒。采用非手术疗法过程中,需严密观察病情变化。如病情不见好转或继续恶化,应及时为医师提供信息,修改治疗方案。有适应证者积极完善术前准备,尽早手术解除梗阻,加强围手术期护理。

(一)护理目标

(1)严密观察病情变化,使患者迅速进入诊断、治疗程序。

(2)维持有效的胃肠减压。

(3)减轻症状,如疼痛、腹胀、呼吸困难等。

(4)加强基础护理,增加患者的舒适感。

(5)做好水分、电解质管理。

(6)预防各种并发症,提高救治成功率。

(7)加强心理护理,增强患者战胜疾病的信心。

(8)帮助患者及家属掌握自护知识,为患者回归正常生活做准备。

(二)护理措施

1.密切观察病情变化

(1)意识表情变化能够反映中枢神经系统血液灌注情况,意识由清醒变模糊或昏迷提示病情加重。

(2)监测患者血压、脉搏、呼吸、体温,每15～30 min 1次,记录尿量,观察腹痛、腹胀、呕吐、肛门排气排便情况。如果患者有口渴、尿量减少、脉率增快、脉压缩小、烦躁不安、面色苍白等表现,为早期休克征象,应加快输液速度,配合医师进行抢救。早期单纯性肠梗阻患者,全身情况无明显变化,后因呕吐,水、电解质紊乱,可出现脉搏细速、血压下降、面色苍白、眼球凹陷、皮肤弹性减退、四肢发凉等中毒性休克征象,尤以绞窄性肠梗阻更为严重。

(3)注意有无突发的剧烈腹痛、腹胀明显加重等异常情况。若出现持续剧烈的腹痛,频繁的呕吐,非手术治疗疗效不明显,有明显的腹膜炎表现,以及呕血、便血等症状为绞窄性肠梗阻表现,应尽早配合医师行手术治疗。

(4)术后密切观察患者术后一般情况,应30～60 min测血压、脉搏1次,平稳后可根据医嘱延长测定时间。对重症患者进行心电监护,预防中毒性休克。如发现异常情况要及时通知医师,做好抢救工作。

(5)保持各引流管通畅,妥善固定,防止挤压扭曲,同时密切观察引流液的性状,如量、颜色、气味等。

2.胃肠减压的护理

(1)肠梗阻的急性期需禁食,并保持有效的胃肠减压。胃肠减压可吸出肠道内气体和液体,减轻腹胀,降低肠腔内压力,改善肠壁血液循环,有利于改善局部病变及全身情况。关心安慰患者,讲解胃肠减压的作用及重要性,使患者重视胃肠减压的作用。

(2)妥善固定胃管,每2 h抽吸1次,避免折曲或脱出,保持引流通畅,若引流不畅时可用等渗盐水冲洗胃管,观察引出物的色、质、量并记录。

(3)避免胃内存留大量的液体和气体影响药物的保存和吸收。注药操作时,动作要轻柔,避免牵拉胃管引起患者不适,注射完毕,一定要夹紧胃管2～3 h,以利于药物吸收及进入肠道。

(4)动态观察胃肠吸出物的颜色及量。若吸出物减少及变清,肠鸣音恢复,表示梗阻正在缓解;若吸出物的量较多,有粪臭味或呈血性,表示肠梗阻未解除,促使细菌繁殖或者引起肠管血循环障碍,应及早通知医师,采取合理手术治疗。

(5)术后更应加强胃肠减压的护理。每天记录胃液量,便于医师参考补液治疗。注意胃液性质,发现有大量血性液体引出时,应及时报告医师处理。

3.体位和活动的护理

(1)非手术患者卧床休息。在血压稳定的情况下,可采取半卧位,以减轻腹痛、腹胀,并有利于呼吸。

(2)术后待生命体征平稳后采用半卧位,以利于腹腔内渗出液流向盆腔而利于吸收(盆腔内腹膜吸收能力较强),使感染局限化,减少膈下感染,减轻腹部张力,减轻切口疼痛,有利于切口愈合。有造瘘口者应向造瘘口侧侧卧,以防肠内大便或肠液流出污染腹部切口或从造瘘口基底部刀口流入肠腔而致感染。护理人员应经常协助患者维持好半卧位。

(3)指导和协助患者活动。术后 6 h 血压平稳后可在床上翻身,动作宜小且轻缓,术后第一天可协助坐起并拍背促进排痰。同时鼓励患者早期下床活动,有利于肠蠕动恢复,防止肠粘连,促进生理功能和体力的恢复,防止肺不张。

(4)被动、主动活动双下肢,防止下肢静脉血栓形成。瘦、弱、年老的患者同时要特别注意骶尾部的皮肤护理,防止因受压过久发生压疮。

4.腹痛的护理

(1)患者主诉疼痛时应立即采取相应的处理措施,如给予舒适的体位、同情安慰患者、让患者做深呼吸。但在明确诊断前禁用强效镇痛药物。

(2)禁食,保持有效的胃肠减压。

(3)观察腹疼的部位、性质、程度、进展情况。单纯性机械性肠梗阻一般为阵发性剧烈绞痛;绞窄性肠梗阻腹痛往往为持续性腹痛伴有阵发性加重,疼痛也较剧烈;麻痹性肠梗阻腹痛往往不明显,阵发性绞痛尤为少见;结肠梗阻一般为胀痛。要观察生命体征变化,判断有无绞窄性肠梗阻及休克的发生,为治疗时机选择提供依据。

5.呕吐的观察及护理

(1)呕吐时,协助患者坐起或使其头侧向一边,及时清理呕吐物,防止窒息和引起吸入性肺炎。

(2)呕吐后用温开水漱口,保持口腔清洁,清洁颜面部,并观察记录呕吐时间、次数、性质、量等。维持口腔清洁卫生,口腔护理每天 2 次,防止口腔感染。

(3)若留置胃肠减压后仍出现呕吐者,应考虑是否存在引流不畅,检查胃管的深度是否移位或脱出,管道是否打折、扭曲,管腔是否堵塞,应及时给予相应的处理。

6.腹部体征的观察及护理

(1)评估、记录腹胀的程度,观察病情变化。观察腹部外形,每小时听诊肠鸣音 1 次,腹胀伴有阵发性腹绞痛,肠鸣音亢进,甚至有气过水声或金属音,应严密观察。麻痹性肠梗阻时全腹膨胀显著,但不伴有肠型;闭袢性肠梗阻可以出现局部膨胀;结肠梗阻因回盲瓣关闭可以显示腹部高度膨胀,而且往往不对称。

(2)动态观察是否有肛门排气、排便。

(3)减轻腹胀的措施有胃管引流,保持有效负压吸引,热敷或按摩腹部。如无绞窄性肠梗阻,可从胃管注入石蜡油,每次 20～30 mL,促进排气、排便。

7.加强水、电解质管理

(1)准确记录 24 h 出入量、每小时尿量,作为调整输液量的参考指标。

(2)遵医嘱尽快补充水和电解质的丢失。护士应科学、合理地安排补液顺序。危及生命的电解质紊乱,如低钾,要优先补给。

(3)维持有效的静脉通道,必要时建立中心静脉通道。加强局部护理。

8.预防感染的护理

(1)为患者执行各项治疗、操作时严格遵守无菌技术原则。接触患者前后均用流水洗手,防止交叉感染。

(2)有引流管者,应每天更换引流袋,保持引流通畅。

(3)禁食和胃肠减压期间应用生理盐水或漱口液口腔护理,每天3次,防止口腔炎的发生。

(4)留置导尿管者应用0.1%苯扎溴铵消毒尿道口或抹洗外阴,每天3次。

(5)加强皮肤护理,及时擦干汗液、清理呕吐物、更换衣被。每2 h变换体位1次,按摩骨突部位,防止压疮的发生。

9.引流管的护理

(1)术后因病情需要放置腹腔引流管,护士应明确引流管的放置位置及作用,注意引流管是否固定牢固,有无扭曲、阻塞等。

(2)术后每30 min挤压1次引流管,以避免管腔被血块堵塞,保持引流管通畅。

(3)注意观察引流液的量及性质,及时准确地向医师报告病情。

(4)在操作过程中注意无菌操作,防止逆行感染。

10.饮食护理

待胃肠功能恢复,肛门排气后给患者少量流质饮食。肠切除者,应在肛门排气1～2 d后才能开始进食流质饮食。进食后如无不适,逐渐过渡至半流、软质、普通的饮食。给予无刺激、易消化、营养丰富及富含纤维素的食物。有造瘘口者避免进食产气、产酸和刺激性食物,如蛋、洋葱、芹菜、蒜或含糖高的食物,以免产生臭气。随着病情恢复,造瘘口功能的健全,2周左右可进容易消化的少渣普食及含纤维素高的食物,不但可使粪便成形,便于护理,而且起到扩张造瘘口的作用。

11.心理护理

肠梗阻发病急,疼痛剧烈,患者一般有紧张、恐惧、焦虑等不良情绪,入院后急于想得到治疗,缓解疼痛。护士耐心安慰解释,与家属做好沟通工作,共同鼓励、关心患者。

(1)介绍环境及负责医师、护士,协助患者适应新环境,为患者提供安静、整洁、舒适的环境,避免不良刺激。

(2)治疗操作前简单解释,操作轻柔,尽量减少引起患者恐惧的医源性因素。

(3)用浅显的语言向患者解释疾病的原因、治疗措施、手术需要的配合。

(4)对患者的感受表示理解,耐心倾听,鼓励其说出自己心中的感受,给予帮助。

(5)避免在与医师、家属充分沟通前,直接同患者谈论病情的严重性。

(三)健康指导

(1)养成良好的生活习惯,如生活起居要有规律,每天定时排便,排便时精力集中,即使无便意也要做排便动作,保持大便通畅。

(2)饱餐后不宜剧烈运动和劳动,防止发生肠扭转。

(3)定期复诊。有腹胀、腹痛等不适时,及时到医院检查。及早发现引起肠梗阻的因素,早诊断、早治疗。

第九章 骨外科疾病护理

第一节 骨科常用护理技术

一、翻身

协助患者翻身是护士的基本功，因此，掌握正确的翻身方法至关重要。翻身总的原则是保证患者舒适、安全，被压迫的部位能得到减轻或改善，避免压疮的发生。如何在翻身时既可预防压疮发生又使患者感觉舒适、无痛或疼痛减轻，这是骨科护理的重点之一，也是最能体现人性化关怀的护理技术之一。

（一）翻身方法

1.四肢骨折患者翻身

（1）协助患者翻身：一人站在患者翻身部位的对侧，一手扶住肩膀，一手扶住腰部，另一人站在床尾，抓住患肢稍作牵引，随着身体的翻转而同步转动患肢，并在臀下垫软枕，每 2 h 1 次。

（2）指导患者翻身：指导患者利用肩膀、腹肌及健肢翻转身体和抬高臀部。首先，健肢屈曲，用力蹬床，一手扶住床栏，侧转身体。其次，指导其用两侧肩膀及健肢三点一线，辅以腹肌用力使腰背及臀部抬高，并用双手掌轻托髋部，手指平伸轻揉臀部及骶尾部，从而提高自护能力，避免臀部长期受压，促进血液循环。

2.昏迷、瘫痪及各种原因不能起床的患者翻身

患者仰卧，一手放于腹部，另一手（侧卧方向的手）上臂平放外展与身体成45°，前臂屈曲放于枕旁，护士站立于床旁一侧，轻轻将患者推向对侧，使患者背向护士。

3.脊柱骨折患者的翻身方法

保持受伤的局部固定，不弯曲、不扭转。例如，给一个伤在胸腰椎的患者翻身时，要用手扶着患者的肩部和髋部同时翻动。如伤在颈椎，则需保持头部和肩部同时翻动，以保持颈部固定不动。患者自己翻身时，也要掌握这个原则。其方法是：挺直腰背部再翻动，绷紧背肌，使形成天然的内固定夹板，不要上身和下身分别翻转。伤在颈椎的患者，也不可以随意低头、仰头或向左右扭转。对于脊柱骨折患者不可随便使用枕头。

4.髋部人工假体置换术后翻身方法

患者术后 1～3 d 最好采取两人翻身方法。护士分别站在患者患侧的床边，先将患者的双手放在胸前，让患者屈曲健侧膝关节。一人双手分别放至患者的肩和腰部，另一人将双手分别放至患者的臀部和患肢膝部，并让患者的健侧下肢配合用力，同时将身体抬起移向患侧床沿。然后让患者稍屈曲健侧膝关节，在两膝间放置 2～3 个枕头，高度为患者双侧髂前上棘之间距离再加 5 cm，操作者一人双手再分别放至患者的肩和腰部，另一人双手分别放至臀部和患肢

膝部，同时将患者翻向健侧，将患肢置于两膝间的枕头上。保持患肢呈外展15°～20°，屈髋10°～20°，屈膝45°，然后在患者的背部垫一软枕，胸前放一软枕置上肢，注意保持患者的舒适。

(二)护理注意事项

(1)心理护理：承认患者翻身的痛苦，耐心倾听，提出解决痛苦的方式。了解他们的心理动态，坦承翻身的痛苦，拉近与患者间的距离，增加亲切感。让患者了解不翻身的危害，并告知如何翻身可避免疼痛，让其接受帮助，并掌握方法，待其感到接受帮助后确实能有效地减轻疼痛时，便能对护士产生信任感，从而消除敌视及恐惧心理。

(2)鼓励患者尽量自主活动，调动患者的主观能动性和潜在能力，配合患者的文化需求，调动患者的参与意识，使患者积极配合疾病的治疗、护理，做一些力所能及的自护。

(3)下肢牵引的患者在翻身时不可放松牵引，石膏固定术的患者翻身后应注意将该肢体放于适当功能位置，观察患肢的血运，避免石膏受压断裂。

(4)若患者身上带有多种导管，应先将各种导管安置妥当，翻身后注意检查各导管是否扭曲脱落，保持各引流管的通畅。

(5)若伤口敷料已脱落或已被分泌物浸湿，应先换药后再翻身。翻身时避免推、拉、拖等动作，以免皮肤受损。

(6)注意记录患者翻身前后各项生理指标的变化(血压、心率、呼吸次数、血氧饱和度等)及患者翻身过程中各项主观感觉指标的变化。

(7)在翻身工作中，正确应用人体力学原理，使患者身体各部分保持平衡，保证患者有舒适和稳定的卧位，预防拮抗的肌肉长期过度伸张或挛缩，提高患者的安全性。护士如能在工作中掌握身体平衡，使用最小的能量，发挥最大的效能，减轻疲劳，提高工作效率，则具有重大意义。

二、牵引术及牵引患者的护理

牵引(traction)是利用力学作用原理对组织或骨骼进行牵引，是治疗脱位的关节或错位的骨折及矫正畸形的医疗措施。牵引患者的护理工作是疾病得以治疗的重要手段。

(一)牵引的目的和作用

牵引在治疗骨与关节损伤中占有重要的地位，骨科临床应用广泛，牵引对脱位的关节或错位的骨折既有复位作用又有固定作用，可以稳定骨折断端，减轻关节面所承受的压力，缓解疼痛和促进骨折愈合，保持功能位，便于关节活动，防止肌肉萎缩，矫正畸形。

(二)牵引的种类

1.皮肤牵引(skin traction)

借助胶布贴于伤肢皮肤上或用泡沫塑料布包压伤肢皮肤，利用肌肉在骨骼上的附着点，牵引力传递到骨骼，故又称间接牵引。

皮肤牵引的特点是操作简便，无须穿入骨组织，为无创性。缺点是不能承受过大拉力，重量一般不超过5 kg，否则容易把胶布拉脱而不能达到治疗的目的；应用较局限，适用于少儿或老年患者；牵引时间不能过久，一般为2～4周。

(1)胶布牵引：多用于四肢牵引。贴胶布前，皮肤要用肥皂、清水洗净。皮脂要用乙醚擦拭，因皮肤上有皮脂、汗水或污垢，都能影响胶布的黏着力。目前，国内对成年人，一般都剃毛。对于小儿患者，则一般不剃毛。胶布的宽度以患肢最细部位周径的1/2为宜。胶布粘贴范围以下肢为例，大腿牵引起自大腿中上1/3的内外侧，小腿牵引起自胫骨结节下缘的内外侧，胶布下界绕行并距离足底约10 cm，在足远端胶布中央贴一块比远端肢体稍宽且有中央孔的扩张板(距足底4～5 cm)，从中央孔穿一牵引绳备用；将近侧胶布纵向撕开长达2/3，粘贴时稍分开，使牵引力均匀分布于肢体。将胶布平行贴于肢体两侧，不可交叉缠绕，在骨隆突部位加纱布衬垫，以保护局部不受压迫。将胶布按压贴紧后，用绷带包扎肢体，以免胶布松脱，但缠绕时松紧必须合适，太松则绷带容易散开、脱落，太紧也会影响血循环。缠贴时，要从远心端开始向近心端，顺着静脉回流的方向进行。半小时后加牵引锤，进行牵引(图9-1)。

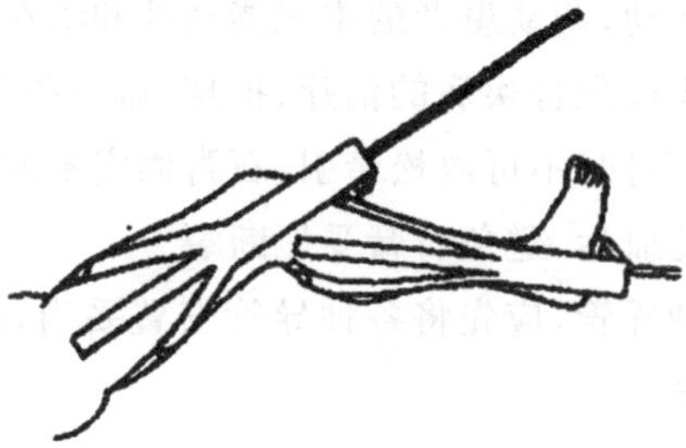

图9-1　皮牵引示意图

(2)海绵带牵引：利用市售泡沫塑料布，包压于伤肢皮肤，远端也置有扩张板，从中央穿一牵引绳进行牵引。

2.兜带牵引

利用布带或海绵兜带托住身体突出部位施加牵引力。

(1)枕颌带牵引：用枕颌带托住下颌和枕骨粗隆部，向头顶方向牵引，牵引时使枕颌带两上端分开，保持比头稍宽的距离，重量3～10 kg。适用于颈椎骨折、脱位，颈椎间盘突出症和神经根型颈椎病等(图9-2)。

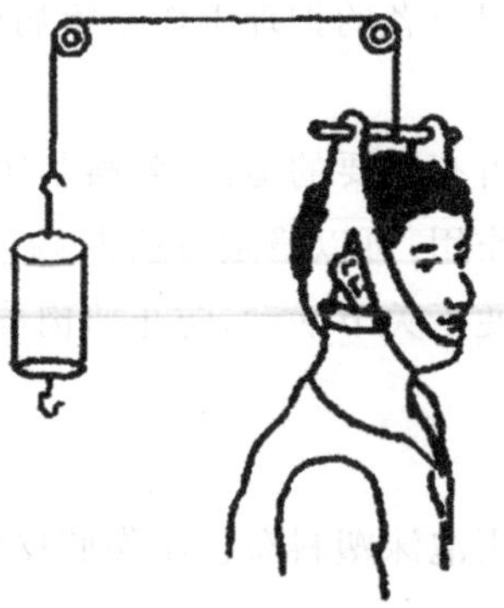

图9-2　枕颌带牵引

(2)骨盆带牵引：用骨盆牵引带包托于骨盆，保证其宽度的2/3在髂嵴以上的腰部，两侧各一个牵引带，所牵重量相等，总重量为10 kg，床脚抬高20～25 cm，使人体重量作为对抗牵引(图9-3)。适用于腰椎间盘突出症及腰神经根刺激症状者。

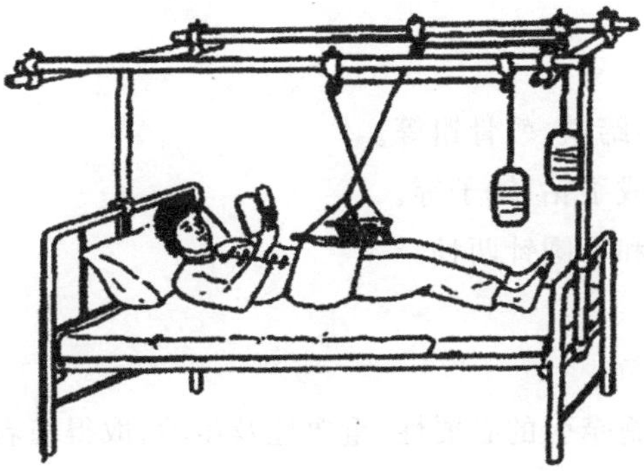

图 9-3　骨盆带牵引

(3)骨盆悬吊牵引:使用骨盆悬吊带通过滑轮及牵引支架进行牵引,同时可进行两下肢的皮肤或骨牵引。适用于骨盆骨折有明显分离移位或骨盆环骨折有向上移位和分离移位者。

3.骨牵引(skeletal traction)

骨牵引通过贯穿于骨端松质骨内的骨圆针或不锈钢针和牵引弓、牵引绳及滑轮装置,对骨折远侧端施加重量直接牵引骨骼,又称直接牵引。

骨牵引常用部位:颅骨骨板、尺骨鹰嘴、股骨髁上、胫骨结节、跟骨等。

骨牵引特点是牵引力大,而且时间持久,且能有效地调节。确实对青壮年人、肌力强大处,以及不稳定骨折等疗效很好。缺点是因需要在骨骼上穿针,具有一定痛苦和感染机会。

(1)适应证:股骨颈囊内骨折手术前准备、肱骨粗隆间粉碎性骨折、股骨骨折、胫骨骨折及小腿开放性损伤、肱骨干骨折、肱骨髁上骨折伴有关节明显肿胀及肱骨髁部骨折、颈椎骨折脱位或伴有神经损伤症状的高位截瘫。

(2)操作方法:将穿刺部位的皮肤洗净、剃毛,消毒皮肤作局麻,然后由医师于穿刺部位在无菌条件下,用手术刀刺破皮肤,将骨针固定在手摇钻上,通过皮肤切口,沿与骨干垂直方向横穿骨端或骨隆起处,到达对侧皮下时,再用手术刀刺破该处皮肤,使骨针穿出。穿针的针眼用酒精消毒,用无菌纱布包盖骨针两端,可插上无菌小瓶,以免骨针刺伤健肢或他人,然后安装牵引弓,将牵引绳连接在牵引弓上,通过滑车,在牵引绳末端系挂重量,即可对骨直接牵引(图 9-4)。

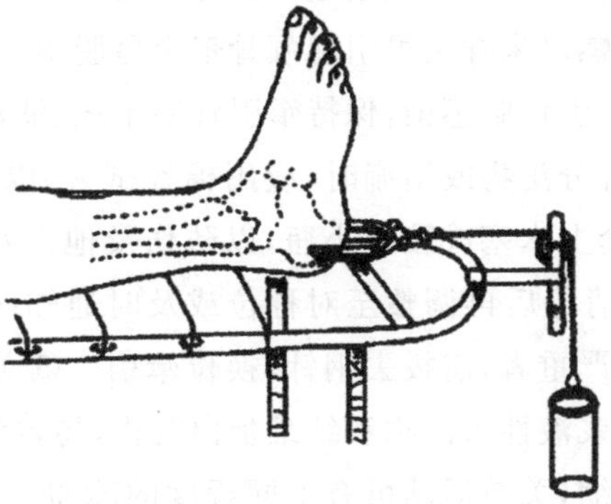

图 9-4　跟骨牵弓

(三)牵引患者的护理

1.配合医师用物准备

(1)牵引器:牵引弓、马蹄铁、颅骨钳等。

(2)穿针用具:手摇钻或手钻、锤子等。

(3)牵引针:有克氏针和骨圆针两种。

(4)局麻、手术等用品。

2.患者准备

向患者及家属解释实施牵引的必要性、重要性及步骤,取得患者配合,并摆正患者体位,协助医师进行牵引。

3.牵引术后护理

(1)设置对抗牵引:一般将床头或床尾抬高15～30 cm,利用体重形成与牵引方向相反的对抗牵引力。

(2)保持有效牵引:皮肤牵引时,应注意防止胶布或绷带松散、脱落;骨牵引时,注意定期拧紧牵引弓的螺母,防止脱落;保持牵引锤悬空、滑车灵活;适当垫高患者的床头、床尾或床的一侧,牵引绳与患肢长轴平行;明确告知患者及其亲属不能擅自改变体位,以达到有效牵引。牵引重量不可随意增减,重量过小可影响畸形的矫正和骨折的复位;过大可因过度牵引造成骨折不愈合;定期测量患肢长度,并与健侧对比,以便及时调整。

(3)维持患肢有效血液循环:加强指(趾)端血液循环的观察,重视患者的主诉。如有肢端皮肤颜色变深、温度下降,说明发生了血液循环障碍,应及时查明原因,如是否包扎过紧、牵引重量过大等,需及时予以对症处理。

(4)并发症的预防。①皮肤水疱、溃疡和压疮:牵引重量不宜过大;胶布过敏或因粘贴不当出现水疱者应及时处理;胶布边缘溃疡,若面积大,需去除胶布暂停皮牵引,或改为骨牵引,嘱患者如有不适应及时报告而不能擅自撕下胶布,否则影响治疗效果;长期卧床者应在骨隆突部位,如肩背部、骶尾部、双侧髂嵴、膝踝关节、足后跟等处放置棉圈、气垫等,并定时按摩,每日温水擦浴,保持床单清洁、平整和干燥。②血管和神经损伤:骨牵引穿针时,如果进针部位定位不准,进针深度、方向不合适及过度牵引均可导致相关血管、神经损伤,出现相应的临床征象。如颅骨牵引钻孔太深、钻透颅骨内板时,可损伤血管,甚至形成颅内血肿。故牵引期间应加强观察。③牵引针、弓滑落:四肢骨牵引针若仅通过骨前方密质,牵引后可撕脱骨密质;若颅骨牵引钻孔太浅,未钻通颅骨外板,螺母未拧紧可引起颅骨牵引弓脱落。故应每日检查并拧紧颅骨牵引弓螺母,防止其松脱。④牵引针眼感染:保持牵引针眼干燥、清洁,针眼处每日滴70%酒精2次,无菌敷料覆盖。针眼处有分泌物或结痂时,应用棉签拭去,以免发生痂下积脓。避免牵引针滑动移位,骨牵引针两端套上木塞或胶盖小瓶,以防伤及他人及挂钩被褥。定期加强观察,发现牵引针偏移时,局部经消毒后再调整至对称位或及时通知医师,切不可随手将牵引针推回。继发感染时,积极引流;严重者,需拔去钢针,换位牵引。⑤关节僵硬:患肢长期处于被动体位、缺乏功能锻炼,关节内浆液性渗出物和纤维蛋白沉积,易致纤维性粘连和软骨变性;同时由于关节囊和周围肌肉的挛缩,关节活动可有不同程度的障碍。故牵引期间应鼓励和协助患者进行主动和被动活动,包括肌肉等长收缩、关节活动和按摩等,以促进血液循环,维持肌肉和关节的正常功能。⑥足下垂：膝关节外侧腓骨小头下方有腓总神经通过，因位置较浅，容易受压。若患者出现足背伸无力时，应高度警惕腓总神经损伤的可能。故下肢水平牵引时应注意：在膝外侧垫棉垫，防止压迫腓总神经；应用足底托板，将足底垫起，置踝关节于功能位；加强足部的主动和被动活动；经常检查局部有无受压，认真听取主诉。应及时去除致病因素。⑦坠积性肺炎：长期卧床及抵抗力差的老年人，易发生此并发症。应鼓励患者利用牵引床上的拉手做抬臀运动；练习深呼吸，用力咳嗽；协助患者定期翻身，拍背促进痰液排出。⑧便秘：保证患者有足够的液体摄入量；鼓励多饮水，多摄入膳食纤维；按摩腹部，刺激肠蠕动；在不影响治疗的前提下，鼓励和协助患者变换体位；已发生便秘者，可遵医嘱口服润肠剂、缓泻剂、开塞露肛塞或肥皂水润肠等，以缓解症状，必要时协助排便。

三、石膏绷带固定术及患者的护理

随着科学的进步和工业的发展，以及对骨关节损伤机制研究的进展，陆续出现了一些新的固定方法、固定器材，但传统的石膏绷带外固定，由于价格便宜，使用方便，应用甚广，是骨科医师必须熟悉掌握的一项外固定技术。其优点是可透气及吸收分泌物，对皮肤无不良反应，适用于骨关节损伤及骨关节手术后的外固定，易于达到符合三点固定的治疗原则，固定效果较好，护理方便，且适合于长途运送骨关节损伤患者；缺点是无弹性，不能随意调节松紧度，也不利于肢体功能锻炼。

（一）石膏特性

（1）医用石膏：是生石膏煅制、研磨制成的熟石膏粉。当熟石膏遇到水分时，可重新结晶而硬化。利用此特性可达到固定骨折、制动肢体的目的。

（2）石膏粉从浸湿到硬固定型需 10～20 min。石膏包扎后从初步硬固到完全干固需 24～72 h。水中加入少量食盐或提高水温，可缩短硬化时间。包扎后石膏中水分的蒸发时间与空气的潮湿度、气温及空气流通程度有关。

（3）石膏粉应储存在密闭容器内，以防受潮吸水而硬化失效，也不能放在过热之处干烤以免石膏粉过分脱水，影响硬化效果。

（4）石膏的 X 线穿透性较差。

（二）常用的石膏固定类型

（1）固定躯干的石膏，如石膏床、石膏背心、石膏围腰及石膏围领。

（2）固定肩部和髋部的肩人字石膏和髋人字石膏。

（3）上肢的长臂石膏管型及石膏托，短臂石膏管型及石膏托。

（4）固定下肢的长腿石膏管型及石膏托，短腿石膏管型及石膏托。

（三）石膏固定技术操作步骤

1.术前准备

（1）材料设备的准备：①预先将石膏绷带拣出放在托盘内，以便及时做石膏条带，供包制石膏用。②其他石膏用具，如石膏剪、石膏刀、剪刀、线织纱套、棉卷、绷带、纱布块及有色铅笔等准备齐全，在固定地方排放整齐，以便随用随拿，用后放回原处。

（2）局部准备：用肥皂水清洗石膏固定部位的皮肤，将拟行固定的肢体擦洗干净，有伤口者应更换敷料，套上纱套，更换敷料时胶布要纵向粘贴，便于日后石膏开窗时揭取和不影响血液循环。摆好肢体功能位或特殊位置，并由专人维持或置于石膏牵引架上；对骨隆突部位应加衬垫，衬垫物可用棉织套、棉纸或棉花，以免石膏绷带硬固后软组织受压。

2.石膏绷带包扎手法

用盆或桶盛 40 ℃左右的温水，桶内水面要高过石膏绷带。待气泡停止表明绷带已被浸湿，取出后用手握其两端向中间轻轻挤压，挤出多余的水分后即可使用。助手将患肢保持在功能位或治疗需要的特殊位置。包扎管型石膏时，术者将石膏绷带始端平铺在肢体上，自近端向远端环绕肢体包扎。包扎时动作要敏捷，用力均匀，不能拉紧，每圈应重叠 1/3，并随时用手将每层绷带安抚妥帖，才能使石膏绷带层层凝固成一个整体。助手托扶肢体时，不能在石膏绷带上留下手指压痕，以免干固后压迫肢体。包扎完毕应将边缘部分修齐并使表面光滑，用彩色笔在石膏表面做好包扎日期等标记。为了更换敷料方便，伤口的部位需在石膏未干固前开窗。处理完毕后，将肢体垫好软枕，10～20 min 保持不动，以防止石膏绷带变形或折裂(图 9-5)。

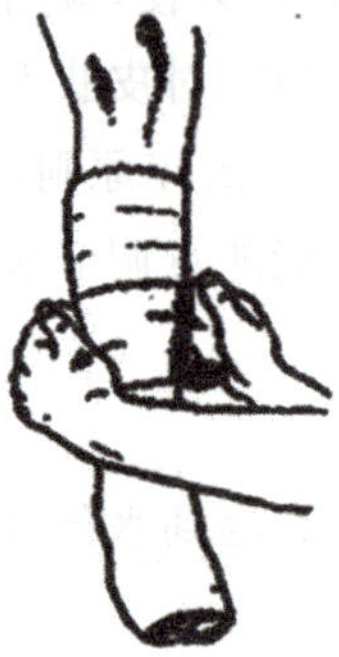

正确手法

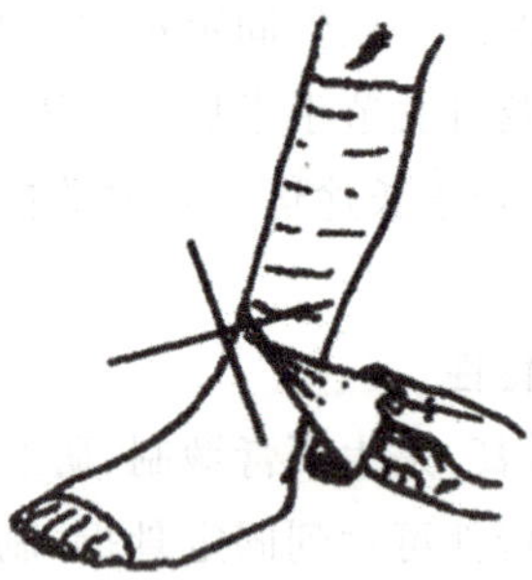

错误手法

图 9-5 石膏绷带包扎手法

四肢石膏包扎时要暴露手指、足趾，以便观察肢体的血运、感觉及活动功能。不在固定范围内的关节要充分暴露，以免影响功能。

(四)石膏绷带包扎的护理

(1)对刚刚完成石膏固定的患者应进行床头交接班。

(2)未干石膏的护理。①促进石膏干燥：石膏固定完成以后，需用两日左右时间才能完全干固。石膏完全干固前容易发生断裂或受压引起凹陷变形。为了促进石膏迅速干固，夏天可暴露在空气中，不加覆盖，冬天可用电灯烘烤。②保持石膏完整：不要按压石膏或将用石膏固定的患肢放置在硬物上，防止产生凹陷压迫皮肤。抬高患肢时，应托住主要关节以防关节活动引起石膏断裂。③抬高患肢：石膏固定后应让患肢高于心脏水平，有利于静脉血及淋巴液回流，减轻肢体肿胀。④观察肢端循环及神经功能：若患者主诉固定肢端疼痛或跳痛、麻木，检查时发现肢端出现发绀、温度降低、肿胀，可能预示着血液循环障碍应及时检查，必要时做减压处理或拆除石膏。石膏内有局限性疼痛时也应该及时开窗观察。并应经常检查石膏边缘及骨突处防止压伤。

(3)已干石膏的护理。①防止石膏折断：石膏完全干固后，应按其凹凸的形状垫好枕头。②保持石膏清洁：防止被水、尿、粪便浸渍和污染。③注意功能锻炼：没有被石膏完全固定的关节需加强活动。即使是包裹在石膏里的肢体也要遵照医嘱练习肌肉收缩运动。

四、骨科患者功能锻炼

功能锻炼是通过主动和被动活动，维持患肢的肌肉、关节活动功能，防止肌肉萎缩、关节僵直或因静脉回流缓慢而造成的肢体远端肿胀。功能锻炼应循序渐进，活动范围由小到大，次数由少渐多，时间由短至长，强度由弱至强。

(一)心理护理

功能锻炼是骨科护士的一项重要工作任务。因此，护士要善于观察患者的思想状态，做好患者的思想工作，还要指导、督促、检查患者能否进行正确、适量的功能锻炼以促进功能恢复。如患者有时怕痛或怕损坏了伤处而不敢活动，护士应以表扬、鼓励的形式调动患者的积极心理因素，提高情绪，主观能动地参与锻炼。通过指导患者的活动，促进康复。同时进一步掌握骨科患者的护理要点，提高护理水平。

(二)锻炼方式

(1)有助于主动锻炼的被动活动。①按摩：对损伤的部位以远的肢体进行按摩，为主动锻炼做准备。②关节的被动活动：如截瘫患者。③起动与加强：肌肉无力带动关节时，可在开始时给予被动力量作为起动，以弥补肌力不足。④挛缩肌腱的被动延长：主要是前臂的肌腱挛缩，既影响了该肌腱本身的作用，也限制了所支配关节的反向运动。通过逐渐增加不重复的、缓和的被动牵拉，可使之延长。⑤被动功能运动：CPM 器械的应用。

(2)主动活动：强调主动锻炼为主，被动锻炼为辅的原则。被动锻炼固然可以预防关节粘连僵硬，或使活动受限的关节增加其活动范围，但最终仍由神经支配下的肌肉群来运动关节的肢体。完全以被动代替主动锻炼的做法，必须禁止。强力牵拉时患者的拮抗肌更加紧张，反而达不到活动关节的效果。并非任何主动活动都是有利的，概括来说，凡是不增加或减弱骨折端压力的活动锻炼都是有利的，反之都是不利的。

第二节　骨与关节结核

骨与关节结核曾经是很常见的感染性疾病，常继发于肺结核(约 90%)，少数继发于消化道或淋巴结结核，好发于儿童及青少年，30 岁以下患者占 80%以上，好发部位为脊柱，其次为膝、髋及肘关节。随着科技的进步、抗结核药物的出现，骨与关节结核的发病率明显下降。但是由于流动人口的大量增加及耐药菌的出现，骨与关节结核的发病率又有所回升，应引起重视。

一、骨与关节结核

骨与关节结核属于继发病变，绝大多数继发于呼吸系统结核，少数继发于其他系统的原发结核病灶。近年来发病率有上升趋势，男性稍多于女性，发病年龄以青壮年居多，30 岁以下患者占 80%以上。

(一)护理评估

1.健康史

(1)病因：骨与关节结核是一种继发病变，发病前 90%的患者有患肺结核的病史，其他少数患者患有消化道或淋巴结核。当患者抵抗力低下时,结核分枝杆菌即可由原发病灶进入血流,经血液循环侵入骨质、骨膜而发生骨与关节结核。发病部位以脊柱最多见,约占发病率的50%,以腰椎结核居多,其次是膝关节、髋关节、肘关节和肩关节。

(2)病理:骨关节结核有三种类型,即单纯骨结核、单纯关节结核和全关节结核。早期病灶多为单纯骨结核或单纯关节结核,经治疗后病灶可消失,关节功能可部分或全部得到恢复。全关节结核多由前二者未经治疗转变而来,此时局部症状及全身表现均较前明显,虽经治疗,亦常遗留关节纤维或骨性强直,丧失关节功能。骨关节结核的组织病理学变化可分为三期。①渗出期:渗出物中有巨噬细胞、纤维蛋白或多形核白细胞。常以其中一种为主,亦可三者同时存在,巨噬细胞及多形核白细胞内常可找到结核分枝杆菌。②增殖期:巨噬细胞吞噬结核分枝杆菌后转变为上皮样细胞,再经增殖及相互融合成为郎格罕细胞,最后形成外周有成纤维细胞包绕的结核结节。③干酪样变性期:组织发生干酪样坏死,原有细胞结构消失,呈现均匀一致无结构的片状坏死区。三期可移行交界存在,并无明确界限。

上述病理变化可有三种转归:①病灶经纤维化、钙化或骨化而愈。②纤维组织包围局限病灶,呈长期静止状态。③病灶发展扩大,形成寒性脓肿或播散至其他组织器官。

2.身体状况

(1)症状。

全身症状:一般不很明显,多有盗汗、低热、乏力、食欲减退、消瘦、贫血等慢性结核中毒症状,在病变活动期表现明显。

疼痛:早期病变部位有轻度疼痛,随病情发展逐渐加重,活动时疼痛更明显。脊柱结核多为钝痛,咳嗽、打喷嚏、持重物时疼痛加重。髋关节结核早期即有髋部疼痛,由于闭孔神经的反射作用,疼痛常放射到大腿上部及膝内侧,儿童常诉说同侧膝部疼痛。膝关节结核在全关节结核早期疼痛较明显,单纯滑膜和骨结核疼痛较轻。在儿童患髋关节和膝关节结核时常有"夜哭",原因是患儿在夜间熟睡时,肌肉自然放松,关节失去控制,若稍有肢体活动,放松的关节即发生剧痛,患儿惊醒而哭喊。肩关节结核早期有酸痛感,以肩关节前侧为主,有时可放射到肘部及前臂。

(2)体征。

局部体征。①脊柱结核:脊柱生理弯曲改变,胸腰段椎体结核可明显后突成角畸形,呈"驼背"状,局部软组织可有压痛及叩击痛。②髋关节结核:早期患肢外展、外旋、屈曲、相对变长。后期由于关节面软骨破坏,患肢出现内旋、内收、屈曲畸形、相对变短。髋关节前后方有压痛,粗隆部有叩击痛,关节运动障碍。③膝关节结核:局部肿胀,由于膝关节上下肌肉因废用而萎缩,肿胀可呈梭形。晚期全关节结核时,膝关节处于屈曲位,当十字韧带被破坏时,发生膝关节脱位,小腿向后方移位,并出现膝外翻畸形。④肩关节结核:肩关节外展、外旋受限,三角肌萎缩,关节肿胀不明显。

寒性脓肿和窦道:脊柱结核脓肿可沿肌肉及筋膜间隙向远处流动形成椎旁软组织间隙脓肿,如颈椎结核的咽后壁脓肿,胸腰椎结核的腰大肌间隙脓肿等。髋关节结核脓肿多在股三角区或臀部。膝关节和肩关节结核脓肿形成后一般局限在病灶附近。寒性脓肿破溃后形成经久不愈的窦道,易并发混合性感染。

功能障碍：骨与关节结核由于病变部位疼痛及周围肌肉的保护性痉挛，常有活动受限或者姿势异常。如腰椎结核的患者，腰椎活动受限，当捡拾地上物品时，常需要屈膝下蹲，此征称为拾物试验阳性。髋关节结核早期就有跛行，当让患者平卧两下肢伸平时，见腰部生理性前屈加大，让患者全手抱紧健侧屈曲的膝下蹲时，骨盆平置，则患侧髋与膝关节呈屈曲状态，此为托马斯征阳性，说明患髋有屈曲畸形存在。另外，干酪样坏死物、死骨和坏死的椎间盘压迫脊髓时，可出现肢体感觉、运动及括约肌功能障碍，严重时甚至完全瘫痪。

(3)辅助检查。

X线检查：骨与关节结核诊断检查的主要手段。①脊柱结核：可见骨质破坏，椎间隙变窄，椎体楔状改变或有压缩性骨折，椎旁可有软组织脓肿影像。②髋关节结核：单纯滑膜结核时，可见关节囊肿胀，关节间隙增宽；单纯骨结核时有骨质破坏及死骨或空洞形成；全关节结核时，可见关节软骨破坏，病理性关节脱位或纤维性强直。③膝关节结核：早期可见关节囊及软组织肿胀，骨质疏松；中晚期则有死骨或空洞形成，关节间隙变窄或消失，严重者可有关节畸形。

CT、MRI检查：多用于比较隐蔽或难以诊断和定位的脊柱结核和髋关节结核，可以发现椎体、附件病变和腰大肌脓肿，明确椎管内或椎管外病变，也可早期发现髋关节内结核病灶的位置和破坏范围。

3.心理及社会状况

结核病病情多较缓慢，需要较长时间的持续治疗，病情严重者遗留功能障碍，患者和家属常有不同程度的焦虑、恐惧、悲观等不良情绪及心态，影响疾病的治疗和康复。因此需了解患者及家属对疾病的认知和态度。

4.治疗与效果

(1)非手术治疗包括：制动、固定、卧床休息，加强营养及应用抗结核药物。常用的抗结核药物有异烟肼、利福平、链霉素、对氨基水杨酸钠、乙胺丁醇和阿米卡星，一般主张2～3种药物联合应用，持续两年。

(2)手术治疗包括：切开排脓、病灶清除术及矫形手术。术前服用抗结核药物至少2周，术后卧床休息3～6个月，继续服用抗结核药物直至治愈。

(二)护理诊断及合作性问题

(1)营养失调：摄入量低于机体需要量与结核病慢性消耗有关。

(2)疼痛：与局部病灶有关。

(3)有废用综合征的危险：与疼痛、骨与关节结构破坏及肢体功能障碍有关。

(4)皮肤完整性受损：与寒性脓肿破溃形成窦道有关。

(5)有受伤的危险：与病理性骨折及关节脱位有关。

(6)知识缺乏：对疾病的治疗、护理及康复缺乏应有的知识。

(7)焦虑：与病期较长，担心遗留后遗症等有关。

(三)护理目标

(1)改善营养状况。

(2)减少疼痛与不适。

(3)协助患者活动，防止肌肉萎缩。

(4)促进创面及窦道愈合,维持皮肤完整。

(5)无病理性骨折发生。

(6)使患者了解疾病治疗、护理的有关知识,掌握自我康复锻炼的方法。

(7)给予心理支持,减轻患者焦虑心理。

(四)护理措施

1.注重心理护理

结核的病程较长,尤其是青少年患者正处于学习或工作的年龄,常因病情致使肢体活动受限、畸形,甚至残疾,故患者有不同程度的焦虑、悲观情绪,对生活失去信心。因此,对骨与关节结核的患者应重视心理护理,保持病室整洁、安静、舒适、空气流通、阳光充足,多与患者沟通交流,减轻患者的心理负担。

2.改善营养状态,提高抵抗力

给予高蛋白、高热量、高维生素易消化的饮食,保证充足的营养供给。

3.注意卧床休息,适当限制活动

一般采取石膏托或石膏管型及皮肤牵引做患肢制动,有利于缓解疼痛,预防病理性脱位或骨折。注意保持肢体的功能位,防止关节畸形。

4.活动时注意防跌倒

避免关节脱位或骨折等意外的发生。

5.按医嘱合理应用抗结核药物

注意药物毒性反应及不良反应的发生。

6.生活护理

长期卧床的患者,加强皮肤护理及生活照顾。窦道换药时,应严格无菌操作,注意消毒隔离措施,避免混合感染的发生。

7.手术治疗的护理

(1)术前护理:除一般常规术前护理外,主要是纠正患者的营养状况,提高对手术的耐受力,调节患者的心理素质,解除患者对手术的顾虑。遵照医嘱,术前应用抗结核药物至少 2 周,有窦道合并感染者用广谱抗生素至少 1 周。

(2)术后护理:应了解手术的种类及预后,应根据不同的手术治疗采取相应的护理措施。①严密观察病情,按时监测生命体征,注意观察肢端的颜色、温度、感觉及毛细血管充盈反应等,发现异常及时报告医师并协助处理。②脊柱结核术后脊柱很不稳定,尤其脊柱融合术后,必须局部确切制动,避免继发损伤及植骨脱落等。合并截瘫的患者,按截瘫的护理常规护理。③关节结核行滑膜切除术的患者,术后多采取皮肤牵引,注意保证牵引有效。关节融合术后,多采用石膏固定,注意石膏固定的护理。④鼓励患者适当主动活动病变关节以外的关节,防止关节僵直。活动量应根据患者的病情而定,原则是循序渐进,持之以恒,以最大限度地恢复肢体的功能。⑤术后继续应用抗结核药物 3～6 个月。

(五)效果评价

(1)营养状况是否得到改善,能够满足机体需要。

(2)疼痛是否减轻或消失。

(3)肢体功能是否得到最大限度的恢复。

(4)皮肤创面、窦道或手术切口是否愈合良好。

(5)有无病理性骨折或关节脱位发生。

(6)患者是否了解有关本病治疗、护理的知识及掌握自我康复锻炼的方法。

(六)健康指导

(1)预防骨与关节结核,应积极有效地治疗原发结核病灶。

(2)介绍骨与关节结核的治疗原则及方法,使患者积极有效地配合治疗。

(3)结核病疗程长,易复发,告诉患者要坚持全程、足量、联合用药,以免复发。

(4)讲明抗结核药物使用的剂量和方法。告知患者注意药物的毒副作用,如出现耳鸣、听力异常应立即停药,同时注意肝、肾功能受损及多发性神经炎的发生。

(5)病情变化,及时复诊。

二、脊柱结核

在骨关节结核病中,脊柱受累占50%左右,脊柱结核中,以椎体结核占绝大多数(约99%),其中腰椎为最高,胸椎、胸腰段其次,颈椎及骶尾椎较少见,但颈椎结核致残率较高。男性比女性略多见;儿童、成人均可发生,应引起注意。

(一)病因与发病机制

人型结核分枝杆菌是主要病原菌,主要继发于肺或胃肠道结核。当机体抵抗力下降时,潜伏的结核菌引起感染。椎体承重大、骨松质多、肌肉附着少且血液供应差,容易被感染。

(二)病理变化

椎体被破坏以后出现脓肿并伴干酪样物质,因缺乏急性化脓性感染的红、热特征,故称为寒性脓肿,有两种表现。①椎旁脓肿:脓液多汇集椎体两侧和前方。脓液可沿着韧带间隙向上下蔓延,使几个椎体的边缘都出现骨侵蚀,进入椎管内可压迫脊髓和神经根。②流注脓肿:椎旁脓液积聚至一定量后可穿破骨膜,向下方流动,在远离病灶的部位出现脓肿。下胸椎及腰椎病变所致的椎旁脓肿穿破骨膜后,形成腰大肌脓肿。浅层腰大肌脓肿向下流动积聚在髂窝内,成为髂窝脓肿。还可形成腹股沟深部脓肿。甚至脓液还可下流至膝上部位。

椎体结核可分为中心型和边缘型两种(图9-6)。①中心型椎体结核:多见于儿童,好发于胸椎,病变进展快,一般只侵犯一个椎体,椎体被压缩成楔形,可穿透椎间盘累及邻近椎体。②边缘型椎体结核:多见于成人,好发于腰椎,病变部位局限在椎体的上下缘,很快侵犯椎间盘和相邻的椎体;本病的特征是椎间盘破坏、椎间隙变窄。

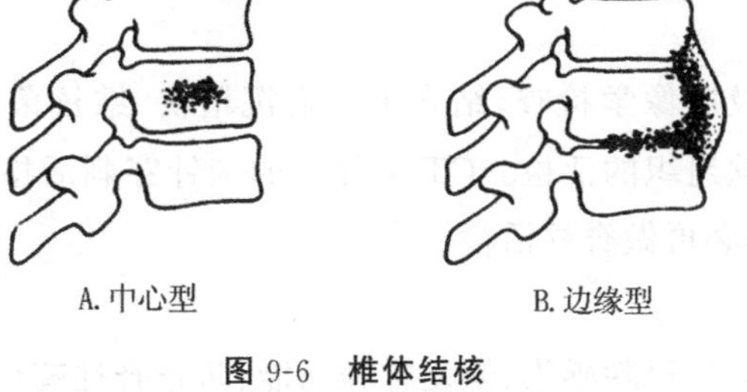

A.中心型　　B.边缘型

图9-6　椎体结核

(三)临床表现

1.症状

起病缓慢,早期症状不明显,可有低热、自汗、消瘦、食欲不振、全身不适等。病变部位钝痛,休息时减轻,劳累时加重。

2.体征

局部肌痉挛和脊柱活动受限,患者可有姿势异常,如拾物试验阳性、托马斯试验阳性、颈椎结核时抬头困难。可伴有脊柱后凸、侧凸,腰椎生理前凸消失、胸椎后凸可引起驼背等畸形。

寒性脓肿和窦道的形成,脓肿破溃后出现窦道与体外相通,可有干酪样分泌物排出。结核的脓液、干酪样坏死、死骨、被破坏的椎体和椎间盘都可压迫脊髓,出现截瘫。其中以胸椎和颈椎结核截瘫发生率高。此外,颈椎结核还有上肢麻木等神经根受刺激的表现,有咽后壁脓肿者出现呼吸与吞咽困难,胸椎结核有背痛症状,而下胸椎病变引起的疼痛表现为腰骶部疼痛。

(四)实验室及其他检查

1.影像学检查

(1)X线检查:早期表现为骨质变薄,随着病情的发展,表现为骨质破坏和椎间隙变窄,与化脓性脊柱炎相似。前方椎体多个节段受累,椎体被侵蚀为扇贝状。中央型的病变与肿瘤类似,表现为椎体中央变薄和骨质破坏,接着出现椎体塌陷,偶见小死骨,椎体呈楔状改变,边缘型的骨质破坏集中在椎体上缘或下缘,椎间隙变窄或消失,脊柱各段结核可见寒性脓肿的阴影。

(2)CT检查:清晰显示软组织病灶的界限、骨质破坏的程度及小脓肿。

(3)MRI检查:在多个切面水平上显示骨和软组织的病变,以及脊髓受压情况,另外增强的MRI可以区别脓肿与肉芽组织。

2.结核菌素试验

在机体免疫力严重低下时可为阴性。

3.血象检查

仅约10%患者有血白细胞升高。血沉可检测病变是否静止和活动,活动期明显增快,静止期一般正常。

4.脓肿穿刺或病变部位的组织学检查

脓肿穿刺或病变部位的组织学检查是结核感染确诊的重要途径。通过培养或组织学检查,70%～90%的病例可以确诊,但混合性感染时结核杆菌培养阳性率极低。

(五)诊断要点

根据上述临床表现及影像学检查,结合患者血沉增快、结核菌素试验阳性,应考虑本病。确诊需要做椎体病灶或软组织的活检。CT引导下的细针穿刺活检非常有诊断价值。皮下脓肿穿刺发现病原菌,可不必再做脊柱活检。

(六)治疗要点

脊柱结核治疗的目标是根除感染、恢复神经功能、防止脊柱畸形。抗结核药物化疗是治疗脊柱结核的重要部分。

1.非手术治疗

(1)一般处理:改善全身营养状况,加强休息。局部制动:适用于病变静止而脊柱尚不够稳定者,如颅骨牵引、石膏背心、腰围等。

(2)抗结核药物治疗:异烟肼、利福平、链霉素、对氨基水杨酸钠、乙胺丁醇等一线抗结核药物。脊柱结核一般要用药 2 年左右。有窦道出现混合感染者,应结合药敏试验,应用敏感的抗生素。

2.手术治疗

手术适应证为死骨、脓肿较大不易吸收和窦道经久不愈,结核病灶压迫脊髓出现症状,晚期结核引起的迟发性瘫痪。

(1)病灶清除术:结核病灶的彻底清除是控制感染的关键。把死骨和干酪样坏死物完全清除,直至露出正常松质骨。

(2)脊柱功能重建:通过植骨或结合内固定。早期重建的效果主要通过内固定维持,后期(一般 1 年以后)主要依靠植骨融合完成。自体骨植骨可靠并且愈合率高。

(七)护理要点

1.术前及非手术治疗的护理

护理包括局部制动、遵医嘱抗结核、加强营养和休息。

(1)用药护理:可同时使用 2～3 种抗结核药物,密切观察用药反应,定期监测血象。

(2)体位的护理:严格平卧硬板床,选择适合石膏固定或牵引,石膏或牵引带内面加垫小毛巾,保证患者舒适,防止局部长期受压,产生压疮。为患者翻身时,注意要有 2 人以上合作,保证其颈、胸、腰椎的平直,预防脊柱的再损伤。

(3)术前训练:训练床上大小便、有效咳嗽、深呼吸,为手术后适应做好准备。

2.术后护理

(1)体位:术后 6~8 h 可翻身,翻身时应防止脊柱扭曲,3 人协助患者轴式翻身。

(2)病情监测:脊柱结核患者椎管狭窄,椎管内神经易受压,术后 24 h 内应密切观察上下肢感觉有无异常,运动、排尿有无障碍。

3.健康指导

(1)主动活动:腰椎结核患者术后第 1 天,可做双下肢直腿抬高训练,每天 3～5 次,每次 10 min 。可指导患者 1 周后做床上抬臀运动以锻炼腰背肌,预防神经根粘连。

(2)被动活动:颈椎结核截瘫患者,对四肢肌肉进行向心按摩,做上、下肢各关节的被动活动,以防肌肉萎缩。

(3)出院指导:出院在家仍需要卧硬板床,可平卧或侧卧;颈椎结核者,避免头颈用力转动,腰椎胸椎结核者,避免久坐,防止胸腰部屈曲或极度扭曲;行骨融合术者,在植骨融合时可下床活动,骨融合一般颈椎术后 3 个月,腰椎术后需 4～5 个月。

三、膝关节结核

膝关节结核发病率占全身骨与关节结核的第二位,仅次于脊柱结核。患者多为儿童及青壮年。

(一)病因与发病机制

膝关节病变以滑膜结核多见,滑膜结核发病缓慢,症状轻微,很多患者就诊时滑膜已完全被结核性肉芽组织破坏,关节面软骨、骨质受到不同程度的侵犯和破坏,发展为全关节结核。形成死骨、空洞。脓液可侵入髌上囊、腘窝或膝关节两侧,后期形成脓肿。若脓肿破溃,继发混合感染,可形成经久不愈的窦道。儿童膝关节结核骨骺遭到破坏后,影响下肢的发育,可引起明显肢体短缩畸形。病变累及关节韧带时,可出现膝关节病理性半脱位或脱位,病变静止后,可有膝关节挛缩畸形。

(二)临床表现

1.全身症状

起病缓慢,有低热、乏力、疲倦、食欲不振、消瘦、贫血、夜间自汗等全身症状,血沉可增快。

2.局部症状

(1)关节弥漫性肿胀是早期单纯滑膜结核的症状,局部疼痛多不明显。由于膝关节位置表浅,肿胀和积液通常很明显。检查可发现膝部肿胀饱满,浮髌试验阳性。

(2)单纯骨结核的局部症状轻微,仅有病灶周围肿胀和压痛,关节功能多不受限。

(3)全关节结核症状明显,肿胀、疼痛和关节功能受限都比较明显。脓肿破溃,继发混合感染,形成窦道。晚期股四头肌萎缩,关节肿胀、骨质破坏和韧带松弛,可发生膝外翻畸形。骨骺破坏后,骨生长受到影响,致使患肢发生短缩畸形。

(三)实验室及其他检查

1.X 线检查

(1)单纯性滑膜结核放射学表现常不典型,仅病程较长者可见软组织肿胀和骨组织疏松。

(2)在单纯骨结核中,中心型表现为骨质模糊,呈磨砂玻璃样,后期可形成死骨及空洞;边缘型则表现为边缘骨质被侵蚀破坏。

(3)全关节结核表现为骨质广泛疏松,骨质被侵蚀破坏,关节间隙变窄。窦道长期不愈可出现骨硬化。

2.CT、MRI 检查

可较早地发现局部小脓肿、软组织增厚、死骨块等,对关节内早期病变有诊断价值。

3.关节镜检查

对诊断早期膝关节滑膜结核有重要价值,可取关节液培养做组织活检,也可进行滑膜切除术。

(四)诊断要点

根据结核接触史、患病史、临床表现、X 线检查、关节镜及实验室检查可明确诊断。

(五)治疗要点

1.局部制动

局部制动十分重要,无论是手术或非手术治疗,固定时间一般不少于 3 个月。

2.抗结核治疗

单纯滑膜结核者,多可以通过应用全身抗结核药治愈,并能够保留基本正常的关节功能。

3.局部治疗

(1)抽出关节积液并注入抗结核药物。

(2)若治疗无效,可施行滑膜切除术。

(3)单纯骨结核当骨质破坏较重时,应施行病灶清除术,病灶清除后可用松质骨填充。术后管型石膏固定3个月。

(4)对全关节结核,15岁以下的患者仅做病灶清除术;15岁以上者在清除病灶后,可同时行膝关节加压融合术,术后4周拔除加压钢针,改用管型石膏固定2个月。

(六)护理要点

1.术前及非手术患者护理

(1)心理护理:因为病程长,患者心理负担重,医护人员要鼓励患者及家属正确认识疾病,增加战胜疾病的信心,积极配合治疗。

(2)局部制动:肿胀、疼痛明显者,可用石膏托固定。固定期间,石膏托可以每日解下1～2次,并适当活动膝关节,以防关节粘连,肌肉萎缩。可在伸膝位做股四头肌收缩训练。

2.术后护理

(1)制动:患者术后回病室时要注意平稳搬移,防止石膏变形或折断。

(2)伤口引流护理:观察伤口渗血及引流管的通畅情况,防止引流管脱落及管内引流液倒流,注意无菌操作。记录引流液的颜色、性质、量,发现异常及时通知医师并妥善处理。引流液正常为淡红色,每日引流液≤200 mL。引流管持续引流24～48 h,引流液≤50 mL,可拔管。

(3)术后用软枕抬高患肢20°～30°,以促进血液循环,减轻肿胀。密切观察患肢血液循环、皮肤温度、神经感觉情况,并与健侧进行比较。发现问题及时处理。

(4)行关节加压融合术者,应注意保持关节夹的松紧度,预防加压针眼感染。

3.健康指导

(1)预防深静脉血栓形成:手术第1天,可行健侧肢体和患侧踝关节的主动运动。

(2)指导肢体活动:滑膜切除术后,皮牵引1～2周可在床上练习屈伸膝关节,一个月后可下床拄双拐活动;单纯骨结核清除病灶松质骨填充术后,石膏固定2～3周,早期行股四头肌静力收缩,一个月后拄双拐练习行走;全关节结核行关节加压融合术后,4周可除去石膏和关节夹,在床上练习肢体抬高,35 d后可拄双拐下地活动。

(3)出院后嘱患者继续加强患肢的功能锻炼,劳逸结合,避免过早负重。定期复查。

四、髋关节结核

髋关节结核发病率在骨与关节结核中居第三位,仅次于脊柱和膝关节,多为单侧发病,多见于儿童和青少年。

(一)病因与发病机制

早期髋关节结核以单纯滑膜结核和单纯骨结核多见,大多发展成全关节结核。单纯骨结核的病灶常位于髋臼上缘、股骨头和靠近骺板处的股骨颈。病灶处骨质破坏,出现死骨和空洞,易形成脓肿。随着病变发展,可穿破关节面软骨,进入关节腔,造成全关节感染。股骨头部分被破坏、吸收后可发生病理性脱位,多为后脱位。髋臼结核产生的脓液可向周围流注,向后常形成臀部脓肿。穿破骨盆内壁,形成盆腔内脓肿。

(二)临床表现

1.全身症状

起病缓慢,可有低热、自汗、食欲不振、消瘦、乏力、倦怠、贫血等。

2.局部症状

(1)典型的临床表现有跛行和放射至膝的患髋疼痛。

(2)早期仅表现为跛行和患髋不适感。患儿常有"夜啼",是由熟睡后髋部保护性肌痉挛消失,患髋移动时引起疼痛所致。髋关节活动因疼痛而受限,托马斯征阳性。

(3)可出现髋关节屈曲、内收、内旋畸形,患肢短缩,于腹股沟或臀部可出现肿胀或肿块,有压痛。患肢及臀部肌萎缩。

(三)实验室及其他检查

1.X线检查

X线片早期显示有局限性的骨质疏松,疾病后期,全关节结核可见关节间隙变宽,出现空洞和死骨。严重者股骨头几乎完全消失,可出现病理性脱位。

2.CT与MRI检查

这两项检查有助于早期诊断,可清楚显示髋关节内积液量和微小的骨破坏病灶。

(四)诊断要点

髋关节结核的早期诊断极为重要,根据病史、症状、体征和X线检查,不难诊断。骨盆正位片对两侧髋关节进行反复比较,仔细观察,关节间隙轻度狭窄应引起注意,以防漏诊。

(五)治疗要点

1.全身支持疗法

休息,增加营养以增强机体抵抗力,改善患者的全身状况。

2.局部处理

(1)单纯滑膜结核:早期行关节穿刺抽液并注入抗结核药物,对患肢进行皮牵引、石膏固定。无效者行滑膜切除术。术后用皮牵引和"丁字鞋"制动3周。

(2)单纯骨结核:有死骨或无效腔者,应尽早行病灶清除术,清除死骨、清理无效腔,遗留的空腔可用松质骨充填,术后皮牵引或髋人字石膏固定4～6周。

(3)全关节结核:早期及时进行病灶清除术,术后皮牵引3～4周。晚期则行病灶清除术,同时做关节植骨融合术,术后髋人字石膏固定3～6个月。病情稳定者可选择全髋关节置换术。

(六)护理要点

1.术前及非手术治疗的护理

(1)关节腔抽液、注入抗结核药物时,要严格执行无菌操作。

(2)关节疼痛皮牵引时,保持患肢外展30°中立位。严格卧床休息,预防病理性骨折。

2.术后护理

(1)注意观察生命体征的变化,必要时进行心电监护。

(2)由于髋关节手术后出血较多,要注意观察伤口敷料渗血情况,保持引流管的通畅。

(3)对于石膏固定者,观察患肢血液循环情况,倾听患者主诉,如有肢体远端苍白、厥冷、疼痛、麻木等异常及时通知医师妥善处理。行石膏“人”字形固定者,注意保护石膏周围的皮肤,尤其是女患者会阴部皮肤的清洁干燥。

(4)定时翻身、按摩皮肤防治压疮。指导有效咳嗽,经常深呼吸,预防肺感染、肺不张。

3.健康指导

(1)术后第1天,上肢、健侧下肢的主动活动,以防深静脉血栓形成。术后2～3 d可进行股四头肌等长收缩,但要避免主动屈髋练习。

(2)皮牵引3～4周可去除,患者可进行髋、膝关节的主动锻炼。石膏固定6～8周,X线摄片复查,病变愈合,可拆除石膏,持双拐下床练习行走,但患肢不能负重。

(3)指导患者及家属正确用药、合理饮食、有计划地进行功能锻炼、定期复查。

第三节 骨与关节感染

一、化脓性骨髓炎

化脓性骨髓炎是骨膜、骨密质、骨松质及骨髓受到化脓性细菌感染而引起的炎症,是一种常见病,好发于儿童,有急性和慢性之分。

(一)急性骨髓炎

急性骨髓炎是由化脓性致病菌引起的骨膜、骨、骨髓的急性化脓性感染,好发于儿童。最常见的致病菌是金黄色葡萄球菌,其次为乙型溶血性链球菌。其感染途径有:身体其他部位的化脓性病灶中的细菌经血液循环播散至骨骼,称急性血源性骨髓炎;开放性骨折伤口发生感染,致病菌直接侵入骨髓,称为外源性急性骨髓炎,以急性血源性骨髓炎最常见。

1.护理评估

(1)健康史。①病因:急性骨髓炎发病前大多有身体其他部位的原发性感染病灶,如痈、扁桃体炎、咽喉炎等。当原发性病灶处理不当或不及时,加上机体抵抗力下降,化脓性致病菌即可侵入血液循环引发本病。②病理:骨质破坏、坏死和骨修复反应同时并存是其特点。早期以骨质破坏和坏死为主,晚期以新生骨形成为主。长管状骨的干骺端是骨髓炎的好发部位,因血供丰富且血流缓慢,大量致病菌随血流侵入骨组织后首先滞留于此,生长繁殖产生毒素引起炎性反应导致骨组织发生坏死,进而形成局限性骨脓肿。脓肿形成后的张力可使脓液沿哈佛管蔓延进入骨膜下间隙将骨膜掀起形成骨膜下脓肿,致外层骨密质失去骨膜血供而缺血坏死,脓液穿破骨膜流向软组织筋膜间隙则形成深部脓肿。脓肿也可穿破皮肤排出体外,形成窦道。脓液尚可进入骨髓腔,破坏骨髓组织、骨松质及内层骨密质的血液供应,形成大片死骨。在死骨形成的同时,病灶周围的骨膜因炎性充血和脓液刺激而产生新骨,包围在骨干外周,成为“骨性包壳”,将死骨、脓液和炎性肉芽组织包裹,形成感染的骨性无效腔,此时病程转为慢性骨髓炎。

(2)身体状况。①症状:起病急骤,有寒战、高热,体温可在39 ℃以上,脉搏加快,患肢有持续性、进行性加重的疼痛。儿童可表现为烦躁不安、呕吐与惊厥,重者可发生昏迷及感染性休克。②体征:患肢主动与被动活动受限。局部皮肤温度升高、发红、肿胀,干骺端有局限性深压痛。数天后若肿胀疼痛加剧，提示该处形成骨膜下脓肿。当脓肿穿破骨膜，形成软组织深部脓肿时，骨髓腔内压力减低，疼痛反而减轻，但局部皮肤红、肿、热、压痛更为明显。当脓肿穿破皮肤脓液排出体外时，疼痛可进一步减轻或消失，体温亦逐渐下降，随后局部逐渐瘢痕愈合，或形成窦道经久不愈转为慢性骨髓炎。发病1～2周，由于骨骼破坏，有发生病理性骨折的可能。③辅助检查。实验室检查：白细胞计数和中性粒细胞比例增高；红细胞沉降率加快；血细菌培养可为阳性。影像学检查：早期X射线无特殊表现，发病2周后，可见干骺区散在性虫蛀样破坏，并向髓腔扩散，可有死骨形成。CT检查可较早发现骨膜下脓肿；发病48 h时后，核素骨显像可有阳性结果；MRI检查对早期诊断有重要意义，可在病变早期发现小于1 cm的骨骺内脓肿。局部分层穿刺可抽得脓液，行涂片检查、细菌培养及药物过敏试验，有助于明确诊断。

(3)心理及社会状况：急性骨髓炎患者大多起病较急，病情重，患者和家属常有焦虑、恐惧等心理反应，缺乏有关疾病的知识和认知，故应了解他们的心理状况，评估患者对疾病、拟治疗方案和预后的认识，以及患者对医院环境的适应情况。

(4)治疗与效果：早期诊断，早期治疗对及时控制感染、防止死骨形成及转为慢性骨髓炎具有重要意义。可局部理疗热敷，全身性使用抗生素，必要时手术钻孔开窗减压。

2.护理诊断及合作性问题

(1)体温过高：与急性感染有关。

(2)疼痛：与局部炎症有关。

(3)自理缺陷：与肢体肿胀、疼痛及功能障碍有关。

(4)皮肤完整性受损：与脓肿穿透皮肤，形成窦道有关。

(5)营养失调：摄入量低于机体需要量与体温过高，能量消耗增加有关。

(6)有外伤的危险：与发生病理性骨折有关。

(7)焦虑：与起病突然、疼痛、担心功能障碍等有关。

3.护理目标

(1)维持体温正常。

(2)减轻疼痛。

(3)协助患者做好生活护理。

(4)保持引流通畅，促进窦道愈合。

(5)维持营养及体液平衡，满足机体需要量。

(6)避免病理性骨折发生。

(7)患者焦虑心情缓解或消失。

4.护理措施

(1)病情观察：①急性骨髓炎易出现脓毒症和感染性休克，对危重患者应密切注意神志、体温、心率、呼吸、脉搏、血压、尿量等生命体征变化。②注意病变局部炎症变化，明显加重或有骨膜下积脓时应及时钻孔或开窗引流。③注意临近关节有无红、肿、热、痛、积液或其他感染扩散的迹象出现。④大剂量联合应用抗生素时应注意药物的配伍禁忌、药物的浓度和静脉滴注的速度，以及药物的毒副作用。

(2)对症护理：①患者应卧床休息，鼓励多饮水，给予高能量、高蛋白、高维生素的流质或半流饮食。②发热患者给予补液，维持水、电解质和酸碱平衡。③高热患者及时应用物理方法或药物降温。④疼痛患者遵医嘱给予药物止痛。⑤遵照医嘱合理使用抗生素。⑥给予心理支持，减轻患者焦虑心情。

(3)局部护理：①抬高患肢以利静脉回流，减轻肿胀和疼痛。②限制患肢活动，局部用石膏托或皮牵引妥善固定，以减轻疼痛和预防病理性骨折。③保护患肢，尽量减少物理刺激，搬运时动作要轻，以免诱发病理性骨折。

(4)术后护理：①密切观察生命体征变化。②做好引流管持续冲洗及负压引流，保持引流通畅。冲洗期间，密切观察并记录冲洗液的量、引流物的颜色、量及性状等。③及时更换敷料，促进切口或创面愈合。④练习肌肉的等长收缩，预防肢体畸形。

5.效果评价

(1)体温是否维持在正常范围，疼痛是否减轻，感染是否得到控制。

(2)营养状况是否良好，水、电解质及酸碱平衡是否正常。

(3)骨质是否完好，有无病理性骨折发生。

(4)引流是否通畅，手术切口或创面是否得到修复。

(5)患肢功能是否正常。

(6)基本生活需要是否得到满足。

(7)焦虑、恐惧程度是否减轻。

6.健康指导

(1)向患者及家属解释长期彻底治疗的必要性，并强调出院后继续服用抗生素的重要性，保证出院后的继续抗感染治疗。

(2)指导伤口的护理及饮食调节，注意高蛋白、高热量、高维生素、易消化食物的摄入，以增强机体免疫力，促进伤口愈合。

(3)指导患者有计划地进行功能锻炼，日常活动时注意预防意外伤害及病理性骨折的发生。

(二)慢性骨髓炎

1.护理评估

(1)健康史。①病因：慢性骨髓炎大多数由急性骨髓炎治疗不及时、不彻底发展而来，少数患者因致病菌毒性低，发病时即表现为慢性骨髓炎。②病理：急性骨髓炎感染期可因血运障碍有死骨形成，同时骨膜受炎症刺激又生成大量新骨，将死骨、脓液及坏死组织完全包围形成无效腔，从而使感染局限和慢性化。无效腔内的死骨、脓液和坏死组织可陆续经窦道排出。由于炎症的反复刺激，窦道周围的组织呈瘢痕增生，局部血液循环障碍，使窦道经久不愈。有时小块死骨自行吸收消散或经窦道排出后，窦道可暂时闭合；但若慢性炎症未彻底控制，当机体抵抗力下降或局部受伤时，急性炎症可再次发作，常有多次反复。窦道口周围皮肤长期受炎性分泌物的刺激可发生癌变。

(2)身体状况。①症状和体征：静止期可无症状，患肢局部增粗、变形。幼年发作者，由于骨骺破坏，生长发育受影响，肢体呈现短缩或内、外翻畸形。周围皮肤薄，色泽较暗，稍有损伤即易形成慢性溃疡。患处常可见到窦道，窦道口肉芽组织增生，常有少量臭味脓液断续流出，有时有死骨排出。死骨排净后，窦道可暂时闭合，周围皮肤有紫褐色样色素沉着或湿疹样皮炎。急性发作时，局部皮肤有红、肿、热及明显压痛，原已闭合的窦道口开放，排出大量脓液和死骨。全身可出现衰弱、贫血等慢性中毒表现。②辅助检查。X线检查：可见骨骼失去正常形态，骨膜下有新生骨形成，骨质硬化，骨髓腔不规则，大小不等的死骨形成，周围有空隙。CT及MRI检查：可显示出脓腔与小型死骨。窦道造影：有窦道的患者可经窦道插管注入造影剂以显示脓腔。

(3)心理及社会状况：慢性骨髓炎患者因病程长，反复发作，加上疼痛，行动不便或遗留有残疾等而感到失望、悲观，故应评估患者及其家属对疾病的认识及对患者的支持程度。

(4)治疗与效果：以手术治疗为主。原则是清除死骨、炎性肉芽组织和消灭无效腔。手术方法较多，常用的术式是病灶清除术及无效腔灭除术，可根据病情加以选择。急性发作期和手术前后可酌情使用抗生素。

2.护理诊断及合作性问题

(1)营养失调，摄入量低于机体需要量：与慢性消耗有关。

(2)体温过高：与炎症急性发作有关。

(3)皮肤完整性受损：与炎症、窦道、溃疡有关。

(4)有废用综合征的危险：与炎症反复发作，活动受限，患肢功能障碍有关。

(5)有外伤的危险：与骨质破坏、疏松容易发生病理性骨折有关。

(6)焦虑：与炎症迁延不愈，引起功能障碍有关。

(7)知识缺乏：对疾病的治疗、预后及自我康复的锻炼方法缺乏相应的知识。

3.护理目标

(1)支持疗法，纠正患者营养状况。

(2)维持正常体温。

(3)保持窦道及周围皮肤清洁，促进创面愈合。

(4)协助患者活动，防止肌肉萎缩。

(5)避免患处产生应力，防止病理性骨折。

(6)心理安慰，消除患者焦虑。

(7)使患者了解疾病的有关知识，掌握自我康复锻炼的方法。

4.护理措施

(1)改善营养状况，鼓励患者进食高蛋白、高热量、高维生素饮食，如牛奶、鸡蛋、肉类等。

(2)合理应用抗生素，注意浓度和滴注速度，观察用药后的不良反应和毒性反应，及时做窦道分泌物培养、血培养及药物过敏试验，选用有效的抗生素。

(3)患者应卧床休息，抬高患肢，肢体置于功能位，限制活动，以减轻疼痛，防止关节畸形及病理性骨折，必须移动患肢时，应给予协助，避免患处产生应力。

(4)术前护理。①解释病情：讲明手术的目的、方式及术后注意事项，使患者配合好手术治疗。②常规皮肤准备：窦道口周围皮肤要保持清洁，手术区备皮要彻底。

(5)术后护理：①患者采取患肢抬高的卧位。②术后注意伤口的护理，及时更换敷料。

③做好伤口药物灌注、冲洗、负压引流，并注意观察引流液的量、颜色、性质等。④保持引流通畅，防止引流液逆流，这是保证手术成功的关键。多采取输液器滴入冲洗液和负压引流。术后24 h内，渗血较多，应快速滴入冲洗液，以免血块堵塞冲洗管。冲洗液一般选用细菌敏感的抗生素配制而成，每日用量依病情而定。⑤伤口行药物灌注，持续冲洗时间根据无效腔的大小而异，一般为2～4周。当体温正常，伤口无炎症现象，引流出的液体清晰时应考虑拔管。先拔除滴入管，引流管继续引流1～2 d再拔除。

5.效果评价

(1)患者营养状况是否良好。

(2)体温是否维持正常。

(3)局部皮肤创面、窦道及手术切口是否愈合良好。

(4)患肢功能是否得到完全恢复。

(5)有无病理性骨折发生。

(6)患者是否对慢性骨髓炎的有关知识有所了解。

(7)焦虑情绪是否消除。

6.健康指导

(1)加强患肢功能锻炼，最大限度恢复肢体功能。

(2)提醒患者加强自我保护意识，避免康复期意外伤害及病理性骨折。

(3)定期复查，病情变化时及时就诊。

二、化脓性关节炎

关节的化脓性感染称为化脓性关节炎，好发于髋关节和膝关节，常为单发，多见于小儿，尤其是营养不良的小儿更易发病，男性多于女性。

(一)护理评估

1.健康史

化脓性关节炎患者在发病前大多有身体其他部位的化脓性感染病史，或者有骨关节损伤史，尤其是开放性损伤，或者因某些治疗(如局部封闭疗法)进行关节穿刺时无菌操作不当而引发此病。

(1)病因：多由身体其他部位或临近关节部位化脓性病灶的细菌，通过血液循环播散或直接蔓延至关节腔。此外，开放性关节损伤后继发感染也是致病因素之一。约85%的致病菌为金黄色葡萄球菌，其次分别为白色葡萄球菌、肺炎链球菌及大肠埃希菌等。

(2)病理：根据病变的发展过程一般可分为三个阶段。

浆液性渗出期：滑膜呈炎性充血、水肿，关节腔有白细胞浸润及浆液渗出物，内含大量白细胞。此期关节软骨尚未被破坏，其病理改变呈可逆性，若能及时正确治疗，渗出物可完全消散吸收，关节功能可完全恢复正常。

浆液纤维素性渗出期：随炎症逐渐加重，渗出物增多、混浊，内含大量白细胞及纤维蛋白。白细胞释放溶酶体类物质破坏软骨基质；纤维蛋白的沉积造成关节粘连和软骨破坏，此期治疗后关节功能不能完全恢复，可遗留不同程度的关节功能障碍。

脓性渗出期:关节腔内的渗出液转为脓性,炎症侵入软骨下骨质,滑膜和关节软骨被破坏。关节囊和关节周围组织发生蜂窝织炎,最终导致关节重度粘连和挛缩,甚至呈纤维化或骨性强直,即使治愈也将遗留重度关节功能障碍。

2.身体状况

(1)症状:起病急骤,全身不适,乏力,食欲不振,寒战高热,体温可在39 ℃以上。可出现谵妄与昏迷,小儿多见惊厥。病变关节处疼痛剧烈。

(2)体征:病变关节功能障碍,浅表关节可见红、肿、热、痛及关节积液表现,浮髌试验可为阳性。关节常自发处于半屈曲位,以松弛关节囊,增大关节腔的容量,缓解疼痛。深部关节,如髋关节,因周围肌肉、皮下组织较厚,局部红、肿、热不明显,关节常处于屈曲、外展、外旋位。患者可因疼痛拒绝对患肢进行检查。

(3)辅助检查。①实验室检查:血白细胞计数和中性粒细胞计数比例增高。红细胞沉降率增快,关节腔穿刺可抽得渗出液,浆液性渗出较清亮,纤维蛋白性渗出较混浊,黄白色的混浊液体为脓液,镜下可见大量脓细胞。抽出液细菌培养可获阳性结果,寒战高热抽血培养亦可检出致病菌。②X线检查:早期可见关节周围软组织肿胀、关节间隙增宽,继之见骨质疏松,后期关节间隙变窄或消失,关节面毛糙,可见骨质破坏或增生,甚至出现关节挛缩畸形或骨性强直。

3.心理及社会状况

化脓性关节炎病情急重,有遗留残疾的可能,患者及家属往往感到焦虑、恐惧,故应了解患者及家属对本病治疗、护理及预后的了解及认知程度,评估其心理承受能力及对医院环境的适应情况。

4.治疗与效果

早期诊断、早期治疗,可避免遗留严重并发症。其治疗原则为:①早期、联合、足量、全身性应用抗生素,可结合关节腔内穿刺给药。②表浅关节如膝关节可穿刺置管冲洗引流。③关节腔内有脓性渗出时应适当牵引、固定及适度舒张运动,防止发生关节粘连或挛缩影响功能。④必要时手术治疗,常用术式为关节引流术和关节矫形术。

(二)护理诊断及合作性问题

(1)疼痛:与炎症有关。

(2)体温过高:与局部感染或有细菌、毒素进入血液有关。

(3)有关节功能丧失的危险:与关节粘连、骨性强直有关。

(4)自理缺陷:与关节肿胀、疼痛有关。

(5)焦虑:与疼痛、担心遗留关节功能障碍等有关。

(6)知识缺乏:缺乏对本病治疗、护理及预后的有关知识。

(三)护理目标

(1)疼痛与不适得到缓解。

(2)体温维持在正常范围。

(3)最大限度恢复肢体功能。

(4)根据自理缺陷程度,协助患者做好生活护理。

(5)心理支持,消除患者焦虑情绪。

(6)使患者获得对本病治疗、护理及预后的有关知识。

(四)护理措施

(1)卧床休息:急性期患者应适当抬高患肢,保持患肢于功能位,以减轻疼痛,并可预防关节畸形及病理性脱位。

(2)功能锻炼:为防止肌肉萎缩或减轻关节内的粘连,急性期患肢可做等长收缩和舒张运动,炎症消退后关节未明显破坏者,可进行关节伸屈功能锻炼。

(3)注意牵引或石膏固定患者的护理。

(4)关节内置管冲洗引流时,应记录每日的冲洗量、引流量,引流液的色泽及混浊程度。

(5)遵医嘱合理使用抗生素。

(6)给予患者心理安慰,协助其做好生活护理,并向其宣教对本病治疗、护理及预后的有关知识。

(五)效果评价

(1)疼痛是否缓解。

(2)体温是否正常。

(3)关节功能是否恢复,有无关节畸形。

(4)基本生活需求是否得到满足。

(5)焦虑是否得到缓解或消除。

(6)患者是否获得了有关本病的相关知识。

(六)健康指导

(1)鼓励患者出院后坚持关节功能锻炼,最大限度地恢复关节功能。

(2)指导患者合理进行关节功能锻炼,避免关节损伤及遗留功能障碍。

(3)康复期内提高自我保护意识,防止意外伤害。

第四节 四肢骨折

一、概述

四肢骨折包括上肢骨折、下肢骨折,常见的有锁骨骨折、肱骨干骨折、肱骨髁上骨折、尺桡骨骨折、股骨颈骨折、股骨干骨折、胫腓骨骨折等。

(一)护理评估

1.术前评估

(1)健康史。①一般情况:患者的年龄、职业特点、运动爱好、日常饮食结构、有无酗酒等。②受伤情况:了解患者受伤的原因、部位和时间,受伤时的体位和环境,外力作用的方式、方向和性质,伤后患者功能障碍及伤情发展情况,急救处理经过,等等。③既往史:重点了解与骨折愈合有关的因素,如患者有无骨质疏松、骨折、骨肿瘤病史或手术史。④服药史:患者近期有无服用激素类药物及药物过敏史等。

(2)身体状况。①全身:评估患者有无威胁生命的严重并发症;观察意识和生命体征;观察有无低血容量性休克的症状。②局部:评估患者骨折部位活动及关节活动范围,有无骨折局部特有特征和一般表现;皮肤是否完整,开放性损伤的范围、程度和污染情况;有无其他并发症。

(3)心理及社会因素:患者的心理状态取决于损伤的范围和程度。多发性损伤患者多住院和手术治疗,由此形成的压力影响患者和家庭成员的心理状态和相互关系。故应评估患者和家属的心理状态、家庭经济情况及社会支持系统。

(4)辅助检查:评估患者的影像学和实验室检查结果,以帮助判断病情和预后。

2.术后评估

(1)固定情况:评估切开复位固定术是否维持有效状态。

(2)并发症:评估术后是否出现并发症。

(3)康复程度:患者是否按照计划进行功能锻炼,功能恢复情况及有无活动功能障碍引起的并发症。

(4)心理状态和认知程度:评估患者对康复训练和早期活动是否配合,对出院后的继续治疗是否了解。

(二)常见护理诊断/问题

(1)有周围神经、血管功能障碍的危险:与骨和软组织创伤、石膏固定不当有关。

(2)疼痛:与骨折、软组织损伤、肌痉挛和水肿有关。

(3)有感染的危险:与组织损伤、开放性骨折、牵引或应用外固定架有关。

(4)潜在并发症:休克、肌萎缩、关节僵硬、骨筋膜室综合征、深静脉血栓形成等。

(三)护理目标

(1)维持正常的组织灌注,皮肤温度和颜色保持正常,末梢动脉搏动有利。

(2)患者疼痛逐渐减轻直至消失,感觉舒适。

(3)患者未发生骨或软组织感染等并发症。

(4)患者能独立行走或借助助行器行走,能自我护理并掌握功能锻炼和康复知识。

(四)护理措施

1.现场急救

(1)抢救生命:骨折患者,尤其是严重骨折者,往往合并其他组织和器官的损伤。应检查患者全身情况,首先处理休克、昏迷、呼吸困难、窒息或大出血等可能威胁患者生命的紧急情况。

(2)包扎止血:绝大多数伤口出血可用加压包扎止血。大出血时可用止血带止血,最好使用充气止血带,并应记录所用压力和时间。止血带应每 40～60 min 放松 1 次,放松时间以局部血流恢复、组织略有新鲜渗血为宜。若骨折端已戳出伤口并已污染,又未压迫重要血管或神经,则不应现场复位,以免将污染物带到伤口深处。若在包扎时骨折端自行滑入伤口内,应做好记录,以便入院后清创时进一步处理。

(3)妥善固定:凡疑有骨折者均应按骨折处理。对闭合性骨折者在急救时不必脱去患肢的衣裤和鞋袜,肿胀严重者可用剪刀剪开衣袖和裤脚。骨折有明显畸形,并有穿破软组织或损伤附近重要血管、神经的危险时,可适当牵引患肢,使之变直后再行固定。

(4)迅速转运:患者经初步处理后,应尽快转运至就近医院进行治疗。

2.一般护理

(1)疼痛护理:根据疼痛原因进行对症处理。由创伤骨折引起的疼痛,现场急救中给予临时固定可缓解疼痛。由伤口感染引起,应及时清创并应用抗生素治疗。疼痛较轻时可鼓励患者听音乐或看电视转移注意力。疼痛严重时遵医嘱给予止痛药。

(2)患肢缺血护理:骨折局部内出血、包扎过紧、不正确使用止血带或患肢严重肿胀等原因均可导致患肢血液循环障碍。应严密观察肢端有无剧痛、麻木、皮温降低、皮肤苍白或青紫、脉搏减弱或消失等血液灌注不足的表现,一旦出现应对症处理。

(3)并发症的观察和预防:观察患者意识和生命体征、患肢远端感觉、运动和末梢血液循环等,若发现骨折早期和晚期并发症,应及时报告医师,采取相应处理措施。

(4)心理护理:向患者及家属解释骨折的愈合是一个循序渐进的过程,充分固定能为骨折断端连接提供良好的条件,正确的功能锻炼可以促进断端生长愈合和患肢功能恢复。对骨折可能遗留残疾的患者,应鼓励患者表达自己的思想,减轻患者及家属的心理负担。

(5)生活护理:指导患者在患肢固定期间进行力所能及的活动,为其提供必要的帮助,如协助进食、进水和翻身等。

(6)加强营养:指导患者进食高蛋白、高维生素、高热量的食物,多饮水。

(五)健康指导

1.安全指导

指导患者及家属评估家庭环境的安全,妥善放置可能影响患者活动的障碍物,如散放的家具。指导患者安全使用步行辅助器械或轮椅。行走练习时需有人陪伴,以防跌倒。

2.功能锻炼

告知患者出院后坚持功能锻炼的意义和方法。指导家属如何协助患者完成各种活动。

3.复查

告知患者若骨折远端肢体肿胀或疼痛明显加重,肢体感觉麻木、肢端发凉,夹板、石膏或外固定器松动等,立即到医院复查并评估功能恢复情况。

(六)护理评价

(1)主诉骨折部位疼痛减轻或消失,感觉舒适。

(2)肢端维持正常的组织灌注,皮肤温度和颜色正常,末梢动脉搏动有力。

(3)出现并发症时被及时发现和处理。

二、锁骨骨折

锁骨是上肢与躯干的连接和支撑装置,呈"S"形。中外1/3是锁骨的力学薄弱部,骨折时容易受损。锁骨后方有锁骨下血管、臂丛神经,骨折可损伤这些血管、神经。

(一)病因与发病机制

锁骨骨折多数病例由间接暴力引起,多见于侧方摔倒时,肩、手或肘部着地。力传导至锁骨,发生斜形或横形骨折。直接暴力可由胸上方撞击锁骨,导致粉碎性骨折,较少见。骨折后若移位明显,可引起臂丛神经及锁骨下血管的损伤。

(二)临床表现

锁骨骨折后,出现肿胀、瘀斑和局部压痛,为减少肩部活动导致的疼痛,患者常用健手托住肘部,头部偏向患侧,以减轻胸锁乳突肌牵拉骨折近端而导致的疼痛。查体时,常有局限性压痛和骨摩擦感。

(三)实验室及其他检查

上胸部的正位和45°斜位X线检查可发现骨折移位情况。CT扫描可查锁骨外端关节面。

(四)诊断要点

根据物理学检查和临床症状,可对锁骨骨折做出诊断。在无移位或儿童的青枝骨折时,单靠物理检查有时难以做出正确诊断,需经X线或CT进一步检查。

(五)治疗要点

1.非手术治疗

儿童的青枝骨折及成人的无移位骨折可不做特殊治疗。采用三角巾悬吊患肢3～6周。成人有移位的中段骨折,采用手法复位后横形"8"字绷带固定6～8周。

2.手术治疗

当骨折移位明显,手法复位困难,有骨片刺入深部组织手法复位可能造成严重后果,手法复位失败,对肩部活动要求高者,多采取手术治疗。切开复位时,根据骨折部位、类型及移位情况选择钢板、螺钉或克氏针进行固定。

(六)护理要点

1.保持有效的护理

横形"8"字绷带或锁骨带固定者,宜睡硬板床,采取平卧或半卧位,使两肩外展后伸。同时要观察皮肤的颜色,如皮肤苍白发紫,温度降低,感觉麻木,提示绷带固定较紧。要尽量使双肩后伸外展,并双手叉腰,症状一般能缓解,不缓解,调整绷带。

2.健康指导

(1)功能锻炼:骨折复位2～3 d可开始做掌指关节、腕肘关节的旋转舒缩等主动活动。受伤4周后,外固定被解除,此期功能锻炼的常用的方法有关节牵伸活动,肩的内外摆动,手握小杠铃做肩部的前上举、侧后举和体后上举。

(2)出院指导:告知患者有效固定的重要意义,横形"8"字绷带或锁骨带固定后,经常做挺胸、提肩、双手叉腰动作,缓解对腋下神经、血管的压迫。强调坚持功能锻炼的重要性,循序渐进地进行肩关节的锻炼,定期复查、监测骨折愈合情况。

三、肱骨干骨折

肱骨外科颈下1～2 cm至肱骨髁上2 cm段内的骨折称为肱骨干骨折,常见于青年和中年人。

(一)病因与发病机制

肱骨干骨折可由直接暴力或间接暴力所致。直接暴力指暴力从外侧肱骨干中段打击,至横形或粉碎性骨折,多为开放骨折。间接暴力多见于手或肘部着地,向上传导的力,加上身体倾倒时产生的剪式应力,可致肱骨中下1/3的斜形或螺旋形骨折。骨折后是否移位取决于外力作用的大小、方向、骨折的部位和肌肉牵拉方向等,可引起骨折端分离或旋转畸形,大多数有成角、短缩及旋转畸形。

(二)临床表现

骨折后,出现上臂疼痛、肿胀、畸形、皮下瘀斑和功能障碍。肱骨干可有假关节活动、骨摩擦感、骨传导音减弱或消失和患肢缩短。合并桡神经损伤时,可出现垂腕、拇指不能外展、手指掌指关节不能背伸、前臂不能旋后、手背桡侧皮肤感觉障碍等。

(三)实验室及其他检查

正、侧位X线片可确定骨折类型、移位方向,应包括骨折的近端及肩关节,或远端及肘关节。

(四)诊断要点

根据伤后患者的症状和体征,及X线正侧位片可明确骨折的类型和移位方向。

(五)治疗要点

1.手法复位外固定

在局麻或臂丛神经阻滞麻醉的基础上,沿肱骨干纵轴持续牵引,按骨折移位的相反方向,行手法复位,X线摄片确认复位成功后,减少牵引力,小夹板或石膏固定维持复位。成人固定6～8周,儿童固定4～6周。

2.切开复位内固定

手术可以在臂丛阻滞麻醉或高位硬膜外麻醉下进行。在直视下达到解剖对位后,并用加压钢板螺钉内固定,也可用带锁髓内针或Ender针固定。

3.康复治疗

复位后均应早期进行功能锻炼。术后抬高患肢,进行手指主动屈伸活动,2～3周,即可做腕、肘、肩关节的主动活动。

(六)护理要点

1.固定患者的护理

可平卧,要保持固定不移位,悬垂石膏固定患者取坐位或半卧位,以保证下垂牵引作用。内固定术后宜取半卧位,患肢下垫枕,减轻肿胀。伴有桡神经损伤者,注意观察神经恢复情况。石膏或夹板固定者,密切观察患肢血运。术后观察伤口渗血情况。

2.功能锻炼

骨折1周内,做患侧上臂肌肉的主动舒缩活动,握拳、伸曲腕关节、小幅度的耸肩运动。伴桡神经损伤者,可被动进行手指的屈曲活动,2～3周可做肩关节内收外展活动,4周后可做肩部外展、外旋、内旋、后伸,手爬墙等运动以恢复患肢功能。

3.健康指导

向患者解释,肱骨干骨折复位后可遗留20°以内向前成角,30°以内向外成角,不影响功能。伴桡神经损伤者伸指伸腕功能障碍,要鼓励坚持功能锻炼。嘱其分别在术后第1、第3、第6个月复查X线,伴桡神经损伤者,应定期复查肌电图。

四、肱骨髁上骨折

肱骨髁上骨折指在肱骨干与肱骨髁交界处发生的骨折,多发生于10岁以下儿童。易损伤神经和血管,导致前臂缺血性肌挛缩,引起爪形手畸形。

(一)病因与发病机制

1.伸直型骨折

肘关节处于过伸位跌倒时,手掌着地,暴力经前臂向上,加上身体前倾,向下产生剪式应力,尺骨鹰嘴向前的杠杆力,使肱骨干与肱骨髁交界处发生骨折。骨折远端向后上移位,近折端向前下移位,尺神经、桡神经可因肱骨髁上骨折的侧方移位受伤。

2.屈曲型骨折

此型较少见,由间接暴力引起。跌倒时,肘关节屈曲,肘后方着地,暴力向上传导至肱骨下端,导致髁上屈曲型骨折。较少合并血管和神经损伤。

(二)临床表现

肘部明显疼痛、肿胀、皮下瘀斑和功能障碍,伸直型骨折肘部向后突出,近折端向前移,并处于半屈位。局部明显压痛,有骨摩擦音及假关节活动,与肘关节脱位相比较肘后三角关系正常。如果合并有正中神经、尺神经、桡神经、肱动脉损伤,则出现前臂和手相应的神经支配区的感觉减弱或消失,及相应的功能障碍。如复位不当可致肘内翻畸形。

(三)实验室及其他检查

肘部正、侧位X线摄片可以明确骨折部位、类型、移位方向,为选择治疗方法提供依据。

(四)诊断要点

根据X线片和受伤病史可以明确诊断。

(五)治疗要点

1.手法复位外固定

若受伤时间短,血循环良好,局部肿胀不明显者,可行手法复位后外固定。给予局部麻醉或臂丛神经阻滞麻醉。在持续牵引下,行手法复位,使患肢肘关节屈曲60°～90°给予后侧石膏托固定4～5周,X线摄片证实骨折愈合良好,即可拆除石膏。

2.持续牵引

对于手法复位不成功,受伤时间较长,肢体肿胀明显者,可行尺骨鹰嘴牵引,牵引重量1～2 kg,牵引时间控制在4～6周。

3.手术复位

对于骨折移位严重,手法复位失败,有神经、血管损伤者,采取手术复位。复位方法有经皮穿针内固定、切开复位内固定。

(六)护理要点

1.保持有效的固定

观察固定的屈曲角度,离床活动时要用三角巾悬吊患肢于胸前。发现固定体位改变时,要及时给予纠正。

2.严密观察

重点观察患肢的血液循环、感觉、活动情况,以利于及时发现外伤后肱动脉、正中神经、尺神经、桡神经的损伤。

3.康复锻炼

复位固定后当日可做握拳、屈伸手指练习，1 周后可做肩部主动活动，并逐渐加大运动幅度。3 周后去除外固定，可做腕、肘、肩部的屈伸练习。伸直型骨折注意恢复屈曲活动，屈曲型骨折注意增加伸展活动。

五、尺桡骨干双骨折

尺、桡骨干骨折可由直接暴力、间接暴力、扭转暴力引起，青少年多见，占各类骨折的 6%。

(一)病因与发病机制

1.直接暴力

重物打击、机器或车轮的直接碾压，导致同一平面的横形或粉碎性骨折。

2.间接暴力

跌倒时手掌着地，暴力通过腕关节向上传导，暴力作用首先使桡骨骨折。若暴力较强，则通过骨间膜向内下方传导，可引起低位尺骨斜形骨折。

3.扭转暴力

跌倒时前臂旋转、手掌着地，或手遭受机器扭转暴力，导致不同平面的尺桡骨螺旋形骨折或斜形骨折，可并发软组织撕裂、神经、血管损伤，或合并他处骨折。

(二)临床表现

伤侧前臂出现疼痛、肿胀、成角畸形及功能障碍，主要不能进行旋转活动。局部明显压痛，严重者出现剧痛、患肢肿胀、手指屈曲。可扪及骨折端、骨摩擦感及假关节活动。听诊骨传导音减弱或消失。严重者可发生骨筋膜室综合征。

(三)实验室及其他检查

正位及侧位 X 线片可见骨折的部位、类型及移位方向，及是否合并有桡骨头脱位或尺骨小头脱位。

(四)诊断要点

可依据临床检查、X 线正侧位片确诊。

(五)治疗要点

1.手法复位外固定

可在局部麻醉或臂丛神经阻滞麻醉下进行，重点是矫正旋转移位，恢复骨膜紧张度，紧张的骨间膜牵动骨折端复位。复位成功后，用小夹板或石膏托固定。

2.切开复位内固定

不稳定骨折或手法复位失败者倾向于切开复位，螺钉钢板或髓内针内固定术治疗。

(六)护理要点

1.保持有效的固定

注意观察石膏或夹板是否有松动和移位。

2.维持患肢良好血液循环

术后抬高患肢，观察患肢皮肤的颜色、温度、有无肿胀及桡动脉搏动情况。如出现剧痛，手部皮肤苍白、发凉、麻木，被动伸指疼痛，桡动脉搏动减弱或消失等表现时，提示骨筋膜室综合征的发生。如有缺血表现，立即通知医师处理。

3.康复锻炼

术后2周开始练习手指屈伸活动和腕关节活动。4周开始练习肘、肩关节活动。8～10周X线片证实骨折愈合后,可进行前臂旋转活动。

六、桡骨远端骨折

桡骨远端骨折(Colles骨折)指距桡骨远端关节面3 cm内的骨折,占全身骨折的6.7%～11%,多见于有骨质疏松的中老年人。

(一)病因与发病机制

多由间接暴力引起,通常跌倒时腕关节处于背伸位、手掌着地、前臂旋前,应力由手掌传导到桡骨下端发生骨折。骨折远端向背侧及桡侧移位。

(二)临床表现

骨折部疼痛、肿胀,可出现典型畸形,由于骨折远端向背侧移位,侧面看呈"银叉"畸形,骨折远端向桡侧移位,并有缩短桡骨茎突上移畸形,正面看呈"枪刺刀样"畸形(图9-7)。检查局部压痛明显,腕关节活动障碍,皮下出现瘀斑。

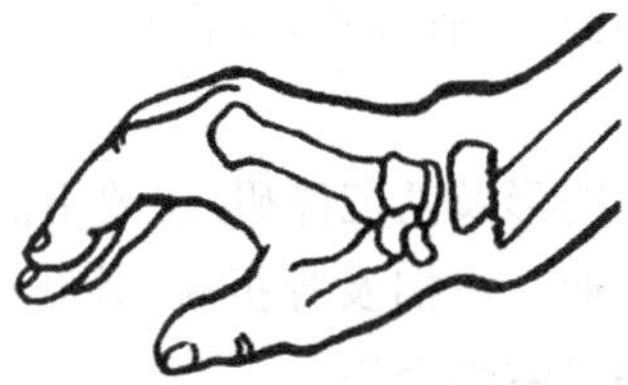

图9-7 骨折后典型移位

(三)实验室及其他检查

X线片可见骨折端移位表现:桡骨远骨折端向背侧移位,远端向桡侧移位,骨折端向掌侧成角。可同时有下尺桡关节脱位及尺骨茎突撕脱骨折。

(四)诊断要点

根据X线检查结果和受伤史可明确诊断。

(五)治疗要点

1.手法复位外固定

局部麻醉下手法复位后,用超过腕关节的小夹板固定或石膏夹板在屈腕、尺偏位固定2周,消肿后,腕关节中立位继续用小夹板或改用前臂管型石膏固定。

2.切开复位内固定

严重粉碎性骨折有明显移位者,桡骨下端关节面破坏;手法复位失败,或复位后不能维持固定者,应切开复位,用松质骨螺钉或钢针固定。

(六)护理要点

1.保持有效的固定

骨折复位固定后不可随意移动位置,注意维持骨折远端旋前、掌曲、尺偏位。避免腕关节旋后或旋前。肿胀消除后要及时调整石膏或夹板的松紧度。

2.密切观察患肢血液循环情况

如有无腕部肿胀、疼痛、颜色异常、皮温降低等。

3.康复锻炼

复位当天或手术后次日可做肩部的前后摆动练习，2～3 d 可做肩肘部的主动活动。2～3 周可进行手和腕部的抗阻力练习。后期做腕部的主动屈伸练习和前臂的旋前、旋后牵引练习。

七、股骨颈骨折

股骨颈骨折指由股骨头下到股骨颈基底的骨折，多见于中、老年人，女性多于男性。由于局部血供特点，骨折治疗中易发生骨折不愈合，并且常出现股骨头坏死，老年易发生严重的全身并发症。

(一)病因与发病机制

股骨颈骨折是在站立或行走时跌倒发生，属间接暴力、低能损伤，老年人多有骨质疏松，轻微扭转暴力即可造成骨折。青壮年在受到高能暴力时可发生股骨颈骨折。

1.按骨折线走行和部位分类

股骨头下骨折、股骨颈骨折、股骨颈基底骨折。

2.按骨折线的倾斜角分类

外展型骨折、中间型骨折、内收型骨折。

3.按骨折移位程度分类

不完全骨折和完全骨折。不完全骨折是指骨的完整性有部分中断，股骨颈部分出现裂纹。完全骨折是指骨折线贯穿股骨颈，骨结构完全破坏，包括无移位的完全骨折，部分移位的完全骨折，完全移位的完全骨折，最后一型的关节囊和滑膜破坏严重。

(二)临床表现

患侧髋部疼痛，内收型疼痛更明显，不能站立。患肢成典型的外展、外旋、缩短畸形，大转子明显突出。嵌插骨折患者，有时仍能行走或骑自行车，易漏诊。

(三)实验室及其他检查

1.X 线检查

髋部正侧位 X 线摄片显示骨折的部位、类型和方向。

2.CT 或 MRI 检查

骨折线不清楚或隐匿时进行 CT 或 MRI 检查，或卧床休息 2 周后再行 X 线检查。

(四)诊断要点

有移位的股骨颈骨折诊断不难。外伤史不明显，仅有局部微痛或不适，而且髋关节可屈伸，甚至可以步行，X 线检查不易发现骨折线，应进一步进行 CT 或 MRI 检查，以明确诊断。

(五)治疗要点

1.非手术治疗

非手术治疗适用于年老体弱或外展、嵌插稳定型骨折。①持续皮牵引、骨牵引或石膏固定患肢于轻度外展位，牵引治疗后卧硬板床 6～8 周。②手法复位。

2.手术治疗

对于内收型骨折和有移位的骨折在给予皮牵引或骨牵引复位后，采取经皮多枚骨圆针或加压螺纹钉内固定术。内收型有移位的骨折，手法、牵引难以复位的，应采取切开复位内固定治疗。青少年股骨颈骨折应尽量达到解剖复位，采用切开复位内固定治疗。

3.人工股骨头或全髋关节置换术

此方法适用于60岁以上老年人，全身情况较好，有明显移位、股骨头旋转、陈旧性骨折或股骨头缺血坏死者。

(六)护理要点

1.维持正确的体位

正确的体位是治疗股骨颈骨折的重要措施，应解释清楚，取得配合。平卧硬板床，保持患肢外展30°中立位，并用牵引维持，防止外旋、内收，尽量避免搬动髋部。

2.保持确实有效的牵引

患肢做皮牵引或骨牵引时，应保持患肢和牵引力在同一轴线上，不能随意加减重量。牵引时间一般为8～12周。

3.密切观察病情变化

股骨头骨折患者多为老年人，要密切观察病情变化。

4.预防并发症

股骨头骨折患者行非手术治疗时需长期卧床，易发生坠积性肺炎、泌尿系统感染、压疮等。因而要鼓励深呼吸、有效咳嗽，嘱患者多喝水，骨隆突处垫软垫。

5.功能锻炼

非手术者早期可在床上做股四头肌的静力收缩，去掉牵引后，可做直腿抬高运动。3个月后可依拐杖行走，6个月后可不依靠拐杖行走。对于术后内固定者，2天后可扶患者床上坐起，3～4周可扶拐行走，3个月后可稍负重行走，6个月后可负重行走。

八、股骨干骨折

股骨干骨折是指由小转子下至股骨髁上部位骨干的骨折。

(一)病因与发病机制

股骨干骨折由强大的直接暴力或间接暴力所致，多见于30岁以下的男性。直接暴力可引起横形或粉碎性骨折，间接暴力多为坠落伤，可引起斜形骨折或螺旋形骨折。

(二)临床表现

股骨干骨折后出血多，当高能损伤时，软组织破坏，出血和液体外渗，肢体明显肿胀，常导致低血容量性休克。患侧肢体短缩、成角、旋转和功能障碍，可有骨擦感。如果损伤腘窝血管和神经，可出现远端肢体的血液循环、感觉、运动功能障碍。常见的并发症有低血容量性休克、脂肪栓塞综合征、深静脉血栓、创伤性关节炎等。

(三)实验室及其他检查

X线正侧位摄片应包括其近端的髋关节和远端的膝关节。骨折早期进行血气监测，可监测脂肪栓塞的发生。

(四)诊断要点

根据受伤史及受伤后患肢缩短、外旋畸形,X线正侧位片可明确骨折的部位和类型。

(五)治疗要点

1.儿童股骨干骨折的治疗

3岁以下儿童股骨干骨折常用布莱恩氏牵引法行双下肢垂直悬吊牵引。牵引重量以臀部稍悬空为宜,牵引时间为3～4周。由于儿童骨骼愈合塑形能力强,骨折断端即使重叠1～2 cm,轻度向前、外成角是可以自行纠正的。但不能有旋转畸形。

2.成人股骨干骨折的治疗

一般采用骨牵引,持续股骨髁上或胫骨结节骨牵引,直到骨折临床愈合,一般需6～8周。牵引过程中要复查X线,了解复位情况。非手术治疗失败或合并有神经、血管损伤或伴有多发性损伤不宜卧床过久的老年人,可采用切开复位内固定,钢板、螺钉、带锁髓内针固定。

(六)护理要点

1.牵引的护理

小儿垂直悬吊牵引时,经常触摸患儿足部温度、颜色及足背动脉的搏动情况,以防血液循环障碍及皮肤破损。为有效产生反牵引力,注意牵引时臀部要离开床面,两腿牵引重量要相等。成人牵引时要抬高床尾,保持牵引力方向与股骨干纵轴成直线,定期测量下肢长度和力线以保持有效牵引。骨牵引针处每日消毒,严禁去除血痂。注意检查足背伸肌功能。腓骨头处加垫软垫,以防腓总神经受损伤。防止发生压疮。

2.功能锻炼

(1)小儿骨折:炎性期卧床进行股四头肌的静力收缩。骨痂形成期,患儿从不负重行走过渡到负重行走。骨痂成熟期,由部分负重行走过渡到完全负重行走。

(2)成人骨折:除疼痛减轻后进行股四头肌等长收缩外,还要练习踝关节、足关节等小关节的活动。去除外固定后,可进行行走训练,适应下床行走后,逐渐进行负重行走。

九、胫腓骨干骨折

胫腓骨干骨折指胫骨平台以下到踝上的部分发生的骨折。在长骨骨折中最多见,双骨折、粉碎性骨折及开放性骨折居多。

(一)病因与发病机制

1.直接暴力

主要的致病因素,如重物撞击、直接暴力打击、车轮碾轧等,胫腓骨骨折线在同一平面,呈横形、短斜形,高能损伤有严重肢体软组织损伤,骨高度粉碎,常见开放性骨折。

2.间接暴力

间接暴力常见于弯曲和扭转暴力,如高处坠落足着地、滑倒等。局部软组织损伤轻,可发生长斜形、螺旋形骨折,双骨折时腓骨的骨折线高于胫骨骨折线,亦可造成开放性骨折。

3.胫骨骨折分类

胫骨骨折可分为三类。胫骨上1/3骨折,骨折远端向上移位,腘动脉分叉处受压,可造成小腿缺血或坏疽,易损伤腓总神经;胫骨中1/3骨折,可导致骨筋膜室综合征;胫骨下1/3骨折,由于血运差,软组织覆盖少,影响骨折愈合。

(二)临床表现

疼痛、肿胀、畸形和功能障碍。伴有腓总神经、胫神经损伤时,出现足下垂。如果继发有骨筋膜室综合征,远端肢体出现疼痛、肿胀、麻木、肢体苍白、感觉消失。但儿童青枝骨折及成人腓骨骨折后可负重行走。

(三)实验室及其他检查

正侧位的X线检查可明确骨折的部位、类型、移位情况。

(四)诊断要点

根据受伤史,膝、踝关节和胫腓骨X线片,对小腿肿胀明显者,警惕有无骨筋膜室综合征。

(五)治疗要点

1.非手术治疗

非手术治疗适合于稳定性骨折。熟悉骨折软组织损伤情况,包括可能的重要血管、神经损伤,可按逆创伤机制实施手法复位,复位后长腿石膏外固定,利用石膏塑形维持骨折的对位、对线。对于骨折手法复位失败,软组织损伤严重,合并骨筋膜室综合征者,可行跟骨骨牵引。

2.手术治疗

切开复位内固定适于不稳定骨折,多段骨折及污染不重、受伤时间较短的开放性骨折。切开复位后,螺丝钉或加压钢板、带锁髓内钉内固定。

(六)护理要点

1.牵引和固定的护理

石膏固定要密切观察患肢的疼痛程度和足趾背伸、跖屈及末梢循环情况。如怀疑神经受压,应立即减压。保持有效的牵引,做好皮肤护理,预防压疮。外固定后要把小腿抬高置于中立位。每日2次消毒固定针针眼周围皮肤,预防固定针感染。内固定时要观察伤口渗血渗液,以防感染。采用螺丝钉或钢板固定后,要注意预防关节僵硬。

2.功能锻炼

早期进行股四头肌的等长收缩,足趾和髌骨的被动及主动活动。跟骨牵引者,要进行髌骨被动活动和抬臀运动,以防跟腱挛缩。内固定早期做膝关节屈曲活动。除去外固定后,逐渐负重活动。

第五节 骨盆骨折

一、基础知识

在多发性损伤中,骨盆骨折多见。除颅脑损伤外,骨盆骨折也是常见的致死原因,其病死率可高达20%。主要致死原因是由血管损伤引起的难以控制的大出血,及并发的脂肪栓塞,或由于腹内脏器、泌尿生殖道损伤和腹膜血肿继发感染所产生的严重败血症和毒血症。骨盆骨折合并神经损伤,日后也可能影响患者的肢体、膀胱、直肠功能和性功能。故骨折脱位的早期复位固定，辅以正确的护理不仅有助于控制出血、减少并发症，也有利于功能康复。

(一)解剖生理

1.骨盆

骨盆是由骶骨、尾骨和两侧髋骨(髂骨、耻骨和坐骨)连接而成的坚强骨环，形如漏斗。两髂骨与骶骨构成骶髂关节，髋臼与股骨头构成髋关节，两侧耻骨借纤维软骨构成耻骨联合，三者均有坚强的韧带附着。骨盆是躯干与下肢连接的桥梁，有承上启下、保护盆腔脏器和传递重力的功能。骨盆分为前后两部，后方有两个负重的主弓，一是在站立位时由两侧髋臼斜行向上通过髂骨增厚部分到达骶髂关节与对侧相交而成，称骶股弓(图 9-8)，此弓站立时支持体重；二是由两侧坐骨结节向上经髋骨后部至骶髂关节与对侧相交而成，称骶坐弓(图 9-9)，在直立位或坐位时承受体重。此二弓较坚固，不易骨折。前方上下各有1个起约束稳定作用的副弓，称连接弓，由双侧耻骨相连合，上束弓经耻骨体及耻骨上支，防止骶股弓分离；下束弓经耻骨下支及坐骨下支，支持骶坐弓，防止骨盆向两侧分开。副弓远不如主弓坚强有力，受外伤时副弓必先分离或骨折。当负重主弓骨折时，副弓大多同时骨折(耻骨联合分离时可无骨折)。

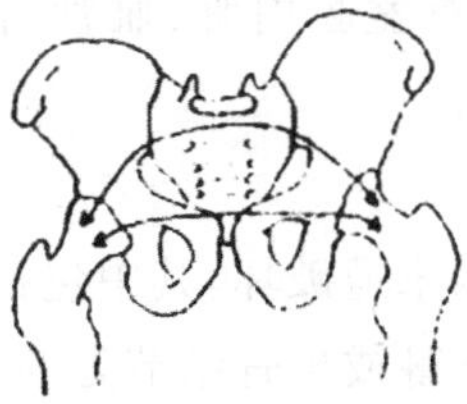

图 9-8　骶股弓

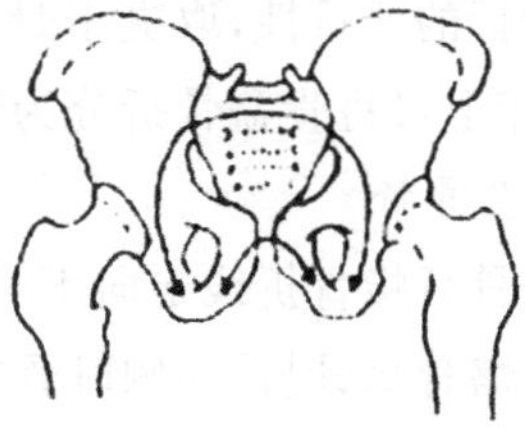

图 9-9　骶坐弓

2.骨盆外围

骨盆外围是上身与下肢诸肌的起止处，如后方有臀部肌肉附着(臀大、中、小肌)；坐骨结节处有二头肌、半腱肌、半膜肌附着；缝匠肌起于髂前上棘，股直肌起于髂前下棘；在耻骨支、坐骨支及坐骨结节处有内收肌群附着。骨盆的上方，在前侧有腹直肌、腹内斜肌、腹横肌分别止于耻骨联合上缘及耻骨结节和腹股沟襞髂嵴上；在后侧有腰方肌起于髂嵴。这些肌肉的急骤收缩均可引起附着点的撕脱骨折，同时也是骨盆骨折发生移位的因素之一。

3.盆腔内

盆腔内的主要血管与骨盆的关系密切，耻骨上支前后方各有髂外动、静脉及闭孔动、静脉经过，耻骨下支、坐骨支内缘有阴部内动、静脉经过，当耻骨、坐骨骨折或耻骨联合分离时，上述血管由于贴近骨面易受损伤；髋臼窝处有闭孔动、静脉经过，髋臼骨折或中心型脱位时可伤及此血管；骨盆后段的骶髂关节周围有髂内动、静脉及其主要分支，如臀上动、静脉经坐骨切迹到髂骨后面，骶外侧动脉走行在骶骨前面，髂腹动、静脉越过骶髂关节到髂骨前面，髂内动、静脉壁支紧靠盆壁行走，此段血管排列稠密，骨折时常引起损伤，如伴骶髂关节脱位则髂腰动、静脉的分支最易撕裂。骨盆对盆腔内的内脏器官和组织(如膀胱、直肠、输尿管、性器、血管和神经)有保护作用，严重的骨盆骨折除影响负重功能外，常引起血管神经的损伤，尤其是大量出血会造成休克，盆腔脏器破裂可造成腹膜炎而危及生命。

(二)病因

骨盆骨折多由强大的外力所致，也可通过骨盆环传达暴力而发生他处骨折，如车轮碾轧碰撞、房屋倒塌、矿井塌方、机械挤压等外伤所造成。暴力的性质、大小和方向的不同常可引起各种形式的骨折或骨折脱位。

(1)前后方向的暴力主要作用于骶骨和耻骨,在外力作用下,骨盆前倾,既增加了负重弓前部的宽度,骶髂关节接触面又更加紧密,加之其后部有非常坚强的韧带,故常造成耻骨下支双侧骨折、耻骨联合分离,并发骶髂关节脱位、骶骨骨折和髂骨骨折等,引起膀胱和尿道损伤。

(2)侧方暴力挤压骨盆,可造成耻骨单侧上下支骨折或坐骨上下支骨折、耻骨联合分离,骶髂关节分离、骶骨纵形骨折、髂骨翼骨折。

(3)间接传导暴力经股骨头作用于髋臼时,还可引起髋臼骨折,甚至发生髋关节中心型脱位,与骶髂关节平行的剪式应力则可导致该关节的后上脱位。

(4)牵拉伤,如急剧的跑跳,肌肉强力收缩,则会引起肌肉附着点撕脱性骨折,常发生在髂前上棘和坐骨结节处。

(5)直接暴力,如由高处坠落,滑倒臀部着地可引起尾骨骨折或脱位、骶骨横断骨折。

(三)分类

骨盆骨折的严重性,取决于骨盆环的破坏程度及是否伴有盆腔内脏、血管、神经的损伤。因此,在临床上可将骨盆骨折分为两大类:稳定型和不稳定型。

1.稳定型骨折

稳定型骨折指骨折线走向不影响负重,骨盆整个环形结构未遭破坏,其中包括不累及骨盆环的骨折如髂骨翼骨折,一侧耻骨支或坐骨支骨折,髂前上、下棘或坐骨结节处撕脱骨折、骶骨裂纹骨折或尾骨骨折脱位(图 9-10)。

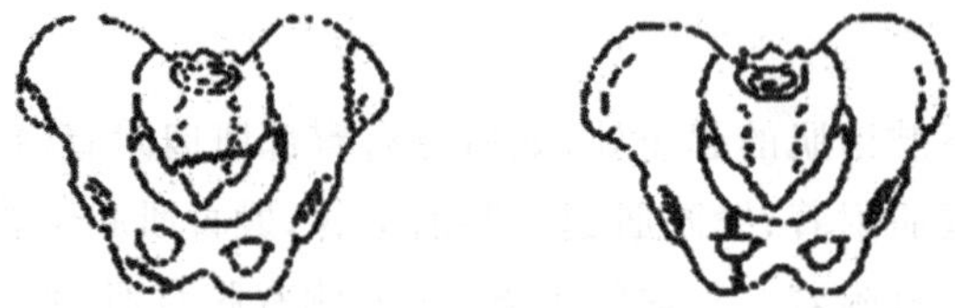

图 9-10 稳定性骨折

2.不稳定型骨折与脱位

不稳定型骨折与脱位指骨盆环的连接性遭到破坏,至少有前后两处骨折或骶髂关节松弛、脱位、骨折错位、骨盆变形,如耻骨或坐骨上、下支骨折伴耻骨联合分离,耻骨或坐骨上、下支骨折伴骶髂关节错位,耻骨联合分离合并骶髂关节错位等(图 9-11)。上述骨折共同的特点是不稳定性。骨折同时发生在耻骨及髂骨部,将骨盆纵向分裂为两半,半侧骨盆连同下肢向后上移位,造成畸形和肢体短缩,导致晚期活动和负重功能严重障碍,而且常伴有其他骨折或内脏损伤,尤以尿道、膀胱损伤多见;也可发生盆腔大血管或肠道损伤,产生严重后果,治疗时需要针对不同情况进行处理。

(四)临床表现

有明显的外伤史,伤后局部疼痛、肿胀、瘀斑。骨盆骨折多由强大暴力造成,可合并有膀胱、尿道、直肠及血管神经损伤而造成大出血。因此,常有不同程度的休克表现。单处骨折骨盆环保持完整者,除局部有压痛外,多无明显症状,其他较重的骨折,如骨盆环的完整性被破坏,患者多不能翻身、坐起或站立,下肢移动时疼痛加重。局部肿胀、皮下瘀斑及压痛明显。在骶髂关节脱位时，患侧髂后上棘较健侧明显凸起，并较健侧为高，与棘突侧间距离也较健侧缩短，从脐到内踝的长度患侧缩短。交叉量诊对比测量两侧肩峰至对侧髂前上棘之间的距离，可发现变短的一侧骶髂关节错位或耻骨联合分离，或骨折向上移位。骨盆挤压试验和分离试验时在骨折处出现疼痛。尾骨骨折或脱位可有异常活动和纵向挤压痛，肛门指诊能摸到向前移位的尾骨。X 线检查可显示骨折类型和移位情况，可摄左、右 45°斜位片及标准前后位片，必要时做 CT 检查。

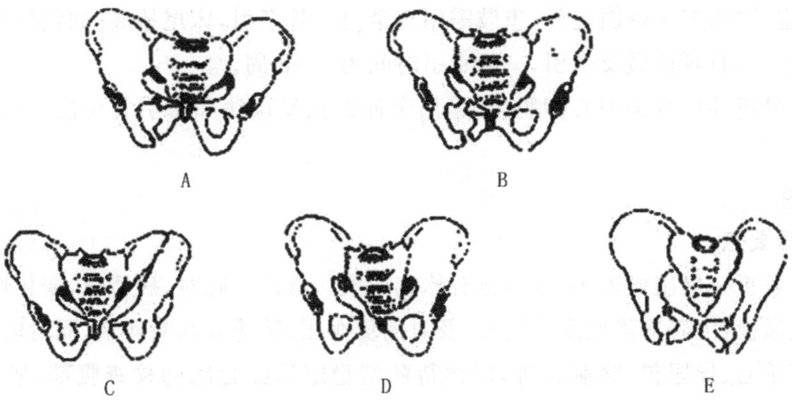

注：A.一侧耻骨上下支骨折合并耻骨联合分离；B.一侧耻骨上下支骨折合并同侧骶髂关节脱位；C.髂骨翼骨折合并耻骨联合分离；D.单侧骶髂关节脱位合并耻骨联合分离；E.双侧耻骨上下支骨折合并骶髂关节脱位。

图 9-11　骨盆不稳定型骨折与脱位

二、治疗原则

（一）稳定性骨盆骨折的治疗

1.单纯前环耻骨支、坐骨支骨折

不论是单侧或双侧，除个别骨折块游离突出于会阴部皮下，需手法推挤到原位，以免影响坐骑之外，一般无须整复。卧硬板床休息，对症治疗，3～4 周即可下床活动。

2.撕脱性骨折

需改变体位，松弛牵拉骨折块的肌肉，有利于骨折块的稳定和愈合。如髂前上、下棘撕脱骨折，可在屈膝屈髋位休息 3～4 周即可下床活动；坐骨结节骨折，可在伸髋屈膝位休息 4～6 周下床锻炼。

3.尾骨骨折移位

可通过肛门内整复，如遗留疼痛或影响排便者，可行切除术。

（二）不稳定性骨折的治疗

对不稳定性骨折的治疗，关键在于整复骶髂关节脱位和骨盆骨折的变位，最大限度地恢复骨盆环的原状。治疗方法应根据骨折脱位的不同类型，采取相应手法，配合单相或双相牵引，或用外固定架、石膏短裤、沙袋垫挤等综合措施来保证复位后的稳定和愈合。

（1）单纯耻骨联合分离，分离轻者用侧方对挤法使之复位，两侧髂骨翼外侧放置沙袋保持固定。分离宽者，用上法复位后再用布兜悬吊以维持对位，或用多头带固定即可。

(2)骶髂关节脱位合并骶骨骨折或髂骨翼骨折，半侧骨盆向上移位而无髂翼内、外翻者，可在牵拉下手法复位，并配合同侧髁上牵引或皮牵引，重量 10～15 kg。维持牵引重量不宜过早减轻，以免错位。8 周拆除牵引，下床锻炼。

(3)骶髂关节脱位并髂翼骨折外翻变位者，手法复位后给予单向下肢牵引即可。

(4)髂翼骨折外翻变位并耻骨联合分离，骶髂关节无后上脱位者，可用骨盆夹固定；耻骨上、下支或坐骨上、下支骨折伴同侧骶髂关节错位，或耻骨联合分离并一侧骶髂关节错位者，复位后多不稳定，除用多头带固定外，患肢需用皮牵引或骨牵引，床尾抬高：如错位严重行骨牵引者，健侧需用一长石膏裤做反牵引，一般牵引时间为 6～8 周。

(5)髋臼骨折并股骨头中心型脱位，采用牵伸板拉复位法和牵引复位法。牵引固定 6～8 周方可解除。

三、护理

(一)护理要点

(1)骨盆骨折一般出血较多，且多伴有休克征象。急诊入院时，病情急，变化快。接诊人员首先应迅速、敏捷、沉着冷静地配合抢救，及时测量血压、脉搏以判断病情，同时输氧、建立静脉通道，并备好手套、导尿包、穿刺针等，以便待病情稳定后配合医师检查腹部、尿道、会阴及肛门。若有膀胱、尿道、直肠、血管损伤需要紧急手术处理者，护士应迅速做好术前准备：备皮、留置尿管、配血、抗休克、补充血容量、做各种药物过敏试验。操作时动作要轻柔，以免加重损伤，同时要给患者以心理安慰，解除其紧张恐惧情绪。对病情较轻者，除密切观察生命体征的变化外，还要注意腹部、排尿、排便等情况，警惕隐匿性内脏损伤发生。

(2)牵引治疗期间，要观察患者的体位、牵引重量和肢体外展角度，保证牵引效果，要将患者躯干、骨盆、患肢的体位联系起来观察。要求躯干要放直，骨盆要摆正，脊柱与骨盆要垂直。同时要注意倾听患者的主诉，如牵引针眼疼痛、牵引肢体麻木、足部背伸无力等，警惕因循环障碍而导致的缺血性痉挛，或因腓总神经受压而致的足下垂发生。

(3)预防并发症，长期卧床患者要加强基础护理，预防褥疮及呼吸、泌尿系统并发症发生。尤其是年老体弱者，长期卧床，呼吸变浅，分泌物不易排出，容易引起坠积性肺炎及排尿不全，尿渣沉淀。要鼓励患者加强深呼吸，促进血液循环。病情允许者，利用牵引架向上牵拉抬起上身，有助于排净膀胱中尿液。

(二)护理问题

(1)有腹胀、排便困难或便秘的可能。

(2)有发生卧床并发症的可能。

(3)活动受限，自理能力下降。

(4)有骨折再移位的可能。

(5)患者体质下降。

(6)不了解功能锻炼方法。

(三)护理措施

(1)腹膜后血肿的刺激，造成肠麻痹或自主神经功能紊乱，可导致腹胀、排便困难或便秘，加之患者长期卧床，肠蠕动减弱，也可引起便秘。①鼓励患者多食富含粗纤维的蔬菜、水果，必要时服用麻仁润肠丸、果导片等缓泻剂。②在排除内出血情况下，可行腹部热敷，并做环形按摩，以促进肠蠕动。按摩时动作要轻柔，不可用力过猛、过重。③通过暂禁食，肛管排气，必要时行胃肠减压以减轻肠胀气，逐步恢复胃肠功能。

(2)骨盆骨折后需要牵引、固定，卧床时间长，易发生压疮、肺部及泌尿系统感染等并发症，应予以积极预防。

(3)由于骨折的疼痛或牵引固定，患者活动功能明显受到限制，给生活起居带来诸多不便。①对于轻患者或有急躁情绪者，应讲明卧床制动的重要性和必要性，及早期活动的危害，取得患者的配合。②主动关心患者，帮助患者解决饮食、生活起居所需，鼓励患者要安心养病。

(4)预防骨折再移位的发生。①每日晨晚间护理时检查患者的卧位与牵引装置，及时调整患者因重力牵引而滑动的体位、外展角度，保持脊柱放直，骨盆摆正，肢体符合牵引力线。②指导并教会患者床上排便的方法，避免因抬臀坐便盆而致骨折错位。③告知患者保持正确卧位的重要性，及扭动、倾斜上身的危害，取得配合。

(5)出血量多，卧床时间长，气虚食少、营养不足而致患者体质下降。①做好饮食指导，给予高热量、高营养的饮食，早期宜食清淡之牛奶、豆腐、大枣米汤，水果和蔬菜，后期给鸡汤、排骨汤、牛羊肉、核桃、桂圆等。②每日做口腔护理2次，以增进食欲。③病情稳定后可指导患者床上练功活动，如扩胸、举臂等上肢活动，以促进血液运行，增强心肺功能；每日清晨醒后做叩齿、鼓漱、咽津，以刺激胃肠蠕动。

(6)指导功能锻炼。①无移位骨折。单纯耻骨支或髂骨无移位骨折又无合并伤，仅需卧床休息者，取仰卧与侧卧交替(健侧在下)，早期可在床上做股四头肌舒缩和提肛训练及患侧踝关节跖屈背伸活动。伤后1～2周可指导患者练习半坐位，做屈膝屈髋活动。3周后可根据患者情况下床站立、行走，并逐渐加大活动量。4周后经拍片证明临床愈合者可练习正常行走及下蹲。②对耻骨上、下支骨折合并骶髂关节脱位，髂骨翼骨折或骶髂关节脱位合并耻骨联合分离者，仰卧硬板床。早期可根据情况活动上肢，忌盘腿、侧卧，以防骨盆变形。2周后可进行股四头肌等长收缩及踝关节的跖屈背伸活动，每日2次推拿髌骨，以防关节强直。4周后可做膝、髋关节的被动伸屈活动，动作要缓慢，幅度由小到大，逐渐过渡到主动活动。6～8周去除固定后，可先试行扶拐不负重活动，经X线摄片显示骨折愈合后，可逐渐练习扶拐行走。

(四)出院指导

(1)轻症无移位骨折回家疗养者，要告知患者卧床休息的重要性，禁止早期下床活动，防止发生移位。

(2)对耻骨联合分离而要求回家休养的患者，要教会其家属正确使用骨盆兜，或掌握沙袋对挤的方法及皮肤护理和会阴部清洁的方法，防止压疮和感染，禁止侧卧。

(3)临床愈合后出院的患者，要继续坚持功能锻炼。

(4)加强营养，以补虚弱之躯，促进早日康复。

第六节　关节脱位

一、概述

关节稳态结构受到损伤，使关节面失去正常的对合关系，称为关节脱位。除骨端对合失常外，其病理表现还有相应的骨端骨折、关节周围软组织损伤、关节腔的血肿及后期关节粘连异位骨化，丧失功能，可并发神经、血管损伤。创伤性脱位最多见，上肢脱位较下肢脱位常见。发生脱位的部位以肩关节、肘关节、髋关节多见。

(一)护理评估

1.健康史

(1)一般情况：如年龄、出生时的情况、对运动的喜好等。

(2)外伤史：评估患者有无突发外伤史，受伤后的症状和疼痛的特点、受伤后的处理方法。

(3)既往史：患者以前有无类似外伤病史、有无关节脱位的习惯、既往脱位后的治疗和回复情况等。

2.身体状况

(1)局部情况：患肢疼痛程度，有无血管和神经受压的表现、皮肤有无受损。

(2)全身情况：生命体征、躯体活动能力、生活自理能力等。

(3)辅助检查：X 线检查有无阳性结果发现。

3.心理一社会状况

患者的心理状态，对本次治疗有无信心。患者所具有的疾病知识和对治疗、护理的期望。

(二)常见护理诊断/问题

(1)疼痛：与关节脱位引起局部组织损伤及神经受压有关。

(2)躯体功能障碍：与关节脱位、疼痛、制动有关。

(3)有皮肤完整受损的危险：与外固定压迫局部皮肤有关。

(4)潜在并发症：血管、神经受损。

(三)护理目标

(1)患者疼痛逐渐减轻直至消失，感觉舒适。

(2)患者关节活动能力和舒适度得到改善。

(3)患者皮肤完整，未出现压疮。

(4)患者未出现血管、神经损伤，若发生能被及时发现和处理。

(四)护理措施

1.体位

抬高患肢并保持患肢处于关节的功能位，以利于回流，减轻肿胀。

2.缓解疼痛

(1)局部冷热敷：受伤 24 h 内局部冷敷，达到消肿止痛目的；受伤 24 h 后，局部热敷以减轻肌肉痉挛引起的疼痛。

(2)镇痛:应用心理暗示、转移注意力或放松治疗法等非药物镇痛方法缓解疼痛,必要时遵医嘱给予镇痛剂。

3.病情观察

定时观察患肢远端血运、皮肤颜色、温度、感觉和活动情况等,若发现患肢苍白、发冷、疼痛加剧、感觉麻木等,及时通知医师。

4.保持皮肤完整性

使用石膏固定或牵引的患者,避免因固定物压迫而损伤皮肤。对皮肤感觉功能障碍的肢体,防止烫伤和冻伤。

5.心理护理

关节脱位多由意外事故造成,患者常焦虑、恐惧,在生活上给予帮助,加强沟通,使之心情舒畅,从而愉快地接受并配合治疗。

(五)护理评价

(1)疼痛得到有效控制。

(2)关节功能得以恢复,满足日常活动需要。

(3)皮肤完整,无压疮或感染发生。

(4)发生血管、神经损伤,若发生能被及时发现和处理。

二、肩关节脱位

肩关节脱位最为常见,约占全身关节脱位的1/2。肩胛盂关节面小而浅,关节囊和韧带松大薄弱,有利于肩关节活动,但缺乏稳定性,容易脱位。

(一)病因与发病机制

肩关节脱位分为前脱位、后脱位、下脱位、盂上脱位,前脱位又分为喙突下脱位、盂下脱位、锁骨下脱位(图9-12),由于肩关节前下方组织薄弱,以前脱位最为多见。

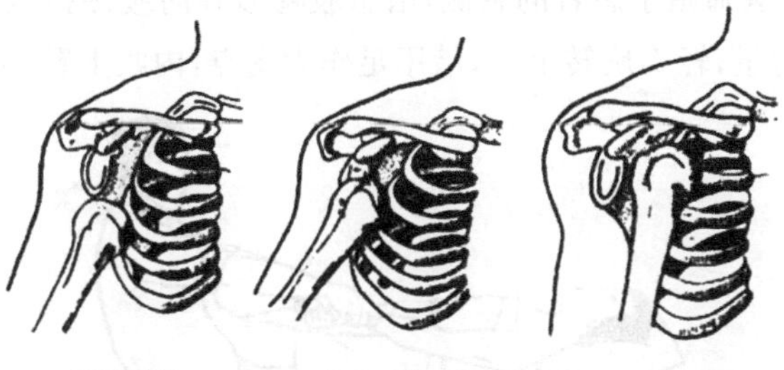

A.盂下脱位　B.喙突下脱位　C.锁骨下脱位

图9-12　**脱位类型**

导致肩关节脱位最常见的暴力形式为间接外力。摔倒时肘或手撑地,肩关节处于外展、外旋和后伸位,肱骨头滑出肩胛盂窝,位于喙突的下方,发生最常见的喙突下脱位。当肩关节极度外展、外旋和后伸,以肩峰作为支点通过上肢的杠杆作用发生盂下脱位。前脱位除了前关节囊损伤,可有前缘的盂缘软骨撕脱,称Bankart损伤。也可造成肩胛下肌近止点处肌腱损伤,造成关节不稳定,成为脱位复发的潜在因素,肱骨头后上骨软骨塌陷骨折称Hill-Saehs损伤,肩关节脱位还常合并肱骨大结节撕脱骨折和肩袖损伤。

(二)临床表现

1.一般表现

外伤性肩关节前脱位主要表现为肩关节疼痛、周围软组织肿胀、关节活动受限。健侧手常用以扶持患肢前臂，头倾向患肩，以减少活动及肌牵拉，减轻疼痛。

2.局部特异体征

(1)弹性固定：上臂保持固定在轻度外展前屈位，任何方向上的活动都导致疼痛。

(2)搭肩试验阳性：患肢肘部贴近胸壁，患手不能触及对侧肩部，反之，患手放到对侧肩，患肘不能贴近胸壁。

(3)畸形：从前方观察患者，患肩失去正常饱满圆钝的外形，呈“方肩”畸形，患肢较健侧长，是肱骨头脱出喙突下所致。

(4)关节窝空虚：除方肩畸形外，触诊肩峰下有空虚感，可在肩关节盂外触到脱位肱骨头。

(三)诊断要点

结合外伤病史，如跌倒时手掌撑地，肩部出现外展外旋，或肩关节后方直接受到剧烈撞击，就诊时患者特有的体态和临床表现，以及X线检查可以确诊。

(四)实验室及其他检查

X线检查可以了解脱位的类型，还能明确是否合并骨折。必要时行MRI检查，可进一步了解关节囊、韧带及肩袖损伤。

(五)治疗要点

要点包括急性期的复位、固定和恢复期的功能锻炼。

1.复位

(1)手法复位：新鲜脱位应尽早进行复位，以便早期解除病痛。切忌暴力强行手法复位，以免损伤神经、血管、肌肉，甚至造成骨折。经典方法如下。

①Hippocrates法：医师站于患者的患侧，沿患肢畸形方向缓慢持续牵引的同时以足蹬于患侧腋窝，逐渐增加牵引力量，轻柔旋转上臂，借用足作为支点，内收上臂，完成复位(图9-13)。

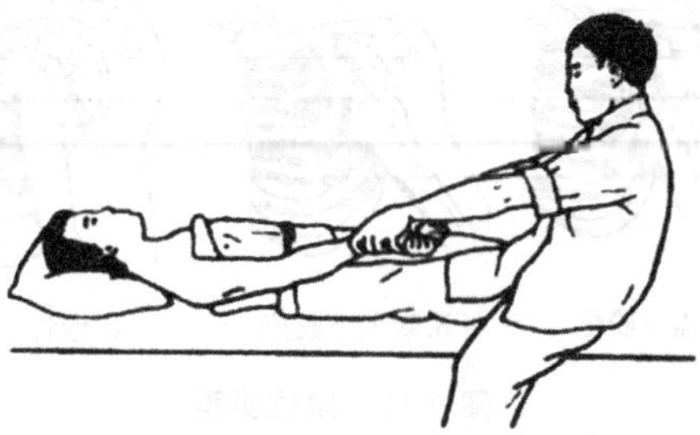

图9-13 肩关节前脱位Hippocrates法复位

②Stimson法：患者俯卧于床，患肢垂于床旁，用布带将2.3～4.5 kg重物悬系患肢手腕自然牵拉10～15 min，肱骨头可在持续牵引中自动复位。该法安全、有效(图9-14)。

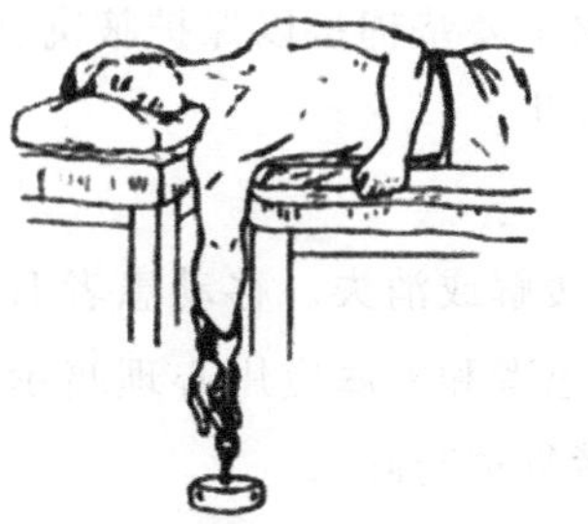

图 9-14　肩关节脱位 Stimson 法复位

(2)切开复位:如手法正确仍不能完成复位者,可采用切开复位。切开复位指征:软组织阻挡、肩胛盂骨折移位、合并大结节骨折、肱骨头移位明显,影响复位和稳定者。

2.固定

复位成功后,损伤的关节囊、韧带、肌腱、骨与软骨必须通过制动来修复。应使患肢内旋肘关节屈曲 90°于胸前,腋窝垫棉垫,以三角巾悬吊或将上肢以绷带与胸壁固定。关节囊破损明显或仍有肩关节半脱位者,将患侧手置于对侧肩上,上肢贴胸壁,腋窝垫棉垫,用绷带固定于胸壁前。40 岁以下患者宜制动3～4 周;40 岁以上患者,制动时间可相应缩短,因为年长者复发性肩关节脱位发生率相对较低,而肩关节僵硬却常有发生。

3.功能锻炼

肩关节的活动锻炼应开始于制动解除以后,而且应循序渐进,切忌操之过急。固定期间,活动腕部和手指,症状缓解后指导患者用健手被动外展和内收患肢。3 周后指导患者锻炼患肢。方法:弯腰 90°,患肢自然下垂,以肩为顶点做圆锥环转,范围逐渐增大。4 周后,指导患者手指爬墙外展、举手摸头顶、借力臂上举等,使肩关节功能恢复。

(六)护理要点

1.心理护理

给予患者生活上的照顾,及时解决困难,精神安慰,缓解紧张心理。

2.病情观察

移位的骨端可压迫邻近的血管和神经,引起患肢缺血、感觉、运动障碍。对皮肤感觉功能障碍的肢体要防止烫伤。定时检查患肢末端的血液循环状况,若发现患肢苍白、发冷、大动脉搏动消失,提示有大动脉损伤的可能,应及时处理。动态观察患肢的感觉和运动,以了解患肢神经损伤的程度和恢复情况。

3.复位

做好复位前的身体与心理准备。复位前给予适当的麻醉,以减轻疼痛,同时使用肌肉松弛剂,利于复位。复位成功后被动活动。

4.固定

向患者及家属讲解复位后固定的目的、方法、意义、注意事项,使之充分了解关节脱位后复位固定的重要性。固定期间,要保持固定有效,经常观察患者肢体位置是否正确;固定时间不宜过长,固定时间过长易发生关节僵硬;固定时间过短,损伤得不到充分修复,易发生再脱位。一般固定 3 周左右,若合并骨折、陈旧性脱位、习惯性脱位,应适当延长固定的时间。由于肩关节脱位患肢固定于胸壁，注意腋窝下要垫棉垫以保护腋窝胸壁皮肤。40 岁以上患者可适当缩短制动时间，注意肩关节僵硬的发生。

5.缓解疼痛

早期正确复位固定可使疼痛缓解或消失。移动患者时，帮患者托扶固定患肢，动作轻柔，避免因活动患肢加重疼痛。指导患者和家属应用心理暗示、松弛疗法等转移注意力而缓解疼痛。遵医嘱应用镇痛剂，促进患者舒适与睡眠。

6.健康指导

向患者及家属讲解关节脱位治疗和康复知识，讲述功能锻炼的重要性和必要性，指导并使患者能自觉地按计划进行正确的功能锻炼，减少盲目性。

三、肘关节脱位

全身大关节中，肘关节脱位的发生率相对低，约占总发病数的 1/5。脱位后如不及时复位，容易导致前臂缺血性痉挛。

（一）病因与脱位机制

肘关节脱位可有后脱位、外侧方脱位、内侧方脱位和前脱位，其中后脱位最常见（图 9-15），多为间接暴力所致。摔倒时前臂旋后位手掌撑地，由于肱骨滑车横轴线向外倾斜，所传达的暴力达到肘部时转成肘外翻及前臂旋后过伸的应力，尺骨鹰嘴突在鹰嘴窝内呈杠杆作用，导致尺、桡骨近端同时被推向后外侧，产生后脱位。肘前关节囊及肱前肌撕裂，后关节囊及内侧副韧带损伤，可合并肱骨内上髁骨折、正中神经和尺神经损伤。晚期可发生骨化性肌炎。

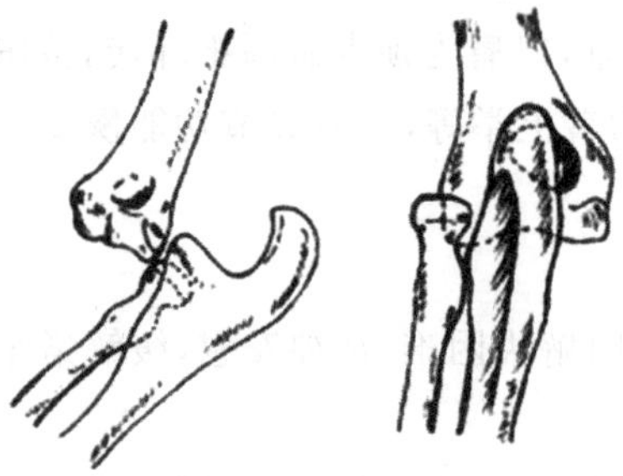

图 9-15　肘关节后脱位

（二）临床表现

1.一般表现

伤后局部疼痛、肿胀、功能和活动受限。

2.特异体征

(1)畸形：肘后突，前臂短缩，肘后三角相互关系改变，鹰嘴突出内外髁，肘前皮下可触及肱骨下端。

(2)弹性固定：肘处于半屈近于伸直位，屈伸活动有阻力。

(3)关节窝空虚：肘后侧可触及鹰嘴的半月切迹。

3.并发症

脱位后，由于肿胀而压迫周围神经、血管。后脱位时可伤及正中神经、尺神经、肱动脉。

(1)正中神经损伤:呈"猿手"畸形,拇指、示指、中指感觉迟钝或消失,不能屈曲,拇指不能外展和对掌。

(2)尺神经损伤:呈"爪状手"畸形,表现为手部尺侧皮肤感觉消失,小鱼际及骨间肌萎缩,掌指关节过伸,拇指不能内收,其他四指不能外展及内收。

(3)动脉受压:患肢血循环障碍,表现为患肢苍白、发冷、大动脉搏动减弱或消失。

(三)实验室及其他检查

X线检查用以证实脱位及发现合并的骨折。

(四)诊断要点

有外伤史,以跌倒手掌撑地最常见,根据临床表现和X线检查可明确诊断。

(五)治疗要点

1.复位

一般均能通过闭合方法完成复位。助手沿畸形关节方向对前臂和上臂做牵引和反牵引,术者从肘后用双手握住肘关节,以指推压尺骨鹰嘴向前下,同时矫正侧方移位,助手在复位过程中配合维持牵引并逐渐屈肘,出现弹跳感则表示复位成功。

2.固定

用长臂石膏或超关节夹板固定肘关节于功能位,3周后去除固定。

3.功能锻炼

要求主动渐进活动关节,避免超限和被动牵拉关节。固定期间,可主动伸掌、握拳、屈伸手指等,去除固定后练习肘关节屈伸旋转以利功能恢复。

(六)护理要点

1.固定

注意观察固定的正确有效,固定期间保持肘关节的功能位,不可随意放松。

2.保持清洁、平整

肘关节周围皮肤保持清洁,石膏夹板内衬物保持平整。

3.指导活动

指导患者活动患侧掌指,按摩患肢,防止肌肉萎缩。

四、桡骨头半脱位

桡骨头半脱位是小儿多见的日常损伤,俗称牵拉肘,多发生在5岁以内,以2~3岁最常见。

(一)损伤机制与病理

患儿肘关节处于伸直位,前臂旋前时突然受到牵拉致伤。前臂旋前时,桡骨头容易从环状韧带的撕裂处脱出,使环状韧带嵌于肱桡关节间隙内。一般环状韧带滑脱不到桡骨头周径的一半,所以屈肘和前臂旋后容易复位。5岁以后,环状韧带增厚,附着力渐强,不易发生半脱位。

(二)临床表现

患儿被牵拉受伤后,因疼痛哭闹,不让触动患部,不肯使用患肢,特别是举起前臂。检查发现前臂多呈旋前位,半屈;桡骨头处可有压痛,但无肿胀和畸形;肘关节活动受限。

(三)辅助检查与诊断

X线检查无阳性发现。诊断主要依靠牵拉病史、症状和体征。

(四)治疗要点

1.复位

闭合复位多能成功。方法是一手握住患儿的前臂和腕部,另一手握住肘关节,拇指压住桡骨头,使前臂旋后多能获得复位。

2.固定

复位后无须特殊固定,用三角巾或布带悬吊患肢于功能位1周即可。

(五)护理要点

嘱患儿家属勿强力牵拉患儿手臂,复位后症状不能立即消除者,要密切观察一段时间来明确复位是否成功。

五、髋关节脱位

髋关节是身体最大的杵臼关节,结构稳固,周围有强大韧带和肌肉附着,只有高能暴力才能导致脱位,如车祸中高速暴力撞击。按股骨头的移位方向,髋关节脱位分为前脱位、后脱位和中心脱位,其中后脱位最多见,占85%～90%。以髋关节后脱位为例详细阐述。

(一)病因、病理与分类

1.脱位机制

髋关节后脱位一般发生于交通事故时,患者处于髋关节屈曲内收和屈膝体位,强力使大腿急剧内收、内旋时,迫使股骨颈前缘抵于髋臼前缘形成支点,因杠杆作用股骨头冲破后关节囊,滑向髋臼后方形成后脱位。如暴力自前方作用于屈曲的膝,沿股骨纵轴传达到髋,也可使股骨头向后方脱位。

2.分类

临床上按有无合并骨折分型。①Ⅰ型:无骨折伴发,复位后无临床不稳定。②Ⅱ型:闭合手法不可复位,无股骨头或髋臼骨折。③Ⅲ型:不稳定,合并关节面、软骨或骨碎片骨折。④Ⅳ型:脱位合并髋臼骨折,需重建,恢复稳定和外形。⑤Ⅴ型:合并股骨头或股骨颈骨折。

(二)临床表现

脱位后出现髋部疼痛,髋关节活动受限。患肢呈屈曲、内收、内旋及短缩畸形,臀部可触及向后上突出移位的股骨头。可合并坐骨神经损伤,表现为大腿后侧、小腿后侧及外侧和足部全部感觉消失,膝关节屈曲,小腿和足部全部肌瘫痪,足部出现神经营养性瘫痪。

(三)实验室及其他检查

X线检查的X线正位、侧位和斜位像可明确诊断。应注意是否合并骨折,特别是容易漏诊的股骨干骨折。CT可清楚显示髋臼后缘及关节内骨折情况。

(四)诊断要点

根据明显暴力外伤史,临床表现有疼痛、髋关节不能活动等确定诊断。

(五)治疗要点

对于Ⅰ型损伤可采取24 h内闭合复位治疗。对于Ⅱ～Ⅴ型损伤,多主张早期切开复位和对并发的骨折进行内固定。

1.闭合复位方法

应充分麻醉,使肌肉松弛。

(1)Allis 法(图 9-16):患者仰卧于地面垫上,助手双手向下按压两侧髂前上棘以固定骨盆。术者一手握住患肢踝部,另一前臂置于小腿上端近腘窝处,使髋、膝关节屈曲 90°,再向上用力提拉持续牵引。待肌松弛后,再缓慢内旋、外旋,当听到或感到弹响,表示股骨头滑入髋臼,然后伸直患肢。若局部畸形消失、关节活动恢复,表示复位成功。

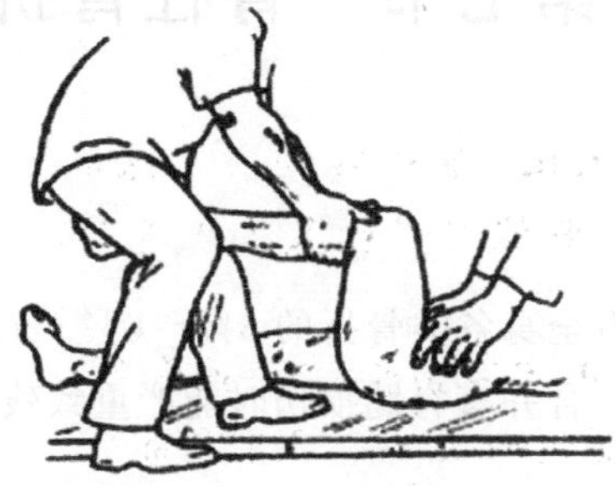

图 9-16　Allis 法复位

(2)Stimson 法(图 9-17):患者俯卧于检查床上,患侧下肢悬空,髋及膝各屈曲 90°。助手固定骨盆,术者一手握住患者的踝部,另一手置于小腿近侧,靠近腘窝部,沿股骨纵轴向下牵拉,即可复位。

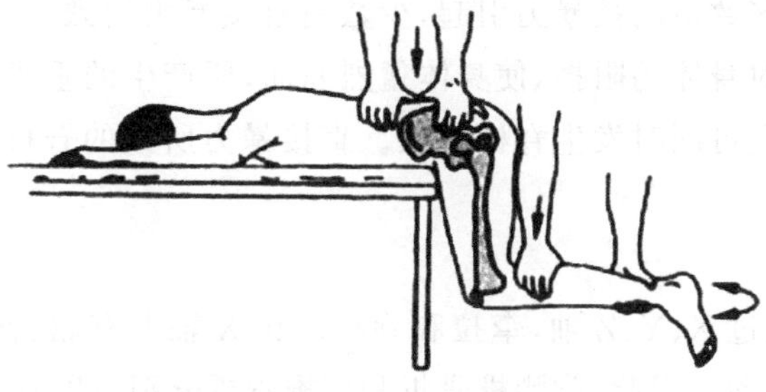

图 9-17　Stimson 法复位

2.切开复位术

当有梨状肌阻挡、关节囊嵌闭或骨软骨碎片卷入关节时,手法复位多失败。合并髋臼骨折片较大,影响关节稳定时,应手术切开复位,同时将骨折复位内固定。

3.固定

复位后患肢皮牵引 3 周。4 周后可持腋杖下地活动,3 个月后可负重活动。

4.功能锻炼

固定期间进行股四头肌收缩训练、未固定关节的活动。3 周后,活动关节。4 周后,皮牵引去除,指导患者拄双拐下地活动。3 个月内患肢不负重,以防股骨头缺血坏死及受压变形。3 个月后,经 X 线证实股骨头血供良好者,尝试去拐步行。

(六)护理要点

1.指导活动

髋关节脱位后常需皮牵引,牵引期间指导患者行股四头肌收缩训练,防止肌肉萎缩。

2.预防压疮

需长期卧床者注意做好皮肤护理,预防压疮。

3.饮食护理

注意合理膳食,保持排便规律,预防便秘。

第七节　脊柱骨折

一、疾病概述

(一)概念

脊柱骨折又称脊椎骨折,占全身各类骨折的5%~6%。脊柱骨折可以并发脊髓或马尾神经损伤,特别是颈椎骨折一脱位合并有脊髓损伤时能严重致残,甚至丧失生命。

(二)相关病理生理

脊柱分为前中后三柱。中柱和后柱包裹了脊髓和马尾神经,该区的损伤可以累及神经系统,特别是中柱损伤,碎骨片和髓核组织可以突入椎管的前半部而损伤脊髓。胸腰段脊柱(T_{10}~L_2)处于两个生理弧度的交汇处,是应力集中之处,也是常见骨折之处。

(三)病因与诱因

主要原因是暴力,多数由间接暴力引起,少数由直接暴力所致。当从高处坠落时,头、肩、臀部或足部着地,地面对身体的阻挡,使身体猛烈屈曲,所产生的垂直分力可导致椎体压缩性骨折,水平分力较大时则可同时发生脊椎脱位。直接暴力所致的脊椎骨折,多见于战伤、爆炸伤、直接撞伤等。

1.病理和分类

暴力的方向可以通过X、Y、Z轴,牵拉和旋转。在X轴上有屈、伸和侧方移动;在Z轴上则有侧屈和前后方向移动。因此,胸腰椎骨折和颈椎骨折分别可以有六种类型损伤。

2.胸、腰椎骨折的分类

(1)单纯性楔形压缩性骨折:脊柱前柱损伤,椎体成楔形,脊柱仍保持稳定。

(2)稳定性爆破型:前柱,中柱损伤。通常是高处坠落时,脊柱保持正直,胸腰段脊柱的椎体因受力、挤压而破碎;后柱不损伤,脊柱稳定。但破碎的椎体与椎间盘可突出于椎管前方,损伤脊髓而产生神经症状。

(3)不稳定性爆破型:前柱、中柱、后柱同时损伤,由于脊柱不稳定,可出现创伤后脊柱后突和进行性神经症状。

(4)Chance骨折:椎体水平状撕裂性损伤,如从高空仰面落下,背部被物体阻挡,脊柱过伸,椎体横形裂开;脊柱不稳定。

(5)屈曲一牵拉型:前柱部分因受压缩力而损伤,而中柱、后柱同时因牵拉的引力而损伤,造成后纵韧带断裂,脊椎关节囊破裂,关节突脱位,半脱位或骨折;是潜在性不稳定型骨折。

(6)脊柱骨折一脱位:又名移动性损伤,脊柱沿横面移位,脱位程度重于骨折。此类损伤较严重,伴脊髓损伤,预后差。

3.颈椎骨折的分类

(1)屈曲型损伤:前柱因受压缩力而损伤,而后柱因牵拉的张力而损伤。前方半脱位(过屈型扭伤),后柱韧带完全或不完全性破裂。完全性者可有棘突上韧带、棘间韧带、脊椎关节囊破裂和横韧带撕裂。不完全性者仅有棘上韧带和部分棘间韧带撕裂。双侧脊椎间关节脱位,因过度屈曲,中后柱韧带断裂,脱位的关节突超越至下一个节段小关节的前方与上方。大多数患者伴有脊髓损伤。单纯椎体楔形(压缩性)骨折,较常见,除椎体压缩性骨折外,还有不同程度的后方韧带结构破裂。

(2)垂直压缩损伤:多数发生在高空坠落或高台跳水者。第一颈椎双侧前、后弓骨折,也称 Jefferson 骨折。爆破型骨折,颈椎椎体粉碎骨折,多见于第 C_5、C_6 椎体。破碎的骨折片可凸向椎管内,瘫痪发生率高达 80%。

(3)过伸损伤:过伸性脱位,前纵韧带破裂,椎体横行裂开,椎体向后脱位。损伤性枢椎椎弓骨折,暴力来自颏部,使颈椎过度仰伸,枢椎椎弓垂直状骨折。

(4)齿状突骨折:机制不清,暴力可能来自水平方向,从前向后经颅骨至齿状突。

(四)临床表现

有严重的外伤史,如高空坠落、重物撞击腰背部、塌方事件被泥土或矿石掩埋等。胸腰椎损伤后,主要症状为局部疼痛,站立及翻身困难。腹膜后血肿刺激了腹腔神经节,合并肠蠕动减慢,常出现腹痛、腹胀,甚至肠麻痹症状。

检查时要详细询问病史、受伤方式、受伤时姿势、伤后有无感觉及运动障碍。注意多发伤,多发伤患者往往合并有颅脑、胸、腹脏器的损伤。要先处理紧急情况,抢救生命。检查脊柱时暴露面应足够,必须用手指从上至下逐个按压棘突,如发现位于中线部位局部肿胀和明显的局部压痛,提示后柱已有损伤,胸腰段脊柱骨折常可摸到后凸畸形。

(五)辅助检查

1.影像学检查

(1)X 线检查:有助于明确脊椎骨折的部位、类型和移位情况。

(2)CT 检查:用于检查椎体的骨折情况,椎管内有无出血及碎骨片。

(3)MRI 检查:有助于观察及确定脊髓损伤的程度和范围。

2.肌电图

测量肌的电传导情况,鉴别脊髓完整性的水平。

3.实验室检查

除常规检查外,血气分析检查可判断有通气不足危险患者的呼吸状况。

(六)治疗原则

1.抢救生命

脊柱损伤患者伴有颅脑、胸、腹脏器损伤或并发休克时,首先处理紧急问题,抢救生命。

2.卧硬板床

胸腰椎骨折和脱位,单纯压缩骨折椎体压缩不超过 1/3 者,可仰卧于木板床,在骨折部加枕垫,使脊柱过伸。

3.复位固定

较轻的颈椎骨折和脱位者用枕颌带做卧位牵引复位；明显压缩移位者做持续颅骨牵引复位。牵引重量3～5 kg，复位后用头颈胸支具固定3个月。胸腰椎复位后用腰围支具固定，也可用两桌法或双踝悬吊法复位，复位后不稳定或关节交锁者，可手术治疗，做植骨和内固定。

4.腰背肌锻炼

胸腰椎单纯压缩骨折，椎体压缩不超过1/3者，在受伤后1～2 d开始进行，利用背伸肌的肌力及背伸姿势，使脊柱过伸，借椎体前方的前纵韧带和椎间盘纤维环的张力，使压缩的椎体自行复位，恢复原形状。严重的胸、腰椎骨折和骨折脱位，可通过腰背肌功能锻炼，使骨折获一定程度的复位。

二、护理评估

(一)一般评估

1.健康史

(1)一般情况：了解患者的年龄、职业特点、运动爱好、日常饮食结构、有无酗酒等。

(2)受伤情况：了解患者受伤的原因、部位和时间，受伤时的体位、症状和体征，搬运方式、现场及急诊室急救情况，有无昏迷史和其他部位复合伤等。

(3)既往史与服药史：有无脊柱受伤或手术史。

2.生命体征(T、P、R、BP)与意识

评估患者的呼吸、血压、脉搏、体温及意识情况。这包括呼吸型态、节律、频率、深浅、呼吸道是否通畅、患者能否有效咳嗽和排除分泌物；有无心动过缓和低血压；有无出汗，患者皮肤的颜色、温度；有无体温调节障碍。对伴有颅脑损伤的患者，可用格拉斯昏迷量表评估患者的意识情况。排尿和排便情况，患者有无尿潴留或充盈性尿失禁；尿液颜色、量和比重；有无便秘或大便失禁。

3.患者主诉

受伤的时间、原因和部位，受伤时的体位、症状和体征，搬运方式，现场及急诊室急救的情况，有无昏迷史和其他部位的合并伤。患者既往健康情况，有无脊柱受伤或手术史，近期有无因其他疾病而服用药物，应用剂量、时间和疗程。

4.相关记录

疼痛评分、全身皮肤及其他外伤情况。

(二)身体评估

1.视诊

受伤部位有无皮肤组织破损，局部肤色和温度，有无活动性出血及其他复合性损伤的迹象。

2.触诊

评估感觉和运动情况，患者的痛、温、触及位置觉的丧失平面及程度。

3.叩诊

叩诊患肢神经反射是否正常。

4.动诊

肢体感觉，活动和肌力的变化，双侧有无差异，有无腹胀和麻痹性肠梗阻征象。

（三）心理－社会评估

评估患者有无恐惧、紧张心理；评估患者和亲属对疾病的心理承受能力和对相关康复知识的认知程度，家庭及社会支持情况。

（四）辅助检查阳性结果评估

评估患者的影像学检查和实验室检查结果有无异常，以帮助判断病情和预后。

（五）治疗效果的评估

1.术前评估要点

（1）术前实验室检查结果评估：血常规及血生化、腰椎片、心电图等。

（2）术前术区皮肤、饮食、肠道、用药准备情况。

（3）患者准备：评估患者对手术过程的了解程度，有无过度焦虑或者担忧；对预后的期望值等。

2.术后评估要点

（1）生命体征的评估：术后 24 h 内，密切观察生命体征的变化，进行床边心电监护，每 30 min 或1 h记录一次，观察有无因术中出血、麻醉等引起血压下降。

（2）体位评估：是否采取正确的体位，以保持脊柱功能位及舒适为标准。

（3）术后感觉，运动和各项功能恢复情况。

（4）功能锻炼情况，如患者是否按计划进行功能锻炼及有无活动障碍引起的并发症出现。

三、主要护理诊断

（一）有皮肤完整性受损的危险

皮肤受损与活动障碍和长期卧床有关。

（二）潜在并发症

潜在并发症，如脊髓损伤。

（三）有失用综合征的危险

失用综合征与脊柱骨折长期卧床有关。

四、护理措施

（一）病情观察与并发症预防

1.脊髓损伤的观察和预防

观察患者肢体感觉、运动、反射和括约肌功能是否随着病情发展而变化，及时发现脊髓损伤征象，报告医师并协助处理。尽量减少搬动患者，搬运时保持患者的脊柱中立位，以免造成或加重脊髓损伤。对已发生脊髓损伤者做好相应护理。

2.疼痛护理

及时评估患者疼痛程度，遵医嘱给予止痛药物。

3.预防压疮

（1）定时翻身：间歇性解除压迫是有效预防压疮的关键，故在卧床期间应每 2～3 h 翻身一次。翻身时采用轴线翻身法，胸腰段骨折者双臂交叉放于胸前，两护士分别托扶患者肩背部和腰腿部翻至侧卧位;颈段骨折者还需1人托扶头部,使其与肩同时翻动。患者自行翻身时,应先挺直腰背部再翻身,以利用绷紧的躯干肌肉形成天然内固定夹板。侧卧时,患者背后从肩到臀用枕头抵住以免腰胸部脊柱扭转,上腿屈髋屈膝而下腿伸直。两腿间垫枕以防髋内收,颈椎骨折患者不可随意低头、抬头或转动颈部,遵医嘱决定是否垫枕及枕头放置位置。避免在床上拖拽患者,以减少局部皮肤剪切力。

(2)合适的床铺:床单清洁干燥和舒适,有条件的可使用特制翻身床、明胶床垫、充气床垫、波纹气垫等。注意保护骨突出部位,使用垫枕将各肢体保持良肢位并使骨突部位悬空,定时对受压的骨突部位进行按摩。保持个人清洁卫生和床单清洁干燥。

(3)增加营养:保证足够的营养素摄入,提高机体抵抗力。

4.牵引护理

(1)颅骨牵引时,每班检查牵引,并拧紧螺母,防止牵引弓脱落。

(2)牵引重锤保持悬空,不可随意增减或移去牵引重量,定期测量下肢的长度和力线,以免造成过度牵引和骨端旋转。

(3)注意牵引针是否有移位,若有移位应消毒后调整。

(4)保持对抗牵引力:颅骨牵引时,应抬高床头,若身体移位,抵住了床头,及时调整,以免失去反牵引作用。

(5)告知患者和家属牵引期间牵引方向与肢体方向应成直线,以达到有效牵引。

(二)饮食

给予患者高热量、高蛋白、高纤维素、高钙、富含维生素及果胶成分的饮食,如牛奶、鸡蛋、海米、虾皮、鱼汤、骨头汤、新鲜蔬菜和水果等。

(三)用药护理

了解药物不良反应,对症处理用药时观察其用药后效果。根据疼痛程度使用止痛药,并评估不良反应。

(四)心理护理

向患者和家属解释骨折的愈合是一个循序渐进的过程,充分固定能为骨折断端连接提供良好的条件。正确的功能锻炼可以促进断端生长愈合和患肢功能恢复。鼓励患者表达自己的思想,减轻患者及其家属的心理负担。

(五)健康指导

1.指导功能锻炼

脊柱损伤后长期卧床可导致失用综合征,故应根据骨折部位、程度和康复治疗计划,指导和鼓励患者早期活动和功能锻炼。单纯压缩骨折患者卧床3 d后开始腰背部肌肉锻炼,开始臀部左右活动,然后要求做背伸动作,使臀部离开床面,随着腰背肌力量的增加,臀部离开床面的高度也逐渐增高。2个月后骨折基本愈合,第3个月可以下地少量活动,但仍以卧床休息为主,3个月后逐渐增加下地活动时间。除了腰背肌锻炼,还应定时进行全身各个关节的全范围被动或主动活动,每日数次,以促进血液循环,预防关节僵硬和肌萎缩。鼓励患者适当进行日常活动能力的训练,以满足其生活需要。

2.复查

告知患者及家属局部疼痛明显加重,或不能活动,应立即到医院复查并评估功能恢复情况。

3.安全指导

指导患者及家属评估家庭环境的安全性,妥善放置可能影响患者活动的障碍物。

五、护理效果评估

(1)患者是否主诉骨折部位疼痛减轻或消失,感觉舒适。

(2)患者皮肤是否保持完整,能否避免压疮发生。

(3)能否避免脊髓损伤等并发症的发生,一旦发生,能否及时发现和处理。

(4)患者在指导下能否按计划进行有效的功能锻炼,能否避免失用综合征的发生。

参考文献

[1] 韩成珺,马友龙,孙志德.外科临床治疗与护理[M].武汉:湖北科学技术出版社,2017.
[2] 黄杰,郑福昌,董艳,等.普通外科疾病临床诊疗与护理[M].长春:吉林科学技术出版社,2017.
[3] 李冬梅.神经外科临床护理手册[M].天津:天津科技翻译出版有限公司.2017.
[4] 曾谷清,廖力.实用急诊急救护理技术[M].北京:科学技术文献出版社,2018.
[5] 赵风霞,徐小萍.妇产科护理实训指导[M].杭州:浙江大学出版社,2016.
[6] 叶志霞,李丽.肝胆胰外科护理常规[M].上海:上海科学技术文献出版社,2017.
[7] 郭莉.手术室护理实践指南[M].北京:人民卫生出版社,2019.
[8] 张智博.神经系统常见疾病最新诊治指南解读[M].长沙:中南大学出版社.2018.
[9] 石景森.普通外科肿瘤学[M].北京:人民军医出版社,2005.
[10] 李晓,李树岭,丁修福,等.现代外科常见病诊断与特色治疗[M].北京:科学技术文献出版社,2019.
[11] 李海靖.实用普通外科疾病治疗学[M].上海:上海交通大学出版社,2018.
[12] 董丽兰,寇小玲,刘燕.普通外科诊疗与护理[M].武汉:湖北科学技术出版社,2018.
[13] 王朝辉,开喆,李为明,等.临床胃肠外科疾病的规范化诊疗[M].北京:科学技术文献出版社,2017.
[14] 廖浩.临床医学新技术[M].昆明:云南科技出版社,2014.
[15] 常忠生,杨凯云,申开琴,等.新编临床外科诊疗学[M].北京:科学技术文献出版社,2018.
[16] 李杰.现代外科疾病诊断与治疗[M].长春:吉林大学出版社,2019.
[17] 蒋红,顾妙娟,赵琦.临床实用护理技术操作规范[M].上海:上海科学技术出版社,2019.
[18] 王佳.外科护理与疼痛管理[M].长春:吉林科学技术出版社,2017.
[19] 黄英,王媛,刘学莲.急诊医学科护理工作指引[M].沈阳:辽宁科学技术出版社,2018.
[20] 彭瑛.全科护理[M].昆明:云南科技出版社,2013.
[21] 隋永博,时晓晓,董猛,等.肝胆外科疾病诊断与治疗[M].北京:科学技术文献出版社,2018.
[22] 温贤秀,肖静蓉,何述萍,等.疾病护理常规外科疾病[M].北京:人民卫生出版社,2018.
[23] 马明娟.妇产科护理研究[M].长春:吉林科学技术出版社,2018.
[24] 王朝霞.现代普通外科护理指南[M].长春:吉林科学技术出版社,2018.
[25] 胡玉红,于凌,端木青霞,等.现代临床护理整体规范[M].北京:科学技术文献出版社,2018.
[26] 吴欣娟,张晓静.实用临床护理操作手册[M].北京:中国协和医科大学出版社,2018.
[27] 朱凤英.临床规范化护理技术[M].天津:天津科学技术出版社,2018.
[28] 李雪芹,焦爱霞,翟丽.现代临床整体护理规范[M].北京:科学技术文献出版社,2018.